上海卫生健康政策研究年度报告（2022）

ANNUAL REPORT OF SHANGHAI HEALTH POLICY RESEARCH（2022）

上 海 市 卫 生 健 康 委 员 会
上 海 市 医 药 卫 生 发 展 基 金 会　　组编
上 海 市 卫 生 和 健 康 发 展 研 究 中 心
（上 海 市 医 学 科 学 技 术 情 报 研 究 所）

U0282631

科 学 出 版 社

北　京

内 容 简 介

本书是《上海卫生健康政策研究年度报告》(简称"绿皮书")系列的第十一辑,该绿皮书由上海市卫生健康委员会、上海市医药卫生发展基金会、上海市卫生和健康发展研究中心(上海市医学科学技术情报研究所)联合组织编写,自2012年起每年出版一辑,定位于打造上海卫生健康政策信息发布的"制高点"、医改成效评价的"权威版"和卫生健康政策导向的"风向标"。结合上海市卫生健康委员会2022年度工作重点和卫生健康政策研究成果,本年度绿皮书共设置了战略规划与综合医改、公共卫生、疫情防控、医疗服务与管理、基层卫生、医学科技创新与人才发展、中医药发展、人口与家庭发展、筹资与保障9章,以及《上海市医疗卫生服务年度报告(2022年)》《2022年度国家主要卫生健康政策文件一览表》和《2022年度上海市主要卫生健康政策文件一览表》3个附录,是2022年度上海卫生健康政策研究成果和重要数据文献的集中展示。

本书可为上海市及其他地区从事卫生健康管理与改革相关工作的各级领导同志提供有价值的参考信息,能够帮助基层卫生健康管理人员理解、把握卫生健康政策及其发展趋势,也可作为卫生健康政策研究人员的参阅读物。

图书在版编目(CIP)数据

上海卫生健康政策研究年度报告.2022/上海市卫生健康委员会,上海市医药卫生发展基金会,上海市卫生和健康发展研究中心(上海市医学科学技术情报研究所)组编. —北京:科学出版社,2023.5
　　ISBN 978-7-03-075274-1

　　Ⅰ. ①上… Ⅱ. ①上… ②上… ③上… Ⅲ. ①卫生工作—方针政策—研究报告—上海—2022 Ⅳ. ①R-012

中国国家版本馆 CIP 数据核字(2023)第 066877 号

责任编辑:闵　捷 / 责任校对:谭宏宇
责任印制:黄晓鸣 / 封面设计:殷　靓

科学出版社 出版
北京东黄城根北街 16 号
邮政编码:100717
http://www.sciencep.com

南京展望文化发展有限公司排版
苏州市越洋印刷有限公司印刷
科学出版社发行　各地新华书店经销

＊

2023 年 5 月第 一 版　开本:787×1092　1/16
2023 年 5 月第一次印刷　印张:38 3/4
字数:940 000

定价:**380.00** 元
(如有印装质量问题,我社负责调换)

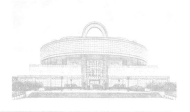

编委会名单

序

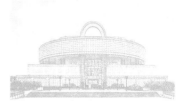

春华秋实，岁物丰成。新年伊始，我们收获了新一辑"绿皮书"——《上海卫生健康政策研究年度报告（2022）》。"绿皮书"自编制出版以来，坚持"制高点""权威版""风向标"的定位，紧扣国家卫生健康改革发展大方向，突出上海特色，以实践的立场、学术的视角，集中展示上海卫生健康领域的政策研究进展，成为政府决策的重要依据和参考，获得了各方面的一致好评。

2022年是极不平凡的一年。这一年，我们奋力打赢"大上海保卫战"，稳妥推进疫情防控平稳转段，与此同时，全市卫生健康系统强化使命担当，统筹推进医疗卫生事业高质量发展，坚持服务国家战略，实施"健康上海"行动，推动医疗卫生服务能级提升，不断增进健康民生福祉。2022年的"绿皮书"，继续发挥"思想库""智囊团"的重要作用，聚焦战略与规划、公共卫生、疫情防控、医疗服务与管理、基层卫生、医学科技与人才发展、中医药发展、人口与家庭发展、筹资与保障等重点领域，对上海过去一年卫生健康事业发展与改革进行了一系列的深度思考，为广大读者呈献了精彩纷呈的思想精品，为卫生健康政策的决策者和执行者提供了富有价值的参考资料。

钟声远扬，帷幕徐启。2023年是全面贯彻党的二十大精神的开局之年，也是卫生健康"十四五"发展承前启后的关键之年，希望广大卫生健康政策研究人员坚持新发展理念，围绕上海建设整合型、智慧化、高品质卫生健康服务体系、全球公共卫生体系最健全城市和具有全球影响力的健康科技创新中心等目标蓝图，深入思考研究，探索新时代超大型城市卫生健康发展客观规律，抓住关键矛盾，突出核心问题，用心用力用情用智推出更多具有前瞻性、应用性和创新性的高水平研究成果。展望2023，让我们以习近平新时代中国特色社会主义思想为指导，深入贯彻落实党的二十大精神，踔厉奋发，勇毅前行，按照中国式现代化和高质量发展的要求，推动上海卫生健康事业取得更大的进步。

2022 年 12 月

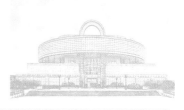

主编寄语

新元肇始，万象更新。新一辑"绿皮书"——《上海卫生健康政策研究年度报告（2022）》又与广大读者见面了。

绿皮书由上海市卫生健康委员会、上海市医药卫生发展基金会、上海市卫生和健康发展研究中心（上海市医学科学技术情报研究所）共同组编，已经连续出版 11 年。2022 年，上海市卫生健康系统经历了新冠疫情的巨大考验，始终坚持以人民健康为中心，坚决做好疫情防控救治，坚持不断推进卫生健康事业发展和改革，努力打造整合性、智慧型、高品质的医疗卫生服务体系，为人民群众提供高质量的卫生服务，服务国家战略、城市发展和人民健康，增进健康民生福祉。

2022 年绿皮书紧扣当年上海卫生健康政策及卫生健康事业改革的走向，聚焦亮点、重点、难点，努力打造上海卫生健康政策研究年度成果凝练、展示与交流的权威平台，是政府决策、学术研究的重要依据和参考库。

在编制过程中，我们始终坚持"不变"和"变"。"不变"，一是坚持绿皮书的定位不变，坚持做上海卫生健康政策信息发布的"制高点"、医改成效评价的"权威版"和卫生健康政策导向的"风向标"；二是坚持全面反映上海卫生健康发展与改革进展及思考不变；三是坚持反映决策者的权威解读、执行者的实践思考和研究者的分析判断，做好上下沟通的平台和桥梁不变。同时，在"不变"中求"变"，在章节设置和内容选择方面及时回应当下的新形势、新问题，结合研究领域的新进展进行适度调整。如 2022 年绿皮书在内容编排上将原有的"战略与规划"和"综合医改"两章合并，并增设了"疫情防控"一章。

2022 年，绿皮书共设置九章，即战略规划与综合医改、公共卫生、疫情防控、医疗服务与管理、基层卫生、医学科技创新与人才发展、中医药发展、人口与家庭发展、筹资与保障。同时，本书仍保留《上海市医疗卫生服务年度报告（2022 年）》《2022 年度国家主要卫生健康政策文件一览表》《2022 年度上海市主要卫生健康政策文件一览表》三个附录，做卫生健康重要数据、文献的记录者。

本书第一章为战略规划与综合医改。当前,是上海在新的起点上全面深化"五个中心"建设、全面升级"五个中心"功能,基本建成具有世界影响力的社会主义现代化国际大都市的重要时期。卫生健康系统要立足新发展阶段,服务构建新发展格局,坚持高质量发展,走出一条中国特色、上海特点的医疗卫生现代化建设之路。徐崇勇等在文章中尝试探索推进医疗卫生现代化建设的基本思路、总体目标和四个方面、十七项重点举措。本章同时关注综合医改热点、重点议题,关注公立医院高质量发展、医疗保障水平提升、医疗资源均衡布局、国际医疗发展等方面的研究。本章分析上海市现代医院管理制度试点工作的推进情况及成功经验;依托政策执行的理论框架分析全国三级公立医院绩效考核政策执行特征、存在问题及调整策略;复旦大学田文华教授结合《上海市卫生健康发展"十四五"规划》中相关建设发展目标和要求,提出新时代大病保险发展的政策思路;结合医院文化高质量发展评价标准,尝试构建医院健康文化评价指标体系;介绍国家儿童医学中心专科联盟建设方面的主要举措和成效;尝试量化评价上海市健康医疗大数据相关政策并提出政策性质、视角和创新三方面建议。国际医疗服务是我国多层次医疗服务供给体系中一部分,本章梳理分析了上海市级医院国际商保服务的运行情况,并提出合理化发展建议。

　　公共卫生是上海推动医疗卫生现代化建设的重要方面。经过多年的建设,特别是在应对新冠感染的过程中,上海的公共卫生服务体系和服务能力经历了巨大的考验,也得到了进一步的完善,疾控体系逐步健全,重大、重点传染病及慢性病共病管理不断完善,综合监督管理能力持续增强,健康促进工作全面推进,为全力打造全球健康城市典范、全球公共卫生体系最健全城市之一的发展目标提供助力。"上海市第五轮公共卫生体系建设三年行动计划(2020—2022年)"聚焦本市公共卫生体系的短板、新冠疫情防控中最直接、最紧迫的问题,以及"健康上海行动"重点人群的主要健康需求,不断完善体系建设,张浩等在文章中系统介绍了本轮公共卫生行动计划的完成情况、存在的问题及对未来展望;同时,在另一篇文章中,张浩等介绍分析了近年来上海市艾滋病防治工作的发展情况。慢性非传染性疾病已严重威胁人类健康、制约社会发展,老龄化的加剧又使得慢性病管理形势变得更为严峻,互联网医疗服务模式和数字医疗的崛起为慢性病管理模式的创新探索提供了新方向,慢性病防治公共管理平台指标体系方面的尝试,也为完善慢性病管理模式提供了有益的借鉴。综合监督管理方面,介绍了公共场所新业态的发展现况,并提出协同共治管理策略;梳理了上海市游泳场所随机监督抽查游泳池水质检验工作质量的评估结果。健康教育与健康促进被世界卫生组织确定为 21 世纪疾病预防与控制的三大战略措施之一,本章在研究国内外健康影响评估发展现状的基础上,提出了健全上海市健康影响评估制度的政策建议;梳理了医疗机构健康促进体系建设情况,为相关工作提供参考。本章还介绍了上海市区级疾病预防控制机构建设指标体系、疾病预防体系信息化、职业卫生工程发展、中小微型企业职业健康帮扶模式方面的相关研究成果。

疫情防控是保障城市公共卫生安全,维护经济社会运行秩序的重要基础。在过去的一年中,面对复杂多变的疫情,上海卫生健康系统在国家和上海市委市政府领导下,坚持动态清零政策,坚决贯彻落实国家优化防疫"二十条"和"新十条"措施不动摇。本章针对疫情防控的多个层面和节点进行总结和思考:包括传染病监测预警系统在疫情防控中的作用、上海市大规模群体性新冠病毒疫苗接种的实践与经验,同时,关注疾控人力资源管理、医务人员焦虑情绪情况,梳理突发公共卫生风险情况下基层党组织建设、疫情防控中跨区域调动援助队伍接待保障工作的经验。此外,许明飞等从公共卫生应急相关产业的内涵出发,梳理出产业发展的主要瓶颈,并从产业定位、重点领域发展、公共平台建设、产学研医协同、产业主体创新、企业合作模式创新、产业人才梯队建设、国际话语权争取等角度提出了产业发展的政策建议。最后,本章介绍了浦东新区新型冠状病毒肺炎疫情下孕产妇保健管理的思考及上海市港口新型冠状病毒肺炎高风险岗位人员集中居住管理模式的实践。

近年来,上海不断提升医疗服务能级,推动国家医学中心、国家区域医疗中心、示范性区域医疗中心和社区卫生服务中心建设,同时,不断加强医疗服务管理。在医疗服务与管理一章中,金春林等在文章中系统分析不同国家和地区药品评价发展现状,在此基础上提出在不同政策应用场景下,应基于决策目标、重点,选择所需的评价指标、设置适宜的权重。药品管理是医疗服务管理中的重要环节。上海是国内较早开始探索药品网络销售与管理的地区,复旦大学罗力教授等梳理分析了上海市处方药网络销售的主要模式及阻碍,并提出发展建议。周益众等介绍了部分特殊管理药品使用管理的现状以及标准化规范建设的目标、原则、主要内容和标准化规范的制定路径。本章还就医疗机构外部治理的数字化转型进行探讨:对数字医疗监管的现状及发展进行思考;以热线数据分析为切入口,尝试对医疗机构服务质量进行评价。此外,本章思考分析了医疗投诉处理规范化建设现状;探讨了医疗信息披露相关法律问题。对口支援是上海长期开展的一项常规工作,沙小萍等在《上海市协助对口支援地区发展智慧医疗的策略研究》中从智慧医疗角度,对上海市的相关工作进行梳理并展开讨论。艾晓金、潘明华等的文章对卫生健康委委属单位新媒体建设及管理的有效路径展开思考。最后,对于卫生行政审批和监督执法协同的问题,收录了黄浦区的相关经验。

经过多年的发展,上海的基层卫生得到长足发展,服务网络逐步完善,服务能力不断提升,社区卫生在全国基层卫生健康发展评价中连续三年排名第一,特别是在新冠疫情防控中,基层卫生服务机构在疫情防控与救治、缓解群众就医压力等方面,都发挥了重要作用,基层的健康"守门人"作用得到了充分体现,今后,上海将不断夯实社区卫生服务机构的基本医疗、健康管理、康复护理和公共卫生服务功能。本章对上海市社区卫生综合评价、社区卫生服务各方面的建设情况进行了总结和思考。上海市社区卫生服务综合评价已连续开展了8年,每年对全市16个区县的245家社区卫生服务中心从功能任务与资源配置、基本医疗服务、基本公共卫生服务、业务管理、综合管理以及满意度六个方面进行分析,本章第一篇文章系统展示了2021年度上海市社区卫生综合评价的结果。此外,梳理了全市"优质服务基层行"创建的实践经验,分析了全市高质量社区卫生服务中心试点建设情况,并探索社区健康管理中心发展建设的策略和路径。许铁峰等在文章中尝试构建机构安宁疗护服务综合评价指标体系。付晨等介绍了整合式社区慢性病健康管理模式的相关探索与实践。此外,本章还介绍了黄浦区社区卫生服务中心建设及示范性社区康复中心建设的实践及典型国家社区居家康复首诊评估的实施情况。

学科和人才队伍建设是"健康中国"和"健康上海"的重要内容。上海正在着力打造具有全球影响力的健康科技创新中心,建设亚洲医学中心城市,其中,科研竞争力的发展至关重要。由上海市卫生和健康发展研究中心开展的"上海市医学科研竞争力评价分析"在2022年发布了第九轮报告,本章展示了2021年上海市38家三级医院和所有区级医院科研竞争力"榜单",从科研竞争力总得分、强势学科及弱势学科情况、国家级科研项目等方面分析了医疗机构的科研竞争力发展情况。国内外生命健康科技制高点的竞争,对上海推进卫生人才高地建设提出了迫切要求。人才发展方面,衣承东等从医疗机构药学人员队伍建设方面、唐红梅等从"全科+X"医学人才培养体系建设方面,展示了上海的发展情况。本章还关注上海市疾控系统专业技术人员科研能力建设和肿瘤专科医院医学教育等方面的议题。

此外,对于卫生健康行业青年人才的培养开展讨论。

2022 年,上海中医药服务着力提升服务能级,在中医药传承和发展、中西医结合能力提升方面持续发力:上海中医药大学附属龙华医院、上海中医药大学附属曙光医院、上海中医药大学附属岳阳医院 3 家市级医院入选国家中医药传承创新中心,上海市中西医结合医院、上海市光华中西医结合医院入选国家特色重点中医医院,上海交通大学医学院附属瑞金医院、上海市第六人民医院等 6 家综合医院开展中西医协同旗舰医院建设,中医药创新和传承持续发展。特别是在新冠感染防治过程中,中医药显示出独特的优势,发挥了重要作用。中医药发展一章主要收录了 2022 年关于上海市中医药服务能力、中医药服务管理、中医药发展传承方面的研究成果:介绍了基层中医药服务能力现状,分析中药材质量监管、中医药信息标准化建设的现状,梳理中医药特色示范社区卫生服务站建设情况,探讨中医流派传承人认证制度建设思路,从服务能力建设、服务管理到发展传承的不同视角显示中医药发展建设过程中取得的成就,分析瓶颈,提出发展策略。

为积极应对人口老龄化,推动实现适度生育水平,我国相继推出单独两孩、全面二孩和三孩生育政策,同时加强对“一老一小”相关服务与管理。人口与家庭发展一章对以上相关议题进行了回应。一方面,收录了健康生育、生育意愿等人口发展相关主题的文章:其中,付晨等的《上海市一孩生育特征对二孩出生健康影响及适宜生育间隔探索》以 2004～2020 年上海市出生登记数据为基础开展研究。陈玮等的文章对上海市育龄青年群体三孩生育意愿及其影响因素进行了分析。另一方面,关注“一老一小”。“一老”方面主要关注上海市老龄工作发展现状、养老服务供需现状、老年人健康管理服务现状;同时,重点对失能失智老年人健康服务供需平衡的问题进行了探讨,提出了优化制度、强化组织培育、创新服务机制、提升服务质量等建议。“一小”方面:沙卫涛等介绍了长三角区域出生“一件事”“跨省通办”的探索实践;吴向泳等的文章回顾了上海市在母婴安全管理方面的实践,并提出了生育政策调整后面临的挑战及对策。

卫生筹资与保障在医药卫生系统中占有举足轻重的地位。本书的最后一章持续关注卫生筹资与保障方面的议题。首先,本章持续关注上海市卫生总费用核算的研究结果。数据分析结果显示,2021 年上海市卫生费用增速出现较大反弹,个人现金卫生支出水平维持在较低水平;社会卫生筹资占比最高,保障效率持续提升;但费用机构分配欠合理,基层医疗卫生、公共卫生机构占比偏低,建议应关注筹资的可持续性,从优化投入机制、拓宽筹资渠道及做实分级诊疗等方面加以完善。其次,本章关注医疗付费改革发展状况,重点关注中医优势病种相关改革成果的研究。吕大伟等的文章介绍了上海市中医优势病种按疗效付费改革的实践,改革确立 22 个中医优势病种,初步制定了基于中医价值导向的支付标准,并探索建立标准化评估机制。最后,本章系统梳理了上海市儿童医疗保障制度的发展历程,并分析了罕见病国谈药品"最后一公里"的问题及发展路径。

最后谨向本书编委会及参与编写的各政府部门、各级卫生健康行政部门及委属单位、各级医疗机构、各研究机构的领导、专家、学者、编辑所做出的努力表示衷心的感谢。由于时间仓促,如有错误之处,敬请批评指正!

上海市卫生和健康发展研究中心(上海市医学科学技术情报研究所)

主任、党委副书记

2022 年 12 月

目录

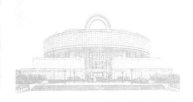

序

主编寄语

第一章 战略规划与综合医改

第二章 公共卫生

第七章　中医药发展

上海市罕见病国谈药品落地的问题和路径探索

顾一纯　何　达　孙　辉等／ 539

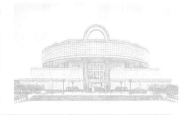

第一章

战略规划与综合医改

2022年是"十四五"规划承上启下之年，是中国踏上全面建设社会主义现代化国家新征程、向第二个百年奋斗目标进军的开局之年。上海要认真总结新一轮医改以来取得的成就，结合新形势新要求，进一步完善卫生健康体系。本章主要围绕医疗卫生现代化建设、公立医院高质量发展、医疗保险制度、医学中心发展等重点专题进行解读，共收录8篇文章。在医疗卫生现代化建设方面，立足新发展阶段，贯彻新发展理念，擘画上海下一步推进医疗卫生现代化建设的蓝图。在公立医院高质量发展方面，总结提炼开展建立健全现代医院管理制度试点的工作成效和经验；依托政策执行的理论框架，阐述推进公立医院绩效考核政策优化的对策建议；构建医院健康文化评价指标体系，以期实现健康文化助推公立医院高质量发展。在医疗保险制度方面，结合《上海市卫生健康发展"十四五"规划》，提出新时代上海市大病保险发展的政策思路；提出以政策支持为导向，鼓励开展商业健康保险支付下的国际医疗服务。在医学中心发展方面，介绍国家儿童医学中心专科联盟的主要做法和建设成效，为国家医学中心和国家区域医疗中心高质量发展提供参考。此外，构建模型对上海市健康医疗大数据的相关政策进行量化评价，并提出改进建议。

上海市推进医疗卫生现代化
建设的思路研究

徐崇勇　杨　雪　韩春敏　徐一鸣　严晓南

【导读】　推进医疗卫生现代化建设,是卫生健康领域贯彻落实党的二十大精神的重要举措,也是上海立足新发展阶段更好地满足人民群众健康需求、保障城市公共安全、推进医学科技创新、创造高品质健康生活的必然要求。研究提出了医疗卫生现代化的基本内涵,梳理了当前卫生健康领域面临的发展趋势和机遇挑战,明确提出医疗卫生现代化建设的基本思路和总体目标,最后提出了四个方面十七项重点举措,擘画了上海下一步推进医疗卫生现代化建设的蓝图,具有较强的理论和实践意义。

为深入贯彻落实党的二十大和上海市第十二次党代会精神,立足新发展阶段,贯彻新发展理念,服务构建新发展格局,在今后一个时期,上海医疗卫生发展要立足当前、着眼长远,在百年变局和世纪疫情的大背景下,重新审视医疗卫生现代化建设的蓝图和布局,保障城市公共安全、促进经济社会发展、为人民创造高品质健康生活。

一、医疗卫生现代化的基本内涵

在当前到 2035 年阶段,为推进医疗卫生现代化应该从以下三个方面进行把握。

一是医学科技达到国际先进水平。基础医学研究实现跨越式发展,临床研究跻身世界前沿,临床诊疗能力达到国际一流,创新型、旗帜型人才进一步集聚,医学科技创新策源力显著增强。

二是服务体系与治理体系实现现代化。优质医疗卫生资源充足、布局更为均衡,行业管理实现法治化、标准化、智慧化,公共卫生治理能力达到国际领先水平,服务体系运行机制更加科学,实现公平可及、优质高效。

三是医疗卫生服务体系完成数字化转型。紧跟信息技术发展变革潮流,丰富与深化医疗卫生领域数字化应用场景,把数字化全面融入公共卫生、临床诊疗、医学科技创新、行业治理等领

第一作者:徐崇勇,男,上海市卫生健康委员会规划发展处处长。
作者单位:上海市卫生健康委员会(徐崇勇、杨雪、韩春敏、徐一鸣、严晓南)。

域,并帮助需求侧跨越数字鸿沟。

二、上海市医疗卫生现代化建设现状及问题

"十三五"以来,上海市全面落实新时期卫生健康工作方针,坚持人民至上、生命至上,推动卫生健康高质量发展,基本医疗卫生服务质量和可及性显著提升,居民健康状况持续改善,主要健康指标继续保持发达国家和地区水平。服务体系进一步完善,重大疫情防控体制机制和公共卫生应急管理体系进一步健全,国家医学中心建设顺利推进,已建成6个国家临床医学研究中心、国家肝癌科学中心和转化医学国家重大科技基础设施,以"老、小、旧、远"为重点,补短板、强基层,加强区域性医疗服务圈和新一轮社区卫生服务机构标准化建设。治理创新有力推进,推进信息便民和"放管服"改革,完善现代医院治理机制,建立党委领导下的公立医院院长负责制,全面取消公立医疗机构药品、耗材加成。优化卫生健康全行业管理,综合监管制度进一步完善。支撑发展作用凸显,大力推进医学科技创新,实现亚洲医学中心城市建设目标,积极推进长三角卫生健康一体化和新城医疗卫生建设。推进健康服务业高质量发展。

但对照医疗卫生现代化建设的内涵和要求,当前上海市医疗卫生发展中还存在以下差距。

一是发展不平衡、不充分问题依然存在。优质医疗卫生资源总量不足,不同区域、不同层级医疗机构之间发展不平衡,服务能力有待提升,高层次人才数量不足。与世界先进地区的医疗水平相比,上海市医疗卫生体系综合能力还存在不少差距。

二是供给与需求不匹配现象逐步凸显。人民群众高品质医疗卫生服务需求日益增长,多层次、多样化医疗服务体系有待健全。基本医疗卫生服务体系整合衔接不够,碎片化现象突出,医疗服务品牌缺少国际影响力,市民对医疗卫生服务的获得感和满意度有待提高。

三是医学科技创新策源力亟待提升。与美国波士顿、日本东京等医学科技先进地区相比,产学研医融合深度不够。医学关键核心技术攻关能力有待提高,高水平临床研究数量不足,成果转化效率不高,对生物医药产业发展的支撑不够。

四是高质量发展面临新挑战。在复杂严峻的经济形势和世纪疫情的叠加影响下,保障医疗服务公益性和可及性的机制不够健全,看病难、看病贵、看病烦等问题未得到有效解决,公立医院内涵发展不够,分级诊疗面临诸多挑战。

三、上海市医疗卫生现代化建设的机遇与挑战

当前,上海市医疗卫生现代化建设面临的机遇与挑战主要是以下四方面。

一是公共卫生安全风险对医疗卫生治理形成重大挑战。上海市面临多种传染病威胁并存、多种风险影响因素交织的局面,不仅对城市公共卫生安全治理能力形成重大挑战,也对医疗服务供需格局调整、服务模式创新、管理流程优化、硬件设施布局提出新要求,亟须推动医疗卫生治理体系与治理能力现代化建设。

二是医疗卫生日益成为服务国家战略和城市发展的重要支撑。上海市持续向着"五个中

心"和建设成具有世界影响力的社会主义国际化大都市的目标坚实迈进,"三大任务一大平台"战略任务和"一带一路"倡议等需要卫生健康行业加快开放式创新、国际化发展,打造与城市功能定位相匹配的医疗卫生服务体系和医疗服务品牌,在推进长三角一体化发展、自贸区临港新片区建设、新城建设、城市数字化转型等战略中发挥积极作用。

三是科技革命和产业变革推动医疗卫生服务体系深刻转型。科技革命和产业变革快速发展,现代医学与相关学科交叉融合不断提速,5G、人工智能、大数据、物联网、元宇宙等技术的发展将重塑医疗卫生服务体系,这要求加快打造数字化医疗体系,建设我国东部数字医疗中台、数据集散中枢、数字技术应用中心。

四是经济社会和人口结构变化深刻影响医疗卫生服务供需格局。人民群众对高品质健康服务需求大幅增长,供需不匹配矛盾日益凸显。同时,人口老龄化进一步加深,迫切要求增加老年健康服务供给。因此,上海市迫切需要推进医疗卫生现代化建设,加快优质医疗卫生资源扩容与均衡布局,加强医防融合、全专结合、上下联动,构建覆盖全生命周期的整合型、智慧化、高品质医疗卫生服务体系,持续增进民生福祉。

四、上海市医疗卫生现代化建设的基本思路与总体目标

(一)基本思路

推进上海市医疗卫生现代化建设,关键是要坚持"人民城市人民建,人民城市为人民"重要理念,深入贯彻国家总体安全观,以基层为重点、以改革创新为动力,预防为主、中西医并重,将健康融入所有政策,人民共建共享,服务国家和城市发展战略,深化健康上海建设,加快建成整合型、智慧化、高品质健康服务体系,打造健康上海品牌,提升城市能级和核心竞争力。

推进上海市医疗卫生现代化建设,关键是把握好四个关系。第一,要把握好医疗卫生和人民的关系,坚持人民至上、生命至上,推动以治病为中心向以人民健康为中心转变。第二,要把握好医疗卫生和其他领域的关系,坚持系统治理、共建共享,把医疗卫生作为城市治理的重要内容,将健康融入政策。第三,要把握好医疗卫生和国家战略、城市发展的关系,坚持战略导向、服务发展,更加注重服务国家战略,如长三角区域一体化发展、自贸区临港新片区发展、对口支援和健康扶贫等,更加注重服务城市发展战略,如新城发展战略、数字化转型战略、生物医药产业和健康服务业发展等。第四,要把握好医疗卫生和国际对标的关系,坚持追求卓越、改革创新,对标国际最高标准、最好水平,显著增强医学科技创新能力,推动高质量发展。

(二)总体目标

推进上海市医疗卫生现代化总体目标:一是建设成为全球公共卫生体系最健全城市之一,将公共卫生安全作为保障城市总体安全的最重要方面之一;二是打造具有全球影响力的健康科技创新中心城市和全球健康城市典范;三是建设以人民健康为中心的整合型、智慧化、高品质的医疗卫生服务体系。

五、上海市医疗卫生现代化建设的重点举措

(一) 突出公共卫生治理,建设成为全球公共卫生最健全城市之一

1. 优化疾病预防控制体系

推进疾病预防控制体系改革,强化对疾病预防控制工作的领导,优化各级疾病预防机构职能,提高重大疫情和公共卫生事件应急处置能力。完成市疾病预防控制中心(以下简称"疾控中心")新建工程项目、区疾控中心达标建设和能力提升工程。构建现代化公共卫生实验室检测网络,提高疾病预防控制机构学科人才和信息化水平。支持公立医疗机构完善公共卫生科室及人员配置,加强公共卫生应急处置"预备役"队伍建设。

2. 强化监测预警和应急处置体系

建设市公共卫生应急指挥中心。完善传染病综合监测体系,建设智能化环境危害因素及相关疾病监测网络,优化突发公共卫生"苗子事件"监测制度规范,打造多功能监测预警平台。健全医疗机构传染性疾病和可疑病例报告制度,建立相关激励和免责机制。制定多部门信息共享规范程序。

3. 健全分级分层分流的公共卫生救治体系

在高水平医院(含中医医院)建设重大疫情救治基地,组建高水平救治专业技术队伍(含中医)。建设传染病定点救治医院和后备定点医院。完善医疗机构科室、救治床位设置,改善急救场所、设施、设备和药品等基础条件。推动各级医疗机构呼吸、创伤、感染、急诊、重症、检验、麻醉等专科建设。推进现有急救分站的标准化扩建或迁建,新建一批急救分站,规划布局市级紧急医学救援中心和区级紧急医学救援站点。

4. 优化公共卫生社会治理体系

加强爱国卫生组织机构和能力建设,丰富工作内涵,推动爱国卫生从环境卫生治理向全面社会健康管理转变。健全信息公开、媒体与互联网管理制度,主动回应社会关切。完善公共卫生社会心理干预体系,建设应急心理援助和危机干预网络。构建公共卫生应急社会面防控体系,完善基层社区防控架构。

(二) 突出服务人民高品质生活,建设整合型、智慧化、高品质医疗卫生服务体系

1. 构建公立医院高质量发展新体系

进一步明确各级医疗机构功能定位,强化公立医院公益性发展方向。推动创建国家医学中心和国家区域医疗中心。推进优质医疗资源扩容和区域均衡布局,推动新增床位向新城和郊区倾斜。做实以家庭医生为基础、区域性医疗中心为支撑的分级诊疗格局,持续提升社区卫生服务机构服务品质,逐步解决医疗卫生服务体系碎片化问题。在保基本的前提下,鼓励有条件的高水平公立医院开展国际化医疗服务。

2. 全面推进医疗卫生数字化转型

以数据为核心,构建"制度+技术+场景"模式,推动卫生健康数字化转型。拓展医疗卫生数

字应用场景,把数字化全面融入医疗服务、健康管理、医学科技创新、应急防疫等各项任务中。推进科研数据与居民电子健康档案、电子病历等医疗数据融合应用,建立一批专病临床研究数据库,支持临床真实世界研究。着力解决老年人就医"数字鸿沟"难题。

3. 实施健康老龄化战略

建设以市老年医学中心为引领的全覆盖、整合型老年健康服务体系,鼓励二级以上综合医院、中医医院、中西医结合医院设立老年医学科,支持建设老年医学科上海市临床重点专科。加快老年友善医疗机构建设,加强老年护理床位设置。完善长期护理保险制度,重点为失能、失智老年人提供长期护理服务,在社区卫生服务中心全面推广安宁疗护服务。

4. 推进国家中医药综合改革示范区建设

把市级中医医院建设成为国际领先的智慧型、研究型中医医院,争创国家中医医学中心、中医类国家临床医学研究中心等。建设国家中医疫病防治基地和紧急医学救援基地,组建国家中医疫病防治队和紧急医学救援队。推进中西医结合,打造中西医结合"旗舰"医院、"旗舰"科室,开展重大疑难疾病、传染病等中西医联合攻关,建成若干在全国具有示范引领作用的重大疑难疾病中西医协作诊疗中心。加快中医药标准化体系建设,提升中医药国际话语权。

(三) 突出服务国家战略和城市发展,使医疗卫生成为服务国家战略、提升城市竞争力的重要支撑

1. 全力推进长三角卫生健康协同发展

打造标准规范统一、信息互联互通、服务便利有序、医学科技发达的健康长三角,建设省际协调平台、互联互通的健康信息平台、综合执法监督联动平台,推进医疗卫生服务均质化。以复旦大学附属中山医院青浦新城院区、长三角(上海)智慧互联网医院等为重点,加快示范区优质医疗资源布局。

2. 推进临港新片区医疗卫生发展创新

加快完善临港新片区医疗卫生服务体系,建设区域公共卫生中心,导入优质医疗资源,发展若干高水平社会办医。加强政策支持和引导,支持引进境内外高层次紧缺医疗卫生人才和先进的医疗技术与装备。

3. 提升医学科技创新策源力

坚持数智驱动和融合发展,充分运用大数据、人工智能技术作为驱动力,推进基础医学与临床医学融合发展、医学与新兴学科融合发展。在精准医学、智慧医学领域实现突破。加强传染病防控和公共卫生科技攻关体系和能力建设。发展数字化、高水平临床研究,布局重大临床研究平台,打通医学科技成果转化链条,推动临床研究体系支持生物医药产业发展。

4. 推进新城医疗卫生发展

坚持独立的综合性节点城市定位,加强新城医疗卫生资源规划配置。按照不低于全市平均水平的标准,适度超前配置医疗卫生资源,各新城至少设置1家三级甲等综合医院、1家区域性医疗中心和1家中医医疗机构。按照每千常住人口医疗卫生机构床位数不少于6.5张的配置标准设置床位。提升新城医疗卫生资源内涵,支持医疗卫生人力资源向新城输出。

5. 推动健康服务业高质量发展

推进健康服务业集聚区建设,鼓励依托上海市高水平医院建设医学科技创新型园区,集聚健康科技企业,加强产学研医融合,加快医学科技成果转化。支持互联网医疗、健康大数据开发应用、医疗人工智能、国际医疗旅游、中医药服务贸易等健康服务新技术、新模式、新业态发展。优化营商环境,支持高水平社会办医发展,培育一批社会办医品牌。

(四)突出行业管理变革,推动医疗卫生行业治理现代化

1. 强化公立医院公益性和内涵发展

深化党委领导下的院长负责制。利用大数据等先进技术推进公立医疗卫生机构治理改革,完善医联体综合绩效考核。完善公立医院补偿机制,推动有条件的公立医院在医疗服务收入、政府投入的基础上,通过强化医学科技成果转化、发展国际医疗服务和健康管理服务等激发高质量发展新动能。探索试点医院根据规定放宽特需医疗服务,实行市场调节价。建立公立医院公益性发展保障机制,坚持公益性发展方向。

2. 建设以人民健康为中心的协同整合机制

完善医疗机构和大型设施平急转换机制,健全重大疫情状态下基本医疗卫生服务保障机制。密切上下联动机制,推动医联体内人力、技术、物资、管理、信息等要素深度融合与上下贯通,加强优质专科资源对基层倾斜力度。完善专科协同机制,推动多学科联合诊疗、无痛诊疗、整体护理等新型服务模式。深化医养结合机制,建立健全覆盖城乡、规模适宜、功能合理、综合连续的医养结合服务网络。

3. 构建高效协同的医疗卫生综合监管体系

加强市、区两级医疗卫生监督机构建设,推进行政执法类公务员分类管理改革,完善财政经费保障机制,开展执法机构规范化建设和执法装备标准化建设,提升卫生监督执法队伍综合能力。全面实施分级分类信用监管。构建重大疫情防控和公共卫生应急综合监管机制。开展"智慧卫监"建设。

4. 加快医疗卫生人才保障机制建设

推进公共卫生人才队伍提质扩容,强化医疗救治人才队伍建设。培养和引进医学科技交叉融合领军人才、优秀学科带头人和复合型创新人才队伍,开展医师科学家培养改革试点。完善基层和郊区人才扶持机制,充实和稳定郊区基层卫生人才队伍。完善医学人才评价体系,畅通临床研究与成果转化人才的晋升通道。落实"两个允许""科改25条"等人才激励政策,激发医学科技创新人才活力。

建立健全上海市现代医院管理制度
试点推进与推广评估研究

濮海虹　宋　娟　殷　玥　郑雨浓　金盈盈

【导读】　2021 年,上海市建立健全现代医院管理制度试点工作全面完成。为了解试点工作的实施情况,文章汇总分析了 14 项重点任务及实际获取的 21 项指标的相关数据,系统总结了试点工作的完成情况,提炼出工作亮点与成功经验,结合调研走访中发现的瓶颈问题,提出了加强顶层设计、创新体制机制、提升管理精细化水平、做强医联体、产学研一体化发展 5 项建议,为进一步推动公立医院高质量发展提供参考。

一、建立健全现代医院管理制度试点工作背景

2018 年,上海市 6 家医院入选国家卫生健康委员会(以下简称“卫生健康委”)建立健全现代医院管理制度试点医院,按照国家的统一部署和工作要求,结合上海市经济社会发展水平和群众医疗服务需求开展相关试点工作。2019 年下半年,上海市 26 家公立医院建立健全现代医院管理制度的相关工作也相继开展,试点为期两年。2021 年,试点工作全面完成,共包含 32 家公立医院。

为系统了解试点配套政策与重点任务的实施情况,总结提炼试点工作成效和经验,本文重点围绕《关于开展建立健全现代医院管理制度试点的通知》(国卫体改发〔2018〕50 号)、《关于开展建立健全现代医院管理制度市级试点的通知》(沪卫医改〔2019〕009 号)等文件中提出的试点任务,就其推进推广情况开展评估研究。

本研究采用定量与定性相结合的方式,收集并分析了试点医院自评报告、工作总结及各项指标数据。同时,秉承兼顾市区与郊区、国家级与区级试点医院的原则,重点走访调研 9 家试点医院,并就试点工作推进情况、问题瓶颈、下一步工作计划、政策需求等方面进行深入了解。

二、建立健全现代医院管理制度试点工作实施情况

试点工作共设定 14 项重点任务及 28 项指标,实施情况总体良好。6 家国家级试点公立医院

第一作者:濮海虹,女,高级经济师。
作者单位:上海市发展改革研究院(濮海虹、宋娟、殷玥、郑雨浓、金盈盈)。

成效卓著,各项关键指标相较 2018 年都有明显改善,26 家市级试点公立医院的重点指标相较 2019 年也均有不同程度的提升。

(一)重点任务实施情况

试点医院的 14 项重点任务完成度良好(表 1)。其中,有 8 项重点任务完成度达到 100%,包括制定医院章程、完善医院议事决策制度、发挥专家治院作用、落实医疗质量安全核心制度、调动医务人员积极性、加强医院文化和医德医风建设、完善内部监管,以及加强医院党建工作。

表 1　试点医院 14 项重点任务完成度汇总表

序　号	重　点　任　务	完成度(%)
1	制定医院章程	100
2	完善医院议事决策制度	100
3	发挥专家治院作用	100
4	落实医疗质量安全核心制度	100
5	推进药品、耗材规范采购与合理使用	96
6	健全医院财务资产管理	96
7	优化医院收入结构	96
8	调动医务人员积极性	100
9	完善后勤管理	96
10	加强医院文化和医德医风建设	100
11	开展便民惠民服务	96
12	积极参与分级诊疗建设	96
13	完善内部监管	100
14	加强医院党建工作	100

其余 6 项重点任务完成度良好,达到 96%。在优化医院收入结构方面,个别医院的医疗服务收入在医院总收入中的占比有待提高;在开展便民惠民服务方面,个别医院有待进一步建立患者看病就医"一站式"服务窗口;在完善后勤管理方面,节能减排工作有待提高;在推进药品、耗材规范采购与合理使用方面,有待进一步推广前置审方系统;在积极参与分级诊疗建设方面,由于各级医院功能定位及财政体系不同、部分医院未参与医联体或没有下级机构等原因,一些医院尚无法实现在医联体内实行医保打包付费;在健全医院财务资产管理方面,受疫情影响,医院业务量降幅较大,业务收入受到影响,部分试点医院未能达到收支平衡,但通过建立全面预算管理制度、全科室成本核算工作制度等方面有效健全医院财务资产管理。

（二）指标完成情况

本研究对 32 家试点医院的 22 项指标及 6 项重要指标进行了数据收集。经过上海市卫生健康统计中心和试点医院的数据比对,结合数据可及性,汇总分析了 15 项指标的相关数据;在 6 项重要指标中,32 家试点医院全部提供了相关数据。本次评估主要基于已收集到的数据,以 32 家试点医院在每个年度每项指标的平均值为依据,评估 2019~2021 年每项指标的年度变化情况。

从 15 项指标来看(表 2),医疗服务收入(不含药品、耗材、检查、化验收入)占医疗收入的比例在过去三年的平均数总体平稳,保持在 25% 左右;资产负债率呈持续增长的趋势,从 2019 年的 22.09% 增长到 2020 年的 28.99% 后,继续增长到 2021 年的 29.80%;管理费用占医院业务支出的比例总体持平,2020 年小幅增长到 10.63% 后,2021 年小幅回落到 10.36%;门诊人次数(不含急诊、健康体检)与同期出院人次数之比小幅增长,从 2019 年的 40.88 增长到 2020 年的 41.58,继续小幅增长到 2021 年的 45.42;出院患者手术占比从 2019 年的 57.77% 迅速增长到 2020 年的 72.44% 后,进一步增长到 2021 年的 82.88%;优质护理服务病房覆盖率在过去三年总体平稳,保持在 80% 左右;门诊患者平均预约诊疗率持续提升,从 2019 年的 21.58% 大幅提高到 2020 年41.29% 后,2021 年继续增长到 47.20%;门诊次均费用增幅在过去三年呈先增后降态势,从 2019 年的 6.06% 快速增长到 2020 年的 17.59%,而 2021 年又大幅下降到 -6.70%,其中 25 家医院门诊次均费用呈现负增长、7 家医院呈现正增长,医院间差异较大;住院次均费用增幅持续增长,从 2019 年的 1.97% 大幅增长到 2020 年的 13.48% 后,继续增长到 2021 年的 15.78%;特需医疗服务量占比三年来持续小幅增长,国家级试点医院与市级试点医院有所差异,从三年来总平均数看,国家级试点医院特需医疗服务量占比为 7.29%,而市级试点医院占比为 0.70%;平均住院日持续增长,从三年总平均数看,国家级试点医院平均住院日约为 5 天,而市级试点医院平均数受三家精神卫生中心影响较大,除精神卫生中心外的其他市级试点医院平均住院日约为 9 天;在职职工年均工资性收入三年来持续增长,国家级试点医院在职职工年均工资明显高于市级试点医院,国家级试点医院在职职工年均工资为 12.04 万元,市级试点医院为 3.53 万元;医院人员支出占业务支出的比重总体平稳,保持在 41% 左右;医护比总体持平,三年来稳定在 0.67 左右;预约诊疗率持续增长,从 2019 年的 19.10% 大幅增长到 2020 年的 35.88%,2021 年继续增长到 41.54%。

表 2   2019~2021 年试点医院 15 项指标年度平均值汇总表

指　　标	2019 年	2020 年	2021 年
医疗服务收入(不含药品、耗材、检查、化验收入)占医疗收入的比例(%)	25.61	25.32	25.06
资产负债率(%)	22.09	28.99	29.80
管理费用占医院业务支出的比例(%)	9.83	10.63	10.36
门诊人次数(不含急诊、健康体检)与同期出院人次数之比	40.88	41.58	45.42

续 表

指 标	2019 年	2020 年	2021 年
出院患者手术占比(%)	57.77	72.44	82.88
优质护理服务病房覆盖率(%)	80.55	80.54	79.72
门诊患者平均预约诊疗率(%)	21.58	41.29	47.20
门诊次均费用增幅(%)	6.06	17.59	-6.70
住院次均费用增幅(%)	1.97	13.48	15.78
特需医疗服务量占比(%)	1.70	1.97	2.13
平均住院日(天)	8	8	8
在职职工年均工资性收入(万元)	4.37	4.65	6.14
医院人员支出占业务支出的比重(%)	39.91	41.99	41.44
医护比	0.67	0.67	0.68
预约诊疗率(%)	19.10	35.88	41.54

　　从 6 项重要指标来看(表 3),基本建设、设备购置长期负债占总资产的比例平均数波动较大,从 2019 年的 1.23% 上升到 2020 年的 1.91%,2021 年则大幅下降到 0.70%,其主要原因是个别医院该项指标上下浮动较大;万元收入能耗支出稳定下降,从 2019 年的 0.03 吨标煤下降到 2020 年的 0.02 吨标煤后,2021 年稳定在 0.02 吨标煤;日间手术占择期手术比例总体有所上升,从 2019 年的 15.24% 小幅下降到 2020 年的 15.13%,2021 年则快速上升到 17.81%;抗菌药物使用强度(defined daily doses,DDDs)三年来持续降低,从 2019 年的 43.29 下降到 2020 年的 42.24,2021 年继续下降到 40.31;按病种付费的病种数持续增加,平均值从 2019 年的 283 个增长到 2020 年的 1 281 个,在 2021 年继续增长到 1 759 个;低风险病例住院死亡率三年来总体稳定,保持在 0.22% 左右。

表 3　2019~2021 年试点医院 6 项重要指标年度平均值汇总表

重 要 指 标	2019 年	2020 年	2021 年
基本建设、设备购置长期负债占总资产的比例(%)	1.23	1.91	0.70
万元收入能耗支出(吨标煤)	0.03	0.02	0.02
日间手术占择期手术比例(%)	15.24	15.13	17.81
抗菌药物使用强度(DDDs)	43.29	42.24	40.31
实施按病种付费的病种数(个)	283	1 281	1 759
低风险病例住院死亡率(%)	0.23	0.21	0.22

三、建立健全现代医院管理制度试点工作亮点

（一）党建引领，凸显党的领导核心作用

试点公立医院始终将党建工作摆在首位，在具体做法上亮点纷呈。例如，上海市普陀区精神卫生中心将党建工作与心理服务相结合，积极打造"医路阳光 守护心灵"支部品牌，通过参与普陀区心理援助热线、特殊人群心理问题干预等项目，建立起学校-家庭-社区-医疗机构四位一体的心理健康服务平台。

（二）多方联手，推动现代医院管理体制改革走深走实

加强统筹协调，充分发挥市委组织部、发展和改革委员会（以下简称"发展改革委"）、财政局、国有资产监督管理委员会（以下简称"国资委"）、医疗保障局（以下简称"医保局"）、药品监督管理局（以下简称"药监局"）等各职能部门的积极作用，同时，进一步发挥好区级层面的公立医院管理委员会作用，上下联动，部门协同，为上海市"6+26"家试点公立医院改革提供坚强的外部政策支持。进一步完善政府财政投入补偿机制，切实保障公立医院六类专项经费。同时，坚决破除公立医院的趋利机制，把增加投入、科学合理补偿与推动医院转方式、转机制结合起来。

（三）弘扬传统，做强中医优势特色

一方面，通过制定医院章程，凸显中医特色优势。例如，上海市金山区中西医结合医院在章程中明确了以中医药服务为特色的功能定位和办医方向，建立健全体现中医药特点的医院内部管理制度。另一方面，通过医院文化内涵建设，坚定中医药文化自信。例如，上海市松江区方塔中医医院落实中医药专项激励制度，推进以"久艾"为特色文化命名的医院文化建设。

（四）数字赋能，提升医院管理智能化、精细化水平

充分运用数字化手段赋能现代医院管理，在多个领域实现了数字化转型。例如，在药品耗材方面，上海交通大学医学院附属仁济医院通过事前审方系统在医生开具医嘱的同时对用药的合理性进行分析，第一时间杜绝不合理处方。在病历管理方面，复旦大学附属中山医院开发了实时监控程序，对全院病史监管"无遗漏，无死角"。在医院内部管理方面，上海市第十人民医院开发了静脉血栓栓塞症（venous thromboembolism，VTE）智能预警、医学装备监测管理信息系统等管理系统，实现内部闭环式、智能化管理。

（五）制度创新，夯实现代医院管理制度基石

试点公立医院围绕重点任务积极探索制度创新，推动医院从粗放式规模化增长向着精细化内涵式发展转型。例如，在绩效管理方面，上海市第十人民医院通过构建多元绩效分配体系，实现了内部分配向临床一线和关键岗位倾斜，调动医护人员的积极性。在专科运营管理方面，上海市肺科医院设立了"运营管理处"，建立以院长为一级领导、总会计师为二级领导、运营管理处为日常业务指导的三级组织机构。

四、公立医院高质量发展面临的问题瓶颈

当前公立医院高质量发展面临的问题瓶颈,主要集中在以下六个方面。

(一)卫生服务能级与高质量发展的要求尚有一定差距

部分试点医院的服务能级与全市平均水平仍有不小落差,离高质量发展的要求差距更大。部分地区每千人口床位数、执业(助理)医师数、注册护士数、全科医生数均与全市平均水平尚存在差距。

(二)医院信息化建设依然存在短板

部分试点医院的基础信息系统建设滞后,对业务管理支撑不够,医院业务信息与上级主管部门信息仍无法互联互通,医院间信息互通共享也受到限制,极大地制约了公立医院管理的数字化转型。

(三)精细化管理手段有待进一步加强

国家推行"药品零加成""耗材零加成"改革后,药品与耗材的价格波动与医院收入的关联被切断,医院的收入结构由高度依赖药品与耗材加成收入,转变为依靠医疗服务收入的提升和成本的有效控制。这就要求公立医院在不断提升医疗服务能力和水平的同时,还要切实加强病种成本核算,精准进行成本管控。

(四)公立医院收支平衡面临较大压力

取消药品和医疗器械加成后,公立医院收支运行压力普遍存在。此外,在疫情影响下,公立医院业务量下降,调配医务人员产生了大量人员经费开支,基础设施方面投入增加,运营成本亦随之增加。对此目前尚未有明确的补偿机制和政策。

(五)人才队伍建设面临较大困境

试点医院普遍面临管理人才及学科人才不足的困境。具体来看:一是区级医院优秀学科带头人及中青年优秀人才短缺,高层次人才引进困难;二是部分学科缺乏领军人才,特别是具有较大影响力和知名度的领军专家匮乏;三是部分科室人员年龄结构偏高,后备学科带头人不足,导致关键技术和疑难危重救治能力减弱。

(六)市区两级制度性壁垒有待进一步打通

市区两级公立医院在人事、财政、医保政策等方面普遍存在制度性壁垒。比如,区级公立医院受到区绩效工资总额限制,总体绩效额度水平偏低,与同级同类医院存在较大差距,影响医护人员工作积极性和人才队伍稳定性。此外,医联体内部的市区两级公立医院在医保、人事、财政等政策方面存在壁垒,对紧密型医联体建设带来阻力。

五、促进公立医院高质量发展的对策建议

（一）加强顶层设计，进一步统筹优化外部治理体系

建议进一步强化部门协同与政策供给，进一步深化市区两级公立医院管理体制和运行机制改革。持续优化政府投入机制与医院收入结构，进一步理顺医疗服务价格，推动建立医疗服务价格动态调整机制，完善体现医务人员劳务价值的薪酬制度体系，引导公立医院建立维护公益性、调动积极性、保障可持续的良性运行机制。

（二）创新体制机制，优化各级医疗资源配置效率

一是强基层，进一步落实分级诊疗制度。强化"基层首诊、双向转诊、急慢分治、上下联动"的诊疗模式，持续推动常见病、慢性病的诊疗向基层医疗机构分流。促进医疗集团深度融合，推动人才、技术、管理资源下沉基层，实现基层医疗机构管理水平和业务能力双提升。二是强核心，加强市区联动、发挥医联体辐射作用。进一步深化资源共享、技术支持及医疗服务同质化，完善专业合作、协同诊治，建立行之有效的业务指导与合作机制。

（三）多措并举，进一步提升公立医院管理精细化水平

一是制度先行，完善内部管理制度体系。坚持以党建为引领，以医院章程制定为核心，构建符合经济社会发展水平以及群众医疗服务需求的现代医院管理制度体系。二是数字赋能，推动医院管理数字化转型。充分运用数字化工具辅助医院在各领域实现精细化管理，力争实现重点领域的前段预警和全程监管。探索医院管理及医疗服务的数字化应用场景。加快推进互联网医院建设。通过远程诊疗等手段提升就医便利性和可及性。

（四）做强医联体，构建优质高效的整合型服务体系

持续推进紧密型医联体建设，放大优质医疗资源的辐射效应。加快建设以市级医院为依托、区域性医疗中心为核心、社区卫生服务中心为基础的医联体。创新分级诊疗协同机制，从体制机制创新、资源配给优化等方面着手，深化各级医疗机构职能定位，促进融合联动发展。继续推动优质医疗资源均衡发展。依托区域性医疗中心建设，推动优质医疗资源向"五大新城"和远郊地区扩容下沉。打破现行政策壁垒，从医保、人事、财政等方面综合施策，为紧密型医联体建设破除制度性障碍。

（五）科创引领，推动公立医院产学研一体化发展

推动临床医学、医疗技术持续向国际一流水平发展。鼓励公立医院选取条件成熟的学科设立专门的临床研究床位，开展研究者发起的临床试验（investigator-initiated trials，IIT），允许有条件的医院按照国家要求开展自行研制体外诊断试剂试点。探索对多中心临床研究实行伦理审查结果互认。探索临床医学与医疗技术人才培养扶持政策。推广应用信息化处方审核和点评系统，进一步规范临床用药。

全国三级公立医院绩效考核优化研究

肖煜吟　李国红

【导读】　文章依托政策执行的理论框架,从政策目标群体视角出发,对全国三级公立医院绩效考核政策在推进过程中可能存在的行为制约因素进行理论梳理。基于政策执行的模糊冲突理论,对绩效考核政策的执行特征进行分析。现阶段绩效考核政策在执行的过程中更偏向于低模糊-高冲突性政策,政策的冲突性主要源于政策的执行与个人利益可能存在的不一致性。绩效考核政策推进的重点应当充分传递政策目标和反馈执行者的真实执行意愿,不断优化和调整政策与医务人员的利益相关性,通过利益引导和政治性执行推进政策目标的有效落地。

政策科学研究领域认为,政策是社会公共权威在一定的历史时期为了达到某种目标而制定的行动方案或行动依据[1]。在政策生命周期初始阶段通常以文本等信息形式出台。而政策执行是运用各种资源采取一系列行动将政策观念形态内容转化为实际效果,从而使得既定政策目标得以实现的动态过程[2]。

文章希望基于政策执行的视角,对全国三级公立医院绩效考核政策在推进过程中可能存在的行为制约因素进行理论梳理,结合相关研究进一步提出绩效考核政策推进的对策,为全国三级公立医院绩效考核政策在执行层面的持续优化提供可操作性的建议。

一、三级公立医院绩效考核政策的提出

为进一步深化公立医院改革,推进现代医院管理制度的建设,2019 年起公立医院绩效考核工作正式在全国三级医疗机构层面实施。国务院办公厅印发《国务院办公厅关于加强三级公立医院绩效考核工作的意见》(国办发〔2019〕4 号),文件对于实施绩效考核工作的总体要求、指标体系、支撑体系、考核程序以及组织实施方案进行了详尽的阐述[3]。在此基础上,国家卫生健康委三级公立医院绩效考核工作领导小组编制了《国家三级公立医院绩效考核操作手册》,对于绩效评价指标框架、各指标的计算方式、意义和导向等信息进行了明确界定,为该项工作的规范化、

基金项目:教育部哲学社会科学重大课题攻关项目"新时代深化医药卫生体制改革研究"(项目编号:18JZD044)。
第一作者:肖煜吟,女,博士研究生。
通讯作者:李国红,女,教授。
作者单位:上海交通大学中国医院发展研究院(肖煜吟、李国红)。

标准化和同质化实施提供有效指导[4]。

2019 年的《国家三级公立医院绩效考核操作手册》围绕医疗质量、运营效率、持续发展、满意度评价 4 个维度展开,共涉及 55 项评价指标。相关数据资料通过国家卫生健康委和国家发展改革委官方渠道、医院绩效考核信息系统抓取或填报。除了特定说明外,定量指标涉及 2016～2018 年的数据[4]。

二、政策执行的制约因素

从管理心理学的角度,政策落实的过程其实质就是应对的过程[5]。人对政策的反应和随之产生行为的策略可以解读为一种对问题的应对,通过心理层面(认知和态度)以及行为层面来表现人与政策的互动关系[6-7]。在现实中,政策动态执行的过程会因为各种消极因素相互作用导致执行过程停滞不前从而影响政策目标的实现[8]。因此,对于政策执行过程中的制约因素及作用方式进行分析有助于预测、调整和干预政策目标群体的应对方式,为政策的有效推进提供理论依据。基于政策执行主体的视角,有学者对政策执行理论制约因素进行梳理,主要包括认知缺陷、认同障碍及执行方式三个方面[9-10]。

(一)政策执行主体的认知不足

政策认知指个体对政策内容和精神实质了解、知晓、认识和掌握的过程,一般包括反映、选择、整合和理解四个步骤[11]。该领域的研究认为,政策认知深刻且明确的个体对政策的参与程度较高,认知相对模糊浅显的个体在政策执行过程中的参与程度较低[12]。准确把握政策的内涵是有效执行政策的前提,也是避免政策实施偏差的必要基础[13]。

(二)政策执行主体的认同缺乏

政策认同指个体在政策执行过程中对实施的政策持有的积极主观评价和行为意向。根据认同程度的不同分为表层认同、浅层认同和深层认同[10]。在实际政策推进过程中政策执行主体只有将政策所规定的行为规范和价值取向纳入自己的价值体系后才有可能实现对推行政策深层次的认同,从而产生积极的政策执行行为[14]。

(三)政策的执行方式

政策研究学者认为,正确的执行方式对于政策的有效实施起推动性作用,而不科学的方式方法很大程度上会阻碍政策的推进[15]。例如,在方式方法上采用强制命令式的行政手段、未对特定的调控对象和作用范围提出针对性的管理方案等原因都可能产生政策执行的阻碍甚至导致失败[16]。

三、政策模糊冲突理论

在归纳政策执行制约因素的基础上,Matland 等学者进一步针对不同制约因素的特征组合,提出政策执行的模糊冲突理论模型及其应对策略[17]。在该模型中,根据政策的模糊程度(即对政策的认知情况)及冲突程度(即对政策的认同程度)划分为四种政策执行方式,包括行政性执行、政治性执行、试验性执行及象征性执行[17]。

行政性执行是针对政策的内容和目的了解和认同程度相对较高的情况。因为在决策理论中,模糊性和冲突性较低为理性决策过程提供了先决条件[18]。而行政性执行的关键要点是政策执行的成果将由提供的资源决定[19]。只要能够为该项计划提供足够的资源,几乎可以保证预期结果的实现。

当了解程度较高而认同程度相对较低时,政策的执行是一种政治性执行的过程。这类情况通常发生在当不同层级的政策执行者有明确定义的目标,但彼此间的目标不兼容而产生分歧的情况下,同样的冲突也可能发生在执行手段上[17,19]。政治性执行的关键要点是政策执行的结果由权力或报酬机制决定[17]。

相对应地,当了解程度较低而认同程度相对较高时,政策的执行是一种试验性执行的过程。推动该类型政策的结果在很大程度上取决于微环境中存在的资源和参与者的情况。其间的因素较多,不确定性较大,因此结果会出现很大差异[20]。

象征性执行是针对政策的内容和目的了解,以及认同程度相对都较低的情况。象征性执行在确认新目标、重申对旧目标的坚持或强调重要价值观和原则方面发挥着重要作用[17]。象征性执行的关键要点是政策执行的结果由地方层面的联合力量决定[20]。

四、三级公立医院绩效考核的政策执行特征分析

从政策执行的模糊冲突理论模型角度进行分析,全国三级公立医院绩效考核政策在模糊程度上相对较低。主要是因为,自2019年以来有关三级公立医院绩效考核的政策文件发布内容中均明确强调了该项工作的指导思想、基本原则以及工作目标。为了便于省级市级层面落实开展该项工作,政策文件发布的同时还配套《国家三级公立医院绩效考核操作手册》,对绩效考核的范围界定、指标的政策依据、定义、目标和考核细则、指标的解释做了详细的阐述,在一定程度上确保了政策实施的规范化、标准化和同质化。除此之外,政策文件中对于政策落实的程序、考核的时间节点做了明确的阐述。以2019年为例,文件要求在当年9月前完成院内自查自评工作,11月底前完成省级年度考核,次年3月前国家层面完成监测指标分析工作。这使得基层在政策的推进和执行上有据可循,便于操作。

但在实际操作中,绩效考核政策的执行仍然存在一定的模糊风险[21]。具体表现在以下几个方面。一方面,尽管2019年的《国家三级公立医院绩效考核操作手册》的55个指标中绝大多数指标都采用定量化方式进行考察,但仍包含了五个定性指标,分别是大型医用设备维修保养及质量控制管理、电子病历应用功能水平分级、全面预算管理、规范设立总会计师以及公共信用综合评价等级。定性指标在评价过程中往往难以被精确地加以考核,凭借考核者的主观印象进行评价可能使得考核结果很容易出现偏差[22]。此外,在实践过程中有较多指标属于"监测比较"类指标,并没有明确的"高优""低优"导向说明,在增加各省份建立评分标准难度的同时,也降低了各省份指标间的可比性[23-24]。

另一方面,尽管绩效考核文件要求"加强宣传引导,为三级公立医院绩效考核和医院健康发

展营造良好的社会舆论环境"。然而在实际推进过程中,仍存在部分医务人员对政策的目标和考核内容不了解的现象[25]。秦佳鑫等[26]的研究显示,医院管理人员对国家绩效考核政策的发布已达到较为了解的水平,但对于政策的考核结果表达与应用、考核程序、考核目的等方面认知不足。对绩效考核政策的关注是反映个体知晓程度、认知态度以及参与积极性的前提,是影响政策实施效果的重要因素之一[27]。除此之外,在政策的传达与落实的过程中,也会存在由于信息的传递导致信息失真以及绩效考核目标在省、市、医院内部、部门、个体间层层分解过程中造成对政策的理解不到位等方面的问题,从而加大政策执行的模糊风险[20]。

相比较而言,绩效考核政策的执行在不同利益相关方的视角下存在一定的冲突性,具体表现在当政策执行者的个人利益因政策的实施受损时,必然会存在执行的偏差和情感上的不满[25]。当组织或者个体认为政策的执行与其利益不一致时,政策执行过程中便产生了冲突。冲突不仅表现为目标上的不一致,目标实现方式上的不一致也是产生冲突的表现之一[28]。以分级诊疗制度为例,作为绩效考核的指标之一,该政策的实施势必会影响到三级公立医院的服务量。当个人的薪资水平与服务人次、科室的绩效挂钩时,部分临床医生在政策的执行和个人利益间的冲突性会有所增加[29]。

除此之外,绩效考核制度本身的特殊性也会增加政策执行冲突的风险。全国三级公立医院绩效考核政策文件中指出,要充分运用考核的结果作为财政投入、经费核拨、绩效工资总量核定、领导干部选拔人员等的重要依据[3]。考核结果的运用希望起到一种激励和资源调配的作用,同时也会带来一定的竞争性,甚至形成某种变相的排名效果。宏观上,不同省份、地区会更重视绩效考核结果的比较和运用;微观上,公立医院内部绩效考核也更要求合理的分配和激励制度的建立和完善,将考核结果与薪酬挂钩,增加绩效考核的权威和公平性[30]。马晓静等[25]的研究也发现,委属(管)医院由于行政级别高、绩效考核政策牵动的利益大于地方医院,委属(管)医院管理人员对绩效考核的政策认同度也相对较低。

五、总结与建议

通常来说,政策的模糊性使得宏观执行者难以对政策执行的过程和效果进行监测评价,同时在地方层面制定针对该政策的行动计划或落实方案也变得更加困难。而当政策的冲突程度较高时,政策执行的过程可能具有高度政治性,若是没有地方参与者主导下的强制执行或利益引导,政策的效果也很难得以显现[19]。基于 Matland 的政策模糊冲突理论,本文尝试对全国三级公立医院绩效考核政策的执行特征进行分析,探讨其在模糊性和冲突性上的可能风险。总体而言,现阶段绩效考核政策在执行的过程中更偏向于低模糊-高冲突性政策,政策的冲突性主要源于政策的执行与个人利益可能存在的不一致性。政策模糊冲突理论认为,对于低模糊-高冲突性的政策在执行过程中既需要确保政策实施的必要资源提供,同时也要确保执行过程不被政策的反对者阻挠[17]。由于政策执行需要合作的部分参与者可能不同意政策的目的或是达成目标的手段,因此,成功的实施取决于是否有足够的权力将自己的意愿强加于其他参与者,或者有相应的报酬机制主导[17]。

在实际操作中,首先,上层领导者应当向基层政策执行者充分授权,提供充足的政策执行资源。同时应当缩短上层领导者与基层执行者的沟通距离,充分传递政策目标和反馈执行者的真实执行意愿。其次,需要不断优化和调整政策与医务人员的利益相关性,通过利益引导和政治性执行推进政策目标的有效落地。再次,由于绩效考核政策在执行的过程中仍然存在一定模糊性的风险,在未来的绩效考核工作中应当进一步对评价指标进行优化。特别针对定性指标的部分,可以在既定的政策框架内探索量化的政策指标和相应的政策执行手段,采用更具体的指标来细分转化,结合相应的考评依据来衡量指标的结果,增加指标的科学性、监测导向以及不同机构间数据结果的可比性,使得"试验性执行"问题转化为"行政性执行"问题。最后,在政策目标层层分解的过程中,需要扩大政策宣传的力度,帮助不同层级机构以及基层政策执行者提升对于绩效考核政策的总体要求以及各层级政策目标的执行要点的认识,促进政策认知和理念导入,减少由于自身对政策的模糊性认知造成执行偏差。

参 考 文 献

[1] 贺东航,孔繁斌.公共政策执行的中国经验.中国社会科学,2011,5(61):79.

[2] 王春城.公共政策客体层次论及其对政策绩效评估的规定.江苏社会科学,2019(01):104-113.

[3] 国务院办公厅.国务院办公厅关于加强三级公立医院绩效考核工作的意见(国办发〔2019〕4号).http://www.gov.cn/zhengce/content/2019-01/30/content_5362266.htm[2021-12-08].

[4] 国家卫生健康委三级公立医院绩效考核工作领导小组.国家三级公立医院绩效考核操作手册(2019 版).http://www.nhc.gov.cn/cms-search/downFiles/ca29ec0e688c4c5692333afa47743b07.pdf[2021-12-08].

[5] ZHANG M, WANG W, MILLAR R, et al. Coping and compromise:a qualitative study of how primary health care providers respond to health reform in China. Human resources for health,2017,15(1):1-12.

[6] ASTVIK W, MELIN M. Coping with the imbalance between job demands and resources:A study of different coping patterns and implications for health and quality in human service work. Journal of Social Work,2013,13(4):337-360.

[7] EYLES J, HARRIS B, FRIED J, et al. Endurance, resistance and resilience in the South African health care system:case studies to demonstrate mechanisms of coping within a constrained system. BMC health services research,2015,15(1):1-12.

[8] 陈庆云.公共政策分析.北京:中国经济出版社,1996:232.

[9] 刘海波.公共政策执行过程中的阻滞问题研究.福建师范大学,2011.

[10] 丁煌.我国现阶段政策执行阻滞及其防治对策的制度分析.政治学研究,2002(01):28-39.

[11] 丁煌.浅析妨碍政策有效执行的主体认知缺陷及其完善途径.中共长春市委党校学报,2004(03):47-51.

[12] 王旭.中国政策执行中公众认知偏差矫正探析.黑龙江大学,2021.

[13] 李伟权,黄扬.政策执行中的刻板印象:一个"激活-应用"的分析框架.公共管理学报,2019,16(03):1-15.

[14] 谭璐.基于史密斯模型的家庭医生政策执行效果与提升对策研究.湘潭大学,2020.

[15] 李瑞昌.中国公共政策实施中的"政策空传"现象研究.2012,5(03)：59−85,180.

[16] 秦佳鑫,马晓静,代涛.公立医院绩效考核政策认同评价框架构建研究.中国医院管理,2021,41(08)：8−11,13.

[17] Matland R E. Synthesizing the implementation literature：the ambiguity-conflict model of policy implementation. Journal of Public Administration Research and Theory：J-PART, 1995, 5(2)：145−174.

[18] 郑夏青."模糊−冲突"理论视域下试点政策执行类型演变研究.南京理工大学,2020.

[19] 胡业飞,崔杨杨.模糊政策的政策执行研究——以中国社会化养老政策为例.公共管理学报,2015,12(02)：93−105.

[20] GARASHI H Y, STEINKE D T, SCHAFHEUTLE E I. A qualitative exploration of pharmacovigilance policy implementation in Jordan, Oman, and Kuwait using Matland's ambiguity-conflict model. Globalization and health, 2021, 17(1)：97.

[21] 张明吉,李丽.家庭医生政策执行方式的行为逻辑.中国卫生政策研究,2020,13(05)：31−38.

[22] 刘静,陈英耀,柯雄,等.三级公立医院绩效考核指标权重及评分办法制定的思考.中国医院管理,2020,40(12)：53−56.

[23] 陈晔,董四平.我国三级公立医院绩效考核指标体系解读与评析.中国卫生政策研究,2020,13(02)：19−25.

[24] 李熹阳,高红,李国红.国外医院评价对完善我国公立医院绩效考核的启示.中国医院管理,2021,41(09)：92−96.

[25] 马晓静,秦佳鑫,黄菊.医院管理人员对公立医院绩效考核政策认同评价研究.中国医院管理,2021,41(08)：17−21.

[26] 秦佳鑫.基于医院管理人员视角的公立医院绩效考核政策认同评价工具研究.北京协和医学院,2021.

[27] 李丹.外部环境对公共政策实施的影响——基于"增减挂钩"的研究.科学咨询(科技·管理),2018(12)：39−40.

[28] 吴进进.城市生活垃圾分类政策执行——基于"模糊—冲突"模型的研究.吉林广播电视大学学报,2012(05)：30−32.

[29] 王玉珠,代涛.基于卫生政策三角形理论的我国分级诊疗政策执行偏差及对策研究.卫生软科学,2021,35(05)：32−36.

[30] 黄莹.基于激励制度下探讨公立医院人力资源管理中绩效考核的作用研究.商讯,2021(06)：175−176.

新时代上海市大病保险
发展的政策思路研究

田文华　赵　岩　饶　钊　熊霄丹　程　舒

【导读】　大病严重影响人类健康,并造成巨大的经济损失,长期以来,一直是人们关注的重点。我国大病保险制度建立以来,在不断探索和实践中,取得明显的成效。同时,新时代对大病保险的发展提出新要求。文章在文献研究、理论分析和专家咨询的基础上,结合《上海市卫生健康发展"十四五"规划》中相关建设发展目标和要求,提出新时代大病保险发展的政策思路,以期为相关政策的研究和制定提供参考。

没有全民健康,就没有全民小康。在全面建成小康社会征途中,疾病尤其是大病是影响居民生活水平的重要因素。由于风险发生的不确定性,疾病冲击使得整个家庭经济随之发生恶化,陷入贫困,甚至出现贫困的代际转移现象[1]。疾病造成家庭资产负债表的变动增加了家庭因病返贫的风险[2-3]。本文在文献研究、理论研究和专家咨询的基础上,结合《上海市卫生健康发展"十四五"规划》中相关建设发展目标,提出新时代上海市大病保险发展的政策思路。

一、总体目标

在借鉴国内外相关理论研究和实践经验的基础上,结合上海市卫生健康领域建设和发展的特点和要求,探索并形成新时代具有中国特色的、与社会主义现代化国际大都市相适应的防止因病致贫、返贫的政策思路,以期为人民群众提供高质量、可持续的医疗保障,为相关政策的制定提供参考依据。

二、指导思想

全面贯彻落实党的二十大精神,以及新时代新征程党和国家事业发展的大政方针和战略部署,以习近平新时代中国特色社会主义思想为指导,深入落实健康中国发展战略。在消除绝对贫

基金项目:2022 年上海市卫生健康委员会政策研究课题委托项目"防止因病致贫、返贫的政策思路研究"(项目编号:2022HP33)。
第一作者:田文华,男,教授,博士研究生导师。
作者单位:复旦大学社会发展与公共政策学院(田文华、赵岩、饶钊、熊霄丹、程舒)。

困、取得脱贫攻坚决定性胜利的基础上,进一步巩固成果。以新时代防止因病致贫、返贫为主题,深入贯彻以人民为中心的发展思想,以医疗服务和保障的供给侧结构性改革为主线,加强医疗卫生体系和社会保障体系建设,加强体制机制改革和创新,促进多层次医疗保障有序衔接,完善大病保险和医疗救助制度,着力解决好人民群众急难愁盼问题,使人民群众获得感、幸福感、安全感更加充实、更有保障、更可持续,扎实推进共同富裕并取得新成效。

三、基本原则

(一)统筹规划,顶层设计

大病保险是一项系统工程。充分认识新时代大病保险发展的特征、规律和趋势,充分认识其复杂性、艰巨性和持续性,根据社会经济发展情况,通过统筹规划、顶层设计、系统部署、科学施策,形成大病保险发展的政策思路。

(二)政府主导,社会参与

新时代大病保险的发展和完善,应充分发挥政府的作用,强化政府责任,需要发展改革委、财政局、卫生健康委、人力资源和社会保障局(以下简称"人社局")等政府相关部门的共同支持和协调配合。同时,引导市场、社会协同发力,发挥市场机制在资源配置和服务利用中的作用,鼓励社会力量的帮扶和支持,形成工作合力。

(三)信息赋能,精准判别

互联网、大数据、人工智能、云计算等新兴信息技术的发展,为政府各部门信息共享赋能。通过数据分析和预警,提前发现并识别存在因病致贫、返贫风险的人口及其医疗费用负担程度,并作为采取针对性帮扶措施、制定相关政策的重要依据。

(四)科学施策,持续发展

解决大病保险问题并非一蹴而就,其具有阶段性、动态性和持续性等特点。既要关注医疗费用负担,又要考虑社会经济发展水平;既要关注重点人群,又要考虑突发事件;既要关注医疗技术水平,又要考虑保障范围和能力;既要关注保险和救助等保障性措施,又要考虑健康教育和健康促进等开发式帮扶。科学施策,可持续发展是制定大病保险发展政策思路的重要依据。

四、政策思路

以党的二十大精神为指引,根据上海市未来建设发展规划、目标、特点和要求,针对新时代的要求,提出大病保险发展的政策思路,即划分阶段、注重实效、功能递进、系统衔接、持续发展的政策思路。具体而言,大病保险发展的政策思路分为三个阶段,即近期政策思路,主要特点是通过精准识别,精准保障,提升保障水平和范围等,有效防止因病导致的民生问题;中期政策思路,主要特点是通过基本医保统一,改革医保支付和补助方式,设立自付封顶线等,根本上解决大病保险问题;长期政策思路,主要特点是建立和完善功能有效衔接的多层次保障体系,提升居民健康素养,保证大病保险的可持续性和有效性。

(一) 近期政策思路

1. 政策目标

系统分析新时代大病保险的影响因素,把握其关键问题,在现行医疗保障制度、大病保险制度、医疗救助制度的基础上,通过精准识别风险人群、扩大保障范围、提升保障待遇和保障水平等方法,有效减轻患者医疗费用负担。

2. 具体措施

一是动态提升基本医保的保障待遇和保障水平。根据社会经济发展和医疗消费的实际情况,通过降低基本医疗保险的起付线、提高报销比例等方式,减少患者自付比例,减轻医疗费用负担。二是加大提升大病保险的保障范围和保障水平。现行的大病保险是基本医疗保障制度的拓展和延伸,主要是为了减轻大病给患者造成的经济负担,尤其是要防止和减少"因病致贫、因病返贫"现象的发生。三是重点关注高风险人群的健康和医疗保障。大病、危急重症、特殊慢性病等高额医疗费用的患者及低保人群,是因病致贫、返贫的高风险人群。商业保险可在基本医保外,再提供保障,减轻患者负担,如参保费用不高,且没有门槛限制的"沪惠宝"。

3. 主要特点

近期政策思路的特点体现在以下几个方面。一是震荡不大。该思路主要是在现行医疗保障制度体系和框架下,通过医疗保险技术参数的调整,进一步缓解患者的经济负担。在实施过程中对现行大病保险制度各利益相关者产生的震荡不大,采取的措施亦是逐步的、递进的和可控的。二是成效有限。采取的主要措施是对现行医疗保障制度的深化、补充和完善,并未产生根本性变革和影响。由此而产生的成效也是针对性的、局限的。三是易于操作。该思路具有较强的路径依赖性,主要表现为在现行医疗保障制度下,对相关技术参数进行了调整和信息的共享,而措施更多是程度上的区别并非实质的改变,操作性良好。四是可行性强。该思路是在现行制度体系不发生根本性改变的前提下设计,采取的主要措施也是基于医保基金的以收定支和量力而行,更容易被政府部门采纳和接受,因此具有较好的可行性。

(二) 中期政策思路

1. 政策目标

在实现近期政策思路目标的基础上,根据上海市社会经济建设发展的要求,锐意改革、勇于探索,率先实现职工医保和居民医保"两保合一",实现基本医保的统一。同时,对导致患者高额医疗费用的疾病,制定适宜的医疗服务规范,提供符合价值导向的基本医疗服务,通过基本医保支付中设置患者自付费用封顶线等方法,从根本上解决大病保险问题。

2. 具体措施

一是建立统一的基本医疗保险制度。现行的职工基本医疗保险和居民基本医疗保险制度,在保障范围、保障能力、保障水平等方面存在较大的差别,实现"两保合一"。二是制定高额费用疾病适宜技术的医疗服务规范。新时代基本医疗保险需要提供高质量的基本医疗服务,即以价值为导向的基本医疗服务。对导致患者高额医疗费用的疾病进行排序,在考虑社会经济的发展和医学技术的进步基础上,通过基本诊疗技术水平、基本用药目录、基本医疗服务规范,制定高额费用疾病适宜技术的医疗服务规范,建设高质量基本医疗服务。三是基本医保支付方式的改革和创新。尤其是通过在基本医疗保险支付中,设置患者自付费用封顶线,超出的费用完全由医保支付,从根本上解决大病患者疾病负担问题。

3. 主要特点

中期政策思路的特点体现在以下几个方面。一是震荡较大。该思路对现行医疗保险制度进行重大变革,将职工医保与居民医保"两保合一",通过重塑基本医疗保险制度,对公平性、保障水平,以及各利益相关者产生较大震荡。二是成效明显。通过基本医疗保险的统一,实现参保者的公平,且患者自付费用设置封顶线的设计,从根本上解决患者高额医疗费用负担的问题。三是操作有难度。该思路将产生较大的变革,主要表现为对现行医疗保障制度的整合和重塑,支付方式重大变化,适宜医疗服务技术的确定等,均为创新性变革,因此操作具有一定难度。四是可行性较强。该思路以阶段性目标为导向,将对现行制度体系进行根本性改变,采取的主要措施具有前瞻性、创新性和前沿性。在建设具有中国特色的现代化国际大都市目标指引下,政府部门协同推进,具有较强的可行性。

(三) 长期政策思路

1. 政策目标

在实现中期政策思路目标的基础上,从系统角度考虑,提升居民健康素养,加强疾病预防,建立与社会主义现代化国际大都市相适应的多层次、有效衔接的医疗保障体系,彻底解决因病致贫、返贫问题,为人民群众提供高质量、可持续的医疗服务和医疗保障,充分体现参保者的公平性,满足人民群众医疗服务的需求。同时,加强健康教育,提升健康素养,预防疾病的发生和发展。

2. 具体措施

一是建立高质量医疗保障体系。高质量体现在公平的待遇、充分的保障、可持续的发展,可以满足群众不同层次医疗服务需求。主要包括四个层次,即法定层医疗保险、政策层医疗保险、商业层医疗保险和医疗救助层。各自定位不同、性质各异、具有明确的功能划分,但彼此之间相互衔接,相互补充,系统整合,共同筑起牢固防线。法定层医疗保险,是政府主导的、人人享有的社会保险,提供基本医疗服务保障,报销比例高,设置大病自付封顶线。政策层医疗保险,以市场为主体实施的公益性保险,对参保者基本医疗服务范围以外发生的合理费用提供进一步补偿。商业层医疗保险,市场主导的开放性保险,具有营利性,为参保者提供高层次医疗服务的保险。医疗救助层,对因病致贫、返贫高风险人群,低保人群,以及具有灾难性卫生支出的人群,在发生疾病时,提供医疗救助兜底服务,确保病有所医。二是提供高质量的医疗服务。高质量的医疗服务体现在以价值为导向的医疗卫生服务。主要包括以价值为导向的基本医疗服务、以价值为导向的合理医疗服务和以价值为导向的高水平医疗服务。

3. 主要特点

长期政策思路的特点体现在以下几个方面。一是高质量保障。该政策思路是以适应社会主义现代化国际大都市建设要求,为人民群众提供高质量、可持续的医疗保障,彻底防止因病致贫、返贫而设计的。系统整合且功能衔接的高质量保障体系、高质量的服务水平、高质量的保障水平、高质量的保障能力等,是高质量保障的主要体现,目的是公平、有效、可持续地保障人民群众多层次医疗服务保障的需求。二是价值医疗导向。以价值医疗为导向的理念和方法,是制定政策的重要依据。价值医疗导向不仅应用在医疗服务的提供上,而且在医疗保障、相关政策的制定等方面得到推广。三是全方位全过程保障。该思路设计将形成基本医疗服务、基本医疗外的合理医疗服务和高端医疗服务等功能相衔接的全方位保障体系,以及与健康宣教和疾病预防相衔接的全过程服务保障,以满足人民群众多层次医疗服务需求。四是健康融万策。以人民为中心,把"健康中国"战略放在优先发展的位置,是党的二十大对未来发展提出的要求。

五、保障机制

(一)精准判别机制

应用大数据、人工智能、云计算等新兴信息技术,通过信息共享和信息赋能,对存在因病致贫、返贫风险的人群及其医疗费用负担情况进行精准判别和预警,为相关政策制定提供重要依据。

(二)精准保障机制

精准保障是防止因病致贫、返贫的重要方法和手段。在精准识别大病风险人口的基础上,通过精准保障机制,针对重点人群、高危人群等的特点,采取保险、救助、帮扶等多种方式实施精准保障,有效提升保障的成效。

(三)部门协调机制

对大病患者实施精准保障,需要医疗、医保和医药,以及财政和民政等政府部门的高度配合和协调。同时,还要加强疾病预防,防止疾病发生和发展的教育。通过健康宣教、健康促进等方式,树立健康理念、养成良好生活习惯、提升人群的健康素养,将防止大病的关口前移,有效预防疾病发生。部门协调机制,是各阶段政策建立和实施的根本保障。

(四)动态管理机制

随着社会经济的发展、医学科技进步、医疗服务需求的增加,以及"互联网+医疗"等新技术的发展,大病的防治方法和措施将随之发生改变。如医疗保障的筹资、医疗保障范围、医疗保障水平、医疗服务标准、医疗服务规范等,需要根据目标和内外部环境进行动态调整。动态管理机制的建立将发挥重要作用,是大病保险可持续发展的基本要求。

(五)综合监管机制

作为一项复杂的系统工程,大病保险发展和完善政策的制定和有效运行离不开综合监管机制的保障。综合监管机制是在政策建立和实施过程中,根据不同对象,在依法依规执行、维护公共利益、减少运营风险、及时纠偏预警、实施违规惩戒等方面实现全方位、全过程、全覆盖的精细化监管,确保政策按照既定目标方向发展。

参 考 文 献

［1］ 黄薇.医保政策精准扶贫效果研究——基于 URBMI 试点评估入户调查数据.经济研究,2017,52(09)：117–132.

［2］ 朱超,王戎.因病致贫与缓冲效应的比较优势.贵州财经大学学报,2020(6)：75–86.

［3］ 于新亮,上官熠文,申宇鹏,等.因病致贫：健康冲击如何影响收入水平?——兼论医疗保险的脱贫效应.经济社会体制比较,2020(04)：30–40.

上海市健康文化引领医院高质量
发展评价指标体系构建研究

荆丽梅　李雪莹　许艺帆　李超红　俞　军　艾晓金

【导读】　健康文化建设是公立医院高质量发展的重要内容,可引导医院建设特色鲜明的医院文化、强化患者需求导向、关心关爱医务人员、弘扬医务人员精神风貌。文章结合医院文化高质量发展评价的四个方面,基于医疗卫生系统精神文明发展现状,注重问题导向,同时结合文献评阅和专家咨询论证,形成了构建医院健康文化评价指标体系的重点内容,提出优先完善的重点领域和实施路径,为医院文化高质量发展评价提供科学依据。

一、引言

随着中国特色社会主义进入新时代,医学发展、科技进步、医改深入为持续改善医疗服务创造了更加有利的条件,实施健康中国战略、繁荣发展健康文化为医疗卫生高质量发展奠定了坚实基础,同时也对增强人民群众获得感提出了新要求。基于此,2021 年国务院办公厅发布《国务院办公厅关于推动公立医院高质量发展的意见》(国办发〔2021〕18 号)[1],从构建公立医院高质量发展新体系、引领公立医院高质量发展新趋势、提升公立医院高质量发展新效能、激活公立医院高质量发展新动力、建设公立医院高质量发展新文化五个方面明确了发展方向,旨在推动公立医院高质量发展及更好满足人民日益增长的医疗卫生服务需求。同年 12 月,上海市人民政府办公厅印发《关于推进上海市公立医院高质量发展的实施方案》[2],指出要建设健康和谐的公立医院发展新文化,打造健康至上的行业文化;塑造特色鲜明的现代医院文化;营造关心关爱医务人员的社会氛围。在新时代背景下,公立医院要大力发展社会主义先进文化,使健康文化成为助推公立医院高质量发展的动力源,成为开创卫生健康工作新局面凝聚思想共识的奋进力量。

基金项目:上海市卫生健康委员会委托项目"上海市卫生健康系统繁荣发展健康文化研究";上海市胸科医院招标课题"上海市胸科医院文化引领助力三级医院高质量发展研究项目"。
第一作者:荆丽梅,女,研究员。
通讯作者:艾晓金,男,上海市卫生健康委员会新闻宣传处处长。
作者单位:上海中医药大学公共健康学院(荆丽梅、李雪莹、许艺帆),上海市胸科医院(李超红),上海市卫生健康委员会(俞军、艾晓金)。

二、评价指标体系构建及专家论证

本研究基于上海市医疗卫生系统精神文明发展现状,注重问题导向,同时结合文献评阅[3-4]和专家咨询论证,围绕强化患者需求导向、特色鲜明医院文化、关心关爱医务人员和弘扬医务人员精神风貌 4 个方面,形成了构建医院健康文化评价指标体系的重点指标和内容。

专家咨询论证环节,共计邀请 8 位健康文化相关领域的专家和学者,从重要性、可行性和合理性三个维度进行评价,每个维度指标评价满分为 5 分。专家平均年龄 50.50±6.141 岁,平均工作年限 9.50±6.887 年,其中硕、博士研究生学历占 75%,中、高级职称占 100%。经分析计算,专家积极系数为 100%,权威系数 Cr 为 0.906,判断依据 Ca 为 0.863,熟悉程度 Cs 为 0.950。

具体打分来看,二级评价指标在重要性维度下得分最高的为医疗服务、高质量发展、医院特色、员工关怀和职业精神 5 个指标,总体满分比为 94.4%;可行性维度下得分最高的为医院特色、职业精神 2 个指标,总体满分比为 87.5%;合理性维度下得分最高的为医疗服务、医患关系、就医环境、高质量发展、医院特色、职业精神和仪容仪表 7 个指标,总体满分比为 83.3%。结合专家打分和相关意见对评价指标的具体内容进行修订,形成医院健康文化评价指标体系。一、二级评价指标的具体内容及专家评价情况详见表 1。

表 1　医院健康文化评价指标体系及专家评价情况

一级评价指标	二级评价指标	满分比(%)		
		重要性	可行性	合理性
强化患者需求导向	医疗服务	100.0	87.5	87.5
	医患关系	87.5	75.0	87.5
	就医环境	87.5	75.0	87.5
特色鲜明医院文化	高质量发展	100.0	87.5	87.5
	医院特色	100.0	100.0	87.5
关心关爱医务人员	员工关怀	100.0	87.5	62.5
	工作环境	87.5	87.5	75.0
弘扬医务人员精神风貌	职业精神	100.0	100.0	87.5
	仪容仪表	87.5	87.5	87.5
总计		94.4	87.5	83.3

三、医院健康文化评价的具体内容和实施路径

(一)强化患者需求导向

在医疗服务方面,需要创新服务流程,提升患者就医体验;创新诊疗技术,提高医疗质量;创

新宣教模式,促进健康科普,加大健康教育和宣传力度。例如,运用信息化技术体现"互联网+"成效,使患者就医搭上互联网快车。充分发挥人才优势、技术优势,大胆创新,为患者提供更加安全、便捷、高效的诊疗服务。做好医患沟通交流,增进理解与信任,提供安全、适宜、优质、高效的医疗卫生服务。在改善医患关系方面,强调坚守医者信念,尊重医学科学规律,遵守医学伦理道德,遵循临床诊疗技术规范。语言使用医疗服务文明规范用语,不讲服务忌语。接待患者,"请"字当先,首问(诊)使用普通话,热情、礼貌接待患者。实行首问(诊)负责制,不以床号替代姓名称呼患者,对患者一视同仁。行为举止规范得体,倡导"微笑服务",做到"三轻"即走路轻、操作轻、动作轻,在医疗服务全过程体现医务人员的职业素养。对患者进行体检、影像检查、心电图检查和身体隐私部位治疗时有遮隔措施,尊重保护患者隐私。妥善保管病史和检查资料,倡导"一人一诊室",劝导患者不入诊室围观。在就医环境方面,要求就医布局和流程合理,服务环节简洁,提供挂号、收费、抽血、咨询、预约、发放检查报告等门急诊诊疗"一站式服务",按需设置楼层收费挂号窗口,减少患者往返。按科室、病区布局设置统一、醒目、规范的指示标识,高峰时段开足服务窗口,导医和巡视力量完备。医疗服务信息公开透明,通过各种有效途径改善患者的就医环境。

(二)特色鲜明医院文化

在高质量发展方面,需要将高质量发展纳入机构文件规划。完善医院党委会和院长办公会议事决策制度,建立书记、院长定期沟通和党委领导下的院长负责制执行情况报告制度,构建党委统一领导、党政分工合作、协调运行的工作机制,把党的领导融入医院治理全过程各方面各环节,把党的建设各项要求落到实处。完善人员岗位设置、职称评审和晋升办法。完善人才培养、引进和使用管理办法,建立领导班子成员联系服务高层次人才制度,以医德、能力、业绩为重点的人才评价体系。完善急救体系,畅通急救通道,优化急救资源,简化急救流程,进一步推进急救体系的建设。完善投诉处理机制,倡导"首诉负责制"。加强平台、交叉学科建设,形成在医疗技术、医疗质量、临床研究等方面领跑国际、国内引领的优势学科。通过文化建设品牌打造,体现出公立医院高质量发展新文化的竞争力、创新力、辐射力和公信力。在医院特色方面,弘扬医院历史、文化特色和名医大家学术思想、高尚医德;贯彻具有特色鲜明的医院院训、愿景、使命,契合医院发展特色和专科优势。弘扬医学人文精神,医疗服务充满人文关怀,获得患者和社会的信任和尊重。

(三)关心关爱医务人员

在员工关怀方面,建立职工学习、工作、休息和带薪休假制度。建立公共母婴室,为哺乳期妈妈提供便利。建立医务人员职业荣誉制度,根据国家和省有关规定对表现突出的医务人员和集体及时给予奖励。建立主要体现岗位职责和知识价值的薪酬体系。为在岗保卫人员和保安员配备必要的通信设备和防护器械。完善医疗卫生机构安全保卫制度,制定落实风险排查、安全防控、守护巡查、应急处置、教育培训、定期检查等安全保卫医务人员人身安全工作制度。在工作环境方面,建立"人文与专业共存"的办公室环境,工作环境利于职工的舒适、高效、便捷、灵活、有温度地学习、工作与生活。院内环境整洁优美,设施安全。厕所清洁卫生无异味。积极开展控烟活动,公共场所有醒目的禁烟标识,主动劝阻吸烟行为。

(四)弘扬医务人员精神风貌

在职业精神方面,积极弘扬"敬佑生命、救死扶伤、甘于奉献、大爱无疆"的"十六字"卫生行业精神。建立实际有效的医德档案,做到有记录、有管理、有考核、有挂钩,提高职工知晓率。定期开展医务人员职业道德规范和医德医风主题教育活动,及人文医学、医学伦理等教育活动。健全医德医风建设监督、管理机制,以及医德档案与职工各类考评和激励政策之间的联系。在仪容仪表方面,应按规定统一着装,服装整洁,挂牌上岗。工作时不戴夸张、尖锐饰品,不化浓妆,不涂彩色指甲油,不穿拖鞋及拖鞋式时装鞋,男士需着长裤,塑造医务人员良好形象。

四、强化医院健康文化建设的思考

(一)重视健康文化顶层设计

医院发展过程中,如何坚持文化输出的前提下兼顾社会效益和经济效益是医院健康文化建设的重中之重,医院文化繁荣发展离不开坚强有力的体制支撑,应当以社会主义核心价值观为中心思想,明确医院文化战略发展方向和目标,逐步形成引领医院高质量发展的医院文化,提升竞争力,扩大影响力[5]。聚焦相关评价指标对医院文化建设进行系统设计,有条件的医院建立专门组织,从事医院文化系统研究,并制定中长期规划。在具体落实上可以由党委领导主导,多部门齐抓共管,广大职工积极参与的工作机制。在内容上将医院制度、职工行为与国家社会主义核心价值观良性融合,发挥社会主义核心价值观对文化的导向功用。为拓宽医院文化在相关行业以及社会范围内的辐射范围,医院管理人员必须树立正确的发展观念和意识,积极探索和挖掘医院的文化资源,坚持以创新驱动发展,形成独具特色的现代化医院文化,明确医院健康文化宣传与建设目标,为医院长期发展提供动力源泉。

(二)坚持以人为本发展原则

现代医院管理要以文化建设为核心,秉承以人为本、文化育人的发展原则,将"培养名医、打造名科、创建名院"作为医院文化品牌建设的总体战略发展目标。正确处理医院、社会、患者三者之间的关系,共同构筑以健康文化为核心的医院文化建设系统,共建行业与社会共同发展的新局面[6]。在医院日常管理工作的具体环节中融入人文精神,打造优质的社会服务形象,制定符合医院整体发展路径的文化品牌建设与管理战略发展方案,将患者作为医院提供社会服务的核心对象,推动形成"以病患为中心、以医护人员为主体"的医疗服务模式,全面落实医院的服务责任与文化推广作用,保证医院工作围绕职责、制度、规范三方面开展,为构建现代化医院文化品牌奠定坚实基础;同时通过定期组织开展职业技能培训、文化教育宣传、综合社会实践等活动,提升医护人员综合素质及工作水平,充分体现医院以人为本的发展理念。

(三)健全医院文化评价和管理制度

健全医院管理制度并开展医院文化测量能够检验文化落实效果。公立医院可充分利用多种文化测量工具对医院文化定期进行全面和客观评价,及时发现问题以推动医院全面发展。医院管理制度在新时期时代背景下将承载更具社会意义的文化宣传功能,要求医院相关管理人员逐步落实和强化医院各部门、各科室工作人员责任意识和制度观念,将制度管理作为医院文创工作的关键,形成按制度办事、靠制度管人、用制度弘扬医院社会主义核心价值观的现代化文化品牌建设体系,进一步激发员工工作热情和信心,重点关注医院文化与品牌建设工作,为医院深入发展提供管理制度支持。

(四)推进医院文化多维度创新

加强技术、管理、文化等有机融合,充分利用科学技术,深入挖掘新时代背景下网络资源,以互联网和物联网为发展背景,将医健康院文化向网络平台延伸,推进医院文化多维度创新[7]。利用信息技术和新媒体平台,推动医院文化品牌宣传工作由线下交流向线上交流转变,突破物理空间的限制,拓宽医院文化品牌宣传范围,输出医院文化理念和文化精神[8]。将新媒体平台作为主要文化宣传阵地,将现代化网络信息技术与医院专业知识相结合,打造具有医疗服务性质的网络平台,如开通微信公众号、微博官方账号等,以网络平台为主要媒介向群众宣传和科普医疗健康知识,承担社会责任的同时树立良好的医院形象,为群众提供更加优质、便利、高效的医疗服务,增强群众对医院的信赖度和好感度。此外,积极推进互联网医院建设、提供在线挂号、空中问诊、在线反馈等模块,为患者提供更便利的就诊体验,提升患者的看病效率,提高医院整体形象,为医院进行医疗改革或文化宣传创造条件。

参 考 文 献

[1] 国务院办公厅.国务院办公厅关于推动公立医院高质量发展的意见(国办发〔2021〕18号). http://www.gov.cn/zhengce/content/2021-06/04/content_5615473.htm[2022-10-25].

[2] 上海市人民政府办公厅.上海市人民政府办公厅印发《关于推进上海市公立医院高质量发展的实施方案》的通知. https://www.shanghai.gov.cn/gwk/search/content/c92cf6a9c3f1476e983eb2abc 9d4f138[2022-10-25].

[3] 张活.A医院文化建设研究.成都:电子科技大学,2020.

[4] 邓书博.沈阳市三级甲等公立医院文化管理问题研究.沈阳:东北大学,2019.

[5] 乔夕瑶,陈禹含,王笑频,等.抗疫精神融入三级医院文化建设的路径研究.中国医院管理,2022, 42(1):86-88.

[6] 黄欢.宣传助推医院文化品牌建设的策略探究.采写编,2022(1):179-180.

[7] 白莎琳,马敏,杨舒玲,等.北京某医院文化建设引领医院高质量发展实践与思考.中国医院, 2021,25(8):62-64.

[8] 李奕璋,王存龙.医院文化建设助力公立医院高质量发展研究与实践.中国医院,2022,26(3): 54-56.

国家儿童医学中心专科联盟
建设的创新探索与实践

杨　杪　袁　琳　贺　焜　曹　云
徐　虹　周文浩　黄　瑛　黄国英

【导读】　国家儿童医学中心是我国儿科医学发展和儿童医疗卫生服务的引领者。复旦大学附属儿科医院以国家儿童医学中心功能定位为依据,以服务儿童就医需求为导向,以有效统筹和整合儿童专科医疗资源为目标,充分发挥临床重点专科优势,创新工作机制,积极推动新生儿、肾脏、消化、临床遗传等儿科亚专科联盟建设,构建覆盖全国、沟通顺畅的工作网络。文章介绍国家儿童医学中心专科联盟在促进我国重大儿科疾病救治能力提升、推进临床研究和成果转化、打造人才交流培训基地、持续完善儿童健康服务网络体系、引领和带动全国儿科医学发展等方面的主要举措和取得的成效,为国家医学中心和国家区域医疗中心高质量发展提供了创新思路和有益借鉴。

专科联盟指以专科协作为纽带形成的区域间若干特色专科协作组织。医联体建设是深化医改的重要路径和步骤,专科联盟是其中重要的组织模式之一。复旦大学附属儿科医院 2017 年获批国家儿童医学中心以来,认真落实国家卫生健康委关于推进医联体建设发展的工作要求,牵头组建覆盖全国的高水平儿科亚专科联盟,引领和带动我国儿科医学发展。

一、国家儿童医学中心专科联盟建设的实践探索

(一) 国家儿童医学中心设立情况

2016 年,国家卫生和计划生育委员会(以下简称"卫生计生委")出台《国家儿童医学中心及国家儿童区域医疗中心设置规划》,明确提出设置国家儿童医学中心,引领和提升我国儿童医疗保健服务水平[1]。2017 年《国家卫生计生委关于设置国家儿童医学中心的函》明确,国家儿童医学中心由复旦大学附属儿科医院、首都医科大学附属北京儿童医院、上海交通大学医学院附属上海儿童医学中心 3 家主体单位构成[2]。3 家主体单位建立国家儿童医学中心主任联席会议工作

第一作者:杨杪,女,副研究员,复旦大学附属儿科医院国家儿童医学中心综合事务管理办公室主任、儿童健康政策研究中心常务副主任。
通讯作者:黄国英,男,教授、主任医师,复旦大学附属儿科医院院长。
作者单位:复旦大学附属儿科医院(杨杪、袁琳、贺焜、曹云、徐虹、周文浩、黄瑛、黄国英)。

运行机制,定期组织召开工作会议,共同推动国家儿童医学中心发展[3]。

(二)国家儿童医学中心专科联盟工作目标

国家儿童医学中心专科联盟建设以国家儿童医学中心的功能定位为依据,以服务儿童就医需求为导向,以有效统筹和整合儿童专科医疗资源为目标,创新工作机制,充分发挥优势学科引领作用,加强儿童疾病规范化管理,促进提升疑难危重疾病的诊治水平。同时着力构建资源共享、优势互补的高水准临床科研平台,加强交流合作和青年医护人员培养,促进儿科医学发展。

(三)国家儿童医学中心专科联盟建设布局

根据各自优势学科的发展特色,首批建设新生儿、临床药学、肾脏、血液肿瘤、护理、儿童保健、耳鼻咽喉头颈外科、呼吸、泌尿外科、消化、临床遗传、心血管 12 个儿科亚专科联盟,由 3 家主体单位分别牵头组建。其中,复旦大学附属儿科医院负责牵头组建新生儿、肾脏、消化、临床遗传 4 个儿科亚专科联盟,同时与另 2 家主体单位共同推进其他 8 个亚专科联盟的组建工作[4]。

(四)国家儿童医学中心专科联盟建设的主要做法

1. 瞄准儿科重点疾病领域,建立覆盖全国的大规模数据汇集平台

新生儿专科联盟(中国新生儿协作网)2019 年牵头建立目前中国最大"极早产儿/极低出生体重儿"研究队列,已纳入 2 万余例早产儿临床数据。肾脏专科联盟 2017 年建立国内首个儿童遗传性肾脏病网站"中国儿童遗传性肾脏病数据库",累计录入 2 200 余例病例资料。消化专科联盟建立"儿童极早发炎症性肠病临床表型及基因检测数据库",为明确儿童极早发炎症性肠病临床表现、深入探索潜在的致病缺陷基因发挥重要的基础性作用。

2. 积极推动多学科联合诊治,提升儿科疑难危重症救治水平

肾脏专科联盟牵头单位复旦大学附属儿科医院 2020 年建立我国第一个儿童法布里病多学科联合诊治团队,顺利完成上海首例儿童法布里病特效药(注射用阿加糖酶 β)注射。举办多场儿童法布里病多学科诊治全国推进会,积极探索不同性别、不同临床表型患儿酶替代治疗的时机和疗效,构建并完善儿童法布里病早期诊断和综合管理策略。

3. 构建引领全国的临床科研及转化平台,组织开展多中心临床研究项目

新生儿专科联盟(中国新生儿协作网)2019 年实施"中国新生儿重症监护室质量改进项目"等 4 项多中心临床研究项目,2020 年再启动 4 个多中心临床研究项目。肾脏专科联盟 2019 年组织开展"儿童遗传性肾结石精准诊治"等多中心临床研究项目,2020 年再启动 6 个研究项目。临床遗传专科联盟 2019 年组织开展 6 个研究项目,2020 年再获批 6 个高水平课题。消化专科联盟 2019 年启动"中国儿童胃镜适应证多中心调查研究"等 2 项多中心研究,2020 年再启动 2 个研究项目。

4. 注重学术交流合作,加强儿科骨干人才培养

肾脏专科联盟 2020 年举办国际肾脏病日"直击疫情 共谈肾事"线上会议,吸引全国近 30 个省(自治区、直辖市)140 余家单位近 1 000 人参与。消化专科联盟 2020 年成功举办"世界 IBD 日炎症性肠病学术交流会"等 2 场学术交流活动和 1 期 PIBD 高级医师研修班,培训联盟成员单位

医师近百名。新生儿专科联盟举办"第十四届全国新生儿学术会议"等4次高水平学术会议,临床遗传专科联盟举办多期基因数据分析及遗传相关培训班,持续向全国输出儿科遗传诊治人才。

二、国家儿童医学中心专科联盟的特色优势和建设成效

(一)国家儿童医学中心专科联盟的特色优势

基于我国四级儿童医疗服务体系的顶层设计,与其他专科联盟相比,国家儿童医学中心专科联盟的特色优势主要体现在权威性、覆盖面和系统性等方面:国家儿童医学中心专科联盟的主任委员和共同主任委员来自国家儿童医学中心3家主体单位,专家委员会由全国儿科著名专家组成,具有较高权威性。专科联盟成员单位来自全国31个省(自治区、直辖市),医疗水平较高,覆盖面广。以儿科亚专科为建设单元,逐步形成系统化的专科联盟集群。

(二)国家儿童医学中心专科联盟建设成效

1. 联盟成员单位持续增加,逐步形成覆盖全国、沟通顺畅的工作网络

复旦大学附属儿科医院牵头的4家国家儿童医学中心专科联盟于2018年底至2019年初先后成立,联盟规模不断扩大。与2019年相比,2020年肾脏专科联盟成员单位由119个增加到124个,覆盖全国30个省(自治区、直辖市);新生儿专科联盟成员单位由58个增加到72个,覆盖省份由25个扩大到30个;消化专科联盟成员单位由69个增加到71个,覆盖全国29个省(自治区、直辖市);临床遗传专科联盟成员单位由30个增加到35个,覆盖全国20个省(自治区、直辖市)。

2. 立足儿科重点疾病数据汇聚平台,实现大数据整合管理和分析产出

新生儿专科联盟(中国新生儿协作网)2020年首次公布纳入"极早产儿/极低出生体重儿队列"来自全国57家医院的1万余例早产儿临床数据,分析我国早产儿救治现状,为进一步深入研究和采取质量改进措施奠定了坚实基础[5],获得社会广泛关注。肾脏专科联盟2020年在国际学术期刊发表3篇基于中国儿童遗传性肾脏病数据库病例的论著,介绍大样本多中心肾单位肾瘢队列研究等研究成果。临床遗传专科联盟"中国新生儿基因组计划快速全基因组测序项目"对202例危重症患儿及家属进行测序和分析,并针对新生儿死亡、脑病和免疫缺陷遗传病因开展队列研究,探索遗传相关疾病谱及预后相关性,研究成果先后在 *Journal of Medical Genetics* 等知名学术期刊发表,其中1篇被选为当期封面。

3. 积极推进临床研究成果转化,出台多部临床指南和专家共识

复旦大学附属儿科医院牵头的4家专科联盟在2019~2020年共出台14部临床指南和专家共识。肾脏专科联盟2020年发布3部指南,多项成果在 *Molecular Genetics & Genomic Medicine* 等知名期刊发表。临床遗传专科联盟2020年在《中华医学杂志》等期刊发表《白化病的临床实践指南》等5部临床指南及专家共识,在 *JAMA Pediatrics* 等知名杂志发表论文近30篇。消化专科联盟推出《新冠病毒病和小儿炎症性肠病指南》,为新冠疫情流行期间全球炎症性肠病患儿管理提供重要指导;组织编写《抗肿瘤坏死因子-α制剂治疗儿童克罗恩病的专家共识》,为规范使用抗肿瘤坏死因子-α制剂提供行业标准。

4. 构建人才交流培训基地，促进提升全国儿科医护人员临床和科研水平

国家儿童医学中心专科联盟着力打造并日益形成系统化、连续性、高水平的学术交流和培训品牌。2019 年复旦大学附属儿科医院牵头的 4 家国家儿童医学中心专科联盟共举办 16 次学术会议及培训班，参会儿科医护人员 4 000 余人次。2020 年积极克服疫情影响，采用线上、线下相结合的方式共举办 21 次学术会及培训班，参会儿科医护人员 15 000 余人次。国家儿童医学中心专科联盟已成为我国儿科人才交流和培训基地，有力带动和促进了全国儿科医护人员临床诊治能力和科研水平的提升。

三、讨论与展望

（一）拓展专科领域和工作内容

国家儿童医学中心 3 家主体单位已完成首批 12 个专科联盟组建工作，近期陆续启动第二批专科联盟建设。复旦大学附属儿科医院 2021 年 11 月牵头新组建国家儿童医学中心微创外科联盟，举办"先天性结构畸形微创治疗新进展"学习班，组织国内多名资深儿科腹腔镜、内镜和介入手术专家通过线上和线下的方式进行现场授课及手术演示，促进提升我国儿童微创诊治技术水平。"十四五"期间，国家儿童医学中心将以专科联盟建设覆盖所有儿科亚专科为目标，进一步拓展专科联盟覆盖领域，促进儿科亚专科建设与发展；同时注重将专科联盟建设与国家儿科专业医疗质量管理的目标要求紧密结合，将加强医疗质量管理作为专科联盟的重要工作内容，细化管理标准与要求，促进提升我国各儿科亚专科医疗服务同质化水平。

（二）完善运行和协同工作机制

目前各国家儿童医学中心专科联盟建设仍处于起步阶段，在持续吸纳成员单位、扩大覆盖范围的同时，将制定统一的专科联盟章程，完善运行和管理机制，进一步明确牵头及成员单位功能定位和责任义务，促进管理、技术、人才、责任利益融合。国家儿童医学中心 3 家主体单位将在主任联席会议工作机制的基础上，共同搭建交流合作平台，定期召集各专科联盟召开工作推进会，进一步明确和细化建设目标，促进各专科联盟经验分享和相互借鉴。同时，以专科联盟建设为工作抓手，促进国家儿童医学中心与国家区域儿童医疗中心建立协同工作机制，以点连线，以线带面，逐步构建"国家儿童医学中心专科联盟-国家区域儿童医疗中心专科联盟"网络体系，加强协调联动，并进一步通过与省级医疗中心建设有机融合，推进逐步减少患者就诊跨省级行政区域流动，促进专科联盟辐射引领作用的充分发挥。

（三）提升临床科研和成果转化能级

目前国家儿童医学中心各专科联盟已建立若干重点专病研究队列和数据库，在持续扩大研究队列规模和数据库体量的同时，将结合国家儿科专业医疗质量管理要求和我国现有的儿童健康服务体系功能，加强顶层设计，系统化推进全国儿童主要疾病登记、相关流行病学和公共卫生信息监测工作，加强数据分析和产出。同时整合各专科联盟力量，通过建立创新技术孵化基地、产学研一体化基地等方式，深入推动临床科研成果推广应用，提升转化能级；积累和提炼国家儿

童医学中心专科联盟建设的经验成果,形成可复制可推广的工作模式,为我国正在深入推进的四级医疗卫生服务体系建设提供有益参考和借鉴。

参 考 文 献

［1］国家卫生计生委办公厅.国家卫生计生委办公厅关于印发《国家儿童医学中心及国家儿童区域医疗中心设置规划》的通知(国卫办医发〔2016〕31号),2016.

［2］国家卫生计生委.国家卫生计生委关于设置国家儿童医学中心的函,2017.

［3］复旦大学附属儿科医院.国家儿童医学中心第3次主任工作会议在海南召开.http://ch.shmu.edu.cn/news/content/id/415/pid/6392.htm［2021-04-15］.

［4］杨杪,袁琳,黄国英.国家儿童医学中心的创新实践与发展成效.现代医院管理,2020,18(4):9-12.

［5］中国新生儿协作网,国家儿童医学中心新生儿专科联盟,复旦大学附属儿科医院.中国新生儿协作网2019年度报告.上海:复旦大学附属儿科医院,2020:1-5.

上海市健康医疗大数据政策环境研究

顾一纯　何　达　黄佳妤　缪宇辰　孙　辉　王昊德

【导读】　文章以上海市出台的与健康医疗大数据相关的政策为研究对象,采用文本挖掘法遴选出政策文本中的高频词;结合专家访谈结果构建政策一致性(policy modeling consistency,PMC)指数模型,对上海市健康医疗大数据的相关政策进行量化评价。结果显示,上海市 5 项健康医疗大数据政策平均得分为 7.24,其中 1 项政策表现优秀,3 项政策表现良好,1 项政策表现及格;上海市健康医疗大数据政策整体质量良好,但仍有较大提升空间。文章着重从政策性质、政策视角和政策创新三方面进行具体分析并提出改进建议。

健康医疗大数据,是指在人们疾病防治、健康管理等过程中产生的与健康医疗相关的数据[1]。2016 年 6 月 24 日,国务院办公厅下发了《国务院办公厅关于促进和规范健康医疗大数据应用发展的指导意见》(国办发〔2016〕47 号),其中明确指出健康医疗大数据是国家重要的基础性战略资源,随后多项政策相继出台。近年来,有关健康医疗大数据政策分析的定量评价研究较少,其中沈慧煌等人运用文本分析法对我国健康医疗大数据政策的政策目标与相关政策的侧重点与不足点进行分析[2];牟燕等人采用内容分析方法,分析不同区域在政策制定和实施过程中的重点、共同点和特色之处[3];于琦等人对相关文本进行文本挖掘与可视化分析[4]。文章在文本分析法与文本挖掘法的基础上引入 PMC 指数模型,构建上海市健康医疗大数据指数模型,分析各个政策的优势与不足并提出相关建议,以期为未来上海市健康医疗大数据政策的制定和完善提供参考。

一、资料与方法

(一)政策梳理

为了能够更科学准确地遴选研究样本,本文通过检索查阅上海市人民政府和上海市卫生健康委官网收录的相关政策法规,主要选取了与健康医疗大数据相关度较高的政策,最终筛选汇总 2018~2022 年 5 项健康医疗大数据相关政策(表 1)。

第一作者:顾一纯,女,研究实习员。
通讯作者:何达,女,副研究员。
作者单位:上海市卫生和健康发展研究中心(上海市医学科学技术情报研究所)(顾一纯、何达、孙辉),上海健康医学院医疗器械学院(黄佳妤),上海中医药大学公共健康学院(缪宇辰),英国谢菲尔德大学卫生及相关研究学院(王昊德)。

表 1　上海市有关健康医疗大数据的相关政策梳理(2018~2022 年)

序号	发布部门	发布时间	政策名称
1	上海市人民政府	2018 年 7 月 25 日	关于推进本市健康服务业高质量发展加快建设一流医学中心城市的若干意见(沪府发〔2018〕25 号)
2	上海市卫生健康委员会	2019 年 7 月 16 日	关于印发《上海市互联网医院管理办法》的通知(沪卫规〔2019〕004 号)
3	上海市卫生健康委员会	2021 年 6 月 4 日	关于印发《上海市"便捷就医服务"数字化转型工作方案》的通知(沪卫信息〔2021〕5 号)
4	上海市人民政府	2021 年 7 月 5 日	关于印发《上海市卫生健康发展"十四五"规划》的通知(沪府发〔2021〕10 号)
5	上海市卫生健康委员会	2022 年 1 月 27 日	关于印发上海市"便捷就医服务"数字化转型 2.0 工作方案的通知(沪卫信息〔2022〕3 号)

(二)政策文本挖掘分析

利用 Rost CM6.0 和 VOSviewer 软件对上海市健康医疗大数据的政策文本进行挖掘分析,获得高频词与高频词网络。

(三)PMC 指数模型

PMC 指数模型是 Ruiz Estrada 等人[5]基于 Omnia Mobilis 假设提出的一种政策评估工具。它的作用一方面在于评价单项政策的内部一致性,另一方面通过分析单项政策的优势与劣势,反映出政策总体与各方面的差异,是目前比较先进的政策评价模型之一。本文在原有模型基础上构建出符合上海市健康医疗大数据特点的 PMC 指数模型用于政策评价,包括变量选取及参数识别、多投入产出表构建、PMC 指数计算、PMC 曲面绘制四个步骤(图 1)。

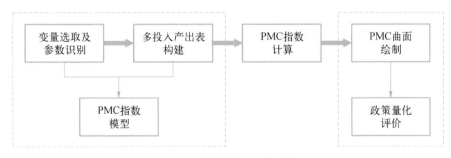

图 1　PMC 指数模型的构建步骤

(四)专家咨询

根据所获得的高频词编制问卷,采用德尔菲法开展专家咨询,评价指标体系指标的选取和评分。专家咨询对指标的评价分为两个部分,一是依据重要性、可获得性、灵敏性对指标进行定量评分,二是对指标内涵及属性进行定性评价。每个评价指标分值设定为1~5分,1分表示最不好,5分表示最好。统计各个指标得分,并以均值-标准差作为指标遴选阈值。

二、结果

(一)PMC指数模型结果

1. 变量选取及参数识别

一级指标的选择参考了Ruiz Estrada提出的变量分类,选择政策性质、政策效力等在内的9个一级指标。

二级指标的选择以收集到的2018~2022年与健康医疗大数据有关的5项政策(表1)作为设计依据。使用Rost CM6.0和VOSviewer软件对政策文本进行处理分析,经过人工筛选生成反映政策重点关注的高频词,剔除"健康""医疗""大数据""上海""上海市"等相关度不高的高频词,同时剔除通用名词、序数词和趋向性动词等干扰型高频词,如"时间""第二""依托""建设""发展"等,得出前60个高频词及词频统计结果(表2)。选取4名分别来自高校、研究机构和卫生健康行政部门的健康医疗大数据发展方面的研究专家作为访谈对象,通过对政策文本的研读,基于文本挖掘结果,归纳、总结、分析、比较、调整、筛选出健康医疗大数据的二级评价指标。经过专家打分、计算、补充与完善,最终确立31个二级指标。

表2 上海市健康医疗大数据政策高频词汇总(2018~2022年)

词汇	词频	词汇	词频	词汇	词频
医院	304	试点	66	设置	44
服务	227	执业	62	数据	43
机构	226	大学	62	转型	43
互联网	192	附属	61	便捷	42
卫生	144	急救	59	医学	41
管理	125	智慧	58	人员	39
患者	122	数字化	57	行政部门	39
中心	103	创新	56	登记	38
就医	95	平台	54	移动	37
诊疗	94	智能	51	申请	37
场景	83	实体	47	系统	37
应用	78	数字	46	方案	35
技术	72	电子	44	规定	35

词 汇	词 频	词 汇	词 频	词 汇	词 频
支付	33	医生	26	申办	24
就诊	30	资源	26	预约	24
医学院	30	付费	25	亮点	23
国家	30	基础	25	模式	23
人工智能	28	体系	25	项目	23
区域	27	加强	25	检查	23
研究	27	流程	25	许可证	23

2. 多投入产出表构建

一级指标表示对政策的不同评价维度,每个一级指标由 n 个二级指标组成。多投入产出表主要是构建一个有选择性的数据分析框架,它可以通过容纳大量的二级指标数据来测量一级指标的值。由于 PMC 指数模型思想是尽可能不忽视任意一个变量[6],因此这些二级指标不依据重要性进行排列,将它们赋予相同的权重,采用二进制(0,1)的形式进行赋值进而建立多投入产出表。上海市健康医疗大数据 PMC 评价指标体系及评价标准如表 3 所示。

表 3 上海市健康医疗大数据 PMC 评价指标体系及评价标准

一级指标	编 号	二级指标	编 号	二级指标评价标准
政策性质	X1	预测	X1：1	基于 Ruiz Estrada 等人的文章修改[5]
		建议	X1：2	
		描述	X1：3	
		引导	X1：4	
		监管	X1：5	
政策时效	X2	长期(>5 年)	X2：1	基于张永安等人的文章修改[6]
		短期(3~5 年)	X2：2	
		试行(<3 年)	X2：3	
发布机构	X3	上海市人民政府	X3：1	基于文本挖掘的社会网络图谱
		上海市卫生健康委员会	X3：2	
政策工具	X4	供给型	X4：1	基于史童等人的文章修改[7]
		需求型	X4：2	
		环境型	X4：3	

一级指标	编　号	二级指标	编　号	二级指标评价标准
政策视角	X5	宏观	X5：1	基于周海炜等人的文章修改[8]
		微观	X5：2	
政策内容	X6	数据共享	X6：1	基于文本挖掘的社会网络图谱
		数据安全管理	X6：2	
		大数据平台	X6：3	
		健康信息化智慧化	X6：4	
		人才培育	X6：5	
政策创新	X7	示范试点	X7：1	基于文本挖掘的社会网络图谱
		数字健康城区	X7：2	
		未来医院	X7：3	
政策受众	X8	政府	X8：1	基于杜宝贵等人的文章修改[9]
		企业	X8：2	
		高校院所	X8：3	
		个人	X8：4	
政策评价	X9	依据充分	X9：1	基于方永恒等人的文章修改[10]
		内容翔实	X9：2	
		权责清晰	X9：3	
		目标明确	X9：4	
政策公开	X10	—	—	基于 Ruiz Estrada 等人的文章修改[5]

3. PMC 指数计算

计算 PMC 指数共分为 4 步：① 将一级指标与二级指标放入多投入产出表中；② 按照公式(1)(2)的取值方法逐个为二级指标赋值；③ 计算每个一级指标的值,如公式(3)所示,该值介于 0~1 之间；④ 计算 PMC 指数,如公式(4)所示。健康医疗大数据产业政策评价等级划分标准为优秀(8.00~10.00)、良好(6.00~7.99)、及格(4.00~5.99)和不合格(0.00~3.99)。

$$X \sim N[0,1] \tag{1}$$

$$X = \{XR：[0v1]\} \tag{2}$$

$$Xt\left(\sum_{j=1}^{n} \frac{Xtj}{T(Xtj)}\right) t = 1, 2, 3, 4, 5, 6, 7, 8, 9, 10, \cdots, \infty \tag{3}$$

式中,t 为一级指标,j 为二级指标。

$$PMC = \left[X1\left(\sum_{i=1}^{5}\frac{X1i}{5}\right) + X2\left(\sum_{j=1}^{2}\frac{X2j}{2}\right) + X3\left(\sum_{k=1}^{4}\frac{X3k}{4}\right) + X4\left(\sum_{l=1}^{3}\frac{X4l}{3}\right) + X5\left(\sum_{m=1}^{4}\frac{X5m}{4}\right) + \right.$$

$$\left. X6\left(\sum_{n=1}^{3}\frac{X6n}{3}\right) + X7\left(\sum_{o=1}^{5}\frac{X7o}{5}\right) + X8\left(\sum_{p=1}^{3}\frac{X8p}{3}\right) + X9\left(\sum_{q=1}^{4}\frac{X9q}{4}\right) + X10 \right] \tag{4}$$

4. PMC 曲面绘制

PMC 立体曲面有助于直观立体地显示 PMC 指数模型评价结果,更有利于分析各项政策的优劣势[8]。根据各项政策的一级指标 PMC 指数,按照公式(5)建立三阶矩阵绘制 PMC 曲面图,从宏观角度清晰地显示政策的总体水平。数据在图中 z 轴的评分指数越高,表明政策的评分结果越优,受篇幅的限制,本文仅列出了 PMC 指数排名第一和排名最后的 PMC 曲面图,即政策 P1 与 P2(图 2、图 3)。

$$PMC = \begin{bmatrix} X1 & X2 & X3 \\ X4 & X5 & X6 \\ X7 & X8 & X9 \end{bmatrix} \tag{5}$$

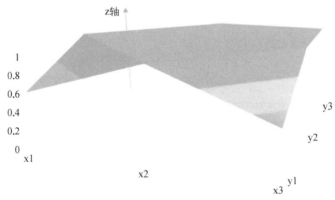

■0~0.2　■0.2~0.4　■0.4~0.6　■0.6~0.8　■0.8~1

图 2　政策 1(P1)的曲面图

x1、x2、x3、y1、y2、y3 为分类型变量

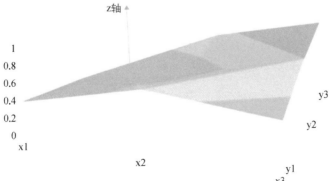

■0~0.2　■0.2~0.4　■0.4~0.6　■0.6~0.8　■0.8~1

图 3　政策 2(P2)的曲面图

x1、x2、x3、y1、y2、y3 为分类型变量

（二）评价结果分析

由表4可见,政策性质(X1)的平均值为0.48,政策更偏向于给出建议和指导,预测和描述功能有所缺失;政策时效(X2)的平均值为0.60,多数政策包含三年内的短期规划和三到五年的中期计划,五年以上的长期规划内容相对不足;发布机构(X3)的平均值为0.50,政策的发布机构为上海市人民政府和上海市卫生健康委员会二者其一,没有多部门联合发布的政策;政策工具(X4)的平均值为0.87,分值较高,说明上海市能运用各个类型的政策工具拉动、推动和促进健康医疗大数据领域的发展;政策视角(X5)的平均值为0.70,只有小部分政策能从宏观和微观双重视角进行制定,大部分政策缺乏从宏观视角出发的目标规划;政策内容(X6)的平均值为0.84,大部分政策内容丰富,范围覆盖广泛,数据共享、大数据平台建设和医疗健康信息化智慧化等健康医疗大数据领域主要议题在5项政策中均有体现;政策创新(X7)的平均值为0.60,部分政策对新兴健康医疗大数据相关项目的内容覆盖范围较窄;政策受众(X8)的平均值为0.80,政府、企业和个人为主要政策受众,高校院所在政策中涉及较少;政策评价(X9)的平均值为0.85,政策内容翔实、权责清晰、目标明确,小部分政策在依据充分方面有待加强;政策公开(X10)的平均值为1.00,所有政策均可在公开的政府网站上查询。

表4　5项上海市健康医疗大数据政策的 PMC 指数结果

	P1	P2	P3	P4	P5	平均值
X1	0.60	0.40	0.40	0.60	0.40	0.48
X2	1.00	0.67	0.33	0.67	0.33	0.60
X3	0.50	0.50	0.50	0.50	0.50	0.50
X4	1.00	0.33	1.00	1.00	1.00	0.87
X5	1.00	0.50	0.50	1.00	0.50	0.70
X6	1.00	0.80	0.80	0.80	0.80	0.84
X7	0.67	0.00	1.00	0.33	1.00	0.60
X8	1.00	0.75	0.50	1.00	0.75	0.80
X9	1.00	1.00	0.75	0.75	0.75	0.85
X10	1.00	1.00	1.00	1.00	1.00	1.00
PMC 指数	8.77	5.95	6.78	7.65	7.03	7.24
排名	1	5	4	2	3	—
等级	优秀	及格	良好	良好	良好	—

注:① P1~P5 指政策(policy)1~5,为表1中的5项政策;② PMC 指数指 P1~P5 每一项政策的得分值。

从整体水平上看(图4),5项政策的政策工具(X4)、政策内容(X6)、政策受众(X8)、政策评价(X9)、政策公开(X10)的 PMC 指数值具有明显优势,而在政策性质(X1)、政策时效(X2)、发布机构(X3)、政策视角(X5)、政策创新(X7)方面较为薄弱,上海健康医疗大数据相关政策可根据二级指标的各项数值,结合政策执行中的具体情况对薄弱环节进行针对性完善。5项政策的平均值为 7.24,排名依次是 P1>P4>P5>P3>P2。

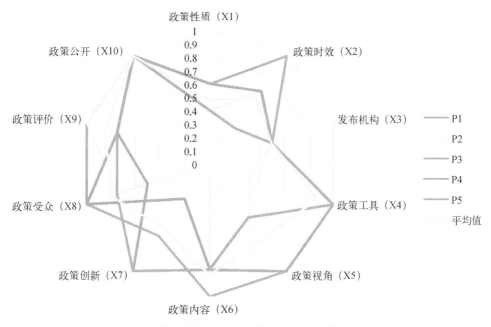

图4 5项上海市健康医疗大数据政策 PMC 指数得分雷达图

三、建议

(一)政策性质方面

首先,建议卫生健康行政部门结合上海市实际情况和发展变化,总结地方的探索经验,进一步完善适合上海市医疗实践经验和产业发展特点的医疗数据安全共享机制。通过制定数据存储地、掌控数据接口、第三方监管等方法,确保数据安全为前提的医疗数据应用。

其次,政府应加快出台健康医疗大数据相关法律法规。从国际经验来看,欧盟委员会于2020年通过了关于数据安全保护的《欧洲数据治理条例(数据治理法)》,促进各部门和成员国之间的数据共享,并于此前实行了《通用数据保护条例》。建议上海市加快已出台相关法律法规的实施细则,对数据处理活动和数据安全做出规范。参考国际上的相关经验,以法律的形式,将各种途径产生的医疗健康大数据的所有权、使用权进行明确和固定,并基于此,允许相应机构形成居民医疗健康大数据的有偿使用和付费机制。

同时,政府应加强通过健康医疗大数据和人工智能技术支撑面向医保支付方的诈骗防控、总费用控制,面向一线医务人员的辅助临床决策,面向居民的健康监测等的功能。充分发挥健康医疗大数据作为人工智能的基础作用,加大对其他重要利益相关方需求的支撑。

(二)政策视角方面

近年来,随着云计算、大数据、物联网、移动互联网、人工智能等新兴技术不断和成熟,为进一步推动和规范健康医疗大数据行业的发展与应用。首先,建议建立健康医疗行业治理大数据,对居民健康状况等重要数据进行精准统计和预测评价,有力支撑健康中国建设规划和决策;完善现代医院管理制度与医院评价体系,优化医疗卫生资源布局;形成对医疗、药品、耗材等收入构成及变化趋势的监测机制。其次,政府应通过出台法律法规的办法,鼓励大数据和相关医药新兴产业的融合,加强与生物医药产业和保险等规划的对接。通过激活当前闲置的数据资源,提升产业发展效能,助力相关产业实现数据富集下的规模效应。

(三)政策创新方面

现阶段,国内医疗卫生行业越来越多的业务依赖信息化技术支持,信息化需求呈现加速发展的特征,大数据作为前端技术,其开发和落地均需要资本密集投入。因此,一是建议加强政府投入,拓宽科室的开发经费,这有助于上海市健康医疗大数据的开发利用;二是建议在评价医院院长绩效、医院排名评估方面增加对大数据建设和利用情况的权重,推动医疗健康大数据在实际应用上的积极性和创新性;三是建议相关机构针对不同产业特点,提出具体的产业和医疗机构合作扶持规划,包括但不限于精准医疗、健康医疗智能设备制造、生物医药精准研发、健康保险、健康服务、智慧健康养生养老服务、健康医疗旅游服务等产业。产业的反馈进一步修订、完善了医疗机构的大数据治理,成为全市健康服务业和健康产业形成螺旋上升趋势的助推力。

参 考 文 献

［1］国家卫生健康委员会.关于印发国家健康医疗大数据标准、安全和服务管理办法(试行)的通知(国卫规划发〔2018〕23号).2018.

［2］沈慧煌,赵静,马涵彬,等.我国健康医疗大数据政策文本分析——基于政策工具视角.卫生经济研究,2021,38(8):11-15,18.

［3］牟燕,吴敏,宋奎劲,等.区域健康医疗大数据应用发展政策文本计量分析.医学信息学杂志,2021,42(1):16-23.

［4］于琦,景胜洁,邰杨芳,等.我国健康医疗大数据政策文献的多维分析.中国全科医学,2019,22(26):3209-3216.

［5］RUIZ E M, YAP S F, NAGARAJ S. Beyond the ceteris paribus assumption:modeling demand and supply assuming omnia mobilis. Int J Econ Res, 2008(2):185-194.

［6］张永安,郄海拓.国务院创新政策量化评价——基于PMC指数模型.科技进步与对策,2017,34(17):127-136.

［7］史童,杨水利,王春嬉,等.科技成果转化政策的量化评价——基于PMC指数模型.科学管理研究,2020,38(4):29-33.

[8] 周海炜,陈青青.大数据发展政策的量化评价及优化路径探究——基于 PMC 指数模型.管理现代化,2020(4):74-78.

[9] 杜宝贵,王欣.全面创新改革试验政策量化评价研究.中国科技论坛,2020(5):41-50.

[10] 方永恒,刘佳敏.国务院养老服务政策挖掘与量化评价——基于 PMC 指数模型分析.云南行政学院学报,2020,22(5):167-176.

上海市公立医院国际医疗服务
发展现状及对策研究

俞骏仁　余松轩　侯冷晨　沈　兵

【导读】　国际医疗服务是我国多层次医疗服务供给体系中一部分,是除基本医疗保障、医疗救助等社会医疗保障之外的一种医疗服务提供。国际医疗服务通常由商业健康保险支付,是我国多层次医疗保障体系中的一部分,文章聚焦于商业健康保险支付下的国际医疗服务(以下简称"国际商保服务")开展相关研究。上海作为国际经济、金融、贸易及航运中心,在国际商保应走在全国领先及全球前沿的地位。文章梳理并调研分析了上海各市级医院国际商保服务的运行情况、优势及不足之处,并提出了以政策支持作为导向,支持公立医院突破现有的医疗技术发展瓶颈及医疗服务价格限制开展国际商保服务,并鼓励以专病化、全流程管理等为差异竞争战略的国际商保服务模式。

国际商业健康保险业务是由医疗机构特需(特诊)部或国际医疗部提供的,与国际商业健康保险机构通过理赔结算形式取得医疗收入的相关业务。相比普通商业健康保险和重大疾病保险等保险类型,国际商业健康保险与国际先进经验接轨,无论国内外,患者灵活地选择医疗机构就医,突破了普通医保就医、用药范围限制,可与医疗机构签约直付,保险内容可涵盖门急诊和住院治疗、健康体检、疫苗接种等服务项目。

一、研究背景和意义

(一)多层次医疗保障下的多层次医疗服务供给管理

2021年9月23日,国务院办公厅印发的《"十四五"全民医疗保障规划》(以下简称《规划》)指出:医疗保障是减轻群众就医负担、增进民生福祉的重大医疗卫生政策。要加快建立覆盖全民、城乡统筹、可持续的多层次医疗保障体系。表现为以基本医疗保险为主体,医疗救助为托底,补充医疗保险、商业健康保险等共同发展的多层次医疗保障制度框架,以更好满足人民群众多元

基金项目:上海市卫生健康委员会政策研究类课题"高质量发展导向下市级医院商业健康保险评估研究"(课题编号:2022HP49)。
第一作者:俞骏仁,男,助理研究员。
通讯作者:沈兵,男,主任医师。
作者单位:上海申康医院发展中心(俞骏仁、余松轩、侯冷晨、沈兵)。

化医疗保障需求。

《规划》鼓励商业保险机构提供医疗、康复、照护等多领域的综合性健康保险产品和服务,逐步将医疗新技术、新药品、新器械应用纳入商业健康保险保障范围,覆盖基本医保不予支付的费用。可见国家从制度及配套政策均给了商业健康保险极大的支持[1]。

随着社会经济发展和外资的引入,在沪工作的外籍人士达 21 万人,占全国比重最高。在多层次的医疗保障机制下催生了多层次的医疗服务需求,公立医院在保障基本医疗服务的同时也面临了国际医疗、高端医疗等服务需求,在保障和改善人民群众基本医疗卫生服务基础上,通过与国际商业健康保险开展合作,在空间、设施等方面提供更优质服务,既能满足参保人员个性化需求、也有助于借鉴国际先进模式,提升患者就医体验[2]。

(二) 高质量发展下的公立医院国际商保服务的启示

2021 年 7 月,上海市人民政府印发《上海市卫生健康发展"十四五"规划》(沪府发〔2021〕10号),提出了发展国际化医疗服务的指导意见。鼓励有条件的医疗机构建立国际医疗部,推进医疗服务标准与国际接轨,与国际商业健康保险公司开展合作,强化商业健康保险对国际化医疗服务的支撑。

与此同时,2021 年 12 月,上海市人民政府办公厅印发《关于推进上海市公立医院高质量发展的实施方案》(沪府办发〔2021〕31号),提出了支持三级医院开展特需诊疗、健康管理和国际医疗服务,完善特需医疗服务管理制度,探索对参与试点的公立医院根据规定放宽特需医疗服务,实行市场调节价。

由此,公立医院推行国际医疗服务,是加快城市与国际接轨,加大上海市医疗机构国际影响力,打造国家医学中心城市品牌,并向国际医疗迈进的必经之路,也是公立医院巩固发展之本,强基学科特色,提高国际优质服务的探索之路。

(三) 公立医院开展国际商业健康保险的重要战略意义

1. 优化医院收入结构

公立医院进一步拓展国际商业健康保险业务,可以提高医疗服务收入占比,促进优化医院经济结构。同时,医院通过资源整合,加强统筹管理,能有效改善医院整体经济运行状况,弥补基本医疗服务的运营成本,反哺基本医疗。

2. 满足国际化医疗服务需求

国际商业健康保险对国际化医疗服务有着重要支撑作用,是连接国际化医疗服务需求与市级医院医疗服务供给的重要纽带。开展国际商业健康保险业务,有助于上海市更好地承载起国际化医疗服务供给的任务,推进打造与卓越全球城市相匹配的高品质健康医疗服务业体系[3]。

3. 推动亚洲医学中心城市建设

市级医院是上海市医疗服务体系重要组成部分,借助国际商业健康保险,可以有效拓展国内和国际患者高端医疗服务,优化服务模式,增强服务理念,提高医疗服务的国际竞争力、影响力、渗透力和辐射力。公立医院在推进建设巩固亚洲医学中心城市中发挥着积极的作用,为提升城市软实力作出贡献。

二、公立医院国际商保发展现状和格局

(一) 市级医院国际商保合作情况与主要业务情况

经课题组走访调研35家市级医疗机构,截至2021年底,有22家市级医院与49家国际商保机构签约合作,占全部医院的63%,签约国际商保公司数量最多的医院为41家,5家医院签约20家以上;5家设立了国际医疗部且配备独立诊疗区域,其余主要依托特需部开展业务。

另外,与医院合作较多的国际商保机构包括万欣和(MSH)、中间带(Medilink)、平安健康、泰康养老、太平洋健康、友邦、招商信诺(Cigna),签约医院数量在16~20家。

此外,市级医院通过与国际商业健康保险机构合作提供医疗服务主要包括:24小时门急诊及住院治疗、VIP健康体检、疫苗注射、海外紧急转运、全流程引导陪护及外语交流及免现金商业保险直付等服务。

(二) 市级医院国际商保服务收费价格情况

目前,市级医院与国际商业健康保险公司开展业务合作提供诊疗服务,纳入上海市医疗服务价格统一管理,其中,由特需(特诊)部或国际医疗部提供的医疗服务,包括门诊诊查费、住院诊查费、床位费、护理费由医院自主定价(需按规定向医保部门申请备案),其他项目执行基本医疗服务价格政策。

(三) 市级医院国际商保运行情况

2021年市级医院国际商保门急诊服务人次15.27万,2017~2021年平均增幅约为17.5%;2021年国际商保出院2782人次,2017~2021年平均增幅约为14.8%;2021年国际商保医疗收入为3.63亿元,2017~2021年平均增幅约为27.4%。近五年来市级医院业务量及收入都呈两位数增长,国际商保业务增速明显。

(四) 面临的瓶颈的不足

尽管近年来市级医院在国际商业健康保险应用方面发展较快,但仍面临以下方面的瓶颈。

1. 国际商保合作覆盖面及总体规模有待进一步扩大

35家市级医院中仍有37%(13家)至今未开展国际商保合作,尤其是部分学科实力较强的几家综合医院,在上海市建设亚洲医学中心城市目标定位下公立医院应在国际商保服务这一方面占有相当一部分比例。此外,除少数医院国际医疗保险应用已初具规模以外,其余大部分医院的国际商保占比均较低。尤其是住院业务方面,国际商保患者对市级医院住院服务认可度仍有待提高。

2. 医疗服务价格与医疗技术发展客观上制约了医院与国际商保合作的积极性

从目前来看,国际医疗服务中医院可以自主定价的项目较少,仅限于门诊诊查费、住院诊查费、床位费和护理费四项,由于开展国际医疗所需的投入较大,需要配备更高水平且具有双语能力的医护人员、更多的陪护陪检人员、更舒适的就医环境等,收入很难覆盖成本,制约了医院推进

国际医疗的积极性,导致国际医疗收入占比较低,尚未形成规模经济。此外,由于国际上新兴前沿的技术审批和准入需要进行严格的论证,而国际商保服务对象均按上海市医疗机构患者统一管理,国际商保患者,尤其是外籍患者可能无法在第一时间使用国际上较新的医疗技术、药品或医疗器械,在一定程度上也限制了公立医院国际商保业务的发展。

3. 与商业保险公司的合作模式需进一步优化

尽管目前保险公司具有强烈的与公立医院开展商业保险合作的意愿,这对进一步拓展业务、提升公司运营效率具有积极效果,但是由于医疗服务价格、汇率差等客观因素,导致双方在理赔谈判、协议签订等方面没有并未完全理顺。此外,由于在办理商业保险直接赔付时既要满足患者就诊需求,又要提供符合商业保险公司理赔所需的材料,同时符合医院财务资金结算要求,实现直接赔付的难度较大,亟须一个上海市统一的国际医疗保险业务信息化平台来实现与国际商业保险公司的高效对接。

三、上海市公立医院推行国际医疗服务及国际商保的战略建议

国际商业健康保险在欧美国家发展迅速,在我国由于社会保障制度和公立医院体制机制等因素,国际商保服务发展较为缓慢,然而上海作为国际经济、金融、贸易及航运四大中心以及亚洲医学中心,应抓紧机遇,完善制度和政策的顶层设计,推动医疗机构拓展国内和国际高端患者医疗市场,合理配置医疗资源、优化服务模式,加强服务理念,提高医疗机构国际竞争力和渗透力[4]。

(一) 政策顶层战略设计及规划重点

1. 树立"医疗服务"+"诊后随访"+"健康管理"的全生命周期式的国际医疗服务理念

医疗机构根据自身发展特点提供国际医疗服务,包括必要的诊疗过程和随访,为提高国际医疗服务影响力,提高国际医疗服务的品牌效应,应当同时做好诊后、术后等随访工作,并针对部分的慢性病、肿瘤等国际医疗服务患者,建立健康管理和健康档案,不断提高患者对医疗机构的品牌忠诚度,树立"医疗服务"+"诊后随访"+"健康管理"的全生命周期管理的"大卫生观""大健康观"的发展理念。

2. 突破医疗技术发展瓶颈,支持公立医院国际医疗服务开展医学前沿项目

基于上述发展理念,加快突破国际医疗技术瓶颈,允许医疗机构在保证医疗安全和质量的前提下在国际医疗试点新兴前沿的医疗技术,开展前端的临床试验,试用国际食品药品监督管理局已上市的医疗新器械或新药,巩固公立医院学术影响力和辐射力,以获得与亚洲医学中心城市相匹配的医疗资源倾斜。

3. 打破现有医疗服务价格制约,鼓励公立医院合理获得与国际医疗服务匹配的医疗收入

根据现有的医疗服务价格规定,仅门诊诊查费、住院诊查费、床位费、护理费四项特需收费可由医疗机构自主定价和备案。在现有的四项特需收费基本上,对国际医疗服务过程中所提供的大型检查、手术和治疗等项目收费实行医疗服务价格同样执行备案管理,由医院自主定价,既体现收费价格对优质医疗服务实际成本的合理补偿,理顺不同层次医疗服务项目价格,促进医疗服

务价格和体现医务人员的医疗技术,同时也能促进上海市医疗机构国际医疗服务的市场化竞争,助推提升上海市医疗健康服务业的国际竞争力。

(二)完善医疗机构组织架构及自身管理

1. 医疗机构在国际商保服务的管理

鼓励市级医院结合公立医院高质量发展战略,认真做好评估,完善国际商业健康保险业务规划,引导和推动市级医院在不影响基本医疗服务提供和落实公益性职能定位的前提下,统筹医院资源,开设独立的门诊及住院诊疗区域,以自身学科优势开设具有鲜明特色的诊疗科目、配备专业医护团队,并提供全流程外语引导、陪护服务,实行差异化竞争战略;配套专有费用结算人员,建立规范、及时、高效、温馨的服务流程。

2. 统筹遴选商业保险合作伙伴,商讨设计符合医疗机构特点的合作模式,兼顾各类公平

在与商业健康保险公司合作时,应事先针对合作模式、参保人就医流程、理赔模式、准入规则等重点部分进行商议谈判,必要时请法务审核。可要求保险公司提供医院驻场服务,协助开展患者、医院和保险公司三方沟通,并建立对保险公司的评价体系[5],完善约束和激励措施[6]。

此外,探索与第三方平台合作,加强对患者身份确认、理赔范围确认等以风险共担。在费用结算时,需关注保险公司的担保额度,并注意保险公司回款时限、评估坏账风险,必要时可让保险公司预付一定的保证金。绩效分配方面,做好内部考核和分配制度,鼓励医护人员参与国际商业健康保险业务的同时,兼顾各类医护人员的公平。

参 考 文 献

[1] 丁少群,周宇轩.全民医保"十四五"规划发展方向与商业保险的发展建议.中国保险,2021(1):15-19.

[2] 冯鹏程.多层次医疗保障制度下商业健康保险发展的国际经验及启示.中国医疗保险,2022(4):112-117.

[3] 严晓玲,王洪国,陈红敬,等.新医改环境下我国商业健康保险发展的现状、问题与对策.中国卫生政策研究,2013,6(5):50-54.

[4] 唐佳骥,张彤彦,许欣悦,等.公立医院开展商业健康保险合作实践与探索.中国医院,2020,24(11):59-61.

[5] 何帆,申思,方沅湘,等.公立医院开展商业医疗保险直接理赔相关问题探讨.协和医学杂志,2014,5(2):246-248.

[6] 孙鹏鹤,赵宁,周晓宁,等.我国部分医院国际医疗部门设置现状研究.中国医院,2022,26(6):51-53.

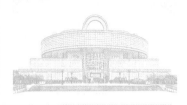

第二章

公共卫生

2022年上海市持续加强公共卫生体系建设，切实维护市民健康和城市公共卫生安全。本章主要围绕加强公共卫生体系建设三年行动计划、艾滋病、慢性病、公共场所及健康环境、疾病预防控制体系建设等重点专题进行探讨，共收录12篇文章，涉及公共卫生体制机制建设新经验、新思路，既体现了上海市公共卫生体系整体实践水平，又不断创新和巩固强化以提升发展能级，打造公共卫生最安全城市。在政策及任务执行方面，评估了第五轮三年行动计划总体建设目标完成情况、艾滋病防治工作成效、数字化转型下长三角慢性病管理模式与做法、游泳场所水质检验工作质量，梳理了医疗卫生机构健康促进体系建设经验，介绍了疾病预防控制体系信息化建设进展；在制度完善方面，构建了在慢性病防治公共管理、健康影响评估制度、疾病预防控制机构发展评价等方面的指标体系；在公共场所及健康环境方面，提出了公共场所新业态协同共治管理策略，借鉴环保工程行业的发展经验以加强对职业卫生工程在政策、市场、人才、技术等层面的研究和投入，分析了中小微型企业职业健康帮扶现状和面临的问题，并提出政策建议。

上海市加强公共卫生体系建设三年行动计划(2020—2022年)成效

张　浩　陈　昕　吴立明　吴国柱

刘　杰　薄丽娜　王贤吉　肖　翔

【导读】 2020年以来,上海市对标最高标准、最高水平,组织实施了上海市加强公共卫生体系建设三年行动计划(2020—2022年)(以下简称"第五轮三年行动计划"),旨在聚焦上海市公共卫生体系的短板及新冠疫情防控中最直接、最紧迫的问题,着力补短板、强弱项、增能力,全力推动上海市公共卫生体系基础设施、核心能力、学科人才及工作机制建设,实现"强项更强、弱项增强、短板补齐"。同时,围绕"健康上海行动"重点人群的主要健康需求,探索进一步优化全程健康服务管理。在各有关部门、各区政府和各项目单位的共同努力下,第五轮三年行动计划实施平稳有序,各项工作推进有措施、有成效、有亮点,基本实现了总体建设目标,持续夯实了上海市公共卫生体系基础,推动了公共卫生应急保障能力全面升级。

加强公共卫生体系是建设健康上海的重要基础。上海市委、市政府历来高度重视公共卫生体系建设,自2003年以来连续实施了四轮加强公共卫生体系建设三年行动计划,在硬件设施、规范标准、服务能力等方面实现"从无到有""从弱到强""从优到精",取得了"专业发展、百姓获益、社会满意"的预期效果,居民健康水平不断提高,公共卫生服务能力和突发公共卫生事件处置水平显著提升。2020年4月7日,上海市召开公共卫生建设大会,发布《关于完善重大疫情防控体制机制健全公共卫生应急管理体系的若干意见》(以下简称"公卫20条"),提出要加快打造与社会主义现代化国际大都市功能定位相匹配的公共卫生应急管理体系,率先走出一条具有中国特色、体现时代特征、彰显社会主义制度优越性的超大城市公共卫生安全治理之路。作为贯彻落实"公卫20条"的重要举措,2020年6月上海启动实施了第五轮三年行动计划,各项工作推进有措施、有成效、有亮点,基本实现了总体建设目标。

一、实施概况

2020年6月,上海市人民政府办公厅转发第五轮三年行动计划文件后,上海市卫生健康委会

第一作者:张浩,男,上海市卫生健康委员会副主任。

作者单位:上海市卫生健康委员会(张浩、吴立明、吴国柱、刘杰、薄丽娜、王贤吉、肖翔),上海市红十字会(陈昕)。

同上海市发展改革委、上海市财政局、上海市经济和信息化委员会等部门,加快对第五轮三年行动计划项目落地实施。

（一）项目安排紧扣"公卫20条"

第五轮三年行动计划项目坚持"政府主导、社会参与""预防为主、平战结合""以人为本、医防融合"和"科技引领、创新发展"的原则,紧扣推进落实"公卫20条",结合新冠疫情常态化防控需要,着力补短板、强弱项、增能力。具体来说是"四个聚焦"：① 聚焦城市公共卫生安全。依托"一网通办"和"一网统管"平台,建设多部门融合的公共卫生应急指挥、运营和监管系统,打造基于多源数据、多点触发的公共卫生综合监测预警系统,提高联防联控的公共卫生协同处置能力。② 聚焦能力水平提升。优化完善机构职能设置,强化技术、能力、人才储备,加强疾病预防控制基础能力建设,推进"医防融合"综合服务能力和公共卫生综合监管能力建设。③ 聚焦人群健康需求。关注妇女儿童、青少年、老年和职业人群等重点人群健康,开展肿瘤、糖尿病、慢性阻塞性肺炎,以及视觉健康、口腔健康、心理健康等相关重点疾病防治,促进市民健康素养提升和健康行为养成。④ 聚焦强化支撑保障。加强公共卫生重点学科和人才队伍建设,打造具有较强国际影响力和竞争力的公共卫生重点学科群和高端人才团队,探索公共卫生体制机制创新,加强制度保障和社会支持。

（二）项目管理注重"四个加强"

1. 加强组织保障,切实落实责任

（1）强化市级统筹规划和组织实施,结合本轮行动计划特点调整充实"市公共卫生体系建设领导小组"成员单位,在政府层面加强对重点建设项目的组织实施力度和机制创新工作力度。

（2）加强财政资金投入保障,在全市财政"紧平衡"的背景下,上海市财政局将第五轮三年行动计划纳入重点专项,落实资金保障。

（3）全面落实项目实施主体责任,经多轮严格评选,设立四大板块13个项目（24个子项目）,组织各项目承担单位编制签订项目责任书,强化落实"单位法人—项目负责人—牵头部门—实施人员"项目实施管理"责任链"。

2. 加强建章立制,规范过程管理

（1）优化完善项目管理制度,结合前四轮三年行动计划项目管理经验和最新专项资金管理要求,组织修订项目管理手册,重点加强立项申报、资金评审、中期评估、终期验收等项目实施"关键点""关节点"管理。

（2）加强日常督导质控,组织开展专题调研、现场督导推动项目加快实现"点上突破",在聚集性疫情处置、建立常态长效机制等方面发挥实效。

（3）严格项目绩效管理。引入第三方外部评估,对照批复预算和项目目标、任务,开展中期和终期财政专项资金合规性检查和绩效评价,强化项目绩效目标动态跟踪管理。

3. 加强市区协同,合力推动实施

强化市区联动、上下协同,统筹推进重点项目建设。组织各区围绕加强疫情常态化防控工作和提升区域公共卫生服务管理能力,聚焦"补短板、强弱项、增能力",同步编制实施区级三年行动计划。各区一手抓疫情防控毫不松懈,一手持续发力推进三年行动计划项目,以项目为抓手,以点带面推动区域公共卫生体系建设发展。

4. 加强宣传引导,营造良好氛围

加大对公共卫生领域典型案例挖掘和宣传力度,营造全社会重视公共卫生、参与公共卫生体系建设的氛围。结合项目成果验收,推出"上海市第五轮公共卫生体系建设三年行动计划巡礼"系列报道,筹拍第五轮三年行动计划实施成果宣传短片,广泛开展公共卫生体系建设宣传。

二、主要成效及亮点

第五轮三年行动计划通过对标最高标准、最高水平持续发力,有效推动了上海市公共卫生体系在基础设施、核心能力、学科人才、工作机制等方面的快速发展,城市公共卫生应急管理体系进一步健全,公共卫生专业服务能力进一步提升,惠民利民成效进一步彰显,公共卫生事业发展的支撑保障力度进一步增强,并在新冠疫情防控中得到淬炼,一系列常态长效工作机制得到巩固和健全。突出成效及亮点体现在以下七个方面。

(一)建成一个平台,支撑作用突出

建成多部门融合的公共卫生突发事件应急处置信息系统 1.0 版,作为上海市应对突发公共卫生事件的集成信息平台,通过多部门、多维数据信息的汇聚、整合和应用协同,构建快速数据传递交互、人员健康管理、医疗机构重点信息直报、人员分析比对、公共卫生事件现场处置调查、人员排查管控、医学管理措施、远程协同音视频通讯等八大功能模块,对接疫情防控各个环节,基本实现从日常监测预警到态势分析研判、应急处置的全流程管理,大大促进公共卫生突发事件应急处置业务向数字化、智能化转变,为保障超大城市公共卫生安全奠定基础。在新冠疫情防控中,平台通过智能算法,构建"疫情防控重点人员落脚点研判模型""密切接触者发现模型"等,将疫情相关重点人员找到率从不足 30% 提升到 90% 以上,耗时缩短到 24 小时内。相关智能插件在全市 16 个区 433 家医疗机构共 3.3 万个医生工作站部署应用,以最小成本实现医生工作站智能监测终端转换,有效提高了疫情监测效能。

(二)织牢三张网络,成效不断显现

1. 织牢传染病监测预警网络,风险评估预警能力全面提升

构建覆盖全人群的传染病、症候群、危险因素和事件综合监测体系,建立与气象、市场监管、工信、教委等部门和企事业单位间的信息协同共享机制,扫清了上海市传染病综合监测网络盲区。通过持续开展监测,2021 年内发现布鲁氏菌病、发热伴血小板减少综合征、流行性出血热等7 种少见传染病;2020 年以来,基于人物同防的新冠监测网络先后发现黄浦区医疗机构、浦东机场闭环管理人员等聚集性疫情及 135 起冷链食品新冠病毒检测疑似阳性事件。2022 年 1~6 月完成新冠病毒测序超过 8 800 份(2020 年全年 680 份),先后发现 10 余个新冠病毒新型变异株,有力支持上海市疫情防控。此外,与气象部门共建基于气候的传染病等疾病风险预警预报体系,构建了感冒指数、腹泻指数预警模型,为市民提供每日传染病风险预报和健康提示服务;利用疫

苗综合管理和预防接种服务数据,建立并完善了各类疫苗安全风险预测预警模型;病媒生物的监测精度也提升了 10 倍。

2. 织牢传染病病原检测网络,检测效能显著增强

上海市疾控中心新发突发传染病病原体实验室在病原体检测发现、诊断、预警、溯源等多个方面实现关键技术突破,市、区两级疾控中心新冠检测复核实验室构建了多个高通量测序平台和快速测序平台,一次测序数据量已达 1.5 T,快速测序平台在紧急情况下可在 20 小时内完成测序分析,在感染病例定型和溯源中发挥了关键作用。持续开展微生物检测能力扩项,拓展输入性罕见、少见或新亚型流行病原体如出血热、猴痘、鹦鹉热、裂谷热、不明原因肝炎等检测能力储备。建成公共卫生网络实验室病原体基因序列溯源决策系统,形成针对多种病原体的高效溯源和管理技术方法,已具备埃博拉病毒、中东呼吸综合征病毒、马尔堡出血热病毒、尼帕病毒、汉坦病毒等 28 种输入性传染病和生物恐怖相关病原体检测能力,先后完成马达加斯加旅客不明原因发热事件、奉贤区某浴场群体性不明原因发热事件等多个事件的应急检测和溯源工作。

3. 织牢传染病临床救治三级网络,隔离救治能力大幅提高

建成首批包括 1 家示范中心、5 家市级中心、9 家区域中心在内的传染病临床救治三级网络,15 家医疗机构传染病诊治相关硬件设备、检测诊断、隔离病房和人才队伍等方面能力提升明显,隔离收治床位数增加至超过 1 100 张,重症床位超过 150 张,负压病房达到 57 间/91 床,负压手术室 5 间(遇重大疫情 24 小时内可进一步扩增),发热门诊、传染病房、重症监护室、检验平台及院感科配置均达到建设要求标准。示范中心拥有隔离床位数十张(紧急情况下最大可扩充到 60 张),建成国内首家感染专科重症监护病房,重症单元床位数 30 张,负压病房 3 间;建成应对与疾控中心协同的急性突发传染病平行检测技术平台及配套生物安全样本,实现 30 分钟内完成特定症状重大感染性疾病病原体快速排查,2 小时内一次性完成 6~30 种常见病原体筛查,24 小时内完成包括新发、疑难病原体在内的万种病原体精准鉴别诊断,入库标本超过 5 000 份。建成直通上海城市运营指挥大屏的全市血液保障信息平台,建立了以长三角地区血液资源为后盾的血液安全保障区域联动机制,有力保障好疫情期间的血液供应。

(三)强化一支队伍,处置效率提高

采用理论培训和实战演练相结合的方式,遴选建成一支平急结合、快速高效、专业机动、分层分级的市级突发公共卫生事件应急处置预备队,卫生健康与公安、工信(通管)、大数据中心等部门密切协作,形成"三公(工)一大"应急处置队伍,大大提升了处置效率。先后圆满完成历届上海国际进口博览会、第十届中国花卉博览会、上海第 46 届世界技能大赛准备周会议、陆家嘴论坛、世界顶尖科学家大会、上海国际马拉松赛、中高考及上海市两会、党代表大会等大型活动、会议和赛事医疗卫生保障工作。2022 年上半年疫情期间,疾病预防控制预备队有效处置突发公共卫生事件和公共卫生苗子事件 8 000 余起;移动医院医疗救治预备队分批次入驻养老院,协助公安系统抗疫任务;临时性医疗机构医疗救治预备队派出 21 支医疗队支援方舱建设、定点医院等疫情防控第一线;病媒生物防制预备队参与 30 余家援沪医疗队驻点酒店预防性消毒,以及部分方舱和亚定点医院终末消毒保障任务。

（四）增强四项能力，工作质量提升

1. 慢性病综合服务管理能力明显增强，实现"管理更精准、过程更高效、服务更优质、居民更满意"

推行高血压、糖尿病等多种慢性病的筛查、干预、管理、治疗等全程管理服务，实现由"以疾病为核心"的单个慢性病管理转变为"以人为核心"全程健康管理，社区慢性病高风险人群管理覆盖率大幅提升至项目实施前的9倍，社区共病管理效率明显增高，项目期间开展整合式共病随访服务61.99万人，减少重复随访358.9万人次，实现社区慢性病防治工作的减量增效。通过推进社区慢性病管理支持中心建设，在社区层面实现慢性病健康管理服务数据采集环境、软硬件、流程和信息的全过程标准化，全面提升服务规范性和数据准确性，社区居民慢性病监测指标异常检出率提高10%～20%。经卫生经济学评价，试点社区脑卒中发病率下降7.7人/万人/年，投入产出比达1∶5.86。依托"健康云"平台，提供包括自我管理、风险评估、筛查与随访的智慧化慢性病管理服务，支持线上线下一体化的居民自主健康管理，截至2022年6月，已累计开展慢性病风险在线评估服务50.5万人次，调阅健康管理信息21.1万人次、随访记录3.4万人次。

2. 群防群控健康促进能力明显增强，实现"两库联动、机制盘活、发展持续、实践创新"

构建了全国首个科学权威的健康科普专家库和资源库平台"两库"联动模式，打造全媒体、多平台、立体化、跨领域的健康科普人才培养"孵化器"与"梦工厂"，完善健康科普知识发布和传播审核机制，有效提升了群防群控健康促进能力。通过开展健康知识普及行动、人群健康促进行动等，上海市居民健康素养由35.57%提升至38.25%，健康行为形成率持续提升，市民健康获得感不断提高。自新冠疫情发生以来，健康科普与疾病预防、医疗救治一起成为上海市疫情防控的"三驾马车"，以"五全手势""六度出击"打造战疫硬核科普，构筑了疫情防控"铜墙铁壁"，健康科普"中央厨房"作用得到充分发挥。出版"中小学健康教育读本"，填补了目前上海市中小学学校无统一健康教育教材的空白；推出《餐饮服务单位公筷公勺服务规范》等多个地方标准与服务规范，助力健康上海建设。

3. 卫生综合监管能力明显增强，实现"智慧监管、规范建设、能力提高、支撑有力"

建成全市统一的卫生监督可视化监管指挥平台，疫情期间对一万多个核酸检测点和数百家医疗机构进行实时监管，排除了数千个问题隐患，形成监管记录，督促各项防控措施有效落实。制定符合上海市实际的卫生监督机构规范建设和示范建设标准（千分制），指导各区推进机构建设，经评估各区平均得分从798.5分上升到835.5分。完成8项卫生监督地方和团体技术标准研制。在全国率先建立公共卫生监督技术服务质控平台，质控服务基本覆盖全市所有公共卫生检测检验机构。"基于质控中心建设，全面推进长三角公共卫生监督技术支撑体系先行先试"入选市长三角区域合作办公室组织编写的《长三角一体化发展实践创新案例集（2021）》。

4. 区疾控中心业务能力明显增强，实现"硬件升级、软件更新、保障全面、总体达标"

各区全面推进疾控中心现代化建设，14个区已启动异地/原地改扩建，完成改扩建后建筑面积均将达到65 m²/人的标准。各区合计获批专业车辆额度137辆，感染性物品运输车、消毒用车、检测用车等逐步配置到位，有效保障了新冠疫情防控的快速流调、样本运输、消毒处置等任务。各区实验室检验检测参数平均达627项,较2020年末的565项增加11%。16家区疾控中心核定编制数增至3 202人,较2019年末增加28%;中、高级专业技术岗位比例均分别调高至50%和25%。各区均已通过区域卫生信息平台建设,实现辖区内公立医疗卫生机构的电子病历、电子健康档案、全员人口信息库数据互通共享,并与市级平台互联互通,2022年内将基本达到信息系统三级等级保护要求。

(五)突出四大惠民,干预效果明显

1. 儿童青少年近视防治更加智慧精准

实施家-校-社区联动的近视综合干预试点,引入大数据、人工智能等新兴技术,构建了可复制、可推广的近视精准干预示范模式。2021年,上海市6~18岁儿童青少年近视率首次逆转30年来上升势头,实现同比下降1.2个百分点。创建示范学校、幼儿园196所,设立AI赋能眼健康管理社区56家,完成45 223例社区居民的眼健康筛查报告和3 147名儿童青少年精准干预、评估,人工智能筛查准确率达95%以上,非疫情期间学生户外时间和用眼行为达标率超过90%,试点学校、幼儿园、社区相关人员满意度均达90%以上。建成视力保护相关健康素养评价工具和素养培育工具1套,形成家-校-社区联动近视综合防控模式。

2. 老年认知障碍筛查干预更加规范高效

在8个区开展认知障碍筛查防治试点,通过强化"全专联合",建立老年认知障碍筛查和干预特色模式,有效提高试点地区认知障碍筛查率,促进降低发病率。自主研发基于触摸屏的"黄金三分钟"认知功能筛查工具,敏感性及特异性均达到85%以上。开发社区认知障碍科普宣传手册,制定社区认知障碍筛查干预流程规范和评估员考核标准,完成62 726例社区居民的脑健康筛查和报告,以及2 147名老人认知障碍精准干预和评估,各试点区参与筛查老人满意度均达95%以上。

3. "一老一小"口腔健康服务更加人性化

在社区层面开展"一老一小"口腔健康管理,将孕产妇、婴幼儿、糖尿病合并牙周病患者口腔健康服务纳入社区卫生服务中心日常工作。开展婴幼儿龋病风险评估,对不同风险婴幼儿开展针对性的口腔健康管理,同时将局部涂氟措施从以3岁以上幼儿为对象提前至1岁婴儿,惠及8 234个孕产妇及婴幼儿家庭,试点社区婴幼儿患龋率较非试点社区降低了4.48%,人均患龋齿数降低了0.055颗,有效提升了婴幼儿口腔健康水平,真正将预防关口前移。建立糖尿病牙周病双向转诊筛查模式,帮助市民更好地判断其慢性病患病风险,做到早发现、早干预、早治疗,提高全体市民的健康保健意识及就医诊断行动力。开展各种形式的科普宣传和健康宣教,提高市民口腔保健意识并掌握正确的口腔保健技能,市民满意度超90%。

4. 重点职业人群健康促进工作取得突破

创新工作场所健康促进模式,在全国率先推进健康园区建设,制定《上海市健康园区建设评价标准(试行)》,在3个园区开展试点,并完成首家健康园区(上海化学工业区)验收评估工作。组建工作场所健康促进人才队伍,开发专门的促进工具包,开展全市重点工作场所职业病危害监测技能培训,推动企业监测—干预—指导一体化职业卫生精准干预。推进职业相关疾患监测,完成汽车、造船重点行业职业人群工作相关肌肉骨骼疾患调查和作业场所重点岗位不良工效学风

险评估工作,建立监测技术体系,针对问题提供相关职业健康干预建议。完成30家健康企业创建工作,组织评选出108名上海职业健康达人,向1000余家企业发放职业健康促进工具包。

(六)建成一批学科,人才梯队增强

1. 公共卫生学科布局更加合理,学科影响力进一步提高

结合国际学术发展趋势和公共卫生实践凝练学科方向,设立病原微生物与生物安全、流行病学、核医学与放射卫生学、环境与职业卫生学、灾难医学与卫生应急管理、大数据与人工智能应用、健康教育与健康传播、心理和精神卫生、儿少卫生和妇幼卫生学、寄生虫病与病媒控制等10个重点建设学科,经过为期三年的建设,学科整体实力明显增强,影响力得到有效提升,在新冠疫情防控实践中发挥了有力的基础支撑作用。26个学科项目团队共承担各级各类科研项目331项,合计项目经费达37 659.10万元,为投入经费的6.7倍;发表论文1 376篇,其中SCI收录967篇(影响因子10分及以上的68篇),论文总数较第四轮三年行动计划增长9%,其中SCI收录论文数增加了近40%;获得专利授权176项,其中发明专利48项;获得37项省部级科技奖励,76项学会、基金类奖项;获批国家、地方、团体标准87项,产出了一批新技术、新方法。

2. 高层次人才梯队初具规模,人才结构进一步优化

围绕10个学科领域,在全市遴选34名公共卫生学科带头人和52名优秀青年人才进行重点培养,形成了一支具有一定知名度和影响力的公共卫生专家队伍,储备了一批新生代公共卫生后备人才,较好地改善了上海市公共卫生人才梯队结构。培养期间,86名培养对象承担国家自然科学基金、国家重点研发计划等重大国家级科研项目25项,发表EI/SCI论文350余篇,出版专著20部,获得授权发明专利10项,成果转让2项,有关研究成果获得国家级/省市级奖10余项,形成专家共识11项、诊疗规范4项、指南17项,制定不同等级技术标准20项。此外,公共卫生医师规范化培训体系的构建,也为上海市培养了一批实用型公共卫生专业人才,人才培训的规范化、标准化和同质化程度有了明显提高。

(七)推出一系列标准规范,引领作用凸显

1. 形成了一批行业标准和指南,提升在全国的示范效应

目前已经发布的标准和指南包括《餐饮服务单位公筷公勺服务规范》《学校传染病监测和处置指南》《医疗机构发热门诊设置规范》《医疗机构肠道门诊设置规范》《食源性疾病监测技术指南》《上海市区级卫生健康监督机构规范化建设自查和评估标准(试行)》等。

2. 推出了多项技术规范,提升公共卫生服务管理水准

目前已制定和实施了《传染病风险评估与预警服务技术规范》《公共场所卫生检测与评价》《上海市生活饮用水和涉水产品卫生监督技术服务》《上海市公共卫生生物样本保藏技术规范》《新冠肺炎疫情期间办公场所和公共场所空调通风系统运行管理卫生规范》、《中小学生屈光不正筛查规范》(WS/T 663－2020)、《学校眼部传染病综合防治技术规范》《疫苗追溯系统信息交互技术规范》《新型冠状病毒核酸检测信息系统技术规范》《新型冠状病毒疫苗接种信息系统技术规范》、《社区慢性病健康管理诊室血压自动化测量装置技术管理规范》(T/SMA 0012－2020)等一系列技术规范。

3. 推广了一批适宜技术,提升公共卫生服务均等化水平

如形成一套近视智慧精准综合干预适宜技术和资源清单,在向全市各中小学校推广应用,"上海模式"逐步走向全国、国际;整合 30 余项慢性病防治技术,研制针对 11 种常见慢性病的社区综合防治技术包,向全市社区基层推广应用,从试点社区评估结果看,有效提高了社区居民指标异常检出率,新发现血压、血糖异常对象 4.1 万人,发现处理高血压危象、血糖危急值 1.4 万人次,居民满意度超过 90%。

三、问题与展望

(一) 面临的问题

第五轮三年行动计划的顺利实施,使上海市公共卫生体系现代化建设步伐进一步加快,公共卫生应急管理能力全面提升,公共卫生服务内涵持续优化,公共卫生治理水平有效提高,为有效应对重大疫情和突发公共卫生事件、维护城市公共卫生安全、促进社会经济平稳发展、保障市民群众健康水平打下了坚实基础。但与此同时,新冠疫情仍在持续、病毒仍在不断变异,各种新发、突发传染病疫情风险持续存在,公共卫生安全形势依然复杂严峻。经历近三年的抗疫斗争实践,特别是 2022 年大上海保卫战,我们更加清醒地认识到疫情防控的艰巨性、复杂性、反复性和长期性。对照"公卫 20 条"提出的建设目标和超大城市重大疫情防控实际要求,上海市当前的公共卫生体系仍面临一些问题和挑战,主要表现在三个方面:

(1) 公共卫生应急管理体系建设总体水平与建成"全球公共卫生最安全城市之一"目标要求相比尚存在差距,重大疫情联动协同处置、整链式管理机制不够完善,应急医疗救治体系仍需加强,资源储备仍显不足,科研攻关能力有待提高。

(2) 公共卫生体系的综合能力与社会主义现代化国际大都市功能定位尚不相适应,尤其是前沿技术、智能化手段在超大城市公共卫生体系建设中的应用推广尚不充分,公共卫生机构"对标国际一流"的标准化、智慧化建设仍需持续推进。

(3) 国家疾控体系改革对公共卫生体系建设及体制机制优化提出了新要求,需在深入思考、全面梳理当前疾控机构面临的主要问题的基础上,优化各级机构职能定位,明确疫情后能力建设的侧重点,尽快补齐疾病预防控制体系存在的短板和弱项,推动完善补偿激励机制、医防协同机制、考核评估机制和人才队伍发展机制。

(二) 未来展望

习近平总书记强调,只有切实提高应对突发公共卫生事件能力,织紧织密"防护网"、筑牢筑实"隔离墙",把功夫下在平时,才能切实维护人民群众生命安全和身体健康。确保城市公共卫生安全,是必须牢牢守住的底线。下一步需深化落实"公卫 20 条"和《健康上海行动(2019—2030 年)》,对标国际最高标准、最高水平,结合国家疾控体系改革要求,着力补短板、强弱项、增能力,全面提升上海市公共卫生体系服务管理能级,推动疾病预防控制事业高质量发展,重点是四个方面:

(1) 持续健全公共卫生应急管理体系,包括建设系统集成、智能高效的传染病监测预警和应

急响应体系、健全平急结合的重大传染病医疗救治体系等,保障超大城市公共卫生安全。

（2）全面提升公共卫生综合能力,包括市区两级疾控机构实验室能力、健康危害因素综合监测和风险评估能力、公共卫生监管数字化服务和应用能力、健康教育与健康促进能力等,建立健全公共卫生综合培训工作平台和机制,加快推进公共卫生疾控体系现代化建设。

（3）深入实施惠民利民工程,构建以学生健康为核心的整合型校园疾病防控模式,完善重大传染病精准综合防治模式,优化常见癌症筛查和管理服务,更好满足人民群众健康需求。

（4）强化公共卫生发展支撑保障机制,健全疾病预防控制体系高质量发展政策体系,加强公共卫生学科和人才建设,完善公共卫生多元治理格局。

上海市艾滋病防治工作现状及对策研究

张 浩 吴立明 吴国柱 潘启超 沈 鑫 宁 镇 岳 清

【导读】 艾滋病是我国重点控制的传染病之一。我国政府高度重视艾滋病防治工作,制定发布了系列政策文件,全面加强艾滋病防治工作,以推进联合国 2030 年终结艾滋病流行可持续发展目标的实现。上海市按照国家相关要求,结合上海市特点和工作实际,制定了上海市艾滋病防治工作目标,全面落实艾滋病防治责任与任务,持续推进各项防控措施,取得了明显成效。文章分析了近年来上海市艾滋病防治工作进展及现状,并提出了下一步工作对策及建议。

艾滋病(acquired immune deficiency syndrome, AIDS)是由人类免疫缺陷病毒(human immunodeficiency virus, HIV)引起的慢性传染病[1],是全球关注的重要公共卫生问题[2],也是我国重点控制的传染病。2022 年 7 月,联合国艾滋病规划署(Joint United Nations Program on HIV/AIDS, UNAIDS)发布《2022 全球艾滋病防治进展报告:危急关头》[3],数据显示截至 2021 年底,全球约有 3 840 万 HIV 感染者,每年新发 HIV 感染病例 150 万例,死于 HIV 相关疾病约 65 万例。我国 HIV 感染者/AIDS 患者人数持续增长,截至 2020 年末,我国有 105.3 万在管 HIV 感染者[4]。

为贯彻党中央、国务院决策部署,推进联合国 2030 年终结艾滋病流行可持续发展目标的实现,落实《"健康中国 2030"规划纲要》《国务院关于实施健康中国行动的意见》《健康中国行动(2019—2030 年)》和《中国遏制与防治艾滋病"十三五"行动计划》有关要求,解决当前艾滋病防治工作中的重点和难点问题,遏制艾滋病性传播上升势头,将疫情持续控制在低流行水平,国家卫生健康委等 10 部门联合制定了《遏制艾滋病传播实施方案(2019—2022 年)》(本文简称"《实施方案》")。

上海市依据《实施方案》的要求,结合本市特点和工作实际,制定了上海市艾滋病防治工作目标和实施方案,全面落实艾滋病防治责任与任务,持续推进各项防控措施,切实强化《实施方案》的战略导向,进一步加强上海市艾滋病防治工作。本文分析近年来上海市艾滋病防治工作进展及现状,并提出下一步工作对策及建议。

───────────────

第一作者:张浩,男,上海市卫生健康委员会副主任。

作者单位:上海市卫生健康委员会(张浩、吴立明、吴国柱),上海市疾病预防控制中心(潘启超、沈鑫、宁镇、岳清)。

一、艾滋病疫情现状

1987 年上海市报告第 1 例艾滋病病毒感染者,截至 2022 年 8 月,累计报告存活 HIV 感染者/艾滋病患者 28 892 例,其中艾滋病患者 9 759 例,死亡 2 593 例。2021 年,报告 HIV 感染者 1 905 例,艾滋病患者 586 例,年报告发病率 7.66/10 万,死亡病例 232 例。

多年来,上海市艾滋病疫情维持低流行水平,艾滋病疫情上升态势继续趋缓。2021 年,报告 HIV 感染者以男性为主(占 91.1%),经性途径传播是主要感染途径(占 97.9%),其中男性同性传播占全部病例 57.4%。当年报告青年学生 HIV 感染者 68 例(占 3.6%)。自 2009 年以来,已连续 13 年无上海市户籍新生儿艾滋病感染病例报告。

二、艾滋病防治工作进展

(一)预防艾滋病宣传教育领域

上海市公共卫生工作联席会议精心组织,遴选城市地标场所开展"世界艾滋病日"主题活动,2019 年、2020 年和 2021 年分别在静安公园、杨浦滨江、苏州河 2 号滨河绿地等城市地标举办了"12.1 世界艾滋病日"主题宣传活动。原副市长宗明多次参加市级"12.1"主题宣传活动,并对上海市艾滋病防治工作提出工作要求。市卫生健康委、市禁毒办、市教委、市文明办、市戒毒管理局、市监狱管理局等委办局及各区政府组织开展了形式多样、针对不同人群的宣传教育活动,如防艾话剧《"艾"情白皮书》、新型毒品滥用情况和典型宣传教育案例——《聪明药》《减肥药》短视频、户外防艾公益广告投放、强制戒毒和监狱管理系统的干警开展防艾知识培训、高校联盟防艾视频大赛等,极大地提高了艾滋病宣传教育的覆盖面和亲和力,提升了宣传效果。

(二)艾滋病综合干预领域

艾滋病综合干预领域,进一步完善上海市重点人群、重点场所安全套免费发放、张贴和摆放宣传材料、提供检测服务、性病规范转介等工作内容。一是进一步夯实以社区为主体的综合干预工作模式,加强娱乐场所艾滋病防治;二是积极寻找男男干预工作突破口,积极探索社会组织参与艾滋病防治工作;三是密切联系禁毒社工,加强社区吸毒人群干预;四是多渠道开展流动人群、老年人群干预。监测结果显示,上海市从事商业性交易女性艾滋病感染率维持在 0.5% 以下,男性同性性行为人群艾滋病相关危险行为从 2018 年的 16.7% 降至 2021 年的 3.2%。2019 年至 2022 年 9 月,上海市戒毒药物维持治疗人员中无艾滋病新发感染人员,流动人口和老年人群 HIV 感染人数、初筛待复检检出数等工作量指标均显著改善。

(三)艾滋病扩大检测和治疗领域

一是不断完善艾滋病检测和监测网络,完善监测策略,提升检测能力。市卫生健康委组织制定《本市艾滋病病毒抗体筛查委托检测工作要求》,将医学检测机构纳入上海市艾滋病检测实验室网络,进一步明确艾滋病委托检测工作规范。结合上海市"一网通管""一网通办"行政许可流程改革,进一步规范艾滋病检测实验室行政确认流程、对新设立或变更的实验室的专家现场验收等工作流程和要求。

二是加强艾滋病免费抗病毒治疗,全面落实以疾控中心为指导、社区为基础的 HIV 感染者和艾滋病患者的医学随访管理工作。截至 2021 年 12 月,上海市存活 HIV 感染者和艾滋病患者接受艾滋病抗病毒治疗的比例为 91.9%,在治总人数 13 013 人,同比基本持平;接受抗病毒治疗且完成病毒载量检测的感染者和患者治疗成功率(<1 000 拷贝/毫升)为 99.3%。截至 2022 年 6 月,上海市存活 HIV 感染者和艾滋病患者接受治疗的比例为 91.6%,在治总人数 13 294 人。

(四)预防艾滋病社会综合治理领域

结合"四违一乱"专项整治、"创建国家文明城区"等建设任务,进一步强化社会综合治理,公安、司法、卫生健康等部门联动,对临时抓获人员进行信息查询和 HIV 抗体检测,艾滋病检测率由 2018 年的 94.28% 上升到 2022 年的 100%;对检测发现艾滋病病毒感染者进行重点管理的比例由 2018 年的 95.12% 上升到 2022 年的 100%。

(五)消除艾滋病母婴传播领域

以强化孕产期保健服务管理为抓手,落实预防母婴传播综合措施,提高服务质量,进一步降低艾滋病、梅毒、乙肝的母婴传播率。2018~2022 年,上海市建卡孕产妇艾滋病筛查一直维持在 99% 以上,并坚持全流程管理。2021,全市建卡孕产妇完成筛查 153 310 人次,筛查率 99.99%,艾滋病母婴传播率保持为 0。

(六)学校预防艾滋病教育领域

市、区两级教育、卫生健康部门密切合作,建立以政府组织领导、高校执行主体、疾控中心技术支持、相关部门协作、社会组织共同参与的高校艾滋病防控工作网络,规范学校艾滋病疫情通报制度和定期会商机制。上海市各高校积极探索自助检测服务的有效途径。同济大学、上海应用技术大学(奉贤校区)、上海理工大学、上海交通大学医学院、上海外国语大学、华东师范大学等高校分别设置并提供了艾滋病自愿咨询检测点、自助检测材料提供点、安全套自动售卖装置、唾液检测等服务,向全校师生提供多途径艾滋病检测服务。

三、经验及体会

(一)政府组织领导、部门各司其职、全社会共同参与的防治机制是艾滋病防制工作的重要保障

上海市委、市政府高度重视,进一步加强组织领导,加强部门协同,明确部门、地区艾滋病防治工作职责、工作目标和工作任务,共同推进落实艾滋病防治各项措施任务。充分发挥上海市公共卫生工作联席会议机制作用,切实履行市公共卫生工作联席会议办公室职责,加强对艾滋病防治工作的统筹协调,完善防治工作机制。2019 年,市卫生健康委等 14 个委办局联合下发了《关于进一步加强本市艾滋病、结核病等慢性传染病综合防控工作的通知》(沪卫疾控〔2020〕013

号),就上海市贯彻落实全国《实施方案》提出了明确要求,进一步完善了统一、高效的重大传染病防治网络和工作模式。

(二) 充分应用新媒介,探索艾滋病防治新模式是深入推进艾滋病防治工作的有效载体

充分利用"互联网+"平台,开展男男性接触者(men who have sex with men,MSM)、青年学生等重点人群的防艾宣教、检测、高危评估、风险干预等工作。依托微信公众号、微信小程序等新媒介,实现检测机构预约、自检试剂申领、在线咨询、健康教育功能的全覆盖,通过"互联网+"平台开展动员检测和干预工作,已成为新型冠状病毒疫情期间线下干预模式不可或缺的补充模式。

(三) 积极引导社会组织参与艾滋病防治工作

依托市性病艾滋病防治协会,市、区疾控中心指导建立社会组织培育基地,支持和引导社会组织参与上海市艾滋病防治工作,包括暗娼和男男人群干预及动员检测、社区吸毒人员艾滋病干预和美沙酮维持治疗入组动员、感染者关怀和治疗动员、青年学生及青年人群艾滋病宣传干预和检测动员等,并提供必要的技术支持和指导,加强小组能力建设。

参 考 文 献

[1] Korber B, Muldoon M, Theiler J, et al. Timing the ancestor of the HIV - 1 pandemic strains. Science, 2000, 288: 1789 - 1796.

[2] World Health Organisation. Global progress report on HIV, viral hepatitis and sexually transmitted infections. 2021.

[3] UNAIDS. In danger: UNAIDS global AIDS update 2022. https://www. unaids. org/en/resources/ documents/2022/in-danger-global-aids-update [2022 - 7 - 27].

[4] 何纳. 中国艾滋病流行病学研究新进展. 中华疾病控制杂志,2021,25(12): 1365 - 1368.

长三角慢性病管理模式推进策略研究

——以 MMC 管理为例

李　维　田　源　赵金玲　董晨杰　金莉莎

陆　萍　周　晶　钟　绍　柴东剑　何江江

【导读】　当前全球以糖尿病、高血压为代表的慢性非传染性疾病（即慢性病）发病率逐年上升，已成为严重威胁人类健康、制约社会发展的重大问题。中国加速步入老龄化社会，慢性病管理形势尤为严峻，互联网医疗服务模式创新和数字医疗的崛起为慢性病管理新模式带来契机，特别是糖尿病管理领域的标准化代谢性疾病管理中心（Metabolic Management Center, MMC），以"一个中心、一站服务、一个标准"为理念，通过人工智能、物联网、大数据等新技术，推行智能化、标准化、一站式解决方案的做法值得推荐。文章梳理国内外慢性病管理经验与不足，以长三角部分城市多家 MMC 为研究对象，分别对管理者、医务人员、患者、信息化建设进行调研，通过专家咨询、现场调研、问卷调查、关键人物访谈等方法，分析现状，总结数字化背景下长三角地区推进 MMC 管理影响因素，为进一步推进慢性病管理数字化转型工作提出政策建议。

随着我国经济社会发展、人民生活水平提高和城市人口老龄化加深，慢性病危险因素水平持续上升。《中国防治慢性病中长期规划（2017—2025 年）》[1]指出，中国现有 2.6 亿慢性病患者，慢性病导致死亡人数已达到我国总死亡人数的 85%，慢性病带来疾病负担已占到总疾病负担的 70%[2]；《"健康 中国 2030"规划纲要》明确指出：促进健康老龄化，实施慢性病综合防控战略，基本实现高血压、糖尿病患者管理干预全覆盖，到 2030 年实现全人群、全生命周期的慢性病健康管理。慢性病管理是一项系统工程，需要各级医疗机构和疾病预防部门协同，相关工作繁重复杂。海量慢性病诊疗数据、预防数据、健康数据之间缺乏融合，无法高效运用，影响现有慢性病管理效果。随着互联网、医疗大数据产业飞速发展，医疗信息化程度日益提高，卫生健康管理模式逐渐改变，慢性病管理数字化转型势在必行。国家层面出台诸多政策促进医疗数字化转型。当前，不同慢性病管理领域、不同区域在推进慢性病管理数字化转型推进过程中取得较大进展，但也存在

基金项目：2022 年上海市卫生健康委员会卫生健康政策研究课题"数字化转型背景下慢性病管理模式推进策略研究——以 MMC 患者管理为例"（课题编号：2022HP52）。

第一作者：李维，女，副主任医师。

通讯作者：田源，男，副主任医师。

作者单位：上海市嘉定区南翔医院（李维、赵金玲、金莉莎），上海市嘉定区精神卫生中心（田源），上海市医疗质量控制管理事务中心（董晨杰），上海市嘉定区马陆镇社区卫生服务中心（陆萍），上海市嘉定卫生事务管理中心（周晶），昆山市第一人民医院（钟绍），衢州市人民医院（柴东剑），上海市卫生和健康发展研究中心（上海市医学科学技术情报研究所）（何江江）。

诸多困难,总结经验、评估现状,立足慢性病管理数字化转型推进,开展卫生政策研究、提出政策建议十分必要。

一、研究方法与资料来源

本文通过文献研究了解国内外慢性病管理和数字化转型发展的政策文件,总结归纳数字化转型背景下慢性病管理发展现状,梳理慢性病管理模式方面存在的问题。通过问卷调查法,选择区域内各成员医院 MMC 分管院领导、负责人、工作人员、患者进行问卷调查。通过关键知情人访谈法、专家咨询及现场调研,总结归纳不同利益相关者需求,以及影响推进该模式动力与阻力因素,了解当下基于数字化转型背景下慢性病管理现状和存在问题。以 MMC 糖尿病管理模式为例,以长三角地区部分城市 MMC 管理模式为研究对象,梳理慢性病管理模式优化后推进过程中的痛点,分析原因及影响因素,提出慢性病管理数字化转型推进策略,对慢性病管理新模式推进提出政策建议。

二、数字化转型背景下慢性病管理模式及做法

(一)国内外慢性病管理现状

1. 国外慢性病管理现状

国外慢性病健康管理服务以监测、促进与加强卫生保健和突出预防为主,包括社区综合干预模式、单危险因素防控模式、肿瘤筛查模式等(表1)。

表 1　国外慢性病管理模式比较

国家	美 国	英 国	日 本	德 国	芬 兰
责任主体	保险公司、医疗机构	社区全科诊所	医疗保险机构	家庭医生、临床医师	公共部门/私人企业/非政府机构
管理对象	被保险人	社区居民	投保人	慢性病患者	社区居民
管理流程	对投保人进行体检—综合评估—指导病人自我保健	疾病识别与筛查—综合评估—综合管理	制定规划—健康检查—对象筛查—保健指导—效果评价	家庭医生确诊—患者注册—纳入管理计划—综合管理—结果评估	创造健康的环境—引导建立健康生活方式—提供优质卫生服务
保障措施	医疗卫生服务体系以市场化为主导,政府辅以对特殊群体进行"兜底",实行的是由下至上的卫生管理体制模式	1. 制度保障:严格的分级诊疗制度、全科医生培训考核制度、全科诊所绩效考核制度 2. 信息平台:全国统一,功能齐全	1. 法律保障:明确国家相关责任,规定医疗保险机构的义务及使用者的权利和义务 2. 制度保障:积分制、奖惩制度、费用支付制度、评价制度	法律保障:政府立法将慢性病管理计划(Disease Management Programmes, DMPs)纳入社会医疗保障制度	1. 探究人群行为改变模式,影响其行为生活方式 2. 建立疾病危险因素监测指示系统 3. 成立慢性病防治专项小组,协调各项目有序运行 4. 积极面向人群,倡导健康行为 5. 远程信息化管理,促进双向转诊

通过对以美国、英国、日本、德国、芬兰为代表的发达国家慢性病管理模式比较发现,国外发达国家慢性病管理模式多数以政府部门为主导、出台相关政策、给予资金支持、制定相关保障措施,少数以医疗保险机构为主要责任主体。从慢性病管理总体发展规律来看,标准化管理系统、全程管理模式、精细化管理目标、开放共享信息数据平台、患者自我管理能力提升,都是现代慢性病管理重要组成部分[3]。

2. 我国慢性病管理现状

与全球情况类似,心脑血管疾病、恶性肿瘤、糖尿病和慢性呼吸系统疾病四大类慢性病对我国疾病负担造成巨大挑战、威胁居民健康。我国慢性病管理主要有以下模式:区域化慢性病防治模式、疾控中心-综合医院-社区卫生服务中心一体化管理、综合医院及其下辖基层卫生服务机构三级垂直管理模式、医院-社区-个人糖尿病一体化管理模式、社区管理模式、俱乐部管理模式等。尽管近年来我国慢性病治疗手段突飞猛进,但慢性病管理水平存在以下不足:多种慢性病管理模式并存;慢性病管理成效有待提升;医疗数据信息共享欠缺;各级医疗机构慢性病诊疗水平非同质化,连续性、整体性诊疗能力较低[4]。

(二) 慢性病数字化转型工作现状

互联网和大数据应用飞速发展重新定义了居民的生活方式和就医方式。我国明确提出全面推进城市数字化转型,明确推动公共数据和社会数据更大范围、更深层次开放共享,实现政府决策科学化、公共服务高效化、社会治理精准化,数字公共服务体系不断完善。医疗数字化转型重要性不言而喻,推进慢性病管理数字化转型建设离不开国家政府引导与支持,为推动"互联网+医疗健康"在慢性病管理中的应用,国家层面先后出台诸多推进数字化转型相关政策,服务内容逐步递进,从 2014 年推进医疗机构远程医疗服务,并为远程医疗付费,到推进"互联网+医疗",到"互联网+医疗健康",再到今天的数字化转型和智慧医院建设。推进范围由点及面、从试点区医疗机构到医联体内机构,再到卫生健康产业融入,最后到全面推进卫生健康领域数字化转型。政策的支持为推进该项工作提供强大支撑。

1. 部分省(自治区、直辖市)卫生健康领域数字化转型现状

各省(自治区、直辖市)积极落实国家卫生健康委员会文件要求,以便民惠民为出发点,结合各自实际,开展医疗数字化转型工作,各具特色:如北京市推动挂号就医服务跨越数字鸿沟;浙江省打造"掌上"医疗健康服务生态圈;广东省开展便民服务"五个一"专项攻坚行动;上海市构建智慧医院,打造数字健康城区,加快"便捷就医服务"(精准预约、智能预问诊、互联互通互认、医疗付费"一件事"、电子病历卡与电子出院小结、线上申请核酸检测及疫苗接种、智慧急救)七大应用场景建设[5-6]。

2. 部分省(自治区、直辖市)数字化慢性病管理模式经验

国内不同地区依据区域现状推进各具特色的数字化慢性病管理模式:四川省成都市"互联网+医疗健康的温江模式",贵州省"互联网+慢性病管理的贵州模式",浙江省"两慢性病"数字化管理模式,湖南省长沙市部分卫生健康产业企业参与慢性病管理数字化转型的"三诺智慧健康项目"。有政府主导模式、医疗机构主导模式、企业主导模式以及三者结合模式,推进进度不一,成熟经验与诸多不足并存,尚没有一种模式被广泛推广。

3. 部分卫生健康产业企业参与慢性病管理数字化转型现状

国内慢性病管理数字化市场迎来越来越多入局者，既有阿里、京东等互联网巨头，也有微医、微脉等数字医疗企业，也有老百姓、大参林等头部连锁药店和许多药品、器械领域产品供应商，他们积极与区域医联体或各头部医疗机构合作，依托自身优势打造出各自不同的慢性病管理模式，目前尚没有一种商业模式被广泛认可。

4. 数字化转型背景下不同慢性病的管理模式特点

数字化转型背景下我国慢性病管理的模式主要有以下三个特点：基于医联体开展分级诊疗、有信息平台搭建、有卫生健康相关产业参与；以患者为中心，进一步提高慢性病管理效率，促进诊疗标准化；"互联网+医疗健康"的诞生为慢性病管理带来新方向，运用信息化平台进行患者基本信息和诊疗信息的采集，提供线上咨询、远程会诊与线下诊疗结合的多种形式健康医疗服务，极大提升患者就医便捷性。我国三大慢性病管理中心特点比较见表2。

表 2　我国三大慢性病管理中心比较

名　称	社区卫生机构呼吸慢性病管理规范化建设项目	高血压达标中心	MMC
服务对象	慢性阻塞性肺病(chronic obstructive pulmonary disease, COPD)患者	高血压患者	糖尿病患者
诊疗模式	医联体内分级诊疗、中西医结合	医联体内分级诊疗	医联体内分级诊疗、多学科会诊(multi-disciplinary treatment, MDT)
信息平台建设	COPD 数据平台	高血压达标中心数据平台	MMC 管家数据平台
内外网数据共享	不支持	不支持	部分支持

三、数字化转型背景下慢性病的管理模式实证研究——以 MMC 管理为例

（一）MMC 管理模式

2016 年由宁光院士及中国医师协会内分泌代谢科医师分会发起，由上海交通大学医学院附属瑞金医院牵头启动国家标准化代谢性疾病管理中心建设，为糖尿病管理提供"国家标准"。通过"物联网+互联网"实现"一个中心、一站服务、一个标准"的理念，将传统的饮食、运动、监测、药物治疗、糖尿病教育"五驾马车"管理模式融合其中，做到院内全程高效诊疗、院外患者全方位自管。由上海交通大学医学院附属瑞金医院 MMC 作为总中心，并于全国范围内成立区域分中心和基层中心，通过分级诊疗为糖尿病患者提供科学的慢性病管理服务闭环。

推进 MMC 管理模式过程中也存在以下不足：MMC 数据内外网不通、MDT 融合不够、分级诊疗双向转诊不畅、管理软件不便捷等。针对这些不足，各区域 MMC 中心在不断进行创新与功能完善。

（二）上海市嘉定区糖尿病 MMC 管理的现状

上海市嘉定区在原有 MMC 管理基础上创新发展，通过"五融合、一创新"的模式，提升糖尿病管理综合能力：基于 MMC 的 MDT 融合、全专融合、线上线下业务融合、院内外信息融合、信息技术创新，促进数智融合，糖尿病管理成效显著。以上海市嘉定区南翔医院 MMC 中心为例：入组管理 6 个月，平均糖化血红蛋白值 7.1%，达标率 54.92%，糖化血红蛋白平均下降 2.2%，患方满意度达到 96%，达标率、知晓率和主动参与性均得到提高。

（三）长三角地区其他城市 MMC 推进情况

1. 江苏省昆山市

管理人群近 5 万人，完成基因测序 3 万人，通过 MMC 规范化的糖尿病代谢性疾病管理，打破了原有随意、被动的慢性病管理模式。MMC 创新管理模式结合互联网大数据技术，成为防控糖尿病和并发症，以及其他代谢性慢性疾病的有效工具和手段。

2. 江苏省太仓市

目前管理患者有 1 600 例，通过 MMC 工作的开展，医务人员的专业能力得到明显强化，患者信任度和就医依从性也大大提升，血糖达标率升高。

3. 浙江省衢州市

该院利用 MMC 管理平台进行自主创新，开发一套全院血糖监测系统，对全院糖尿病患者统一同质化管理，血糖知晓率提高达 90% 以上。医院慢性病管理模式得到当地医保部门政策支持，即医院每收治一名糖尿病患者至出院，可得到医保提供的 400 元慢性病管理服务费，极大提高医务人员慢性病管理工作的积极性。

（四）长三角地区部分城市 MMC 医方、患方调查问卷情况

2022 年 8~9 月，向长三角地区不同城市、不同级别 MMC 中心发放医务人员和患者调查问卷，旨在了解 MMC 运行、推广过程中为患者及医护人员带来哪些获益、有哪些阻力（表 3），以及医患双方对于 MMC 管理模式是否满意，有何种建议。其中，医方问卷回收 52 份、患方问卷回收 247 份。

表 3　MMC 推进过程中医患双方动力及阻力因素

		服务提供方（医务人员）	服务需求方（患者）
MMC 管理动力因素		改变慢性病管理理念；便于了解患者血糖变化，及早预防相关并发症；提高患者满意度和依从性；提升患者对糖尿病的认识；提高工作人员业务和科研能力；便于医务人员进行院外管理和随访	提升对糖尿病的认识；了解血糖控制目标；了解饮食控制和运动控制方式；了解糖尿病相关并发症；加强自我监测血糖；定期随访提醒；增加网上预约渠道；及早预防糖尿病相关并发症
	共性	提升对糖尿病的认识；及早预防糖尿病相关并发症	
	个性	慢性病管理理念的改变；科研能力提升；及时了解患者病情	加强自我血糖监测；自我管理能力提升

		服务提供方(医务人员)	服务需求方(患者)
MMC 管理阻力因素		缺乏相关政策扶持、绩效倾斜和医保支持;增加业务量;人员配备不足;各学科之间融合度不够;管理层介入不多,系统操作上费力;信息数据不互通;基层医疗服务水平不高,一级预防及管理未落实到位,存在全而不专;二级医院专科未做到"以人为整体"的诊疗、存在专而不全;医疗服务连续性不够,存在重治疗、轻预防;科普宣教不精准、手段单一;基于 5G 技术远程诊疗积极性不高	APP 软件操作复杂,对文化素养要求高,对老年人不友好;随访程序复杂;缺乏医保支持;对基层医疗机构认同感低、依从性较差;对慢性病管理的主动参与性不强
	共性	缺乏医保支持;参与性不强;系统操作程序繁琐	
	个性	没有相关绩效倾斜;人员不足,业务量增大;多学科合作不充分;信息数据不互通;分级诊疗不到位	智能手机使用障碍;慢性病管理意识不强

1. 医方调查结果

医方满意度 80.4%、推荐意愿 78.2%,其中 86.5%的受访者认为 MMC 管理为患者带来获益,包括更全面的数据管理、更丰富的科普教育、患者自我管理能力的提升、更方便的血糖管理等;55.8%受访者认为对科室运营管理有帮助,36.5%的认为带来帮助同时带来更多麻烦;78.8%认为增加了工作量。

2. 患方调查结果

患方满意度 95.3%,推荐意愿 83.0%,患者对血糖控制目标的知晓度 90.7%。大多数患者通过 MMC 管理获得收获,其中 40 岁以下管理患者满意度更高,有更多收获,更愿意将 MMC 平台管理模式推荐给他人;管理超过 1 年的患者满意度略下降;上海市 MMC 管理的患者满意度更高,男女性别满意度差距不大。

(五)影响 MMC 管理模式推进的原因分析

1. 管理层因素

一是原有慢性病防治体系没有形成服务闭环,无法提供持续、全程慢性病管理。二是缺少一体化政策支持和制度保障慢性病管理数字化转型,医疗机构的慢性病管理服务筹资支付及绩效考核体系有待完善,缺乏合理的自上而下筹资支付体系、未建立以慢性病管理为中心的整体绩效考核体系。三是 MMC 内部分级诊疗和双向转诊机制不够完善, MMC 分级诊疗落实不到位,无法做到上下流畅转诊。

2. 信息方因素

一是院际 MMC 医疗数据共享机制不完善,患者慢性病管理数据无法做到互通共享,医疗机构内存在信息孤岛,数据整合不够,连续性的慢性病管理难以开展。二是医疗机构与 MMC 设备生产方和信息技术服务提供方融合不够,多数医疗机构信息端未实现 MMC 内外网打通,无法整合糖尿病患者的慢性病健康数据。三是 MMC 的推进涉及不同机构之间、不同设备生产商之间信息的互融互通,涉及对原有医院工作的信息系统进行改造,花费巨大,不同利益相关方由于无法形成共识,团结协作困难。四是缺少用户黏性强的手机端慢性病管理工具,慢性病管理 APP 便捷性不够、使用率不高。

3. 医方因素

医务人员提供整体的、连续的、同质化的慢性病管理服务能力有待提升。一是多个医疗机构之间、医疗机构与疾控部门协作欠缺,未形成合力。二是不同医疗机构内慢性病管理的同质化不够。三是医务人员普遍重治轻防,重视某一疾病的诊疗、忽略以人为本的慢性病健康管理。四是医疗机构内未建立与慢性病管理相关的绩效考核指标,医务人员主动参与数字化转型慢性病管理意愿不强。

4. 患方因素

一是居民普遍在观念上仍然是重医轻防,不愿为预防性筛查支付费用。二是居民的健康素养处在较低水平,主动参与慢性病管理意识不强。三是缺乏个性化、便捷的随访手段,APP 操作繁琐,频繁的随访过程使患方依从性差。四是疫情影响了患方就医方式,影响了慢性病管理的连续性。

四、数字化转型下慢性病管理模式推进的政策建议

(一) 建立政府多部门协作联动机制,在政策面推进数字化慢性病管理支付方式变革,为慢性病管理强基固本

一是政府主管部门多部门协同,出台政策、完善制度,建立系统的数字化转型背景下慢性病管理筹资支付和绩效考核体系。二是医保部门在统筹医保基金总额预算基础上设立健康评价、健康数据等健康管理指标,支付关口前移为慢性病管理支付费用。三是进一步推进慢性病医保异地结算和慢性病管理互联网定价工作。四是引入商业保险模式,为慢性病管理增加筹资途径。五是加快推进区域慢性病数字化转型试点工作,由点及面、逐步推进。

(二) 创新慢性病管理模式,做实上下联动、分级诊疗,全流程闭环服务,为慢性病管理强力支撑

继续发挥医联体、医共体在慢性病管理中的重要作用,明确各机构职责,推进分级诊疗,落实全流程闭环服务。一是慢性病管理牵头医院以整体管理理念搭建慢性病 MDT 平台,充分发挥MDT 多学科优势,开展综合性评估,尽早控制并发症,加强慢性病全-专联合门诊建设。二是基层医疗机构加快慢性病管理中心建设,积极与上级医院专家对接,提升专科救治能力,积极开展科普宣教,提升居民健康素养,引导患者主动参与健康管理。三是疾控部门发挥人群健康管理优势,促进多部门慢性病健康数据共享,形成协同医防融合内部联动工作机制。

(三) 推进慢性病管理的数字化建设,促进信息融通,为慢性病管理增添动力

一是充分利用数字化转型契机,探索的"数字健共体"模式,推进互联网医院、数字医院、智慧医院建设,促进互联网+线下业务融合。二是强化慢性病管理数字赋能,通过大数据技术驱动区域健康大脑建设,充分收集患方健康数据,不断集成完善慢性病数据库,为未来开展慢性病健

康智慧治理奠定基础。三是通过数据融合对系统性偏差矫正和对数据清洗纠偏,保证医疗数据真实性和完整性,促进医保基金科学化、精细化管理。

(四) 加强数字化+健康管理在居民健康宣教上的应用,提高患者主动参与性,为慢性病管理夯实基础

一是多学科协同参与开展不同形式的科普宣教,开展基于健康信念模式(health belief model, HBM)的精准科普促进患者主动参与健康管理。二是提升可穿戴设备和信息化软件使用普及型和便捷性,提高患方依从性。三是大数据技术融合患方健康数据,形成慢性病画像,促进分层管理、精准科普,有助于提升居民健康素养,满足百姓个性化健康需求。四是以家庭为单位,关口前移,关注慢性病患者的一级亲属的健康。

参 考 文 献

［1］ 王文.2012—2015年《中国慢性病防治工作规划》要点解读.中华心血管病杂志,2012,40(10)：887－888.

［2］ 唐星月,张清.国内外慢性病管理模式的比较研究.中国全科医学,2017,20(9)：1025－1030.

［3］ Enthoven A C, Tollen L A. Competition in health care：it takes systems to pursue quality and efficiency. Health affairs, 2005(5)：W5.

［4］ 吕兰婷,邓思兰.我国慢性病管理现状、问题及发展建议.中国卫生政策研究,2016,9(7)：1－7.

［5］ 钟鹤.《上海市全面推进城市数字化转型"十四五"规划》发布.上海质量,2021(11)：6－7.

［6］ 国家卫生健康委员会,国家医疗保障局,国家中医药管理局.关于深入推进"互联网+医疗健康""五个一"服务行动的通知(国卫规划发〔2020〕22号).2020.

上海市慢性病防治公共管理
指标体系研究与构建

张夏芸　杨沁平　王玉恒　杨群娣　郑　杨

顾　凯　吴　菲　施　燕　付　晨　程旻娜

【导读】　研究根据结果链逻辑设计评估框架,综合文献评阅、专家咨询和访谈结果建立指标库,开展两轮德尔菲法专家咨询确立指标体系,建立应用于上海市慢性病防控现有政策措施的慢性病防治公共管理平台指标体系,以目标为导向,通过人群健康管理大数据进行即时更新以及动态评估。指标体系包括4个一级指标、10个二级指标、30个三级指标。两轮专家积极系数均为100%,权威系数均为0.81,两轮咨询协调系数分别为0.14和0.12,指标体系专家权威性、协调性和一致性结果较好,具有较高的科学性,为促进人群全生命周期动态全程健康管理、评价和提高各级医疗机构的慢性病预防控制服务质量和效果提供了有效的应用工具。

一、研究背景与现状问题分析

2020年调查数据显示,上海市18岁及以上居民高血压患病率为31.4%[1],35岁及以上居民糖尿病患病率为21.6%[2]。上海纳入慢性病管理的人口众多,慢性病防治公共管理体系必须做到科学、有效、合理、经济,以保证卫生工作者运用有限的资源达到最大的效用。但目前的慢性病防治存在以下问题:首先,评价指标多为工作量指标,缺乏能够反映慢性病防治工作质量以及慢性病防治结局事件的指标;其次,指标统计多以年度为单位,时效性评价较为薄弱。因此,建立一套满足可靠性、有效性、敏感性、可行性[3]的慢性病防治公共管理平台指标体系,对政府制定政策,疾病预防相关部门完善工作、提升效率显得尤为重要。

德尔菲法是一种客观性较强的专家咨询法,已被成熟地应用于指标体系的构建研究中[4]。

基金项目:上海市卫生健康委员会政策研究课题"上海市慢病防治公共管理平台指标体系研究"(课题编号:2019HP67);上海市加强公共卫生体系建设三年行动计划项目"'医防融合'慢性病综合服务管理"(项目编号:GWV-7)和重点学科建设项目"大数据与人工智能"(项目编号:GWV-10.1-XK05)。

第一作者:张夏芸,女,副主任医师。

共同第一作者:杨沁平,女,主管医师。

通讯作者:付晨,男,研究员;程旻娜,女,主任医师。

作者单位:上海市普陀区疾病预防控制中心(张夏芸),上海市疾病预防控制中心(杨沁平、王玉恒、杨群娣、郑杨、顾凯、吴菲、施燕、付晨、程旻娜)。

本文已发表于《中国卫生资源》2021年第24卷第6期。

本研究旨在利用这一咨询法,依据多来源的动态人群健康大数据,建立一套动态评估慢性病防控政策的慢性病防治公共管理平台指标体系。

二、指标体系研究构建方法

(一)资料来源

指标体系的构建基于上海市目前开展的慢性病防治相关健康服务,主要包括高血压、糖尿病、肿瘤等慢性病。查阅相关文献资料,从中筛选出慢性病防控公共管理相关指标,建立上海市慢性病防治公共管理指标库。纳入评阅的文献和资料包括:① 国家和上海市有关规划和政策文件;② 慢性病防治相关工作、技术规范和指南文件;③ 统计年鉴和专业报告,以及既往学术文献。

(二)指标体系框架的模型基础

框架构建参考世界银行结果链模型,该模型强调以结果为导向,包括投入、活动、产出、结果、影响,是卫生领域常用的评估模型之一[5]。构建的指标体系侧重于评价上海市慢性病防治工作成果与效果,因此重点关注产出、结果和影响,确定框架维度,综合文献评阅、访谈及头脑风暴等方法,初步建立适合慢性病防控公共管理的评估框架。

(三)德尔菲法

邀请相关领域的 20 位专家对一级、二级、三级指标逐层进行重要性、判断依据、熟悉程度评分,共进行两轮咨询。

(四)统计学分析

采用 Excel 2013 建立数据库,应用 SPSS 19.0 计算相关评价指标及权重。根据指标评分结果和专家建议对各项指标进行修改和完善,最终确立上海市慢性病防治公共管理指标体系。

三、指标体系研究构建过程与结果

(一)专家情况

专家入选标准:① 具备中级或中级以上职称;② 从事健康相关领域工作或具有慢性病防治工作经验;③ 熟练掌握信息数据管理与应用技能;④ 被业内认可或在业内具有一定成就。课题组邀请了疾病防控、临床、社区管理、医学院校、信息公司及专业研究机构等的慢性病预防、治疗、管理和大数据领域的专家。

最终入选专家共 20 人,平均年龄(45.8±6.5)岁,平均从事慢性病相关工作年限(16.47±8.93)年,见表1。

表 1 专家基本情况

类　　别	人　数	百分比/%
单位类别		
卫生行政部门	2	10.0
疾控中心	7	35.0
社区卫生服务中心	3	15.0
二、三级医院	4	20.0
大专院校/科研机构	2	10.0
其他	2	10.0
工作类型		
慢性病防控与管理	14	70.0
慢性病临床治疗	4	20.0
慢性病防治研究	2	10.0
文化程度		
博士	3	15.0
硕士研究生	9	45.0
本科	8	40.0
职称		
正高级	7	35.0
副高级	8	40.0
中级	5	25.0
所学专业		
临床医学	6	30.0
预防医学	11	55.0
卫生管理学	3	15.0
从事慢性病相关工作年限/年		
<10	5	25.0
10~20	10	50.0
>20	5	25.0

采用专家积极系数、权威系数、意见协调系数等检验专家咨询的可靠性。专家积极系数:专家的合作程度=实际参与调查的专家人数/全部邀请专家人数;专家权威系数(Cr)判断依据、熟悉程度的算数均数,取值在 0~1.00 之间,越高表示专家越权威,一般认为专家的权威系数

$Cr \geqslant 0.7$ 为可接受信度, $Cr > 0.8$ 表明专家对内容的选择有较大的把握;专家意见协调系数(W):反映评分专家对所有指标评价意见的协调程度,取值 $0 \sim 1.00$ 之间,越大表示和谐程度越高,协调系数显著性检验 $P < 0.05$,结果可取。

评价因素量化值见表2。

表2 评价因素量化

评价等级	量化值	判 断 依 据	量化值	熟悉程度	量化值
很重要	10	理论分析	1.0	很熟悉	1.0
重要	8	实践经验	0.8	熟悉	0.8
一般	6	对国内外有关进展的了解	0.6	比较熟悉	0.4
不太重要	4	参考国内文献	0.4	不太熟悉	0.2
不重要	0	直觉	0.2	不熟悉	0

(二)拟定一级指标框架

确定框架维度,初步建立适合慢性病防控公共管理的指标框架。一级指标包括:慢性病监测,高血压、糖尿病早发现,慢性病管理,慢性病监测管理的质量控制,高血压、糖尿病管理效果5项。

(三)建立指标库

在仔细研究文献并经过项目组内讨论后,综合文献评阅及以往课题所建立的慢性病防治公共管理平台指标体系,纳入了239个相关指标,并标记每项指标的使用层级、指标来源、数据是否可获取及数据来源,建立上海市慢性病防治公共管理指标库。

(四)指标初步筛选

从指标库中初步筛选指标:选取目前数据来源可通过信息化即时获取的指标,舍去129个指标,保留110个指标;选取指标来源包含政府发布文件和(或)指标来源超过两处的指标,舍去39个指标,保留71个指标。

进一步咨询访谈专家,调研从事慢性病防治工作的一线人员,综合调研结果,删除9个已不适用现状的指标,补充11个未出现在政府文件或来源不超过两处,但具有一定重要性且可获取的指标,形成73个指标。

对73个指标中同类指标进行了合并,形成用于专家咨询的上海市慢性病防治公共管理指标体系初稿,由5个一级指标、12个二级指标、30个三级指标构成。

(五)指标体系修改和调整

第一轮专家咨询:发出问卷20份,有效回收20份,专家积极系数为100%。有9位专家提出具体修改意见或建议。专家权威系数为0.81,专家权威程度较高。专家意见协调系数为0.14

（$P<0.001$），结果可取。

第一轮咨询后，根据专家反馈意见以及组内讨论进行了如下修改：① 调整指标分类，将 5 个一级指标整合为 4 个一级指标；② 删除 1 项指标（健康管理对象规范登记率）；③ 新增 3 项指标（大肠癌筛查人数、大肠癌筛查异常率、大肠癌筛查异常者诊断率）；④ 修改 3 项指标（肿瘤与心脑血管事件相关指标合并为重大慢性病监测指标）。形成上海市慢性病防治公共管理指标体系修改稿，由 4 个一级指标、10 个二级指标、30 个三级指标构成。

第二轮专家咨询：发出问卷 20 份，有效回收 20 份，专家积极系数为 100%。有 5 位专家提出具体修改意见或建议。专家权威系数为 0.81，专家权威程度较高。专家意见协调系数为 0.12（$P<0.001$），结果可取。

第二轮咨询指标重要性评分加权平均数排在前 3 位的分别是糖尿病高危人群筛查比例（7.70±1.71）、高血压筛查人数（7.61±1.33）人和高血压筛查血压异常诊断率（7.60±2.18），最低为慢性病（高血压、糖尿病）患者肺炎疫苗干预目标人群接种率（5.91±1.55）、慢性病（高血压、糖尿病）患者住院率（6.31±1.96）和开展登记报告业务的医疗机构百分比（6.33±1.99）%。根据专家反馈意见以及课题组讨论，进行以下调整：① 删除 1 项指标［慢性病（高血压+糖尿病）患者肺炎疫苗干预目标人群接种率］；② 新增 1 项指标（常见恶性肿瘤诊断时早期比例）；③ 修改 2 项指标（大肠癌筛查异常率修改为大肠癌初筛阳性率、大肠癌筛查异常者诊断率修改为大肠癌首次初筛阳性对象肠镜参与率）。

最终根据专家两轮反馈意见以及课题组讨论，形成"上海市慢性病防治公共管理指标体系"，包含 4 个一级指标、10 个二级指标、30 个三级指标，详见表 3。

表 3　上海市慢性病防治公共管理指标体系

一 级 指 标	二 级 指 标	三 级 指 标
慢性病监测	重大慢性病监测基本技术指标达标情况	开展登记报告业务的医疗机构百分比
		医疗机构登记报告事件数
	重大慢性病监测质量控制	医疗机构重大慢性病（肿瘤登记、心脑血管急性事件）漏报率
		医疗机构重大慢性病（肿瘤登记、心脑血管急性事件）报告信息错误比例
慢性病早诊早治	癌症早诊早治	大肠癌筛查人数
		大肠癌初筛阳性率
		大肠癌首次初筛阳性对象肠镜参与率
		常见恶性肿瘤诊断时早期比例
	高血压早发现	高血压筛查人数
		高血压筛查血压异常率
		高血压筛查血压异常者诊断率
	糖尿病早发现	糖尿病高危人群筛查比例
		糖尿病前期患者年诊断率

续 表

一级指标	二级指标	三级指标
慢性病管理	患者规范管理情况	慢性病(高血压、糖尿病、肿瘤)患者规范管理率
		患者随访指标自动上传比例(血压、血糖、糖化血红蛋白等)
	患者用药与就诊情况	慢性病(高血压、糖尿病)患者管理人群药物治疗率
		慢性病(高血压、糖尿病)患者就诊率
		慢性病(高血压、糖尿病)患者住院率
	管理近期结果	高血压管理人群血压、血同型半胱氨酸控制率
		糖尿病管理人群血糖、糖化血红蛋白控制率
		慢性病(高血压、糖尿病)患者身体质量指数异常比例
	管理远期结果	高血压患者脑卒中、脑出血、心肌梗死、心力衰竭、肾功能衰竭发生率
		糖尿病患者终末期肾病、失明、下肢截肢、心肌梗死、脑梗死发生率
		高血压、糖尿病患者粗死亡率、年龄别死亡率
		患者年内累计死亡后随访比例
慢性病管理数据库质量	慢性病管理数据质量	批量异常随访率
		血压、血糖、糖化血红蛋白末尾零偏好情况
		高糖共患患者未标记率
		患者并存临床情况、并发症未标记率
		共患患者身高/体质量/血压指标不一致率

四、思考与建议

本研究应用德尔菲法,根据结果链逻辑框架,较全面地评阅参考了我国现有慢性病防治相关的文献和资料,系统地构建了基于多来源人群健康管理大数据的上海市慢性病防治公共管理指标体系,内容涵盖慢性病筛查、诊断、随访管理的数量、质量,以及疾病发病和死亡等成效。慢性病防治结局事件(如心脑血管疾病发生、死亡)可反映慢性病防控的中长期效果等。在研究过程中,主要侧重以下几个要点。

(一)指标的科学合理性

我国现有关于慢性病管理质量指标体系的构建研究较多以 Donabedian 质量评价模式为框架,包括结构、过程、结果 3 个维度。张松荣[6]基于此理论设计了深圳市慢性病防治机构服务质量评估指标体系,是目前我国较为全面的体系之一,但其过程指标中多以"疾病登记率"来表示监测质量[7],且缺乏慢性病防治结局事件指标。张大勇[8]提出慢性病的信息化管理应从"发现、管理、干预、防治、分析与预警"等几个方面着手,但却忽视了慢性病管理质量评价的信息化建设。赵金等[9]提出"雨花模式"慢性病信息化管理,但仍然缺乏完整的慢性病管理质量评价呈现。

根据以上研究的优缺点,本研究在指标体系构建过程中尽可能全面地包含了反映慢性病防控中长期效果的指标,也囊括了能够实时评价数据质量和管理质量的指标,并通过多平台数据自动抓取、交叉比对、源头核验、结局追踪等大数据质量控制措施,确保指标体系评估结果的可靠性。

(二) 数据可获得性和动态性

该指标体系更强调数据的可获得性和动态性,整合居民健康档案、临床诊疗、家庭医生签约服务等信息系统大数据,评价全市慢性病健康管理服务质量和效果,开展动态监测和管理。在构建指标体系时纳入了"目前可通过信息化自动上传即时获取"的指标,确保指标体系中所有指标均来源于日常工作,数据来源稳定可追溯,质量真实可靠。

在指标筛选过程中,研究优先侧重于选择信息系统自动抓取的指标(如血压、血糖自动测量指标),具有巨大的优势:通用性好、及时性强、覆盖人群广、信息获得成本和使用成本相对更低[10]。通过数据自动评估能大幅增加管理患者数量,进一步提高慢性病患者的管理质量[11-12]。例如,上海市某社区应用诊室血压标准化测量、自动上传、数据共享,经评价,其数据质量和筛查效率均优于常规测压[13]。司向等[14]的研究结果显示,慢性病大幅增长的形势下,若按照粗放模式管理,基层工作人员将难以应对,管理对象的依从性也不高,管理效果难以提高。随着大数据技术的深入运用,在减轻基层统计工作负担的同时提高数据质量,实现服务质量和效果及时评价和反馈,具有更好的及时性和可操作性,将进一步提高慢性病健康管理成效。

(三) 指标体系的可推广性

为促进人群生命周期大数据全程健康管理,本研究指标数据来源尽可能覆盖上海市现有可获得的全部医疗和健康相关的数据平台,包括上海市居民健康档案系统、诊疗平台、上海市健康信息网、人口死亡信息登记管理系统、医院质量监测系统等,加强区域医疗健康大数据共享利用,全面评估健康管理效果。

目前我国已有多地试点或应用各级医疗机构管理信息系统整合以实现数据融合交换、医疗资源整合、规范诊疗流程和推进分级诊疗[15-19],为推进技术融合、业务融合、数据融合,实现跨层级、跨地域、跨系统、跨部门、跨业务的协同管理和服务,提供良好的数据技术支撑[20]。进一步推进慢性病管理区域数据与经验共享,最终促进慢性病管理质量的提高[7]。

(四) 建议

本研究构建的指标体系只进行了指标筛选,未得出各指标权重,需在今后的研究中进一步深入量化的权重,以评价各指标实际应用于慢性病管理质量评价方面的重要性。该指标体系基于上海市目前的信息化覆盖面和使用程度得出,随着信息化的深入推进及一些指标数据可得性的改善,指标体系可能也需要进一步丰富和调整。同时,由于该体系为上海市首创,所以目前尚缺乏实证依据,有待未来通过实证研究不断改进和完善。

参 考 文 献

［1］上海市卫生健康委员会.本市开展2020年"全国高血压日"暨第二十六届上海市心脑血管病防治宣传周主题活动.http://wsjkw. sh. gov. cn/xwfb/20201012/32a60ded4ff24803b8e327f586471fca.html［2021-01-11］.

［2］中国新闻网.上海成人糖尿病患病率为21.6% 约七成接受治疗患者血糖控制不达标.http://www. sh. chinanews. com/yljk/2020-11-15/82613. shtml［2021-01-11］.

［3］郭有德.卫生评估的技术与方法.中国卫生统计,2009,26(4):441-444.

［4］王高玲,蒋欣静,张怡青.慢性病患者健康素养评价指标体系Delphi法构建.中国公共卫生,2018,34(1):71-74.

［5］Gertler P J, Martinez S, Premand P, et al. Impact evaluation in practice. Washington D.C.: The World Bank, 2010: 24-26.

［6］张松荣.深圳市慢性病防治机构服务质量评估指标体系与综合评价模型研究.长沙:中南大学,2010.

［7］徐玉兰,曹青,黄辉,等.慢性病管理质量评价指标体系的研究进展.护理学杂志,2018,33(5):96-99.

［8］张大勇.慢性病管理信息化探索//第2届中国慢性病预防控制管理论坛论文集.重庆:中华预防医学会,2011:32-33.

［9］赵金,施猛."雨花模式"慢病信息化管理.医学信息学杂志,2013,34(7):24-28.

［10］Virnig B A, Mcbean M. Administrative data for public health surveillance and planning. Annu Rev Public Health, 2001, 22: 213-230.

［11］Roth C P, Lim Y W, Pevnick J M, et al. The challenge of measuring quality of care from the electronic health record. Am J Med Qual, 2009, 24(5): 385-394.

［12］Schneider E C, Riehl V, Courte-Wienecke S, et al. Enhancing performance measurement: NCQA's road map for a health information framework. JAMA, 1999, 282(12): 1184-1190.

［13］严青华,俞捷,王玉恒,等.应用诊室血压标准化测量模式对社区35岁及以上人群首诊测量血压的效果评价.中华预防医学杂志,2020,54(4):416-419.

［14］司向,翟屹,朱晓磊,等.2014年中国慢性非传染性疾病预防控制能力评估.中华流行病学杂志,2019,40(2):231-236.

［15］王辉.居民健康卡在基层医疗机构管理信息系统中的应用与整合.郑州:郑州大学,2015.

［16］韩晓洁,马智聪,裴剑锋,等.从医联体到康联体防控慢性病策略的变化:以上海市闵行区为例.微生物与感染,2019,14(2):124-128.

［17］周毅,梅芝雨.基于互联网模式的慢病管理系统设计与实践.中国数字医学,2018,13(1):38-40.

［18］贾鸿雁,郭晓玲,葛彩英,等.基于患者为中心的家庭医疗诊疗模式的智能化社区慢病管理信息系统的设计与建立.中华全科医师杂志,2015,14(11):880-883.

［19］陈睿.江津区慢性病监测管理信息平台的设计与实现.重庆:重庆大学,2014.

［20］国家发展改革委高技术司.创新政务信息化工作 推进国家治理体系和治理能力现代化:《"十三五"国家政务信息化工程建设规划》解读.中国经贸导刊,2017(27):19-22.

上海市公共场所新业态管理策略研究

陆冬磊　苏　瑾　张黄沁　许慧慧　隋少峰　孙　瑾

【导读】　为创造良好的公共场所卫生条件,国务院1987年发布了《公共场所卫生管理条例》(国发〔1987〕24号),明确了7类28种公共场所纳入法定监管范围。随着经济的飞速发展及社会日新月异的文化消费需求,公共场所新业态不断涌现,从业人员规模不断壮大,卫生问题时有发生。文章分析常见的公共场所新业态类型,包括住宿场所、商场、文化娱乐场所、美容美发及保健场所、儿童活动场所等,通过文献资料分析、专家访谈、走访调研、问卷调查等定量定性方法分析总结公共场所新业态的发展现况、存在的卫生问题、管理需求等,在此基础上基于协同治理与包容审慎理论,提出新业态协同共治管理策略,实施场所自我管理、行业组织帮扶、政府多部门协同治理以及包含标准规范体系与专业技术队伍的技术支撑策略。

2020年7月国家发展改革委等13个部门发布《关于支持新业态新模式健康发展 激活消费市场 带动扩大就业的意见》(发改高技〔2020〕1157号),2022年4月10日中共中央 国务院印发《中共中央 国务院关于加快建设全国统一大市场的意见》(中发〔2022〕14号),提出要以市场主体需求为导向,力行简政之道,坚持依法行政,公平公正监管,持续优化服务,加快打造市场化法治化国际化营商环境。本文旨在介绍上海市公共场所新业态的发展现况,分析可能存在的卫生健康风险,根据政策环境与管理现况,探讨监管的必要性、分析管理模式可行性,提出合理的卫生管理策略。

一、研究中公共场所新业态的概念界定

结合原有法定公共场所分类,经市场调查、文献分析、专家访谈,本文将以下上海市常见的公共场所新业态类型纳入研究范围。

(一)住宿场所新业态

住宿场所新业态包括民宿与网约房。民宿,指利用城乡居民自有住宅、集体用房或其他配套

基金项目:上海市卫生健康委员会卫生政策研究课题"上海市公共场所新业态卫生管理策略研究"(课题编号:2022HP08)。
第一作者:陆冬磊,男,副主任医师。
通讯作者:孙瑾,女,上海市卫生健康委员会综合监督处处长。
作者单位:上海市疾病预防控制中心(陆冬磊、苏瑾、许慧慧、隋少峰),上海市卫生健康委员会(张黄沁、孙瑾)。

用房,结合当地人文、自然景观、生态环境资源,为旅游休闲度假、体验当地风俗文化提供住宿、餐饮等服务的场所。网约房,指除旅馆、旅游民宿以外,通过互联网发布房源、预约受理等环节完成交易,提供住宿服务的城乡居民住房以及依法依规可供住宿的其他场所[1]。

(二)商场新业态

商场新业态包括室内动物园与萌宠互动体验。室内动物园,指介于常规宠物店和传统室外开放性动物园的开创性商业模式,将动物搬进闹市区的商场,集高互动体验、寓教于乐、休闲游乐等于一体。室内萌宠互动体验场所,指饲养和提供猫、兔、鸭等动物宠物,供消费者进行观赏、抚摸、投喂等互动体验,并收取门票费、投喂费等费用的经营活动。

(三)文化娱乐场所新业态

文化娱乐场所新业态包括剧本杀、密室逃脱、室内点播影院及网吧、网咖。剧本杀,指消费者到实景场馆,体验推理性质的项目;依据一定的游戏规则选择人物,阅读剧本,搜集线索后的揭秘探索活动。密室逃脱,指实景逃脱类游戏,因不同的设计思路衍生出不同的主题,玩家在主题场景中扮演理想中的角色,通过观察、推理及协作,在规定时间内完成任务。室内点播影院,指通过互联网或者电影技术系统,以实时点播、轮播、下载播放等方式,向群体性观众提供营利性电影放映服务的固定场所。网吧、网咖,指通过计算机等装置向公众提供互联网上网服务的网吧、电脑休闲室等营业性场所,部分还提供有现磨咖啡、奶茶、西点、休息、办公等新服务。

(四)美容美发及保健场所新业态

美容美发及保健场所新业态包括快剪店与按摩店。快剪店,指在商场中的新型理发场所,根据消费者日益多元化、个性化的服务需求,通过应用信息和互联网技术或新型的生产经营理念,仅为顾客提供剪发服务。按摩店,指通过非医疗目的的方式,运用技术、手法、产品、知识等手段,为消费者提供以保养身心、改善体质、预防疾病、促进康复为目的的经营服务场所。

(五)儿童活动场所新业态

儿童活动场所新业态包括婴儿游泳池与儿童游乐场。婴儿游泳池,指专门为 3 岁以下婴幼儿提供游泳健身、戏水娱乐等活动的场所。儿童游乐场,指设置有一个或多个娱乐设施,供 14 岁以下儿童娱乐、玩耍的室内场所。

二、研究方法

本文采用文献分析法、访谈法、调查法。搜索国内外公共场所新业态相关文献总结归纳,作为研究支撑;开展 3 轮专家访谈,分别邀请卫生管理、公共卫生、卫生监督、高校、临床、管理部门等专业领域专家以及一线监督员进行访谈;走访金山区、普陀区、长宁区、静安区等区卫生监督机构开展现场调研;通过问卷调查的形式,共调研监管机构 17 家、监管人员 269 人、公共场所管理人员 1 737 人。

三、研究结果

(一)新业态市场规模逐步扩大,社会关注度逐步提高

文献资料汇总分析结果显示,住宿场所新业态的民宿及网约房市场规模大、社会关注度高,2018 年我国共享住宿市场交易额为 165 亿元,主要共享住宿平台房源量约 350 万个,覆盖国内近 500 座城市。根据国家信息中心发布的《中国共享经济发展报告(2021)》显示,2020 年中国共享住宿市场规模为 158 亿元,共享住宿收入占全国住宿业客房收入的比重约为 6.7%。娱乐场所新业态的剧本杀/密室逃脱也颇受市民的喜爱,2021 年 1 月天眼查专业版数据显示,中国有超过 6 500 家企业名称或经营范围含"剧本杀、桌游",其中,超 9 成为个体工商户。基于美团平台发布的《2021 实体剧本杀消费洞察报告》显示,2021 年国内剧本杀市场规模有望超过 150 亿元,消费者规模或达 941 万。根据美团点评平台数据,上海快剪店逐年增进,2022 年初已达 472 家。儿童活动场所的婴儿游泳池及儿童游乐场因涉儿童安全,一直以来广受关注。我国共有儿童游乐场 7.2 万家,这些设在大型商业综合体内的室内儿童游乐场。

(二)新业态公共卫生问题需要关注

文献资料及卫生监督机构调研结果显示,各类公共场所新业态均存在一些公共卫生问题,深圳市、浙江省等地的游乐场、民宿等新业态也存在卫生状况不佳的报道。除此之外,部分新业态还存在从业人员不良卫生习惯、噪声、致病微生物污染、过敏、人畜共患病等情况,其主要原因还是在于缺乏有效管理,详见表 1。

表 1　公共场所新业态可能存在的卫生问题

公共场所新业态分类	上海市各区卫生监督机构调研结果	文献资料分析结果
民宿	公共用具、室内空气	公共用具、室内空气、从业人员个人卫生
网约房	公共用具、室内空气	公共用具、室内空气、从业人员个人卫生
室内动物园	人畜共患病、传染病、室内空气	人畜共患病、过敏、真菌感染、寄生虫
室内萌宠互动体验场所	人畜共患病、传染病、公共用具、室内空气	人畜共患病、过敏、真菌感染、寄生虫
剧本杀/密室逃脱	室内空气、采光照明、公共用具	室内空气、公共用具
室内点播影院	室内空气、公共用具	室内空气、公共用具
网吧/网咖	室内空气、公共用具	室内空气、肺结核
快剪店	公共用具	室内空气、公共用具、细菌真菌感染
按摩店	公共用具	室内空气、公共用具、细菌真菌感染

公共场所新业态分类	上海市各区卫生监督机构调研结果	文献资料分析结果
婴儿游泳池	溺水、传染病、公共用具	氯化消毒副产物、中耳炎、过敏性疾病
儿童游乐场	室内空气、公共用具	伤害、哮喘、急慢性呼吸道刺激症状、人造草皮和强化合成地板材料

从管理人员工作场所卫生状态主观感受来看,调查发现,无论是在公共场所新业态还是传统场所中,管理人员均认为空气、照明、噪声、公共用品用具及垃圾等问题引起不适感受的情况较少,总体卫生感官较好,详见表2。

表2 上海市公共场所新业态和传统场所管理人员对卫生问题的主观感受[单位: 个(%)]

卫生感官(主观感受)	新业态场所		传统场所	
	有	无	有	无
空气有霉味	9(1.37)	647(98.63)	7(0.65)	1 074(99.35)
照明不合适	8(1.22)	648(98.78)	20(1.85)	1 061(98.15)
噪声让人不适	8(1.22)	648(98.78)	15(1.39)	1 066(98.61)
公共用品用具清洗、消毒或更换不及时	29(4.42)	627(95.58)	47(4.35)	1 034(95.65)
场所内垃圾清理不及时	13(1.98)	643(98.02)	10(0.93)	1 071(99.07)
其他卫生问题	6(0.91)	650(99.09)	5(0.46)	1 076(99.54)

相对的,实际开展检测和超标的情况发现,卫生状况并没有场所管理人员自认为的那么好。通过调查发现,2021年部分公共场所新业态和传统场所均开展了采样检测工作,涉及空气质量、生活饮用水安全及公共工具等方面,新业态的超标情况与传统场所相近,超标率均大于12%,详见表3。

表3 上海市公共场所新业态和传统场所开展采样检测及超标情况

公共场所分类	开展检测数量(个)			超标数量及占比[个(%)]		
	空气情况	饮水情况	公共用具情况	空气情况	饮水情况	公共用具情况
新业态场所	570	243	461	75(13.16)	31(12.76)	57(12.36)
传统场所	942	504	702	137(14.54)	72(14.29)	95(13.53)
合计	1 512	747	1 163	212(14.02)	103(13.79)	152(13.07)

(三)公共场所新业态管理措施情况

各类公共场所均会采取管理措施来降低卫生问题发生的概率。从调查中发现,新业态和传统场所提供一次性公共用品用具的比例相对较低(分别为87.50%、80.67%)。其他措施,诸如健康档案、专管人员、配备洗手液、消毒剂等,比例均在90%及以上,详见表4。

表4 上海市公共场所新业态和传统场所管理人员对卫生问题管理措施的主观感受

管 理 措 施	新业态场所		传 统 场 所	
	数量(个)	占比(%)	数量(个)	占比(%)
建立卫生健康档案	607	92.53	1 011	93.52
配备专门的卫生管理人员	586	89.33	987	91.30
配备洗手设施并正常运行	643	98.02	1 066	98.61
配备洗手液、消毒剂等	651	99.24	1 076	99.54
提供一次性公共用品用具	574	87.50	872	80.67
设置专门的垃圾处理区域	628	95.73	1 034	95.65
其他管理措施	317	48.32	486	44.96

(四)公共场所新业态管理需求

新业态和传统场所卫生管理人员均认为,应持续加强自主管理。同时,自主管理不是放任管理,需要有针对性标准规范作为支持,新业态和传统场所卫生管理人员也期望行业组织加强对他们的指导培训。大部分公共场所卫生管理人员都认同诚信管理体系建设的必要性。对于纳入法制监管,无论是新业态还是传统场所,都为偶尔的监管,对于他们自主卫生管理能力提升帮助不大,详见表5。

表5 上海市公共场所新业态和传统场所卫生管理人员对外部管理的需求[单位:个(%)]

管 理 方 式	新业态卫生管理人员	传统卫生管理人员
应加强自主管理	652(99.39)	1 077(99.63)
需要行业指导管理	650(99.08)	1 075(99.44)
应该建立诚信管理体系	626(94.82)	1 019(94.26)
纳入法制监管	96(14.63)	240(22.20)
需要针对性标准规范	656(100)	1 081(100)

四、管理策略建议

(一)管理体系:构建新业态协同共治体系

基于协同治理与包容审慎理论,以新业态场所"自我管理"、行业组织"帮扶管理"、政府多部门"协同治理",构建多维度协同共治体系(如图1所示)。主要通过新业态场所的市场自我管理机制、行业组织管理机制、卫生风险监测机制、卫生风险交流机制,以标准规范体系、专业技术队伍为技术支撑体系,通过卫生风险监测预警、舆情信息监测、信息发布共享等柔性管理措施,促进新业态市场主体诚信经营、守法经营,公共维护公共卫生安全底线。

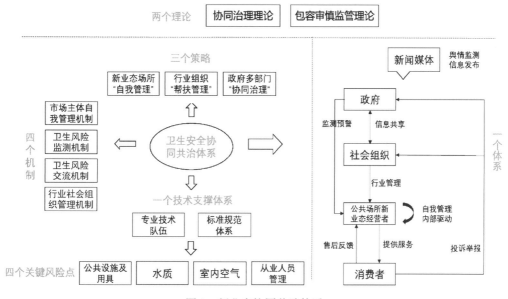

图1 新业态协同共治体系

(二)新业态场所"自我管理策略":建立自我管理机制

建章立制、设置专人、开展自我监测、落实卫生措施。在多元共治体系中,公共场所新业态经营者不再单纯是被监管的对象,更是卫生管理的主体责任人,发挥关键性的作用。消费理念的升级是促进新业态产生的主要原因之一,消费者更加看重商品的品质、贴心的服务、卫生安全与保障,并愿为此付出更加高昂的费用,消费者用脚投票是促进新业态经营主体建立自我管理机制的内驱力。良好的口碑和声誉对企业占有市场地位起着至关重要的作用,在快速扩张的背景下,部分公共场所新业态在短期内会暴露出自我管理制度不完备等局限性,但出于经营压力会积极采取措施弥补提升以迎合市场和消费者。因此,应该督促新业态经营者建章立制,设置卫生管理专员,落实各项卫生措施。

(三)行业组织"帮扶管理"策略:建立新业态行业组织管理机制

建立适宜性行业管理规范体系、引入新业态公共卫生评估制度,鼓励行业协会定期开展室内场所卫生评估,探索诚信管理体系建设。行业自律管理相对行政监管具有预防性、缓冲性、包容性优势,在增强市场韧性、激发市场主体活力方面具有特殊作用[2]。建立行业管理规则体系,优化自律管理与行政监管协同配合机制,以推动行业健康有序发展、形成风清气正的行业生态。作为"组织化的私序"[3],行业组织还能通过行业培训、指导、协调、督查、评优、行业内部投诉举报、风险交流等功能有效弥补政府作为"公序"进行市场、行业和社会治理的不足,在诸多方面与政府形成共治。对新业态经营者就卫生管理、卫生监测的规范运行进行指导,避免经营主体摸瞎,起好政府和经营者之间服务与传导纽带的作用。引入新业态公共卫生评估制度,依托自身优势约束会员单位行为,对行业统一卫生要求,发布行业运行黑白名单,同时依靠行业信用治理、"信易+"便利政策优待吸引会员单位加入,从而形成行业治理下的行业良性运转。

(四)政府多部门"协同治理"策略

建立适宜性卫生标准体系、新业态场所卫生风险监测和风险评估体系、舆情等信息监测制度。政府部门可以制度建设和卫生风险监测预警为抓手,推动新业态卫生管理措施落地。根据公共场所新业态的特点和规律研究,制定经营主体卫生管理规范、卫生标准;公共卫生技术部门建立长期卫生风险监测预警机制,动态纳入新兴行业单位,实现有效率地"监",及时介入跟踪观测,把监督前置[4],用柔性治理的模式识别新业态的卫生风险。探索新业态健康影响评估制度建设(大型工程项目),为体现健康影响评估的预测性,使政策规划草案、项目设计更加完善,方案明确建议责任主体应在立项决策阶段主动组织开展健康影响评估。探索建立健康风险监测信息共享平台与交流机制,将多元主体的信息资源进行对接并整合。充分利用云计算和大数据收集卫生安全相关信息的优势,使资源有效实现共享,同时建立投诉举报、舆情等信息监测制度。

参 考 文 献

[1] 常州市公安局.关于对《常州市网约房治安管理实施细则(征求意见稿)》公开征求意见的公告. http://www. changzhou. gov. cn/ns_news/121655361363277 [2022 - 06 - 16].

[2] 周俊,赵晓翠.行业协会商会与政府共治的多元模式及其适用性.治理研究,2022,38(4):87 - 94,126 - 127.

[3] 刘津.从"乡约"到村规民约:比较与反思.长白学刊,2022(1):76 - 82.

[4] 杨文,彭德常,乐湘军,等.创新监管模式 稳定监管预期 推动新业态市场主体高质量发展.中国市场监管研究,2022(8):65 - 69.

上海市游泳场所随机监督抽查水质检验质量控制模式研究

陈 哲 张 佳 李 竹 金成龙 邵俊姗 苏 怡

【导读】 游泳池水质卫生状况直接关系游泳者的健康,水质指标是反映水质卫生状况的直观指标,水质指标检验检测的准确性、规范性直接影响卫生监督抽检工作的质量。因此,游泳场所卫生监督抽检工作中对水质检验开展质量控制非常重要。研究针对上海市游泳池水随机监督抽查工作,组织区卫健委监督所、区疾病预防控制中心、社会第三方技术服务机构共 20 家承检机构随机派遣技术人员,对随机抽取的 32 家上海市游泳场所水质进行采样及浑浊度、pH、游离性余氯、尿素、菌落总数、总大肠菌群等水质指标的测定。质控中心在现场开展同步采样、检测,运用卡方检验法分析承检机构与质控中心水质检测结果评价结论的差异性,最终收集相关报告及原始记录开展规范性评估。从上述三方面研究评估上海市游泳场所随机监督抽查游泳池水质检验的工作质量。

"双随机、一公开"是由国务院办公厅于 2015 年提出的一种监管模式[1]。该模式要求在监管中随机抽取检查对象,由监管机构随机选派执法检查人员对检查对象进行抽查,并要求将检查结果及时向社会公开。"双随机、一公开"可有效纠正"监管失灵",不仅能减少监管部门与市场主体双向寻租空间,也能帮助克服市场监管中多部门联合执法中的"信息瓶颈"[2]。已有研究通过比较利用不同指标与检测方法获得的检测结果,分析了水质检测控制中存在的问题[3],并对水质质量控制的标准物质与样品制备、实验室规范化运行等具体问题进行了研究[4],但对于在双随机监管模式下水质质量控制问题的研究仍然欠缺。本研究依托上海市公共卫生监督技术服务质量控制中心,根据上海市卫生健康委制定的《2020 年上海市卫生健康随机监督抽查工作计划》,对上海市各区游泳场所随机监督抽查承检机构的水质检验工作开展了多种形式的质控,以评估其工作质量情况。

第一作者:陈哲,男,主管医师。
通讯作者:苏怡,女,副主任医师。
作者单位:上海市疾病预防控制中心公共服务与健康安全评价所(陈哲、张佳、李竹、苏怡),上海市疾病预防控制中心化学品毒性检定所(金成龙、邵俊姗)。
本文已发表于《环境与职业医学》2021 年第 38 卷第 7 期。

一、对象与方法

(一) 研究对象

在上海市 2020 年游泳场所双随机监督抽检中承担水质检测的各类机构,共有 3 类 20 家,其中 7 家为社会第三方技术服务机构(以下简称机构),6 家为区疾控中心,7 家为区卫生健康委监督所(以下简称监督所)。此次上海市被抽查人工游泳场所共 702 家,故质控中心采取质控点抽样方式,按照市辖区层不低于 3% 的比例进行分层抽样[5],每个区各抽取 2 家,最终被确定为质控点的研究对象有 32 家,覆盖上海市所有辖区及所有承检机构。

(二) 研究方法

以随机抽取的各区游泳场所为研究对象,质控中心组织与承检机构在现场开展同步采样、检测,结合现场质控问题记录,同步检测结果分析,检测报告规范性评价三方面评估其检验工作的规范性以及检测结果的准确性,具体方法与过程如下。

1. 现场采样、检测过程质控

针对所抽取的 32 个质控点进行样本采集,于 2020 年 7 月在场所营业的客流高峰时段,质控中心开展现场同步采样、检测质控工作。依据 GB/T18204.6 - 2013《公共场所卫生检验方法第 6 部分:卫生监测技术规范》的要求,儿童池设置 1~2 个采样点,成人池面积≤1 000 m² 设置 2 个采样点,成人池面积>1 000 m² 设置 3 个采样点。此次所有质控点中有 2 个游泳场所的成人池面积超过 1 000 m²,有 2 个游泳场所各有 1 个儿童池,其余质控点中成人池面积均≤1 000 m²,根据现场实际情况在 32 个质控点确定了 69 个采样点,每个采样点分别采集监督抽检样品与质控样品各 1 件,共检测 414 项次。样品保存与运输按照 GB/T5750.2 - 2006《生活饮用水标准检验方法水样的采集与保存》。由《上海市公共卫生监督技术服务质量控制中心专家库》中随机抽取的质控专家在现场采用观察记录的形式,使用《公共卫生监督双随机监督抽查质控现场记录表单(试行)》对现场的采样布点、采样操作、检测操作等关键技术点进行质控问题发现与记录,并进行技术督导和纠正。

2. 样品检验及评价

本次监督抽检要求的指标包括浑浊度、pH、游离性余氯、尿素、菌落总数、总大肠菌群,依据 GB37488 - 2019《公共场所卫生指标及限值要求》对人工游泳池水质指标的要求对结果进行检测评价(表 1)。依据 GB/T18204.6 - 2013 对游泳池水检测样本量的规定,在本研究中,成人池设置 2~3 个采样点,儿童池设置 1~2 个采样点,每个质控点最多设置 5 个采样点。同步检测评价后运用卡方检验法分析水质检测结果的差异性。

表 1　GB37488 - 2019 人工游泳池水质指标卫生要求

指　　　　标	要　　　求
浑浊度/(NTU)	≤1
pH	7.0~7.8

续　表

指　标	要　求
游离性余氯/（mg/L）	$0.3 \sim 1.0$
尿素/（mg/L）	$\leqslant 3.5$
菌落总数/（CFU/mL）	$\leqslant 200$
总大肠菌群/（CFU/100 mL 或 MPN/100 mL）	不得检出

3. 检测报告、原始记录质控与评价

收集承检机构出具的 32 家质控点游泳场所的 50 份检测报告及相关原始记录，从专家库中随机选取质量管理、理化检验、微生物检验等领域专家，依照《2020 年度上海市卫生健康游泳场所随机监督抽查承检机构检测报告专项抽查考核表》，组织核查相关原始记录，通过抽样布点、现场记录、检验分析、结果数据等关键控制点，以打分的方式，从"检验委托协议""现场采样记录""样品流转记录""报告原始记录""检验报告"五个方面 40 项评判标准，每份检测报告满分为 100 分评分，总得分为该承检机构所有检测报告平均得分，检查和评估本次监督抽查检测工作中检测报告的规范性。

（三）统计学分析

使用 Excel2010 软件对数据进行录入整理，采用 SPSS23.0 软件进行分析，采用卡方检验法分析不同组别之间的差异，检验水准 $\alpha = 0.05$。

二、结果

（一）现场质控结果

质控结果显示承检机构均能按照 GB/T18204.6－2013《公共场所卫生检验方法第 6 部分：卫生监测技术规范》要求对游泳池水水样进行采样操作，存在的问题集中在试剂检查、样品保存运输、原始记录、仪器操作等方面（表 2）。

表 2　现场质控问题汇总

序　号	内　容
1	余氯现场检测中使用的 N，N－二乙基对苯二胺（N，N-diethyl-p-phenylenediamine，DPD）余氯预制试剂粉枕包，出现型号选用错误和试剂有效期过期的现象
2	部分承检机构未对样品采取冷藏保存运输方式
3	现场采样、检测的原始记录出现书写不规范，涂改随意，有随意更换记录纸张和誊抄现象
4	部分现场检测仪器量程未满足 GB37488－2019《公共场所卫生指标及限值要求》的要求（$5 \sim 10$ mg/L）

序　号	内　　容
5	部分现场检测人员对游离余氯高量程的操作不熟悉,出现量程使用错误,比色皿选用错误等问题 对浸脚池余氯样品进行稀释测定时,未用定量容器,原始记录上未记录稀释过程
6	用于分析微生物指标的采样容器未见硫代硫酸钠

(二)同步检测结果

承检机构与质控中心对同一采样点样本进行检测,并依据 GB37488－2019 进行检测结果的单项判定并进行比较分析。样本检测结果的单项判定(合格/不合格)的总体一致率为 94%(389/414),13 件样本有 25 项次判定不一致(pH 9 项次,游离余氯 9 项次,尿素 3 项次,浑浊度 2 项次,菌落总数 1 项次,总大肠菌群 1 项次)。卡方检验结果显示,承检机构的检测样品与质控中心的质控样品在 pH 指标的检测结果的总体合格率差异有统计学意义($P<0.05$),χ^2 为 10.276。对尿素、浑浊度、游离余氯、菌落总数、总大肠菌群检验结果的总体合格率差异未见统计学意义(表 3)。

表 3　同步检测结果质量控制情况

指标	检验机构	合格数/件	合格率/%	χ^2	P
尿素	承检机构	61	88.4	0.074 8	0.784
	质控中心	62	89.9		
浑浊度	承检机构	67	97.1	2.029	0.154
	质控中心	69	100		
pH	承检机构	57	82.6	10.276	0.001
	质控中心	68	98.6		
游离余氯	承检机构	41	59.4	1.129	0.288
	质控中心	47	68.1		
菌落总数	承检机构	68	98.6	1.007	0.316
	质控中心	69	100		
总大肠菌群	承检机构	69	100	1.007	0.316
	质控中心	68	98.6		

(三)检测报告规范性评价结果

经质控专家核查后结果反馈问题共 289 条,根据评判标准涉及检验原始记录 142 条(49.1%),委托检验协议 47 条(16.3%),现场采样记录 47 条(16.3%),检验报告内容 46 条

（15.9%），样品流转记录7条（2.4%）。归纳总结主要问题有：微生物检测原始记录中培养基缺批号溯源记录；尿素、pH检测原始记录编制过于简单，未按实际操作过程撰写原始记录（无法还原检测活动过程）；现场采样记录中缺少"技术依据""采样时间""采样容器"和"采样体积"等记录；原始记录（包括现场检测）缺少标准物质的溯源信息和质量控制手段；样品在相关流转环节中缺少交接记录；检验依据选用错误，未按照评价标准要求使用相应检验方法。总的报告平均问题数为5.7条/份，其中监督所、疾控、机构的报告平均问题数分别为1.8、4.8、8.1条/份，检测报告规范性评价平均得分分别为98.3分、95.5分、88.3分（表4）。

表4 承检机构检测报告规范性评价得分

序 号	承检机构	承检项目	报告平均问题数（条/份）	得 分
1	监督所7	现场指标	0	100
2	监督所1	现场指标	1	99
3	监督所5	现场指标	1	99
4	监督所2	现场指标	1	99
5	疾控3	实验室指标	2	98
6	监督所6	现场指标	4	97.5
7	疾控6	实验室指标	4.5	97.3
8	疾控5	实验室指标	4	97
9	监督所3	现场指标	4	95.3
10	疾控4	实验室指标	4	95.3
11	机构1	现场指标+实验室指标	5.3	95.3
12	疾控1	实验室指标	7	94.5
13	机构6	现场指标+实验室指标	8	91.5
14	疾控2	实验室指标	7	91
15	机构4	现场指标+实验室指标	10	88.5
16	机构7	现场指标+实验室指标	11	87
17	机构3	现场指标+实验室指标	14	86.5
18	机构5	现场指标+实验室指标	9.8	86.1
19	机构2	现场指标+实验室指标	11	83.3
20	监督所4	现场指标	——①	——①

① 仅提供卫生健康行政执法文书现场笔录记录，未提供检测报告，未评分。得分为该承检机构所有检测报告平均得分。

95

三、讨论

游泳场所的水质卫生状况直接关系到游泳者的身体健康,如经营场所卫生管理不到位造成游泳池水质指标不符合卫生要求,易造成导致介水传染病的传播,如肠道传染病、结膜炎、皮肤病等[6-8],因此,切实有效地实施公共卫生随机监督抽查,是对于公众健康卫生的重要保障[9]。近年来,公共卫生监督部门在开展卫生监督监测与评价工作中由于任务量逐年增大,难以按时完成,因而引入第三方机构参与有助于大力提升卫生监督的工作效率[10]。然而,在承检机构类型多样、技术能力水平不一的情况下[11],如何对其检验工作实施质量控制以保证监督抽检检测工作质量值得关注。

本研究结果显示,承检机构与质控中心对检测样本的结果合格评价在大部分指标上未见统计学差异,仅 pH 指标有一定差异,两类机构对游泳池水质状况的检测结果判定的一致性较高。经过同步检测结果分析,结合专家评估结果,我们认为在现有的双随机监督抽查工作模式下,承检机构给出的检测结果可信度较好。此外,根据苏晶晶等的调查,不同季节的游泳池水 pH、余氯含量、尿素水平合格率存在显著差异。本研究的采样时间主要集中在 2020 年 7 月,并未考虑不同季节游泳池水质卫生状况的差异性,这是后续研究需要进一步探究的问题[12]。

与此同时,对于双随机监督抽查的质控也暴露出了一些问题:一是现场采样与检测中样本保存运输、原始记录的规范性,仪器设备的操作熟练度方面存在一些问题,反映出承检机构在质量控制与操作人员技术水平方面比较欠缺[11]。由于现场采样与检测面临诸多不确定性因素,其过程通常又难以复现,承检机构有必要提前对仪器、试剂、采样容器等进行充分准备和检查,以应对可能遇到的状况,控制系统偏差,降低测定结果的偏离程度,并需要在工作开展前在检测方法与操作规程等方面对技术人员进行大量培训,提升其熟练度与规范性。二是社会第三方技术服务机构出具的报告和原始记录在专家评价过程中反映的许多问题。监督所和疾控出具报告的得分大多在 91 分以上,报告平均问题数大多在 4 条以下,而社会第三方技术服务机构出具报告的得分普遍在 90 分以下,报告平均问题数均在 5 条以上,说明其报告及记录的规范性亟须加强。专家评估结果显示,在采样、检测与报告出具过程中所反映的普遍问题主要集中在样品信息的完整性、原始记录信息的真实性与溯源性等方面。这些问题的出现可能是由于专业技术能力不足,专业技术人员欠缺,工作规范性不强等因素造成[13],而这些报告信息的规范性往往是后一步进行卫生监督执法的重要依据和保证[14]。因而,对监督抽检检测工作引入有效的质量控制手段与专家评估机制是很有必要的。

针对质控发现的问题,后续质控中心可探索通过"全过程控制+技术培训"相结合的质量控制形式,不断改进和提升检测工作质量。不仅需要加强对检测过程的质量控制,同时也要在质控与被质控机构之间建立起有效的沟通渠道,及时将质控结果反馈给承检机构,针对所存在的问题进行有针对性的事前与事后技术培训,还要编制规范性文件及相应作业指导书,对承检机构进行宣贯,并纳入下一阶段的质控考核内容之中[15]。

综上,上海市实施的双随机监督抽检方案对于充分发挥第三方技术服务机构的作用、提升总体公共卫生技术服务水平都有重要的作用,但对于其质量控制值得密切关注,如何在下一阶段探索开展在公共卫生随机监督抽查检测过程中更为科学有效的质量控制模式,是日后研究需要加强和深入的地方。

参 考 文 献

[1] 张昊玉,王芮,徐果,等."双随机"抽查机制在卫生计生监督领域的实践应用探析.中国卫生监督杂志,2018,25(1):12－16.

[2] 孔庆山,张芹,杨蕙馨,等."双随机、一公开"产品质量监管模型研究.中国管理科学,2021(3):1－15.

[3] 雷佩玉,郑晶利,孙晔,等.2016—2019 年陕西省疾控机构水质检测质控考核情况.卫生研究,2021,50(1):138－142.

[4] 孙韶华,王明泉,刘红,等.供水企业水质检测实验室规范化运行管理探讨.给水排水,2015,51(5):19－21.

[5] 邵颖丽.基于分层随机样本评估的简单随机抽样精度探讨.统计与决策,2020,36(18):15－17.

[6] 王珮,王国强,范姝兴,等.2015—2016 年常州市游泳池水质监测结果分析.现代预防医学,2018,45(21):3874－3877.

[7] 崔晓宇,辛会博,孙兴滨.模拟泳池水中氯化消毒副产物的生成规律.中国环境科学,2019,39(4):1485－1492.

[8] 肖双,颜星,唐美秀.2013—2016 年长沙市岳麓区游泳池水微生物常规监测.公共卫生与预防医学,2017,28(5):96－98.

[9] 王凤红,廉学梅.公共场所卫生监督工作目前存在的问题及对策.临床医药文献电子杂志,2017,4(9):1755－1756.

[10] 王佩蓉.卫生监督工作中引入第三方机制研究.中国卫生法制,2019,27(5):41－47.

[11] 黄桂玲,张观连,林彩华,等.卫生监督工作发展中公共卫生管理的作用.中国卫生产业,2020,17(30):172－174.

[12] 苏晶晶,隋世燕,杨涛.2016—2017 年昆明市游泳池水质卫生状况分析.现代预防医学,2018,45(18):3425－3428.

[13] 黎珊珊.关于加强社会环境检测机构监管的思考.环境与可持续发展,2017,42(4):68－70.

[14] 杨颖华,张霞,陈健,等.上海市第三方公共卫生监督技术服务机构能力现况调查.中国卫生资源,2020,23(2):158－162.

[15] 田国英,王灵玺,张舵.检验检测报告质量抽查常见问题及改进建议.现代制造技术与装备,2019(6):218－220.

上海市健康影响评估制度建设研究

苏　瑾　唐　颖　陈　健　高剑晖

张莉君　佘媛媛　张　佳　付　晨

【导读】　文章以构建上海城市健康影响评估体系为目标,通过对国际健康影响评估制度以及评估案例研究,在分析国内健康影响评估试点和卫生学评价现状基础上,结合上海城市发展定位,从组织架构、评估范围、实施路径和技术保障四方面提出建立上海市健康影响评估制度的政策建议。

健康影响评估通过系统评估经济社会发展重大政策规划项目对公众健康的影响,提供有关如何修改或调整政策规划项目的建议,以规避健康风险、促进健康增长并减少健康不平等。1999年,WHO 发布《哥德堡共同声明》以指导开展健康影响评估工作[1]。随后,许多国家和地区建立了与其国情相适应的评估机制和评估体系,我国 2020 年施行的《中华人民共和国基本医疗卫生与健康促进法》明确"各级人民政府应建立健康影响评估制度",为我国健康影响评估制度建设提供了法律依据。

上海未来发展定位为卓越的全球城市。《上海市城市总体规划(2016—2040)》提出,到 2040 年,上海将成为令人向往的创新之城、人文之城和生态之城[2]。而健康的城市是迈向未来的基础,是经济社会发展的保障。《"健康上海 2030"规划纲要》提出要"全面建立健康影响评估制度"[3]。因此,上海亟待建立并完善"健康融入所有政策"的体制机制,推进健康上海建设,全方位、全周期保障市民健康。2019 年 10 月,上海市人民政府发展研究中心设立重点专项"上海城市健康影响评估机制和评估体系研究"向社会公开招标,本文项目组申报成功,并针对建立符合上海城市发展定位的健康影响评估制度开展研究。本文通过对多个国家和地区健康影响评估机制体系文献资料的阅研,以及近 70 个国际健康影响评估案例的研究,在分析国内健康影响评估试点和卫生学评价现状的基础上,提出建立上海市健康影响评估制度的政策建议。

基金项目:上海市人民政府决策咨询研究重点专项课题"上海城市健康影响评估机制与评估体系研究"(课题编号:2019 - AZ - 023 - A)。

第一作者:苏瑾,女,主任医师。

共同第一作者:唐颖,女,副主任医师。

通讯作者:付晨,男,上海市疾病预防控制中心主任。

作者单位:上海市疾病预防控制中心(苏瑾、唐颖、陈健、高剑晖、张莉君、佘媛媛、张佳、付晨)。

本文已发表于《中国卫生资源》2021 年第 24 卷第 5 期。

一、国际健康影响评估制度建设经验

健康影响评估聚焦政策、规划和工程项目,为改善健康和维护健康公平发挥了重要作用。

(一) 发展阶段

健康影响评估发展至今,经历了起步、推进和法制化3个阶段。

20世纪80年代,人们认识到健康状态受多种因素影响,开始了大型基础设施建设的健康影响评估研究。但该阶段评估技术能力不足,评估机制不完善,因此被称为起步阶段。

1999年,WHO在《哥德堡共同声明》中提出了健康影响评估的定义,并制订、发布了评估指南[4],促进了健康影响评估在多个国家和地区的发展,评估主要通过政府主导的战略行动计划或环境影响评价来开展。典型的代表有新西兰、澳大利亚和美国。2000年,新西兰发布《新西兰健康战略2000》,明确新西兰政府将主导推进公共政策健康影响评估[5]。20世纪90年代的澳大利亚和21世纪初的美国,都在环境影响评价中强调健康影响评估内容。但是由于健康影响因素的复杂性和综合性,环境影响评价无法全面反映政策规划项目的公众健康影响,上述两国逐渐开始健康影响评估的独立实践,并朝着法制化管理的方向推进。该阶段被称为推进阶段。

随着健康影响评估在全球范围内的广泛实践,部分国家和地区步入了法制化阶段,如泰国、加拿大、英国、西班牙等。2007年,泰国将健康影响评估的相关条款写进宪法,明文规定"任何严重影响社区环境质量、自然资源和健康的项目或活动需对环境质量和公众健康影响进行评估"[6],并于同年颁布《国家健康法》[7]。2002年,加拿大魁北克省制订《魁北克公共卫生法》,规定"各政府部门及机构应就其制订法案或法规中可能对人口健康产生重大影响的部分征询卫生和社会服务部的意见"[8]。2008年,加拿大哥伦比亚省修订《哥伦比亚公共卫生法》,规定"各政府部门应该对其有可能影响公众健康的立法项目开展健康影响评估"[9]。2016年,英国威尔士出台《威尔士公共卫生法》,提出公共机构应在特定情况下进行广泛的健康影响评估[10]。2011年,西班牙通过了《西班牙公共卫生法》,提出"各政府部门必须对可能产生重大健康影响的法规、政策、规划、项目和工程进行健康影响评估",西班牙安达卢西亚省率先根据该法的要求实现健康影响评估工作的制度化[11]。

(二) 组织架构

文献阅研结果显示,国际健康影响评估工作由卫生健康部门牵头,在相关部门的共同参与下,由责任主体组织实施,由专业机构完成技术评估工作。

卫生健康部门主导开展健康影响评估工作,包括推动建立健康影响评估制度、拟订评估计划、组织制订评估技术文件、组建专家团队等。例如,在卫生健康部门主导下,泰国和加拿大建立了健康影响评估制度,新西兰、澳大利亚和美国完成了大量评估项目。

评估工作的具体实施由政策、规划和工程项目责任主体发起,包括民生保障部、生态环境部、交通运输部等政策规划拟定部门,或工程项目的责任单位。责任主体委托专业机构就其拟定的政策规划项目开展健康影响评估。

在国际上，健康影响评估主要由专业机构完成，包括公共卫生机构、教学科研机构、社会团体和第三方专业评估机构等，如加拿大魁北克省公共卫生研究所、澳大利亚新南威尔士大学、美国人类影响组织和皮尤慈善信托基金均完成了大量健康影响评估案例。这些机构配备了专业技术人员，按照一定的步骤，运用专业的方法开展评估技术工作。

健康影响评估是从大健康的角度分析预测评估政策规划项目可能在环境、社会与文化、经济与产业、生活方式等方面给公众健康带来的影响，因此多部门协作是必不可少的。泰国、加拿大等国还建立了多部门的协调机制以推动健康影响评估工作的开展。

（三）评估范围

评估案例研究结果显示，健康影响评估主要应用于政策、规划和工程项目三方面。政策健康影响评估以重要民生政策为主，涵盖了社会（就业保障、住房改善、教育平等、酒类销售、小企业援助及移民政策）、环境（空气质量改善、绿色能源使用）、产业（农业保护）、城市化（交通限速法规）等方面。规划健康影响评估主要聚焦城市建设、交通规划、社区规划等方面。工程项目健康影响评估主要涉及车站、码头、农场等较大公众健康影响的项目。

（四）实施路径

健康影响评估实施路径主要包括评估启动、技术流程和公众参与三个方面的内容。

考虑到健康影响评估的前瞻性，国际上通常在政策、规划和工程项目草拟或设计阶段启动健康影响评估，确保早期介入从而实现正面健康影响的最大化和负面健康影响的最小化。

健康影响评估的技术流程，WHO推荐"五步法"，即筛选、范围界定、评估、报告、监测。在具体实施过程中，不同国家有些微区别或者部分重叠。筛选主要是评价健康影响评估在决策过程中的必要性和可行性。随后通过范围界定拟定评估方案，并根据方案实施评估，提出改进措施建议。评估过程须以报告形式书面记录。政策、规划和工程项目实施后需跟踪分析健康影响评估评估决策和措施建议是否落实，是否达到预期目的。

公众参与是健康影响评估过程中不可或缺的一环，是公开性和公平性的体现。在评估早期开展公众参与，评估内容可集中在民生健康上；在评估中期开展公众参与，可全面掌握潜在的健康影响及影响程度；在评估后期开展公众参与，可提升措施建议的有效性和可行性。公众参与有多种形式，包括座谈会、听证会、实地调研、向社会公开征求意见及民意调查等。

（五）技术保障

1999年，WHO在《哥德堡共同声明》中提出了健康影响评估的定义，并发布了健康影响评估指南，明确了健康影响评估的实施原则、步骤和方法等内容。加拿大、泰国、澳大利亚、美国等也发布了一系列健康影响评估指南以指导本国评估工作的开展，如《加拿大健康影响评估指南》[12]《泰国公共政策健康影响评估的规则和程序》[13]《澳大利亚健康影响评估指南》[14]《美国加利福尼亚健康影响评估指南》[15]等。

除评估指南，专家团队也是评估体系技术保障的重要组成部分。在评估过程中，由于可获得的资源有限、健康影响结局无法计算或推导时，多学科、多领域专家综合研判就十分关键。斯洛伐克、立陶宛等国均设立健康影响评估专家库，为评估提供专家咨询和技术支持[16]。

二、国内健康影响评估试点和卫生学评价现状

（一）健康影响评估试点

2016年，为普及"将健康融于所有政策"的理念，我国以健康促进县（区）为切入点，在公共政策领域开展健康影响评估试点。试点主要包括四方面内容，宣传普及将健康融入所有政策理念，建立"党委领导、政府负责、多部门协作"的工作机制，形成公共政策健康审查制度，开展跨部门健康行动。宜昌、杭州等城市在小范围开展了政策、规划试点[17-18]。

公共政策健康影响评估试点工作提示，政府的主要职责是推进健康影响评估工作的开展，但是在具体实施过程中主管部门、责任主体、评估机构、协作部门缺一不可，只有各个方面承担起相应的责任，才能有效推进健康影响评估，因此需要一个制度保障。同时，由于缺乏评估指南等技术文件的支撑，试点工作主要通过临时组建的专家组采用头脑风暴、专家咨询等方法开展，评估结论有一定局限，因而，试点工作也提示，健康影响评估的实施，需要一套专业技术文件指导。

（二）卫生学评价现状

卫生学评价起步于20世纪50年代，包括建设项目职业病危害评价、公共场所卫生学评价和集中空调通风系统卫生学评价等。卫生学评价致力于识别、分析和预测建设项目可能产生的健康影响，从公共卫生学角度评估建设项目是否符合卫生要求。因此，卫生学评价的理念和策略与健康影响评估基本一致，可视为健康影响评估在我国的一种初步实践。

随着《中华人民共和国职业病防治法》《上海市集中空调通风系统卫生管理办法》等法律法规的出台，建设项目职业病危害评价、集中空调通风系统卫生学评价已经实现了制度化，形成了以卫生健康部门为主管部门、建设单位为责任主体、专业机构负责技术评价的体系，配套了评价技术文件和专家团队，并在日常运行中不断改进。

卫生学评价和健康影响评估的目的、原则、程序、方法等基本类同，但是卫生学评价的范围、对象和内容较为局限。在评价范围上，卫生学评价主要聚焦建设项目，未涉及政策和规划；在评价对象上，卫生学评价仅仅覆盖了建设项目涉及的企业员工和使用人群，未涉及周边居民等公众；在评价内容上，卫生学评价主要考虑环境健康影响因素及健康效应，很少涉及社会、人口、经济与产业等方面的健康影响。卫生学评价累积的相关经验以及建立的体系机制为我国开展健康影响评估工作打下了扎实的基础。

三、关于建立健康影响评估制度的政策建议

结合上海城市发展定位，推进健康影响评估工作最有效的途径是建立健康影响评估制度。该制度应包括组织架构、适用范围、实施路径和技术保障四方面的内容。

（一）形成由主管部门、责任主体、评估机构、协作部门四方共同组成的组织架构

卫生健康部门为主管部门，统筹管理全市的健康影响评估工作，包括制订具体的工作计划、制订相关技术文件、组建专家团队、组织遴选评估机构、推动跨部门合作等。

政策的承办单位和规划项目的责任单位是责任主体，应主动组织开展健康影响评估，承担起政策规划项目的健康责任。

评估机构负责评估技术工作。评估机构应配备健康相关专业技术人员，相应的信息资源和仪器设备，保证有条件、有能力开展评估技术工作，并确保评估结果的公平公正。

协作部门应在主管部门的协调下，通过相应的机制进行信息沟通、资源共享和经验交流等，形成促进健康的合力。

（二）评估适用范围先期聚焦重大民生政策、建设规划和重大公共建设工程项目

重大民生政策主要包括社会保障、环境保护、教育、医疗、公用事业等与人民群众切身利益密切相关的政策。建设规划是指城市发展、交通、住宅、产业等建设规划。重大公共建设工程项目是指机场车站、轨道交通等可产生较大公众健康影响的工程项目。

（三）实施路径包括评估启动、评估实施、公众参与、登记备案、结果跟踪5个步骤

第一步，评估启动。为了体现健康影响评估的前瞻性，使政策草案、规划项目设计更加完善，原则上责任主体应在立项决策阶段主动组织开展健康影响评估。

第二步，评估实施。评估机构根据责任主体的委托，依据评估指南等技术文件开展评估技术工作，编制健康影响评估报告书并通过专家评议。

第三步，公众参与。责任主体以报告公示等形式开展公众参与，广泛征求并采纳合理化意见和建议，充分保障公众知情权、参与权、表达权和监督权。

第四步，登记备案。评估报告完成后，责任主体应将其提交主管部门登记备案，便于主管部门掌握全市健康影响评估工作情况。

第五步，结果跟踪。评估完成后，责任主体应确保评估措施建议落实，并通过委托监测公众健康水平及健康影响因素发展趋势，以评判健康影响评估的目的和效果是否达到和实现。

（四）配套建立评估指南、指标体系和专家团队等技术保障

为了积极推进健康影响评估工作，除了建立相关的法规制度外，还应有相应技术保障。

上海应建立符合本地实际的健康影响评估指南，明确健康影响评估的原则、步骤和方法等内容，同时配套建立健康影响评估指标体系，为评估工作的开展提供充足的技术依据，以保证分析预测评估过程的逻辑性和科学性。

参考国际健康影响评估专家团队设置及作用，建议设立健康影响评估专家咨询委员会和专

家库,分别在决策层面和具体实施层面给予指导和咨询。

四、展望

上海探索建立健康影响评估制度是我国健康影响评估工作的有益实践,也将为各地开展相应工作提供参考和借鉴。

本文通过研究国内外的经验做法,结合上海实际情况,提出从组织架构、适用范围、实施路径、技术保障四方面建立上海市健康影响评估制度,目的是实现政策规划项目健康考量的制度化,从源头上消除城市发展可能带来的不良健康影响,促进城市健康发展。

健康影响评估不仅是实现"健康融入所有政策"的重要抓手,也是推进城市可持续发展的有效工具。应尽快建立上海市健康影响评估制度,促进各行各业把健康摆在优先发展的战略地位,将"健康融入所有政策"的理念融入城市重大政策规划项目制定实施的全过程,加快形成健康的生活方式、生态环境和经济社会发展模式,提升上海市民的健康水平。

参 考 文 献

［ 1 ］ 中国健康教育中心.健康影响评价理论与实践研究.北京:中国环境出版集团,2019:2.

［ 2 ］ 上海市人民政府.上海市城市总体规划(2017—2035 年).http://www.shanghai.gov.cn/nw42236/20200823/0001-42236_1280214.html［2020 - 05 - 06］.

［ 3 ］ 上海市人民政府."健康上海 2030"规划纲要.https://www.shanghai.gov.cn/nw44142/20200824/0001-44142_55477.html［2020 - 05 - 06］.

［ 4 ］ World Health Organization. Definitions of HIA. http://www.who.int/hia/defin/en/［2020 - 05 - 26］.

［ 5 ］ Morgan R K. Institutionalising health impact assessment: the New Zealand experience. https://bmcpublichealth.biomedcentral.com/articles/10.1186/1471-2458-14-699［2020 - 05 - 26］.

［ 6 ］ Constitution of the Kingdom of Thailand, B. E. 2550 (2007). http://www.asianlii.org/th/legis/const/2007/1.html［2020 - 05 - 26］.

［ 7 ］ National Health Act, B. E. 2550 (A. D. 2007). http://www.thailawforum.com/laws/National%20Health%20Act_2007.pdf［2020 - 05 - 26］.

［ 8 ］ National Collaborating Centref Or Policy. Implementation of Section 54 of Québec's Public Health Act. 2012.

［ 9 ］ Lindsay C, Christophe R A, Ingrid L, et al. Advancing the practice of health impact assessment in Canada: obstacles and opportunities. Environ Impact Assess Rev, 2015, 55: 98 - 109.

［10］ Lizgree N. Health impact assessment(HIA) in Wales: from voluntary to statutory. 10th European Public Health Conference: Parallel Sessions, 2018: 241.

［11］ Carlos L M, Elvira D A. Institutionalization of health impact assessment: a matter of equity in public health. GacSanit, 2020, 34(2): 211 - 216.

［12］ Minister of Health. Canadian Handbook on Health Impact Assessment. https://www.canada.ca/en/

indigenous-services-canada/services/first-nations-inuit-health/reports-publications/health-promotion/ canadian-handbook-health-impact-assessment-health-canada-2004. html［2020 - 05 - 26］.

［13］ National Health Commission Office. Thailand's rules and procedures for the health impact assessment of public policies. https：//www. nationalhealth. or. th/［2020 - 05 - 26］.

［14］ The En Health Council, Parnership. Health Impact Assessment Guidelines（July 2017）. http：//www. hianetworkasiapac. com/wp-content/uploads/2018/03/Health-Impact-Assessment-Guidelines-2017-Dept-of-Health-Australia. pdf［2020 - 05 - 26］.

［15］ Bhatiar. Health impact assessment：a guide for practice. Oakland：Human Impact Partners, 2011.

［16］ Lee J H, Röbbe L N, Dora C. Cross-country analysis of the institutionalization of Health Impact Assessment. Social Determinants of Health Discussion Paper Series 8（Policy&Practice）. Geneva：World Health Organization, 2013.

［17］ 宜昌市人民政府. 关于印发宜昌市公共政策健康影响评价实施方案（试行）的通知（宜府办发［2018］53 号）. http：//xxgk. yichang. gov. cn/show. html？ aid＝1&id＝171803［2020 - 05 - 26］.

［18］ 杭州市人民政府. 杭州市人民政府办公厅关于印发杭州市公共政策健康影响评价试点实施方案（试行）的通知（杭政办函［2019］82 号）. http：//www. hangzhou. gov. cn/art/2019/12/4/art_1229063387_399077. html［2020 - 05 - 26］.

上海市医疗卫生机构健康促进体系建设研究

王　彤　崔元起　姜综敏　武晓宇　黄智勇

【导读】　健康教育与健康促进被 WHO 确定为 21 世纪疾病预防与控制的三大战略措施之一,是提高公众健康水平最根本、最经济、最有效的措施。医疗卫生机构是健康教育与健康促进的重要阵地。近年来,上海市积极构建医疗卫生机构健康促进体系,努力形成与临床医疗、公共卫生相互支撑的卫生健康领域"第三大供给系统"。文章梳理总结了上海一系列开拓创新的做法,从组织化覆盖、机制化建设、项目化推进、品牌化运营 4 个维度入手,介绍了上海市医疗卫生机构健康促进体系,为医疗卫生机构的健康教育与健康促进工作提供参考。

2022 年 3 月以来,新一轮新冠疫情汹涌突袭申城,上海面临疫情防控以来最为严峻的考验。多位人大代表和政协委员提出,要发挥医疗卫生机构的技术特长和优势,提升医疗卫生机构健康科普和健康促进能力,打造健康至上的行业文化,加强医院健康促进工作。

"健康中国"行动、"健康上海"行动实施 3 年来,在"健康中国"行动推进委员会办公室、国家卫生健康委宣传司的指导下,上海市积极构建医疗卫生机构健康促进体系,努力形成与临床医疗、公共卫生相互支撑的卫生健康领域"第三大供给系统"。上海以一系列开拓创新的做法,从组织化覆盖、机制化建设、项目化推进、品牌化运营 4 个维度入手,推动全市各级医疗卫生机构将健康教育与健康促进纳入发展战略,不断加快从"以治病为中心"向"以人民健康为中心"转变,更好发挥医疗卫生机构健康促进主阵地、医务人员健康科普主力军的作用。市民健康素养水平实现 14 年连升,达到 38.25%,市民主要健康指标连续多年居世界发达国家与地区领先水平。现将有关工作情况总结如下。

一、组织化覆盖

(一) 制度保障

上海市政府《关于推进健康上海行动的实施意见》(沪府发〔2019〕16 号)、《关于深入推进爱

第一作者:王彤,男,上海市卫生健康委员会健康促进处处长。
通讯作者:武晓宇,男,一级主任科员。
作者单位:上海市卫生健康委员会(王彤、崔元起、武晓宇、黄智勇);上海健康促进中心(姜综敏)。

国卫生运动的实施意见》提出建立完善健康科普"两库一机制",实现健康生活普及化。市政府在《关于推进上海市公立医院高质量发展的实施方案》(沪府办发〔2021〕31 号)中明确提出,"打造健康至上的行业文化,加强本市医院健康促进工作,更好发挥健康科普'主阵地'作用"。市卫生健康委在全国率先出台《加强医疗卫生机构健康教育与健康促进工作的指导意见》(沪卫健〔2020〕14 号)(本文简称"《意见》"),要求医疗卫生机构实施健康促进医院策略,完善管理体制与运行机制,将健康教育与健康促进工作纳入医院发展战略和规划。

(二)体系健全

《意见》出台 1 年内,34 家市级医院、400 多家公立医疗卫生机构(含区属三级、二级、基层医疗卫生机构)全部成立了健康促进委员会,将健康促进的理念和标准融入业务行为和组织文化,使工作重心从"以治病为中心"转向"以人民健康为中心",推动医疗卫生机构深化健康教育与健康促进工作。

二、机制化建设

(一)建立行业联动机制

上海市健康促进委员会办公室(以下简称"市健促办")每年召开医疗卫生机构健康促进工作会议,各医疗卫生机构定期梳理、汇总健康促进重点工作举措和典型特色案例,报送市、区两级卫生健康行政部门。市健促办定期召集市、区、街镇各级医疗卫生机构,采用视频会议形式召开医院健康促进工作交流推进会,通过"云展示""云分享"挖掘推广更多医疗卫生机构健康传播和健康科普的好经验。医疗卫生机构行业联动机制建立起纵横贯通、互学互鉴的工作交流通道,为提升健康促进工作质量打下坚实基础。

(二)健全考核激励机制

《意见》明确将健康科普工作纳入医务人员日常业务考核、评先评优、职称晋升内容。贯彻落实国家卫生健康委等九部门《关于建立建全全媒体健康科普知识发布和传播机制的指导意见》(国卫宣传发〔2022〕11 号)和《上海市科学普及条例》,在全国率先推出健康科普"三单",即"医疗机构健康科普影响力指数""社区卫生服务中心健康科普影响力指数""医务人员个人健康科普影响力指数",引导激励医疗卫生机构、医务人员加强健康科普知识高质量供给。

(三)创新人才选拔机制

全市每年通过组织开展"青年医学科普能力大赛"等一系列高水准的健康科普大赛和优秀健康科普作品奖、科普教育创新奖征集推选活动,助力"愿做科普、会做科普"的优秀医务人员脱颖而出。沪上近 2 000 位执业医师参与的"精诚奖——上海首届医生科普大赛"成为近年来上海规模最大的医生科普大赛,奏响上海健康科普"最强音"。各类征集、推选活动中涌现的优秀作品和科普人已作为全国新时代健康科普作品征集大赛的"蓄水池",被优先推荐参加国家级科普大赛。

（四）开展健康促进医院建设

医疗卫生机构以建设健康促进医院为抓手,将健康促进的理念和标准融入业务行为和组织文化,通过制定和实施有利于健康的政策、创造有益于医患身心健康的环境、强化社区健康行动、开展健康教育与健康促进活动等举措,进一步提高患者及其家属、社区居民和医务人员的疾病防治、健康管理等知识和技能,提升其健康素养和健康水平。全市已建成健康促进医院 209 家。

三、项目化推进

（一）推进"健康上海"行动专项项目

落实"健康中国"和"健康上海"行动,针对影响上海市民健康的主要因素及重点人群和重大疾病,推出"健康上海"行动专项项目(2022~2024 年),部分项目已取得阶段性成效。

（二）实施健康科普专项计划

通过广泛征集评审,推出健康科普专项计划 50 个资助项目,每个项目资助 10 万元,立项无资助项目 46 项,将专项项目开发的健康科普资料纳入市级健康科普资源库。

（三）推出健康科普人才能力提升专项

在全国率先推出健康科普引领人才能力提升和青年英才能力提升专项,计划每年面向全市分别选拔 10 位和 20 位培养对象,每人给予财政经费资助 10 万元和 5 万元,对象所在单位按 1∶1 匹配资助。

（四）建设健康科普资源库和专家库

目前已建成涉及 38 个学科领域、包含 629 人的市级健康科普专家库,是上海迄今为止覆盖学科最广、专家参与人数最多的科普库。健康科普资源库已完成基础架构搭建,目前已入库信息资源超过 1 万件。上海市健康科普资源库和专家库的官方微信号"沪小康"已上线,致力于打造新媒体平台,将科普资源库与科普专家库有机衔接。

（五）实施健康科普服务配送项目

开展以市民健康需求为导向的社区健康讲座配送服务,每年近百个热门健康话题、2 000 余场线下讲座覆盖全市 215 个街镇,使近 20 万市民受益。由本市具备学科优势及专长的医疗卫生机构负责课程设计并安排科普讲师,市民服务满意度高达 98.6%。

四、品牌化运营

（一）打造辐射长三角、具有全国影响力的健康科普品牌

推出健康上海行动十大案例和 30 个优秀案例,以及上海市健康科普十大品牌和 20 个培育

品牌,彰显健康上海行动成效。扶持培育一批优质健康科普品牌栏目和项目建设,采用图文、音频、视频等传播形式,覆盖传统媒体和新媒体传播渠道,形成立体、多元、差异化的健康教育平台矩阵和网络渠道。

(二) 在全国推出首档大型电视健康脱口秀

以脱口秀的创新表达形式,向全社会倡导主动健康理念和健康生活方式,寓教于乐,提升市民的防疫水平和健康自我管理能力。24 组脱口秀达人全网曝光人次超过十亿,该电视健康脱口秀成为继《急诊室故事》《人间世》之后又一现象级作品。

(三) 实施市民健康读本和工具发放项目

由沪上顶级医学健康专家参与项目编写策划,连续 14 年向全市 800 多万户常住居民家庭免费发放"健康读本+实用健康工具"组合式礼包,累计发放数量超过 1 亿份。同时开展健康读本多媒体制作传播,围绕历年读本开发有声读物、系列主题动漫等音视频资料,辐射长三角乃至全国各地,扩大健康传播的受众群体。

(四) 启动健康促进融媒体中心建设

通过建设"集、策、采、编、审、发、评、舆"一体化的融合平台,联通全市各级医疗卫生机构及相关健康促进业务媒体矩阵,打通建立一套成熟完善的全流程内容征集、生产、协作、分发业务模式,实现"一次采集、核心编辑、多元发布、全网传播",打造优质健康科普的"中央厨房",为健康知识普及行动做好数字化升级与技术赋能。

上海不断构建完善的医疗卫生机构健康促进体系,既着眼于推进健康城市长期建设,同时在应对突发重大公共卫生事件时与疾病控制、医疗救治一起形成专业防控的"三驾马车"。尤其是2022 年 3 月以来,为应对新一轮疫情,上海以全行业动员、全社会覆盖、全人群关注、全过程推进、全媒体传播的"五全"手势加强健康科普宣传,卫生健康部门会同市委宣传部、市科学技术委员会、市政府新闻办等推出"公共卫生大家谈""百名专家线上云科普""市民防疫与健康生活知识云竞赛"、《市民新冠防疫知识手册》、"新冠肺炎消毒和防护系列科普培训工具包",以及覆盖千万人次的消毒普及培训等举措,相关科普资料浏览阅读量超 10 亿人次。全面深入的健康科普筑牢疫情防控的社会屏障,为每一位市民穿上一件无形的"防护服",为打赢"大上海保卫战"作出积极贡献。下一步,上海将贯彻健康中国行动要求和国家卫健委等九部门《关于健康科普知识发布和传播机制的指导意见》,继续完善医疗卫生机构健康促进体系,切实发挥医疗卫生机构的健康科普主阵地作用和医务人员的健康科普主力军作用,不断提升市民的健康获得感,助力健康上海行动和常态化疫情防控,推动健康上海建设再上新台阶。

上海市区级疾病预防控制机构
建设指标体系研究

李欣宇　邵海妍　陈　勇　金晔鑫　何飞龙　刘方珉　吴春峰

【导读】　为综合区级疾控机构建设发展情况,结合上海市疾控体系现代化建设要求和公共卫生工作实践,运用德尔菲法构建区疾控中心建设发展情况评价指标体系。根据国家和上海对于疾控机构的发展要求,结合文献检索和专家访谈构建指标框架,遴选国家、省、市(区)公共卫生领域有代表性的 39 名专家参加咨询并构建指标体系。使用权威系数、变异系数等对专家咨询进行质量控制并确定各个指标。问卷回收率为 100%,专家权威系数为 0.86,熟悉程度为 0.79,判断依据为 0.92,专家权威性较高,意见集中程度较高。指标体系中,必要性指标在重要性维度的变异系数均<0.25,各级各维度指标的 Kendall 协调系数差异均有统计学意义($P<0.001$)。经多轮函询后,专家达成一致意见,形成包含 6 个一级指标、24 个二级指标、105 个三级指标(其中63 个必要性指标、42 个推荐性指标)的区疾控中心建设发展情况评价指标体系。基于德尔菲法形成的上海区疾控中心评价指标体系具有较好的权威性、可靠性、敏感性和可操作性。该指标体系对上海区疾控机构的建设发展有较好的支撑作用,可在未来一段时间内多层次、全方位地评价体系发展情况。评价结果可为今后疾控体系的现代化发展和建设目标的持续动态更新提供循证依据。

新冠疫情对我国疾控体系建设发展带来了压力与挑战,也提出更高的标准和要求。在 2 年多的抗击新冠疫情过程中,我国疾控体系暴露出一些问题和短板,尤其是一些基层疾控机构在基础设施和硬件建设、财政保障、人才队伍建设、实验室能力、卫生应急能力等方面呈现明显的不足[1-2]。同时,全国虽然对省级疾控机构已进行过若干综合评价[3],但缺乏针对基层疾控机构建设水平的评价方法体系,现有的一些疾控机构建设标准制定年份较早[4]。

此外,在我国现行疾控体系一般分为国家、省、地(市)和县(区)四级网络。在上海等直辖市,区级疾控机构在行政级别上虽属于地(市)级,但承担了较为广泛的工作职责和任务,包括类

基金项目:上海市公共卫生体系建设三年行动计划(2020—2022 年)项目"区域公共卫生体系能力现代化建设标准研究"(项目编号:GWV - 12);上海市卫生健康委 2022 年卫生健康政策研究课题"新时代疾控体系现代化建设评价指标体系研究"(课题编号:2020HP40)。
第一作者:李欣宇,女,实习研究员。
通讯作者:吴春峰,男,上海市疾病预防控制中心业务管理处处长。
作者单位:上海市疾病预防控制中心(李欣宇、邵海妍、陈勇、金晔鑫、何飞龙、刘方珉、吴春峰)。
本文已被《上海预防医学》录用。

似其他省级行政区地(市)级机构的规划指导职责和县(区)级机构的一线防控和服务职责[5]。因此,当前有必要依据上海等城市的疫情防控特点,制定基层疾控机构建设发展的标准和相应的评价体系,以定量、综合地衡量和评价基层疾控机构发展全貌,并识别制约机构发展和防控能力提升的薄弱点。

上海市自 2020 年起已陆续出台《关于完善重大疫情防控体制机制健全公共卫生应急管理体系的若干意见》[6]《关于加强本市疾病预防控制体系现代化建设的实施意见》,将建设国内领先、国际先进的疾控体系,打造专业化、现代化的三级防控网络纳入规划目标。为此,须依据政策方向要求,结合上海市新冠疫情防控实践经验,构建系统、综合的疾控体系评价方法并加以实施,从而持续补短板、强弱项,为现代化疾控体系的建设和可持续发展提供指导方法和依据。

本研究立足上海区级疾控机构建设发展需要,基于上海各区发展特点、建设现况、疾病防控和应急管理需求及健康服务需求,应用德尔菲法构建完善区级疾控机构综合评价指标体系,为上海区级疾控机构的阶段性建设发展提供相应评价指标,也可为我国其他地区的疾控体系建设和评价提供参考。

一、资料与方法

德尔菲法(Delphi)是一种反馈匿名函询法[7],具备匿名性、反馈性和统计性,广泛地应用于医疗卫生领域量表条目的筛选以及评价指标体系的构建[8],也经常用于对机构建设发展的评价[9-10]。

(一)形成评价指标条目池

项目组通过对各区疾控机构基线建设情况开展调查[11],梳理相关政策文件和学术文献,结合新冠疫情防控和应急管理需求,初步确定从基础设施和硬件建设、实验室检测能力建设及管理、岗位和专业队伍建设、学科建设与科研创新、信息化建设和卫生应急能力建设等方面构建区级疾控机构评价指标体系。

在此基础上,经上海市、区疾控机构相关专家讨论,初步形成评价指标框架和基础条目池。之后邀请上海、浙江、江苏、江西等地疾控机构和高校相关领域专家,以及上海市、区相关机构的基建保障、人力资源、实验室能力建设等领域专家分组讨论,进一步完善指标条目及内涵,并邀请上海市各区疾控机构相关条线负责人开展多轮论证,初步形成上海区级疾控机构建设发展评价指标体系,包括基础设施和硬件建设、实验室检测能力建设及管理、岗位和专业队伍建设、学科建设与科研创新、信息化建设、卫生应急能力建设 6 个一级指标、24 个二级指标、109 个三级指标。

为保证评价指标体系既可反映上海区级疾控机构亟待明确的短期目标,又能体现可持续发展的中长期目标,本研究将三级指标划分为"必要性指标"和"推荐性指标"2 类。其中,"必要性指标"是指各区疾控机构按《关于加强本市疾病预防控制体系现代化建设的实施意见》等文件要求,在较短时间内应达到或基本达到的标准和要求;"推荐性指标"是基于各区的人口、地域、居民健康需求特点及业务工作需要,应在一定时间范围内加大支持力度,为持续提升能力储备而建议强化的内容。

(二) 编制专家咨询表

函询问卷包括首卷语、专家基本信息、专家打分表、熟悉程度及判断依据四部分。专家打分表对各级指标均设置 3 个维度的评分栏,包括重要性、敏感性、可操作性三方面的评价维度[8],均注明评分原则及指标修订要求,并设有开放式意见栏。专家判断依据、熟悉程度、影响程度的量化设置见表 1。

表 1 判断依据及熟悉程度量化

判 断 依 据	量化值	熟悉程度	量化值
理论分析	1.0	很熟悉	1.0
实践经验	0.8	熟悉	0.8
对国内外有关进展的了解	0.6	比较熟悉	0.4
参考国内文献	0.4	不太熟悉	0.2
直觉	0.2	不熟悉	0.0

(三) 专家遴选

基于评价指标条目池,本研究在德尔菲法应用中遵循权威性和代表性原则,邀请国家级、部分省级、上海市区级疾控机构专家,以及上海市各区卫生健康委公共卫生领域专家和高等院校专家共 39 人进行专家咨询。

(四) 数据整理与分析

通过问卷回收率、专家权威系数(Cr)等指标分析专家的积极性和权威性;通过评分平均值(M)、满分比(K)分析专家对指标体系意见的集中程度;采用变异系数(CV)和 Kendall 协调系数(W)分析专家评分的变异程度及评价意见的协调一致性;采用指标期望值,综合每个指标的加权平均值、满分比、等级及变异系数的秩次,根据"等概率原则"求出期望值秩次,分析该领域各指标在重要性、敏感性、可操作性方面的秩次,评价各指标的相对重要性。相关数据在收集汇总整理后,均以 SPSS 24 软件做统计分析。

(五) 指标筛选标准

研究小组制定以下指标筛选标准[8]:① 若重要性在 3 分以下,或者可操作性在 3 分以下,或者有 2 位及以上专家提出删除或认为不可行、不重要的指标予以删除;② 结合德尔菲法结果筛选评分平均值<3 或变异系数(CV)>0.25 的指标,予以进一步开展讨论后决定取舍。

二、结果

(一) 专家基本情况

参加专家咨询的 39 名专家平均年龄(44.97±7.41)岁,平均工作年限(17.15±8.27)年。副高级及以上职称专家 23 人(占 58.97%),本科及以上学历 36 人(占 92.31%)(表 2)。

表 2　德尔菲法函询专家基本情况

特　征	类　别	人数(人)	构成比(%)
年龄(岁)	<40	9	23.08
	40~<50	23	58.97
	≥50	7	17.95
从事专业年限(年)	<5	2	5.13
	5~<10	3	7.69
	10~<20	19	48.72
	≥20	15	38.46
职称	副高级及以上	23	58.97
	中级	11	28.21
	其他	5	12.82
工作单位	高等院校	3	7.70
	国家、省、市、区疾控中心	24	61.53
	卫生健康委员会	11	28.21
	退休	1	2.56
文化程度	博士	4	10.26
	硕士	23	58.97
	本科	9	23.08
	大专及其他	3	7.69

来自国家、省、市、区级疾控机构的专家 24 人(占 61.54%),来自上海市各区级卫生健康委的 11 人(占 28.21%),来自高等院校的 3 人(占 7.69%),退休专家 1 人(占 2.56%)。

咨询专家的专业领域涵盖卫生行政管理(占 28.21%)、疾控业务综合管理(占 41.03%)、传染病防治(占 20.51%)、应急管理(占 25.64%)、慢性病(占 7.69%)、免疫规划(占 2.56%)、儿少卫生(占 2.56%)、科教(占 5.13%)、健康促进(占 5.13%)、卫生政策研究(占 7.69%)等领域。

(二)专家的积极性和权威性

参加咨询专家的积极系数为 100%。专家判断依据(Ca)为 0.92,处于"基于实践经验"以上的"结合专业的理论分析",专家对指标的总体熟悉程度(Cs)为 0.79,专家权威程度(Cr)为 0.86,取值在 0.4~1.0,权威性较好。

(三)专家意见的集中程度

一级指标评价的集中程度较高,重要性维度评分均值均高于 4.5 分,满分比均超过 60%。敏感性、可操作性维度评分均值均高于 4 分。

二级指标评价的集中程度较好,重要性(25/25)、敏感性(24/25)、可操作性(25/25)维度评分均值均高于 4 分,96% 的专家评分在重要性维度上满分比超过 50%。

三级必要性指标专家评分均值在重要性(4.56)、敏感性(4.38)、操作性(4.56)维度上的均值均高于 4 分,满分比分别为 76.7%、54.1%、67.2%,均大于 50%,专家评分的集中程度较高。

三级推荐性指标专家评分均值在重要性(4.52)、敏感性(4.21)、操作性(4.46)维度上的均值均高于 4 分,满分比分别为 63.1%、46.3%、61.9%。其中,敏感性评分的满分比 48%,其余均大于 50%,提示专家评分的集中程度较高,但略低于必要性指标。

(四)专家意见的协调程度

1. 三级必要性指标

综合加权平均值、满分比、等级和、变异系数秩次计算得出期望平均值秩次靠前的必要性指标,主要分布在基础设施和硬件建设、信息化建设和卫生应急能力建设方面,尤其是基础设施和硬件建设、卫生应急能力建设方面的指标,重要性、敏感性、可操作性 3 个维度的秩次均位于前列。

必要性三级指标重要性、敏感性、可操作性维度的 Kendall 协调系数分别为 0.253、0.370、0.437,统计学检验中 P 值均小于 0.001,具备较好的协调一致性;98.7% 的三级必要性指标重要性(73/73)、敏感性(72/73)、可操作性(72/73)维度的变异系数不超过 0.25,专家意见离散程度较低(表 3)。

表 3　上海区疾控中心建设发展三级必要性评价指标分析

一级指标	二级指标	三　级　指　标	重要性方面		敏感性方面		可操作性方面	
			变异系数	期望平均值秩次前十位	变异系数	期望平均值秩次前十位	变异系数	期望平均值秩次前十位
基础设施和硬件建设	基础设施	改扩建规划和实施情况	0.03	2	0.16	2	0.20	
		改扩建后的基础设施人均建筑面积	0.09		0.13		0.15	
		改扩建后的实验用房面积占比	0.14		0.18		0.17	

续　表

一级指标	二级指标	三 级 指 标	重要性方面		敏感性方面		可操作性方面	
			变异系数	期望平均值秩次前十位	变异系数	期望平均值秩次前十位	变异系数	期望平均值秩次前十位
基础设施和硬件建设	基础设施	改扩建后的业务用房面积占比	0.10		0.17		0.15	
		改扩建后的保障用房面积占比	0.14		0.19		0.15	
		改扩建后的行政用房面积占比	0.18		0.22		0.17	
		BSL-2 实验室的配置	0.03	3	0.14	3	0.12	2
		BSL-1 实验室的配置	0.05	6	0.13	6	0.12	10.5
		洁净室的配置	0.08		0.17		0.12	
		消毒室的配置	0.06		0.17		0.12	
	仪器设备配置	A 类仪器的配置	0.06	10	0.17		0.13	
		B 类仪器的配置	0.10		0.17		0.15	
		C 类仪器的配置	0.14		0.16		0.16	
		疫情防控现场流调相关仪器设施配置	0.03	4	0.13	4	0.14	
		病原微生物检测设备配置	0.06		0.13		0.15	
	车辆配置	业务用车数	0.14		0.21		0.16	9
		应急用车数	0.06	8	0.14	8	0.15	
		核定批复的特种专业技术车辆数	0.10		0.19		0.15	
实验室检测能力建设及管理	实验室检验检测能力	2020 年实验室检验检测项目总数	0.06		0.18		0.09	
		实验室检验检测覆盖领域及项次数	0.05		0.11		0.11	4
		细菌、病毒、寄生虫等病原体检测参数数量	0.07		0.13		0.11	
		理化检测参数数量	0.08		0.13		0.11	
		新冠病毒核酸日检测能力	0.08		0.15		0.12	
	实验室质量管理情况	实验室质量体系文件	0.08		0.18		0.12	10.5
		实验室安全事故发生次数	0.06		0.13		0.13	
		病原检测网络实验室质控、考核满意率	0.09		0.13		0.12	
		病原检测网络实验室质控情况	0.05		0.13		0.09	

一级指标	二级指标	三 级 指 标	重要性方面		敏感性方面		可操作性方面	
			变异系数	期望平均值秩次前十位	变异系数	期望平均值秩次前十位	变异系数	期望平均值秩次前十位
实验室检测能力建设及管理	实验室人力资源	按辖区人口数配置的病原实验室检测人数	0.11		0.14		0.16	
		病原实验室检测高级技术人数	0.21		0.13		0.19	
		病原实验室检测中级技术职称比例	0.20		0.17		0.16	
岗位和专业队伍建设	内设机构	内设机构情况	0.18		0.21		0.19	
		业务机构占比	0.15		0.19		0.15	
	人员保障政策	人员编制	0.08		0.11		0.18	
		岗位设置	0.09		0.13		0.16	
	人员招聘情况	满编率	0.16		0.19		0.22	
	岗位结构	中级职称人员核定编制比例	0.12		0.15		0.12	
		高级职称人员核定编制比例	0.11		0.16		0.15	
		专业技术人员比例	0.10		0.14		0.12	
		卫生专业技术人员比例	0.09		0.14		0.13	
学科建设与科研创新	薪酬保障	保障绩效水平的政策文件完备程度	0.19		0.17		0.22	
	人才培养	参加公共卫生医师规范化培训人数	0.23		0.28[①]		0.24	3
		在职培训政策文件完备程度	0.16		0.20		0.19	
	科研激励政策	科研奖励纳入绩效情况	0.12		0.21		0.30[①]	
		激励机制建设情况	0.12		0.18		0.21	
信息化建设	组织管理	信息管理部门设置	0.16		0.22		0.24	7
		信息管理人员配置数	0.17		0.24		0.24	
		信息管理制度建设完备程度	0.14		0.21		0.18	
	业务信息系统	业务信息系统的建设	0.11		0.15		0.17	6
		应急视频会议建设	0.11		0.19		0.14	
		相关业务机构政务外网的接入和覆盖	0.19		0.22		0.19	
		核心业务网络管理	0.07		0.16		0.16	

续　表

一级指标	二级指标	三　级　指　标	重要性方面		敏感性方面		可操作性方面	
			变异系数	期望平均值秩次前十位	变异系数	期望平均值秩次前十位	变异系数	期望平均值秩次前十位
信息化建设	信息安全	信息互联互通	0.07		0.18		0.22	5
		双线路接入	0.08		0.18		0.15	
		三级系统核心设备冗余	0.09		0.25		0.17	
		网络安全的组织保障	0.12		0.21		0.17	
		信息系统的定级备案和测评	0.11		0.20		0.19	
卫生应急能力建设	单兵装备配置和性能	单兵装备方案的制定	0.11		0.19		0.13	
		单兵装备目录	0.16		0.18		0.16	
		流行病学调查处置终端设备	0.11		0.19		0.14	
		音视频采集和通信系统	0.13		0.19		0.16	
		无线网络终端性能	0.12		0.19		0.14	
		调查处置终端设备配置数	0.11		0.19		0.13	
		音视频采集和通信系统配置数	0.12		0.18		0.13	
	单兵装备实装	无线网络终端配置数	0.11		0.18		0.13	
		个人防护用品	0.05	1	0.15	1	0.10	
		消毒用品及相关耗材	0.08	7	0.15	7	0.08	
		卫生应急标识和服装	0.11		0.16		0.09	1
		集成化箱包	0.15		0.17		0.14	
	组织管理	卫生应急部门设置	0.06	5	0.15	5	0.09	
	培训演练	全员培训演练次数	0.15		0.22		0.11	8
		装备演练次数	0.14		0.20		0.13	
	应急处置实践	装备投入使用次数	0.18		0.25		0.19	
		年度突发公共卫生事件报告及时率	0.07	9	0.17	9	0.09	
		Kendall 协调系数	0.253		0.370		0.437	
		P 值	<0.001		<0.001		<0.001	

① 变异系数超过 0.25 的指标。

2. 三级推荐性指标

综合加权平均值、满分比、等级和、变异系数秩次计算得出期望平均值秩次靠前的推荐性指标,主要集中分布在实验室检测能力建设及管理、岗位和专业队伍建设、卫生应急能力建设领域。其中,卫生应急能力建设的各方面指标秩次均靠前列。与必要性指标相比,期望平均值秩次靠前的指标更多分布在实验室检验检测能力、应急处置实践、薪酬保障等二级指标领域。

三级推荐性指标重要性、敏感性、可操作性维度的 Kendall 协调系数分别为 0.385、0.449、0.454,统计学检验中 P 值均小于 0.001,专家对于指标体系的意见具备较好的协调一致性,整体上专家意见离散程度较低,86.1%的指标变异系数低于 0.25(表 4)。

表 4　上海区疾控中心建设发展三级推荐性评价指标分析

一级指标	二级指标	三 级 指 标	重要性方面		敏感性方面		可操作性方面	
			变异系数	期望平均值秩次前十位	变异系数	期望平均值秩次前十位	变异系数	期望平均值秩次前十位
基础设施和硬件建设	基础设施	承担培训/教学的相应面积	0.21		0.26[①]		0.21	
	车辆配置	已配置到位的特种专业技术车辆数	0.12		0.18	9	0.16	
实验室检测能力建设及管理	实验室检验检测能力	2021 年度实验室检验检测项目总数	0.11		0.20		0.11	4.5
		2021 年度实验室检验检测 CMA 认证项目数	0.12		0.18		0.14	4.5
		2021 年度实验室检验检测 CNAS 认证项目数	0.13		0.18		0.12	4.5
		病原检测参数认证情况	0.12	7	0.19		0.12	4.5
		菌毒种样本的储存管理	0.14		0.20	10	0.11	10
岗位和专业队伍建设	人员保障政策	按辖区内服务人口的疾控人员配置情况	0.10	5	0.19	7	0.18	
	人员招聘情况	年度入职人数	0.18		0.25		0.20	
		年度到岗率	0.17	8	0.22		0.19	
		自主招聘权限	0.16		0.27[①]		0.21	
	人员流动情况	年度机构辞职人员数	0.19		0.21		0.19	
		年度专业人员离职率	0.20		0.21		0.19	7
	岗位结构	中级职称专业技术人员比例	0.17		0.23		0.24	
		高级职称专业技术人员比例	0.17		0.22		0.21	
	薪酬保障	职工税前年收入情况	0.09	3	0.17	1.5	0.20	
	人才培养	人才培养项目数	0.10	10	0.22		0.16	
		联合培养方案的完备程度	0.19		0.28[①]		0.23	

续 表

一级指标	二级指标	三级指标	重要性方面		敏感性方面		可操作性方面	
			变异系数	期望平均值秩次前十位	变异系数	期望平均值秩次前十位	变异系数	期望平均值秩次前十位
学科建设与科研创新	科研论文	省级及以上刊物发表论文数	0.19		0.25		0.18	
		SCI 刊物发表论文数	0.19		0.25		0.23	
		年人均论文发表数	0.19		0.25		0.19	
	科研课题和成果	科研课题数	0.15		0.21		0.17	
		科研成果	0.19		0.21		0.18	
		科研成果转化	0.21		0.28①		0.24	
信息化建设	业务信息系统	信息互联互通的及时率	0.10		0.21		0.24	
		运维监测管理	0.12		0.18		0.20	
	信息安全	软件正版化	0.19		0.31①		0.29①	
卫生应急能力建设	组织管理	卫生应急队伍设置	0.09		0.15	5	0.14	
		传染病防控专业人数	0.13	1	0.16	3	0.12	9
		中毒处置专业人数	0.15	6	0.17	8	0.13	8
		环境危害因素专业人数	0.15		0.18		0.13	
		食品卫生专业人数	0.15	9	0.17	6	0.13	
		职业危害因素专业人数	0.16		0.18		0.14	
		核和辐射事故应急专业人数	0.18		0.18		0.20	
	应急处置实践	年度突发公共卫生事件规范处置指数	0.08	2	0.16	4	0.10	2
		年度突发公共卫生苗子事件报告完整率	0.09	4	0.14	1.5	0.10	1
		Kendall 协调系数	0.385		0.449		0.454	
		P 值	<0.001		<0.001		<0.001	

注：CMA 为检验检测机构资质认定标志（China Inspection Body and Laboratory Mandatory Approval）；CNAS 为中国合格评定国家认可委员会（China National Accreditation Service for Conformity Assessment）；SCI 为《科学引文索引》（*Science Citation Index*）。

① 变异系数超过 0.25 的指标。

（五）指标体系形成

根据专家咨询的分析结果,纳入评分均值>3、变异系数不超过 0.25 的指标,汇总变异度超过界值的个别指标及专家提出的修改意见,将同类指标进行合并,如将"A、B、C 类仪器设备的配置"指标合并为"仪器设备配置",将卫生应急能力建设中各专业领域卫生应急队综合为"卫生应急队伍专业覆盖情况"。考虑评价指标的可操作性,删减指标"联合培养方案的完备程度",将

"参加公共卫生医师规范化培训人数"调整至推荐性指标中,同时,增加"理化检验检测实验室仪器设备配置""中毒应急现场快检仪器设备配置""科普项目数",将职工税前年收入指标具体为"高、中级职称人员收入情况",用以完善实验室检测能力建设及管理、岗位和专业队伍建设、学科建设领域指标,使得指标体系更贴合实际、操作性更强。最终形成包括 6 个一级指标、24 个二级指标和 105 个三级指标(包括 63 个三级必要性指标、42 个三级推荐性指标)的上海市区级疾控机构建设发展评价指标体系。

三、讨论

结合文献检索和前期研究结果,我国区级疾控机构建设发展存在诸多问题。基础设施和硬件条件落后,实验室仪器配置率不足 50%[12-13],同时缺乏试剂耗材和设备维护保养的保障;人才队伍建设滞后,编制总数不足,结构有待优化[14],同时因保障激励等因素,专业人才"招不进、留不住"现象普遍[15];信息化建设滞后,疾控信息无法实现互通共享[13],卫生应急能力不足,单兵装备没有形成配置标准和方案,采购进度迟缓,配备不足,信息化工具使用频率低[16]。同时,各方面相关工作标准滞后,如实验室仪器配置要求与实际工作需求不一致。新冠疫情后,区县级疾控机构建设发展仍存在薄弱环节,欠缺适宜的评价标准,本研究较好地弥补了这一空白,为评价区县级疾控机构的建设发展状况提供了全面、详尽的评价指标体系,通过指标体系的评价,有望针对性地查漏补缺、促进区县级疾控机构软硬件能力全面提升。

本研究结合前期对上海区级机构建设发展的基线调查[11]以及文献检索开展专家咨询,构建了上海区级疾控机构建设发展评价指标体系。专家积极程度高(问卷回收率 100%),在公共卫生领域权威性高($Cr = 0.86$),对各级指标体系的评分集中程度高、离散程度低,三级指标重要性维度的变异系数均小于 0.25,3 个维度(重要性、敏感性、可操作性)的评分均具备协调一致性,协调系数范围为 0.253~0.454,专家意见高度一致,极少对指标进行修订,所构建的指标体系具备权威性和可行性。

该指标体系具有较明确的应用价值和现实指导意义:对标上海市《关于完善重大疫情防控体制机制健全公共卫生应急管理体系的若干意见》,指标体系紧密结合文件要求,以加快硬件建设、学科人才培养、疾控能力建设、科研能力、检验检测能力等方面为核心进行指标的细化完善,重点设置提升疾控机构现场调查处置能力的相关指标,如专业技术车辆的配置、卫生应急队伍建设和单兵装备配置、新冠核酸检测能力等。在制定指标体系的过程中,滚动反馈了区级疾控机构建设情况,以上薄弱环节得以加强,缓解了本市大规模本土疫情处置中用车紧张的局面,缓解了区级疾控机构应急通信设备、标准防护装备和统一应急处置服装的不足,进一步提升了区级网络实验室能级,在本土、入境病例和密接人员的筛查中发挥重要作用。此外,指标体系设置必要性指标和推荐性指标,解决了上海区级疾控机构既有指导职责又承担一线防控任务,建设水平难以评价的问题,同时,为长期持续地对区疾控建设情况进行滚动评价提供依据。

本评价指标体系在新冠疫情后首创,具有结合防控需求、贴合直辖市区级疾控的特点。2022年 6 月,该指标体系用于上海区级疾控机构建设发展综合评价。评估结果显示,各区基础设施和硬件建设发展较快,实验室新冠病毒核酸能力与卫生应急能力显著提升,但各区在岗位和专业队伍建设、学科建设与科研创新、信息化建设等方面发展不均衡,存在一定的提升空间。本项目组后续将持续跟踪上海市区级疾控机构建设发展,不断完善该指标体系,为今后疾控体系的现代化发展和建设目标的持续动态更新提供循证依据。不过,该指标体系是基于上海市的城市功能定位、城市居民面临的健康风险以及区级疾控机构实际的发展现状构建的,在外推应用时应结合实际情况进行参考。

参 考 文 献

[1] 吴凡,陈勇,付晨,等.中国疾病预防控制体系发展改革的若干问题与对策建议.中国卫生资源, 2020,23(3):185-190,294.

[2] 沈洪兵.新型冠状病毒肺炎疫情后我国疾控机构改革发展需要思考的几个问题.中华流行病学杂志,2022,43(1):1-4.

[3] 中华预防医学会.全国省级疾病预防控制中心规范化建设综合评价报告,2017.

[4] 中华人民共和国住房和城乡建设部,中华人民共和国国家发展和改革委员会.关于批准发布《疾病预防控制中心建设标准》的通知. http://fgw.qinghai.gov.cn/zfxxgk/jjzn/wjgcs/shfzc/ghczyzx_845/201906/t20190620_71233.html[2009-10-29].

[5] 中华人民共和国卫生部.卫生部关于印发《各级疾病预防控制中心基本职责》和《疾病预防控制工作绩效评估标准》的通知. http://www.nhc.gov.cn/jkj/s7914g/200812/a9949418dac742239caac4332cbc3275.shtml[2008-12-18].

[6] 中共上海市委,上海市人民政府.关于完善重大疫情防控体制机制健全公共卫生应急管理体系的若干意见. https://wsjkw.sh.gov.cn/sh1/20200408/bdc1a3241d214d76b69ae11980a7e64f.html[2020-04-08].

[7] 陈敬全.科研评价方法与实证研究.武汉:武汉大学,2004.

[8] 黄燕飞.广州市艾滋病防治评价指标体系研究.广州:中山大学,2009.

[9] 袁树华,师鉴,高伟,等.应用德尔菲法选择疾病预防控制机构公共卫生应急反应能力评价指标.环境与健康杂志,2007(9):732-733.

[10] 韦余东,张人杰,张新卫,等.应用德尔菲法构建疾控机构应急能力评价指标体系.浙江预防医学,2016,28(1):32-36.

[11] 李欣宇,陈勇,吴春峰,等.上海市区级疾病预防控制体系发展和能力建设情况.中国卫生资源,2021,24(6):730-734,738.

[12] 余超,张屹,何蔚云,等.广州市区级疾病预防控制中心发展建设情况.公共卫生与预防医学,2018,29(5):59-62.

[13] 熊英,金明贵.某区疾病预防控制体系建设的调查.现代医药卫生,2015,31(23):3562-3564.

[14] 李程跃,冯晓刚,龚丹,等.上海疾病预防控制系统建设的进展与思考.上海预防医学,2019,31(9):731-735.

[15] 李娟,李薇,宋卫萍,等.北京市区级疾病预防控制中心机构设置和人员配置现状.中国卫生资源,2021,24(3):253-257.

[16] 吕鸿鑫,尹凌,梅树江.深圳市基层疾控机构突发公共卫生事件应急能力现况调查.医学动物防制,2020,36(4):356-359.

上海市疾病预防控制体系信息化建设研究

道 理 夏 天 张 诚 范爱晶 夏 寒 付 晨

【导读】 文章系统梳理新时代疾病预防控制体系信息化建设要求,从基础建设、信息系统建设、数据应用与协同共享、网络安全建设等方面调研分析上海市疾病预防控制信息化体系建设现况、面临的问题及新冠疫情发生后的建设进展,为新形势下全面加快信息化建设、构建智能精准的现代化疾病预防控制体系提供发展思路。

疾控体系以预防控制疾病、保障人民健康和城市公共卫生安全为基本职责,是公共卫生体系重要的基础性组成部分,是政府履行公共卫生职能的重要支撑。党的十八大以来,以习近平同志为核心的党中央把维护人民健康摆在更加突出的位置。新冠疫情让人们更加深刻地认识到加快推进疾控体系现代化建设的重要意义。当今,信息技术快速发展,信息化在疾病防控过程中发挥了重要作用,已经成为疾控现代化体系建设中不可缺少的组成部分。在新时代、新形势下,全面增强疾控信息化管理、信息综合利用和信息服务能力,加快科技赋能,构建多部门信息共享,推动大数据与人工智能应用,全面加快信息化建设,以构建智能精准的现代化疾控体系[1]。

一、上海市疾控信息化建设的现状与问题

"十三五"以来,上海市依托上海健康信息网工程建设,按照市政府、市卫生健康委的部署要求,从建设规划、标准规范、网络平台、业务系统、数据中心、网络安全、大数据应用、互联网服务等方面持续推进公共卫生信息化建设[2]。基于政务外网的卫生信息专网已基本覆盖市、区、社区三级工作网络和全市公立医疗卫生机构,虚拟专网 VPN 通道已连通学校、托幼机构、公安等部门3 600 余家业务协作单位。全市已初步建立覆盖疾控全业务领域的数据标准体系和基于电子健康档案的市、区两级疾控信息平台,基本建立了涵盖各类疾控重点业务的信息系统,初步建立了

基金项目:科技创新 2030—"新一代人工智能"重大项目 2021 年度项目"新冠肺炎疫情等公共卫生事件的智能流调研究"(项目编号:2021ZD0114000);科技创新 2030—"新一代人工智能"重大项目"智能流调创新应用模式研究与示范"(项目编号:2021ZD0114005);2020年"科技创新行动计划"技术标准项目"基于医疗健康大数据的新发重大传染病监测预警标准"(项目编号:20DZ2200400);2022 年上海科委科技创新行动计划"以创新为导向的互联网+公共卫生服务可持续发展模式研究"(项目编号:22692105000)。
第一作者:道理,女,高级工程师。
通讯作者:夏天,女,主任医师,上海市疾病预防控制中心信息所所长。
作者单位:上海市疾病预防控制中心(道理、夏天、张诚、范爱晶、夏寒、付晨)。
本文已发表于《中国卫生资源》2022 年第 25 卷第 1 期。

医院数据推送、疾控业务管理、社区随访干预的业务协同和信息共享机制,实现了市、区两级平台数据交互和国家、市、区三级平台互联互通。其中,基于医院电子病历的传染病疫情报告与管理信息系统已与492家医疗机构电子病历对接(全市公立医疗机构全覆盖,占总报告机构数的97.2%)。通过"五码联动"在全国率先实现疫苗全程可追溯管理,覆盖全市16个区493家接种单位,实现100%覆盖,收集5 227.4万条疫苗接种记录,新型冠状病毒感染疫苗接种信息化承载量每日超50万剂次。网络安全方面,市、区疾控机构均高度重视信息系统网络安全,市级疾控重要业务信息系统已达到信息系统安全保护等级3级要求,16家区级疾控机构中,8家已全部达到3级要求,8家部分达到3级要求。全市疾控机构均已实现与电子病历、电子健康档案的数据共享,同步也在大力推进与大数据中心、城运中心的共享协同,积极融入城市运行"一网统管"、政务服务"一网通办",让信息多跑路,让群众少跑步。通过健康云、市民云随申办向公众提供接种信息查询、预约、慢性病健康管理等"互联网+"公共卫生服务[3]。

尽管上海市疾控信息化建设已有长足发展,但是现有的疾控信息化水平与上海城市安全保障、健康上海,以及国内领先、亚洲一流的目标相比仍然存在较大的差距,主要表现在网络安全特别是数据安全风险仍然比较高,信息化基础设施有待进一步完善、疾控业务信息系统需进一步扩充、信息整合与利用有待进一步加强等诸多方面[4]。

(一)基础建设无法满足现有业务发展

随着上海疾控业务信息化建设需求日益扩大,与之相匹配的信息化基础设施亟待进一步扩充和改善,市、区疾控机构机房自2004年陆续投入使用至今,已明显出现机房空间不够、缺少双路供电、UPS供电不足,设备老化,存在安全风险隐患等问题,特别是应急指挥网络通信基础建设滞后[5]。

(二)疾控信息系统建设有待升级完善

尽管上海市疾控信息系统建设已有较大进展,但目前仍有部分业务领域的信息化建设较为薄弱,需要加快建设步伐,如慢性病监测、健康危害因素监测等。同时,随着时代的发展,诸多业务领域的信息化建设已无法完全满足新增业务的需求,需要不断更新完善,如传染病监测、免疫规划等。另外,各区疾控本地化业务应用系统普遍缺乏,难以满足区域统筹下的疾病综合防控需求,社区医院信息系统与疾控业务信息系统的整合度较低,极大地影响了信息系统的使用效果。以上情况表明,疾控系统现有的疾病监测与管理系统亟待进一步扩展和充实。

(三)数据应用与协同共享尚不够深入

随着社会经济、科技水平和城市建设等的快速发展,疾病监测和健康管理数据与医疗、民事、气象、地理、交通、药品食品、质量监督、基因检测等多领域信息综合利用的需求与日俱增,但是"平战结合"的政策支持与行业协同机制还需要进一步加强。同时,在当前已经开展的疾控信息化建设中,信息技术作为支撑和助力,与公共卫生领域的业务应用结合仍不够紧密,未能有效实现从海量数据中获取、输出和应用知识,为公共卫生疾病防控服务。总之,信息化并没有给公共卫生领域带来想象中革命性的变革,数据的价值未得到有效体现,信息惠民利民、支撑卫生改革的效果不显著,与"健康上海"的要求仍有较大的距离[6]。

(四)疾控网络安全特别是数据安全风险仍高

疾控业务范围广,业务数据量大,随着信息技术不断发展,信息系统不断推广应用,伴随而来的数据泄露等安全风险在不断增加,网络安全风险防控与业务工作便捷程度的协同把控难度也在不断上升。此外,疾控数据关系国计民生、城市安全、社会稳定,管理对象的个人隐私安全保护问题日益凸显。

二、上海市疾控体系信息化建设的进展和思路

新时代疾控体系建设仍应坚持以预防为主,以能力建设为核心、人才队伍为根本、科技创新为支撑、信息化为手段,加强内涵建设,实现高质量发展。在实现路径上,探索应用互联网、大数据、人工智能、精准医学、整合医学、健康保险等新技术、新手段,创新业务模式和管理模式。根据上海市近年来出台的《上海市人民政府关于加强本市疾病预防控制体系建设的指导意见》(沪府发〔2019〕14号)[7]、《关于完善重大疫情防控体制机制健全公共卫生应急管理体系的若干意见》[8]和《上海市人民政府关于加强本市疾病预防控制体系现代化建设的实施意见》等一系列政策文件的要求,以全面提高公共卫生循证决策服务能力为宗旨,以"补短板、强体系、促能力"为原则,对标"国内领先、国际先进"的建设要求,以业务管理需求为导向,以"整合系统、扩大覆盖、互联互通、信息引领、智能防控"为抓手,建设"医防融合"、与疾控业务需求相适应、与信息技术发展相协调、国内领先的疾控信息化建设、应用、服务与管理体系,全面增强疾控信息化管理、信息综合利用和信息服务能力,高效支撑疾控业务精细化管理与创新发展以及公众健康服务,打造与上海城市发展目标和定位相适宜、国际先进的"智慧疾控"[9]。

(一)完善疾病预防控制信息基础建设

随着公共卫生体系建设越来越受到重视,上海市疾控中心新址建设已于2020年12月动工,目前进展顺利。基于区域电子政务云,1/4的区级疾控机构已全面或部分完成机房改扩建,将近一半的区级疾控机构计划于2021年内启动改扩建工程。根据城市运行"一网统管"、政务服务"一网通办"的要求,进一步扩充、优化、利用好政务云资源为疾控业务服务,加强全市网络建设,加快推进5G和"互联网+"应用,提升全市关键基础设施服务能力。

(二)加强疾控业务系统建设

进一步深化融入"一网统管"的疾控业务信息系统建设。依托城市运行"一网统管"、政务服务"一网通办",进一步深化公共卫生突发应急处置信息系统,建设基于多源数据的传染病综合监测预警与应急处置、慢性病多因素风险综合监测、环境健康危害因素及事件智能化监测与预警、公共卫生网络实验室病原体基因序列溯源决策等信息系统,实现症候群、疾病、危险因素、病原体和事件的综合监测、早期预警和闭环应对,提升疾病综合防控水平。

（三）加强信息共享与互联互通

推进疾控系统内协同与共享,进一步深化基于市区两级平台的医院数据推送、疾控业务管理、社区随访干预的业务协同和信息共享。推进"医防融合"协同与共享,包括疾控数据与电子病历、电子健康档案、全员人口信息的共享应用。推进多部门协同,逐步探索与公安、民政等多部门业务协同和信息共享的机制,服务于疾病监测、疾病管理等方面。

（四）加强数据整合利用

加快推进大数据、人工智能、5G 等信息技术在公共卫生领域的应用。聚焦大数据、人工智能技术在传染病监测预警及风险应对、慢性非传染性疾病危险因素评估、环境卫生相关危害因素智能评价、临床医疗与公共卫生融合等领域的创新应用与示范,开展"5G+传染病疫情防控""5G+核化应急处置""5G+ 疫苗服务""5G+ 健康监测"等场景落地见效,优化和重构疾病防治模式、个人健康管理模式和人群健康服务模式,提升超大城市公共卫生服务和治理水平。建设应用疾控管理服务云平台,深入推进数字化支撑疾控业务精细化管理[10]。通过多源数据汇聚与分析,实现覆盖疾病监测报告、社区健康管理与评估、公共卫生服务等业务领域的疾控管理指标可视化展示,加强对疾控业务管理情况和效果的监管评价,推动疾控业务向数字化、智能化、现代化全面转型。

（五）加强疾控网络安全建设

坚持教育、制度和技术防控三管齐下,强化网络安全管理。加强疾控信息系统和关键信息基础设施安全等级保护建设,对新建和已有业务信息系统都按照 3 级等级保护要求进行建设和加固,将符合关键信息基础设施标准的系统列为关键信息基础设施进行管理[11]。全市统一构建数据动态安全态势感知与响应体系,市、区疾控机构根据业务开展实际情况,建设疾控业务数据安全管控系统,实现全方位、全周期数据安全管控。

参 考 文 献

[1] 徐崇勇,付晨,许明飞,等.上海市疾病预防控制体系现代化建设思路探讨.上海预防医学,2021, 33(1):1-5.

[2] 吴凡,陈勇,付晨,等.中国疾病预防控制体系发展改革的若干问题与对策建议.中国卫生资源, 2020,23(3):185-190,294.

[3] 袁政安,夏天,张诚.信息资源规划在疾病预防控制领域的发展与思考.中国卫生资源,2014, 17(6):458-460.

[4] 姜智海,夏天,张诚,等.我国基层医疗机构信息系统建设和信息标准应用调查.上海预防医学, 2014,25(6):323-325.

[5] 夏天,张诚,卢婷,等.我国 84 家疾病预防控制机构卫生信息标准应用现状调查和分析.上海预防医学,2014,26(5):267-269.

［6］ 夏天,吴凡,施燕,等.区域协同应用框架下的疾病预防控制数据标准制定方法研究.中国卫生资源,2014,17(5):380-383.

［7］ 上海市人民政府.上海市人民政府关于加强本市疾病预防控制体系建设的指导意见(沪府发〔2019〕14号).2019.

［8］ 上海市人民政府新闻办公室.关于完善重大疫情防控体制机制健全公共卫生应急管理体系的若干意见.https://www.shio.gov.cn/TrueCMS/shxwbgs/2020n_4y_fbtp/content/37749001-5fe9-428b-9b55-41a39a598a21.html[2021-08-27].

［9］ 吴春峰,祖平,陈勇,等.新时代上海市疾病预防控制体系建设进展与对策思考.上海预防医学,2021,33(2):97-101.

［10］ 上海市卫生健康委员会.关于贯彻落实《上海市人民政府关于加强本市疾病预防控制体系建设的指导意见》的通知.http://wsjkw.sh.gov.cn/zhgl2/20191028/0012-66101.html[2021-08-27].

［11］ 上海市人民政府办公厅.关于转发市卫生健康委等四部门制订的《上海市加强公共卫生体系建设三年行动计划(2020—2022年)》的通知.http://www.shanghai.gov.cn/nw48505/20200825/0001-48505_65151.html[2021-08-27].

环保工程对于职业卫生工程
发展的借鉴与思考

王 翔 赵乾魁 顾沈兵 王祖兵 王剑明 何雪松

【导读】 相较于职业病防治其他措施,作为职业病三级预防原则最前端的职业卫生工程防护发展一直较缓慢。通过分析环保工程的法规政策、规范标准、产品市场、人才培养等现状,借鉴其发展模式,提出了职业卫生工程进一步发展的政策建议。

自《中华人民共和国职业病防治法》及其系列配套法规实施以来,我国职业病防治工作取得了显著成效,近十年间(2012~2021年)全国报告新发职业病病例数下降了43.8%[1]。但在这些成绩的背后,我们发现作为职业病三级预防最前端措施——职业卫生工程防护,相较于职业病危害检测与评价、职业健康监护、职业病诊断治疗等领域,发展一直较缓慢。本文期望通过比较分析环保工程和职业卫生工程的发展和现状,为职业卫生工程的进一步发展提供借鉴。

一、环保工程与职业卫生工程发展现状比较

(一)法律法规

目前生态环境部按照《中华人民共和国环境影响评价法》(中华人民共和国主席令第二十四号)、《建设项目环境保护管理条例》(中华人民共和国国务院令第682号)、《排污许可管理条例》(中华人民共和国国务院令第736号)、《建设项目竣工环境保护验收暂行办法》(国环规环评〔2017〕4号)等法律法规,规定环境影响评价、排污许可、建设项目竣工环境保护验收三项制度作为项目投产前环保"三同时"建设的保障[2]。而环保工程作为控制污染物排放的核心技术手段,贯穿于上述三大管理制度中。环境影响评价制度是环境准入门槛,排污许可制度是生产运营期排污的法律依据;建设项目竣工环境保护验收制度则是发挥主体责任和落实"三同时"的最后一道关口。三项制度相互配合,契合紧密。另外环境影响评价审批不再作为建设项目审批的前置

基金项目:上海市第五轮公共卫生体系建设三年行动计划项目(项目编号:GWV - 10.1 - XK12)。
第一作者:王翔,男,高级工程师。
通讯作者:何雪松,男,副研究员。
作者单位:上海市化工职业病防治院(王翔、赵乾魁、顾沈兵、王祖兵、王剑明),上海市卫生健康委员会(何雪松)。

条件,建设项目只需在项目开工建设前完成环评审批即可。建设项目初步设计中应编制环境保护篇章,环保工程设施与主体工程同时设计,因此在时间段上,环保工程初步设计(含施工图设计)可与环评工作平行开展,设计单位和环评相互沟通,项目建设的效率和内在契合度较高。项目竣工后,建设单位按照生态环境部规定的标准和程序自主验收,环保行政主管部门加强事中事后监督,建立"双随机、一公开"监管体制。

《建设项目职业病防护设施"三同时"监督管理办法》(国家安全生产监督管理总局令第 90号)规定职业病危害预评价、防护设施设计专篇、控制效果评价和防护设施验收四项制度。上述四项制度从法律上规定了建设单位履行职业病防护设施"三同时"建设的主体责任,职业病危害预评价和防护设施设计专篇相互配合,为职业病防治"三同时"的落地提供了有效的技术支撑。但实践中四项制度存在内容部分重叠、重评价轻工程的现象。如防护设施设计专篇存在较多管理、评价内容,特别是专篇编写单位取消设计资质后,防护设计中仅讲述设计原则、无实际落地工程的报告屡见不鲜;防护设施验收在行业主管部门层面上无详细的验收规定,导致防护设施验收流于形式,或者由控制效果评价评审时顺带验收[3-4]。

(二)技术规范和标准

近二十年来生态环境部共发布 102 个环保工程技术规范(含 8 个已废止规范)和 28 个验收技术规范(含 1 个已废止规范),从设计、施工、验收等各环节规定了项目环保工程的建设。由表1 可知,环保工程技术规范主要分为三类:基础纲领性文件、工程设计指南和单项技术规范。其中 90 个技术规范分别从行业、污染物种类、技术路线等方面规定了环保工程的设计、施工、设备与材料、检测与控制、运行与维护的技术要求。

表 1   环保工程技术规范和产品要求列表

类　别	名　　称	内　容
工程技术规范	① 环境工程 名词术语	基础纲领性文件
	② 环境工程技术分类与命名	
	③ 环境工程技术规范制订技术导则	
	环境工程设计文件编制指南	规定了环境工程可行性研究报告、初步设计文件、施工图和工程预算文件的编制要求
	① 包装印刷业有机废气治理工程技术规范	规定了 90 个环保治理工程的设计、施工、检测和运行维护的技术要求
	② 钢铁工业除尘工程技术规范	
	③ 印制电路板废水治理工程技术规范	
	④ 吸附法工业有机废气治理工程技术规范	
	……	

续　表

类　别	名　　　　称	内　　容
验收技术规范	① 建设项目竣工环境保护验收技术规范 生态影响类 ② 建设项目竣工环境保护验收技术指南 污染影响类	从生态和污染影响两类规定了建设项目竣工验收的总体要求
	① 建设项目竣工环境保护验收技术规范 煤炭采选 ② 建设项目竣工环境保护验收技术规范 汽车制造 ③ 建设项目竣工环境保护验收技术规范 造纸工业 ④ 建设项目竣工环境保护验收技术规范 石油炼制 ……	规定了采煤、汽车制造等 22 个行业建设项目竣工验收的要求
	① 水污染源在线监测系统(COD_{Cr} 、 NH_3-N 等)验收技术规范 ② 环境空气气态污染物(SO_2 、 NO_2 、 O_3 、CO)连续自动监测系统安装验收技术规范 ③ 环境空气颗粒物(PM10 和 PM2.5)连续自动监测系统安装和验收技术规范	规定了连续在线监测的技术要求
环保产品技术要求	环境保护产品技术要求制订技术导则	基础纲领性文件
	① 环境保护产品技术要求 电袋复合除尘器 ② 环境保护产品技术要求 工业废气吸收净化装置 ③ 环境保护产品技术要求 阻尼弹簧隔振器 ④ 环境保护产品技术要求 厢式压滤机和板框压滤机 ……	规定了 95 类环保产品的基础性能指标、试验方法和检验规则等

　　建设单位自主组织的竣工验收可参照已发布的 22 个行业和 3 个环境监测系统验收技术规范,里面明确规定了验收的基本程序,包括设计资料收集、现场勘查、技术检验、运行效果评估等步骤;若无行业规范,则可参照《建设项目竣工环境保护验收技术规范 生态影响类》和《建设项目竣工环境保护验收技术指南 污染影响类》里的程序完成自主验收。

　　职业卫生监管职能经多次调整后,现行涉及职业卫生工程的规范标准主要包括 36 个防护技术规范、2 个设计专篇编制细则、2 个工程设施评估规范、2 个工程产品技术要求(表 2)。与环保工程技术规范体系相比,职业卫生工程技术规范体系相对不健全,缺乏基础纲领性文件和工程设计施工验收细则。且职业卫生工程作为职业病三级预防的一个措施,未像环保工程一样单独形成技术规范,而是与其他防治措施一起制定。如表 2 中 35 个防护技术规范(原国家安全生产监督管理总局,以下简称“安监总局”发布),工程防护内容以规范中部分条款呈现,且多以原则性要求为主,无具体设计施工细则。另外,环保工程对竣工验收较重视,并制定了较详细的验收规范,而职业病防护设施验收,除了在《建设项目职业病防护设施“三同时”监督管理办法》中简要规定了验收程序外,并无其他标准或指南性指导文件。

表2 职业病危害工程技术规范和产品要求列表

类 别	名 称	内 容
工程技术规范	① 工作场所防止职业中毒卫生工程防护措施规范(GBZ/T 194－2007) ② 电子工业防尘防毒技术规范(WS 701－2008) ③ 焊接工艺防尘防毒技术规范(WS 706－2008) ④ 造纸企业防尘防毒技术规范(WS/T 732－2015) ……	含1个原卫生部发布和35个原国家安监总局发布的防尘防毒规范(已划转国家卫生健康委归口管理)[5]
	① 水泥生产企业建设项目职业病防护设施设计专篇编制细则(WS/T 753－2016) ② 汽车制造业建设项目职业病防护设施设计专篇编制细则(WS/T 756－2016)	2个行业职业病防护设施设计专篇的编制要求
	① 通风除尘系统运行监测与评估技术规范(WS/T 752－2015) ② 局部排风设施控制风速检测与评估技术规范(WS/T 757－2016)	2个工程设施的评估技术规范
产品技术要求	① 焊接烟尘净化器通用技术条件(WS 715－2014) ② 家具制造业手动喷漆房通风设施技术规程(WS/T 758－2016)	2个工程产品的技术要求

(三) 产品市场

环保产品是环保行业发展的支撑框架。为推动环保装备的发展,国务院各部门结合环保产业方向和税制改革,不断调整环保专用设备优惠目录和进口免税目录,定期修订发布国家鼓励发展的环保产业装备(产品)目录,鼓励先进并淘汰落后的技术、装备及产品,使我国环保装备制造业产值发展达万亿规模。迄今为止,生态环境部共发布了96个环保产品技术要求(含1个要求制定技术导则),全面规定了各类产品的技术要求、试验方法、检验规则等。而工信部也公布了多批符合大气、污水、固体废弃物治理和环境监测仪器的设备制造企业名单(如工信部公告2020年第41号),从供给侧引导装备制造业发展。另外,中国环保产业协会也一直推动环保产品认证工作(CCEP),采用"工厂检查＋产品检验＋获证后监督"的认证模式,累计颁发环保产品证书近5 000张。

与环保产品的独立性不同,职业卫生工程产品大多需与生产工艺配合,尤其在空间布置、形状、结构等方面要求在不影响生产过程的情况下来设计和施工。因此其工程类产品在不同工艺中以个性定制化为主,未形成标准化产品(装备)的大市场。2015~2017年原国家安监总局发布了数批安全生产先进适宜技术装备推广目录,里面包含十余项粉尘和化学毒物工程防护技术装备。但推广力度较小,也未与财税、市场准入等手段相结合,企业需求端和产品供给端的发展都较缓慢。

(四)人才培养

"十三五"期间,环保产业的大好形势为环保装备制造业人才的培养提供了良好平台。全国各类理工科高等教育学校基本上都设有环境专业,每年为各类企事业单位提供上万名环保方面毕业生。环保工程装备是多学科、多专业、多技术的融合,因此除了环境工程人才,机械制造、自动化控制、材料工程等专业人才也积极投入到环保产业中,并可通过国家注册环保工程师制度成为从事环保专业工程设计及相关业务的专业技术人员。全国现有近万家环保装备制造企业,为各类人才提供了较好的职业舞台,并形成了产学研协同促进的良性循环。

而职业卫生防护人才却严重缺乏。2018 年教育部新设"职业卫生工程"本科专业(代码082903T),专司职业病危害工程防护的人才培养。职业卫生工程是工医结合的跨学科专业,除了学习职业病危害因素识别、检测、评价外,还需掌握工业通风与除尘、振动与噪声控制、工业安全、工程制图等技术[6-8]。截至 2021 年 6 月,全国范围内只有 5 家高校开始该专业招生[9],相关教学模式也处于探索和优化过程中。与巨大市场需求相比,现阶段职业卫生工程专业的开设院校和招生人数明显不足,人才队伍培养才刚刚起步。

二、职业卫生工程发展的思考

(一)职业卫生工程面临的主要问题

自 1951 年第一批职业卫生领域法规标准发布以来,职业病防治工作已走过七十余载。在"三级预防"原则中,职业卫生工程防护处于预防最前端,是最直接、最有效消除和控制职业病的手段。但由于职业卫生监管职能在劳动部、卫生部、安监总局和国家卫生健康委之间多次调整,职业卫生工程发展缓慢,且显著落后于职业卫生检测评价、职业健康监护、职业病诊断治疗的发展。

正如文献所述[3-4],职业卫生工程发展面临的问题主要体现在四个方面:一是政策法规标准体系不健全,政府和行业监管力量薄弱;二是用人单位的主体责任落实不到位,忽视工程防护的设计和建设;三是学科建设和人才培养刚刚起步,教育模式尚在摸索阶段;四是职业卫生技术服务机构缺乏工程防护人员和知识,难以解决用人单位的实际需求。

(二)职业卫生工程发展的思考与建议

现在的职业卫生工程行业与 20 世纪 90 年代刚起步的环保工程较类似,皆以跨学科交叉融合的模式发展。借鉴环保工程行业的发展轨迹,职业卫生工程需要在政策、市场、人才、技术等层面加强研究和投入,以便更好地为劳动者健康提供保障。

1. 完善职业卫生工程防护政策法规体系

以《职业病防治法》为核心,我国已建立了较为完备的职业病防治法规体系,但涉及职业卫生工程的较少。在《建设项目职业病防护设施"三同时"监督管理办法》中,防护设施设计专篇和竣工验收为建设单位自主组织实施,但由于无系统性的指导规范文件(除个别省市或行业制定了指南),用人单位普遍存在仅仅满足于合规性检查,未能充分发挥工程防护的实质作用。且设计专篇与预评价、竣工验收与控制效果评价工作存在部分重复,导致用人单位负担较重,滋生"走过场"心理。

因此,需进一步加强政策法规的顶层设计,强化职业病防治各项制度相互配合的契合度,建立健全职业卫生工程相关的技术规范、产品标准等,并综合利用财税、宣传、监管等手段推进推广先进适宜工程技术产品的使用。

2. 加强教育宣传和监督执法

针对部分职业病防护设施设置"形式化"现象,全社会需加强职业病防治及工程防护知识的宣传教育,落实用人单位职业病防治的主体责任。让劳动者掌握职业病危害知识、防护措施及相关权利,提高防护意识;并充分发挥群众监督作用,与政府监管有机结合,完善群众举报机制,提高监督执法效率,促进工程防护设施的真正落地见效。

3. 以需求为导向推动职业卫生工程市场发展

产品和服务是市场发展的两翼,而需求就是前行的润滑剂。以用人单位需求为导向,积极开发防尘、防毒、防噪、防辐射、防暑降温等工程产品,培育一批技术实力过硬、产品能力贴近市场的制造企业,并加强知识产权保护,促进企业的良性竞争。同时以职业卫生技术服务为纽带,打通用人单位职业病危害现状、工程防护需求与防护产品、性能之间的栈道,在检测评价的基础上,提升工程防护方面服务的深度,实现切实解决用人单位实际需求的目标。

4. 加快职业卫生工程人才队伍培养

无论是职业卫生技术服务机构还是用人单位都面临工程防护人才的缺乏。因此加强职业卫生工程学科建设和人才培养,系统、科学地拓展防护技术研发的深度和广度,优化资源配置建立"政产学研用"平台,推动创新要素向用人单位聚集,形成职业病危害工程防护的战略力量,保障从源头上降低职业危害因素对劳动者健康的伤害。支持相关大学开设"职业卫生工程"本科教育,鼓励医科、工科院校联合培养医工结合的硕博高层次人才,探索推动职防机构与高校、工程设计院所、高科技企业之间科研人员"双聘"、兼职等柔性流动机制,推进资源整合、师资共享,加快职业卫生工程人才队伍培养体系建设。

参 考 文 献

[1] 顾天成,李恒.国家卫生健康委:全国报告新发职业病病例数降幅达 43.8%. http://www.gov.cn/xinwen/2022-04/25/content_5687099.htm[2022-10-22].

[2] 谢海波."放管服"背景下环境影响评价行政审批改革的法治化问题与解决路径.南京工业大学学报(社会科学版),2021,20(2):26-36.

[3] 樊晶光,佟林全,王嘉莹,等.职业卫生工程的昨天 今天 明天.劳动保护,2021,(4):10-12.

[4] 陈建武,赵东巍.职业卫生工程需要"政产学研用"服务平台.劳动保护,2021,(4):13-15.

[5] 中华人民共和国应急管理部,国家卫生健康委员会.关于调整职业健康领域安全生产行业标准

归口事宜的通知. 应急〔2020〕25 号. 2020 - 03 - 23.

[6] 周福宝,杨永良,李增华,等. 医工结合下的职业卫生工程专业建设探索. 煤炭高等教育,2019, 37(6)：8 - 12.

[7] 杨永良,周福宝,李增华. 职业卫生工程专业"工医"结合协同教学思路探索. 高学刊,2020,(6)： 80 - 82.

[8] 田森,司鹄,刘莉,等."职业卫生与防护"课程金字塔式教学模式探索与实践. 现代职业安全, 2020,(3)：93 - 95.

[9] 赵秋生. 职业卫生工程人才的培养路径. 劳动保护,2021,(4)：16 - 18.

上海市中小微型企业职业健康帮扶模式研究

何雪松　尹　艳　杨　凤　于　峰

田雨来　朱素蓉　梅灿华

【导读】　目前我国中小微型企业职业健康管理基础薄弱,经济快速发展与职业健康服务之间的矛盾日渐凸显,国家和上海市《职业病防治规划(2021—2025年)》均提出开展中小微型企业职业健康帮扶。为进一步做好新时期上海职业健康工作,更好地保障劳动者职业健康权益,我市积极开展中小微型企业职业健康帮扶专项行动,在帮扶实践中深入了解企业目前存在的职业健康管理工作难点、痛点,对目前中小微型企业职业健康管理现状、存在的问题和发展形势进行研究、总结,结合目前职业健康帮扶行动工作进行理性分析和思考,并提出积极的政策性建议。

一、中小微型企业职业健康现状

2020年上海市对制造业,电力、燃气及水的生产和供应业开展的职业病危害现状调查[1]结果显示,上海市中小微型企业数量众多,行业分布广泛,接触危害因素种类众多,占存在职业病危害企业数的92.8%,其职业病危害项目申报率、作业场所检测率及健康监护覆盖率低于50%。目前中小微型企业普遍存在对职业病防治法[2]意识淡薄,管理防治责任体系不健全,职业健康管理人员配备不到位,职业卫生管理制度缺失,职业卫生档案管理混乱,职业健康管理经费投入难落实,工作场所职业卫生条件差,劳动者职业健康防护意识淡薄,职业病危害项目申报率、作业场所检测率及健康监护覆盖率低等问题[3-4]。中小微型企业职业健康管理存在的问题是职业健康工作的"短板",亟待推动中小微型企业职业健康帮扶工作。

由于新冠疫情、国际市场环境变化等多重因素影响,我国企业生存发展面临前所未有的压力,尤其是中小微型企业的生存环境更加具有复杂性、严峻性和不确定性,有的中小微型企业甚至处于生死存亡的边缘[5]。在这种严峻的形势下,中小微型企业职业健康管理工作相应变得困

第一作者:何雪松,男,副研究员。

通讯作者:梅灿华,男,高级工程师。

作者单位:上海市卫生健康委员会(何雪松、朱素蓉、梅灿华),上海市疾病预防控制中心(尹艳、杨凤),安思因(上海)咨询管理有限公司(于峰),上海市化工职业病防治院(田雨来)。

难重重,劳动者的职业健康权益也得不到应有的保障。如何在不增加企业负担的前提下,紧紧抓住中小微型企业的职业健康管理工作不放松,为中小微型企业解危纾困的同时,有效地保障劳动者职业健康权益,亟待我们积极开展探索与实践。

二、中小微型企业职业健康帮扶机制的探索与实践

(一)制订实施方案,强化组织保障

在前期充分调研的基础上,针对本市中小微型企业职业健康工作现状,上海市卫生健康委印发了《上海市中小微型企业职业健康帮扶实施方案》和《上海市中小微型企业职业健康帮扶实施细则》[6],明确帮扶模式和帮扶流程,保障中小微型企业职业健康帮扶行动的有序开展。同时,市、区卫生健康委牵头分别成立市级和区级中小微型企业职业健康帮扶领导小组,市、区疾控中心牵头分别成立市级和区级中小微型企业职业健康帮扶技术指导组,全面负责辖区内职业健康帮扶技术支撑工作。

(二)设立遴选标准,确保精准帮扶

中小微型企业职业健康帮扶的工作原则是政府主导、部门协作、企业自主。为确保亟须帮扶的企业能尽快接受帮扶,上海市分别从工作场所危害状况、职业人群健康状况和职业健康管理情况等方面设定了被帮扶企业的遴选标准。各区卫生健康委参照遴选标准,兼顾行业分布和中小微型企业规模分布,在与企业充分沟通基础上推荐一批急需帮扶的企业。

(三)评估帮扶对象,摸清企业现状

为全面准确掌握被帮扶中小微型企业职业健康工作现状,组织专家制订《上海市中小微型企业职业健康帮扶工作评估表》,对100家具有代表性的中小微型企业职业健康管理开展初步评估,梳理中小微型企业职业健康管理工作的难点与重点。主要问题集中在中小微型企业管理者职业病防治责任意识不足,职业卫生管理投入不足,职业健康管理措施不健全,同时职业健康管理技术性较弱,而中小微型企业普遍缺乏职业健康专业技术人员,且人员流动性高,不利于企业职业卫生管理的可持续性。

(四)坚持一企一策,探索多种模式

统筹辖区内各方力量并结合被帮扶企业实际情况,确定每一家企业的帮扶实施模式,针对帮扶工作的12个维度,组织专家制定"一企一策"帮扶方案与实施计划。目前主要探索的帮扶模式[7]有以下几种。

1. 政府购买服务帮扶

(1)政府购买服务帮扶项目的确定与企业的选择:上海市卫生健康委设立"中小微型企业职业健康帮扶行动第三方职业健康管理指导咨询服务"项目,以政府招标采购的方式,首次委托第三方机构对企业进行精准指导和定点帮扶。在上海工业企业较为集中的浦东、松江、闵行、奉贤、嘉定、宝山、青浦、金山、崇明、杨浦等10个区做试点,在与企业充分沟通基础上,各区卫生健

康委根据《上海市中小微型企业职业健康帮扶实施细则》遴选了 100 家符合帮扶筛选条件,急需帮扶的中小微型企业。对照 GB/T 4754‑2017《国民经济行业分类》[8]中二级行业小类分类,100 家被帮扶企业共涉及 18 个行业,根据《建设项目职业病危害风险分类管理目录(2012 年版)》[9]中的规定进行分类,职业病危害风险分类"严重"的企业占比 92%。

(2)政府购买服务帮扶项目的启动与推进:在试点帮扶阶段初期市卫生健康委组织市疾控、各区卫生健康委、各区疾控、第三方服务机构等开展帮扶行动启动会,在帮扶中期组织全市 10 个区的过程质控以及帮扶工作推进会,并与第三方服务机构建立周报和月报、线上和线下汇报工作进展的沟通机制,全程实时掌握帮扶工作动态。帮扶工作完成后,各区卫生健康委将组织对已完成帮扶的企业适时组织验收评估,市卫生健康委对通过区级验收评估的帮扶企业开展抽查验证评估,确保帮扶达到预期成效。

(3)政府购买服务帮扶项目的实施:帮扶阶段主要将工作分为查漏、补缺。查漏工作主要是与被帮扶企业建立沟通机制,对企业职业健康管理体系(方法)、职业健康管理制度、职业健康管理档案、作业场所现场进行摸底,形成风险评估报告(帮扶评估表、法律风险预警表)。与企业沟通后形成"一企一策"帮扶实施方案,明确整改方案与时间节点,结合企业职业健康管理现状、负责人和管理人员意识、各企业帮扶进度快慢等多方面因素,将 100 家被帮扶企业初步分为 A~E 这 5 个帮扶难易等级。补缺工作整体按照"一企一策"帮扶实施方案进行,工作重点在解决问题、形成机制。首先帮助企业建立职业健康法律法规库,完善职业健康管理体系(包括职业健康管理组织架构和职责),梳理职业健康管理流程;帮助企业建立和修订职业健康管理制度和管理档案,协助企业编制职业病防治计划和实施方案;对企业负责人与管理人员进行职业健康培训,指导其建立企业劳动者培训体系。补缺形式以线下辅导结合线上督促跟进的模式运行,有困难的企业随时进厂,"手把手"指导,帮助解决企业日常职业健康管理问题,培养企业职业健康管理人员能力,提升企业职业健康管理水平。

2. "一对一"结对帮扶

制订中小微型职业健康结对帮扶工作手册,招募上汽集团、3M 中国、杜邦公司、陶氏化学、赢创集团、维美德、梯希爱、和辉光电、帝斯曼、艾仕得等 10 家职业健康管理能力较强且具有社会责任感的企业,由其结对帮扶符合帮扶条件的中小微型企业,"一对一"帮助其建立和完善职业健康管理体系,并依法依规组织开展相关工作,切实保障中小微型企业劳动者的职业健康权益。

3. 健康园区帮扶

2021 年起,上海在全国率先开展健康园区建设试点[10]。2022 年,上海将健康园区建设与中小微型企业帮扶工作紧密结合,帮助工业园区建立职业健康管理共建共享机制和职业健康促进服务体系,在园区内营造健康支持环境,从园区层面提供各方面资源帮扶园区内中小微型企业,推动中小微型企业提高其职业健康管理水平。同时督促和带动园区内中小微型企业开展健康企业建设,从而弥补目前仅基础较好的规模企业参与健康企业建设的局限。截至 2022 年 7 月中旬,本市三个试点健康园区内已有 30 余家中小微型企业通过健康企业建设验收评估。

4. 企业自主开展托管式服务帮扶

在中小微型企业帮扶工作机制的带动下,上海目前有数十家中小微型企业根据自身情况外聘专家团队或专业机构全面负责本单位职业健康管理工作。目前,该帮扶模式也已纳入上海市中小微型企业职业病健康帮扶模式试点。

5. 项目带动帮扶

职业病主动监测和工作场所职业病危害因素监测优先纳入帮扶的中小微型企业。目前开展帮扶企业中符合国家监测方案要求的均已纳入职业病主动监测和工作场所危害因素监测,涉及超过半数帮扶企业。

（五）创新开展质控，注重过程管理

受市卫生健康委委托,市、区疾控中心作为技术指导组,负责全面组织实施辖区内职业健康帮扶工作,并负责相关培训和技术支撑。为此,市疾控中心针对不同模式的帮扶制订了个性化的质控方案和流程管理要求,在各类帮扶实施过程中,全程掌握帮扶动态,并适时开展区级和市级质控,主要对帮扶实施单位对帮扶对象的初评估是否全面准确、帮扶计划是否可行并有针对性、以及是否帮助企业落实整改等内容进行现场核实和指导,确保帮扶工作的质量和效果。

（六）重视总结评估，确保帮扶成效

上海市疾控中心组织制订了《上海市中小微型企业职业健康帮扶评估表(试行)》,包括 12 大类 68 项评估内容,要求帮扶实施单位在帮扶前对照该表逐一梳理帮扶企业职业健康工作存在的问题,并进行核查与评估,完成《上海市中小微型企业职业健康帮扶评估表(试行)》初评并制订帮扶计划。帮扶工作完成后,各区卫生健康委将组织对已完成帮扶的企业适时组织验收评估,市卫生健康委对通过区级验收评估的帮扶企业开展抽查验证评估,未通过区级验收评估或市级抽查评估的企业将由原帮扶单位继续实施跟踪帮扶。

（七）有序分步推进，后续全面推广

2022 年为试点帮扶阶段,在全面梳理试点阶段各类帮扶方式存在问题和取得成效基础上,总结经验,针对存在的问题和薄弱环节,从政策支持、部门协作和援助机制等方面,全方位建立本市中小微型企业职业健康帮扶机制和模式。2023 年起将进入全面帮扶阶段,并选出中小微型企业帮扶典型,发挥示范引领作用,持续推进中小微型企业职业健康帮扶工作。

三、中小微型企业职业健康帮扶行动初见成效

在政府购买服务帮扶、结对帮扶、园区帮扶、托管式帮扶等模式共同助推下,中小微型企业职业病防治主体责任进一步落实,其职业健康管理组织与制度、工作场所作业环境、劳动者职业危害防护意识和技能等各方面均得到显著改善,劳动者职业健康权益得到更有效的保障,职业健康管理工作在 12 个维度均有明显提升(图 1),其中职业病防治管理措施、职业卫生宣传教育培训、职业病危害告知、职业病危害项目申报、应急救援和职业病危害事故调查处理提升显著。

各企业《上海市中小微型企业职业健康帮扶评估表(试行)》在帮扶前平均得分为 44.74 分,帮扶后企业平均得分为 87.25 分,中小微型企业职业健康帮扶工作成效主要表现为以下方面。

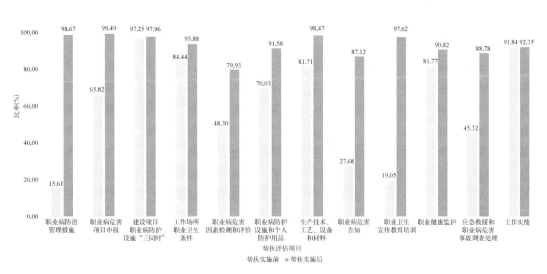

图 1　截至 2022 年 11 月上海市中小微型企业职业健康帮扶实施效果评估

符合项+基本符合项+合理缺项合计占比,数据更新至 2022 年 11 月 30 日,其中有 2 家小型企业在帮扶过程中处于停产状态,不纳入统计范围内

(一)被帮扶中小微型企业职业健康管理措施更健全

在帮扶过程中注重企业主要负责人和相关管理人员法律法规和标准规范的宣贯,指导企业按要求设置职业卫生管理机构和管理人员,制订职业病防治计划和实施方案,并建立健全职业健康管理制度和操作规程,规范和完善企业职业健康档案等。职业病防治管理措施符合率由帮扶实施前的 15.61% 提升到帮扶后的 98.67%。

(二)被帮扶中小微型企业职业健康管理流程更有序

帮扶过程中结合企业实际情况,制定"一企一策"帮扶方案,按照轻重缓急以及整改的难易进行有序帮扶,深度指导企业建立职业健康防治小组架构,建立职业健康防治小组沟通机制,职业健康防治职责明确各部门和人员,推动全员参与职业健康管理。帮助企业梳理职业卫生管理流程,使中小微型企业形成适合自己的职业卫生管理体系,从帮扶前混乱无序的职业健康管理形式变成井然有序的职业健康管理形式,从之前职业健康管理人员"单打独斗"的职业健康管理变成全员参与的管理模式。

(三)被帮扶中小微型企业工作场所职业卫生管理更规范

督促企业正确申报工作场所职业病危害因素和按要求开展建设项目职业病防护设施"三同时"工作,指导企业优先采用有利于职业病防治的新技术和新材料,并按要求设置警示标识和中文说明书,帮助企业合理布局工作场所,并组织开展职业病危害因素定期检测和现状评价等,加强企业工作场所职业卫生规范管理。职业病危害项目申报率由帮扶前的 65.82% 提升到帮扶后99.49%,建设项目职业病防护设施"三同时"符合率由 97.25% 提升到 97.96%,生产技术、工艺、设备和材料符合率由81.71%提升到98.47%,职业病危害因素检测和评价开展率由48.30%提升到79.93%,工作场所职业卫生条件符合率由84.44%提升到93.88%。

(四)被帮扶中小微型企业劳动者职业卫生权利保障更充分

在本次帮扶过程中督促企业落实工作场所可能存在职业病危害的告知义务,保障劳动者的知情权;着手企业职业卫生负责人、管理人员的职业健康培训,帮助企业建立劳动者职业卫生培训体系,让企业能够主动全覆盖开展员工的岗前培训和继续教育培训等工作,保障劳动者的教育培训权;指导企业按相关规定组织员工开展岗前、在岗和离岗职业健康检查,并妥善安置有职业禁忌或疑似/确诊职业病的劳动者,保障劳动者获得职业健康检查和职业病治疗等服务的权利;指导企业配备齐全和有效的职业病防护设施,发放适宜的符合标准的个人防护用品;并鼓励和指导劳动者积极参与企业的职业卫生工作的民主管理,敢于检举控告违法违规作业、拒绝没有职业病防护措施的作业。中小微型企业职业病危害告知率由帮扶前的27.68%提升到87.12%,职业卫生宣传教育培训开展率由19.05%提升到97.62%,职业健康监护符合率由81.77%提升到90.82%,职业病防护设施和个人防护用品符合率由70.03%提升到91.58%。

(五)被帮扶中小微型企业职业健康风险更可控

在帮扶过程中从中小微型企业主要存在的法律风险和职业病事故风险出发,对其进行"把脉",提高企业职业病危害因素识别和防控能力,帮助企业针对存在问题落实各项整改措施,切实改善工作场所作业条件,以最大限度降低职业健康风险。同时,帮助企业制订应急救援预案并开展演练,对可能发生急性职业损伤的有毒有害工作场所,完善现场应急设施设备的配置,并督促定期进行维护确保正常使用,以有效控制职业健康风险。应急救援和职业病危害事故调查处理符合率由帮扶前45.32%提升到帮扶后的88.78%。

参 考 文 献

[1] 上海市卫生健康委员会.关于印发上海市职业病危害现状调查实施方案的通知(沪卫职健〔2020〕013号).2020.

[2] 第十三届全国人民代表大会常务委员会第七次会议.中华人民共和国职业病防治法(最新修正版).2018.

[3] 王雪涛,佟林全,徐洋,等.我国中小微型企业职业卫生管理现状.职业与健康,2018,34(18):2591-2593.

[4] 黄文琪,徐宇萍,刘小安,等.不同规模工业企业职业病危害现状调查分析.中国工业医学杂志,2020,33(5):430-432.

[5] 石一.中小微型企业的帮扶与纾困解难.经理人,2022(7):50-52.

[6] 上海市卫生健康委员会.关于印发上海市中小微型企业职业健康帮扶实施方案的通知(沪卫职健〔2022〕16号).2022.

[7] 上海市卫生健康委员会.关于印发《上海市职业病防治规划(2021—2025年)》的通知(沪卫职健

〔2021〕34 号）. 2021.

［8］中华人民共和国国家统计局. 国民经济行业分类(GB/T 4754－2017). 2017.

［9］国家卫生健康委办公厅. 国家卫生健康委办公厅关于公布建设项目职业病危害风险分类管理目录的通知(国卫办职健发〔2021〕5 号). 2021.

［10］杨凤,郭薇薇,邱妞,等. 上海健康园区评价标准指标体系构建. 中国工业医学杂志,2022,35(1)：20－26.

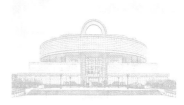

第三章

疫情防控

2020~2022 年新型冠状病毒感染疫情对上海的医疗卫生机构、公共卫生机构及公共卫生应急相关产业无疑都是一次重大挑战。如何从体制、机制入手,在有效地应对新冠疫情、保障城市公共卫生安全的同时,保证各主要出入境口岸重点区域、重点岗位有序地开展各项日常业务,保证医疗卫生机构照常提供各项医疗卫生服务,以维护广大人民群众以及重点人群的生命健康,成为亟待解决的问题。本章收录的 9 篇文章主要从传染病监测系统、大规模群体性免疫接种、人力资源管理及心理干预、基层党组织建设、跨区域调动医疗援助队伍的接待保障、公共卫生应急产业发展、孕产妇保健管理、港口高风险岗位人员集中居中管理等方面切入,总结和反映了本市医疗卫生机构和公共卫生机构在新冠疫情防控方面的实践与探索,对于超大城市提升应对突发公共卫生事件风险的治理能力,推进疾控体系现代化,践行"人民至上、生命至上"的政治责任具有积极意义。

传染病监测预警系统在上海市新冠肺炎
疫情防控中的作用与完善建议

陶芳芳　郑雅旭　冯　玮　王　晔　吴寰宇

【导读】　本文系统分析现行传染病监测系统的现况和在此次新冠肺炎疫情防控中发挥的作用及存在的不足,提出进一步完善传染病综合监测系统,建立基于多源数据的综合监测预警信息平台,建立数据共享机制,为实现传染病智慧化多点触发预警和多渠道预警提供参考。

监测是传染病防治的重要基础[1]。在疫情暴发流行早期能够及时发现并采取快速响应依赖于公共卫生监测系统及时有效提供行动信息的能力,最大可能对传染病疫情等重大突发公共卫生事件进行预警。全球消灭天花和脊髓灰质炎项目很好地证明了监测在联系监测数据和有目的性公共卫生响应中起到关键性的作用。

一、上海市传染病监测体系

上海市1950年起制定了传染病报告法规,建立了"各级医疗机构-区县卫生防疫站-市卫生防疫站"3级传染病报告网络,疫情传递方式为:邮寄、专人送、电话等。1959年我国开始建立法定传染病报告系统[2],主要是被动收集数据。上海市传染病报告档案管理信息系统于1990年启用,随着计算机和互联网的发展,传染病监测从纸质化逐步向电子化、信息化发展。20世纪70年代,我国逐步建立流行性感冒、流行性乙型脑炎、流行性脑脊髓膜炎等单病种监测系统,上海市传染病监测由被动监测向被动与主动监测结合发展。2006年上海市制定下发了《上海市霍乱等传染病监测方案》,2016年组织修订,目前已经建立起涵盖所有法定传染病、水痘、军团菌等监测网络和体系,开展传染病的病例监测、症状监测、暴发监测、病原学监测、血清学监测、病媒生物监测,及针对托幼、养老、医疗等特殊机构的消毒质量监测,形成了监测点-区疾控中心-市疾控中心的疾病预防控制3级监测网络,构建起敏感、高效、有力的传染病监测体系。

基金项目:上海市公共卫生体系建设三年行动计划(2020—2022年)重点学科建设项目"大数据与人工智能应用"(项目编号:GWV-10.1-XK05);2020年"科技创新行动计划"技术标准项目"基于医疗健康大数据的新发重大传染病监测预警标准"(项目编号:20DZ2200400)。
第一作者:陶芳芳,女,主任医师。
通讯作者:吴寰宇,男,主任医师。
作者单位:上海市疾病预防控制中心(陶芳芳、郑雅旭、冯玮、王晔、吴寰宇)。
本文已发表于《中国卫生资源》2021年第24卷第6期。

二、现有传染病监测系统的运作机制

（一）传染病网络直报系统

2003 年严重急性呼吸综合征后,我国建立了传染病网络直报系统,传染病等病例报告信息从医疗卫生机构直接报至国家平均只需要 2~4 小时[3]。网络直报系统的建立和相关规定主要是针对法定传染病的,医疗机构等相关人员诊断法定传染病后进行报告,所以在此次新发传染病——新型冠状病毒肺炎(以下简称"新冠肺炎")疫情暴发初始直报系统并没有发挥早期预警作用。之后在疫情期间诊断为疑似、确诊的新冠肺炎病例在网络直报系统中报告,通过统计系统上报病例,各地卫生健康行政部门进行疫情发布。

（二）不明原因肺炎监测系统

2003 年 SARS 疫情暴发后,2004 年原卫生部制定了《全国不明原因肺炎病例监测实施方案(试行)》,并在全国建立不明原因肺炎监测系统,2007 年印发了《全国不明原因肺炎病例监测、排查和管理方案》,并对不明原因肺炎病例上报的时限、方式和流程作出了具体规定,即"医务人员发现符合不明原因肺炎定义的病例后,应立即报告医疗机构相关部门,由医疗机构在 12 小时内组织本单位专家组进行会诊和排查,仍不能明确诊断的,应立即填写传染病报告卡,注明'不明原因肺炎'并进行网络直报。"按理说,医务人员和医疗机构以网络直报的方式上报不明原因肺炎病例是有政策依据的,但是,《全国不明原因肺炎病例监测、排查和管理方案》只是一个规范性的政策文件,其有关不明原因肺炎病例网络直报的规定并不具有法律上的约束力。所以,当发现这类病源不清、病名未定的不明原因疾病时,医生和医疗机构对信息上报一事会非常慎重,往往会选择先报告有关部门,经同意后则进行网络直报。这样一来,实际上又回到了层层上报、层层审核的传统做法上,使直报系统"失灵"。不明原因肺炎监测系统建立之初,在发现人感染高致病性禽流感病例中发挥了重要作用,上海市 2005 年至今仅网络直报 5 例不明原因肺炎病例,其中 1 例确诊为人感染 H7N9 禽流感,其余后续均予排除。浙江省 2005 年和 2006 年共报告不明原因肺炎病例 29 例[4],2007~2019 年均无报告。据估算,全国每年符合报告标准的不明原因肺炎病例在 200 万例以上[5]。此次新冠肺炎疫情中不明原因肺炎监测系统未起到应有作用。

（三）传染病自动预警系统

2008 年中国疾控中心基于传染病网络直报系统研发了传染病自动预警系统,系统通过特定方法对法定报告传染病监测数据进行自动分析计算,将探测到的疾病异常增加或聚集信号通过手机短信发给相关疫情监测人员。对于甲类或参照甲类管理传染病以及较为罕见或高度关注的传染病,系统采用的是固定阈值法,即一旦网络直报系统中报告 1 例,预警系统将立即发出预警信号。该系统主要是用于法定传染病预警,不能用于新发传染病预警。

（四）突发公共卫生事件信息系统

自 2004 年 1 月 1 日启用突发公共卫生事件报告管理信息系统,根据《国家突发公共卫生事件相关信息报告管理工作规范(试行)》(卫生部卫办应急发[2005]288号)文件规定,对于达到突发公共卫生事件相关信息报告标准的事件在系统中进行报告。系统提高了突发公共卫生事件报告的及时性、准确性,增加了透明度,有效遏制了突发公共事件的瞒报、谎报、迟报和漏报等问题[6],但是对于还未达到突发公共卫生事件标准的苗子事件起不到早发现作用。

(五)突发公共卫生苗子事件监测系统

2016年起,上海市在全国率先建立了突发公共卫生苗子事件监测系统。突发公共卫生苗子事件是指达到区级及以上报告响应标准的事件,系统解决了全国统一的突发公共卫生事件报告管理信息系统阈值较高的问题,针对可能会演变为突发公共卫生事件的各类苗子事件开展监测,跨前一步进行应急应对,有效控制事件波及范围,是突发公共卫生事件监测系统的有益补充。但目前系统采集方式为各区疾控中心月度上报,事件高发时期或重大活动保障期间每日上报,均非实时上报[7]。苗子事件监测系统在发现新发重大传染病方面的作用有限。

(六)重点传染病管理信息系统

在新冠肺炎疫情期间,上海市疾控中心紧急开发了重点传染病管理信息系统,以病例、密切接触者、实验室收样及检测、消毒等疫情防控核心数据提供相关管理、查询功能。但系统中疑似或确诊病例的核心信息均由业务人员从网络直报系统中导出后导入该系统,再补录病例核心信息和流行病学调查信息。该系统将防控信息加以管理,并顺畅地在各数据使用方之间流转[8],实现了对医院诊断报告的新冠肺炎病例的追踪管理,但不能实现新冠肺炎疫情的监测预警。

(七)急性呼吸道感染综合监测

2014年11月上海市正式启动急性呼吸道感染监测试点工作,希望能及时发现以急性呼吸道感染为临床表现的输入性或新发急性呼吸道传染病[9]。2019年底前,监测工作仅在全市8家哨点医院开展。新冠肺炎疫情发生后,全市迅速建立发热监测网络,扩展到全市16个区125家发热门诊和225家发热哨点开展发热伴呼吸道感染监测,上海市371例新冠肺炎本土确诊病例中有一半以上为发热门诊监测发现。发热监测网络在新冠肺炎疫情常态化防控中发挥了重要作用,如在2020年4月底学校陆续复课后对学生发热病例开展实时动态监测,起到监测预警作用。同时,发热数据实时对接市政府"一网统管",为公安部门开展联防联控提供信息源,及早识别异常苗子,实现病例的早发现和早预警,发挥"监测哨"作用,及早发现传染病病例及其传播风险。

三、本市现行传染病监测系统的局限性

近年来,上海市急性传染病流行病种发生了变化,以流行性感冒、猩红热、水痘等呼吸道传染病为主并时有发生暴发流行,新发和输入传染病发生风险增加,通过监测系统早期识别新发传染病显得尤为必要。上海市前期建立的疾病监测体系、单病报告体系及突发事件报告体系等呈垂直独立的分散状态,各个监测系统之间缺乏信息的共享、交流和整合,同时缺乏对各种监测系统

在技术上、经济上、实施上的评估及有效性、合理性、敏感性和稳定性的评价,影响了监测系统灵敏性、稳定性的提高,这些均造成监测数据采集、信息分析利用的不充分。在应对新冠肺炎疫情中,暴露出一些问题:比如,监测系统数据源比较单一,现有的传染病监测预警系统分为基于病例监测、基于事件监测和基于症状监测的预警系统等类型,且绝大多数数据均来源于医疗卫生机构,除了急性呼吸道感染综合监测系统基于症状监测外,基于病例和事件监测的预警都在病例诊断后发出,导致预警关口滞后,尤其是新发传染病。此次新冠肺炎疫情防控中,相关大数据和建模方法得到了广泛应用,为传染病监测预警系统的改进提供了启示。另一方面,现有传染病监测系统之间未完全实现数据推送和共享,数据不能充分整合、分析、利用,预警效果有限。

四、展望与建议

为全面提升上海市应对重大疫情和公共卫生安全事件的能力,牢牢守住城市安全底线,持续增强城市能力和核心竞争力,加快推进城市治理体系和治理能力现代化,2020 年 4 月 8 日上海市委、市政府下发了《关于完善重大疫情防控体制机制健全公共卫生应急管理体系的若干意见》(以下简称"公卫 20 条"),从体系建设、防控机制、供给侧结构性改革和保障措施等 4 个方面诠释如何完善重大疫情防控体制机制、健全公共卫生应急管理体系,让上海成为全球公共卫生最安全城市之一。在体系建设中,提出了要通过建设协同综合、灵敏可靠的公共卫生监测预警体系来织密、织牢城市公共卫生安全防控网络。

(一) 完善以症状监测为主的传染病综合监测体系

多种新发传染病的发现是通过识别具有某类或某些症状的聚集性病例而早期发现并确定的,开展基于症状监测的预警系统对于新发传染病的早期识别具有重要意义[10]。从 2012 年起,上海市先后启动"腹泻病综合监测"和"急性呼吸道感染综合监测",开启传染病综合监测模式创新尝试,实现"多病一监测"和"一样多检"[11]。要进一步完善基于传染病症候群的综合监测系统,研究开发新发传染病预警、快速检测技术和监测分析工具,形成针对新发传染病的综合监测和预警体系[12]。优化症候群、疾病、病媒生物、危险因素、事件监测系统,构建覆盖全人群全生命周期的传染病综合监测体系。

(二) 建设基于多源数据的综合监测预警信息平台

通过第五轮上海市公共卫生体系建设三年行动计划项目,建立协同综合、灵敏可靠的公共卫生风险预警体系,以传染病危险因素、病原体、症候群等传染病发生、发展过程中多个关键节点多源数据的公共卫生综合监测预警信息平台为依托显著提升城市疫情监测、预警和响应能力,为疾病防控提供在线实时监测监控,形成多点触发、动态灵敏的预警研判模式,实现科学、可视化的早期预警和发病趋势预测。平台基于全市传染病综合监测体系,建立数据共享机制,采集来自药店药物销售数据、缺勤缺课数据、传染病流行相关影响因素数据(如气象、媒介、人口流动等)相关部门信息,通过大数据挖掘、智能化算法等方法利用传染病综合监测数据,构建如感冒指数、腹泻指数等疾病指数,实现对重点传染病发病趋势的短期预警预测;开发智能化辅助诊疗决策方法,推动从经验诊疗向大数据智能诊疗的转变;开发传染病监测预警方法,构建时间、空间、人间多维度的监测预警指标,进行群体层面的人群监测预警。

(三) 构建上海市传染病监测预警重点实验室

"十四五"期间,探索建立上海市传染病监测预警重点实验室,通过实验室研究传染病预测预警系统的理论、技术、规范的研究和推广应用,引进培养一批大数据、人工智能、传染病疫情预警预测研究等公共卫生研究人才,为实现传染病监测预警现代化-智慧化多点触发预警和多渠道预警,落实公卫 20 条、推进疾控体系建设助力。

参 考 文 献

[1] 熊玮仪,李立明.传染病监测整合策略概述.中华流行病学杂志,2006,27(6):544－546.

[2] 王学燕.国内外法定传染病监测报告管理现状.应用预防医学,2011,17(1):59－62.

[3] 邓卫文.我国传染病监测预警制度的现状、问题及优化路径.岭南学刊,2021(3):62－68.

[4] 韦余东,杨仕贵,王玮,等.2005—2006年浙江省不明原因肺炎病例监测结果分析.疾病监测,2007,22(6):378－380.

[5] 原源,吴敬,王晓华,等.中国大陆不明原因肺炎现况及其思考.医学与社会,2011,24(11):78－79.

[6] 安莹,王晓平,闫世春,等.突发公共卫生事件报告管理信息系统存在问题及建议.中国公共卫生管理,2013,29(3):384－385.

[7] 何懿,陆殷昊,何永超,等.上海市突发公共卫生苗子事件监测系统的构建与思考.中国卫生资源,2020,23(2):94－98.

[8] 刘星航,何永超,蒋先进,等.新冠肺炎疫情管理信息系统的应急开发与应用.中国卫生信息管理杂志,2021,18(2):199－202.

[9] 陈健,郑雅旭,孔德川,等.上海市实施急性呼吸道感染综合监测应对新发呼吸道传染病的实践与思考.中华流行病学杂志,2020,41(12):1994－1998.

[10] 赖圣杰,冯录召,冷志伟,等.传染病暴发早期预警模型和预警系统概述与展望.中华流行病学杂志,2021,42(8):1330－1335.

[11] 吴凡.上海市创新传染病监测模式的实践和思考.中华流行病学杂志,2009,40(8):880－882.

[12] 吴寰宇,宫霄欢,陶芳芳,等.上海市新发和输入性传染病防控工作的实践和思考.上海预防医学,2016,28(10):677－681.

上海市大规模群体性新型冠状病毒疫苗接种实施与经验

黄卓英　孙晓冬

【导读】　根据国务院应对新型冠状病毒感染疫情联防联控工作机制和上海市人民政府有关部署,上海市从 2020 年 10 月份起压茬推进、稳妥有序对 2 000 余万在沪各类人群开展了新型冠状病毒疫苗接种,截至 2021 年底接种累计超 5 000 万剂次,2021 年疫苗接种量较 2020 年增加 5 倍。回顾 2020~2021 年上海市新型冠状病毒疫苗群体性接种工作,对接种方案设计、组织实施、工作成效等方面进行总结和分析,并提出下一步工作的重点和方向性建议。

新型冠状病毒感染(以下简称"新冠感染")的大规模流行,给人们的生活和全球经济带来极大的影响。疫苗接种是预防新冠感染的有效策略之一,制定免疫策略是一个潜在难题[1]。新型冠状病毒疫苗(以下简称"新冠疫苗")接种受到公众持续高度关注,免疫策略不断完善调整,对接种服务能力挑战巨大。2020 年 10 月起,上海市为进口博览会保障、机场、港口、边检、海关等口岸一线工作人员,冷链相关工作人员,医疗卫生、交通运输和其他城市运行保障等行业的重点人群优先接种新冠疫苗,随后逐步启动各类其他人群接种工作。上海市新冠疫苗接种以政府主导,通过条块结合、高度组织化的管理方式组织受种者,并依托临时接种点和现有的预防接种门诊提供接种服务。现总结评价新冠疫苗大规模接种方案设计和组织实施情况,以期为今后其他大规模群体性预防接种工作提供参考。

一、主要做法

(一) 分步实施,有序压茬推进接种工作

上海市自 2020 年 10 月启动新冠疫苗接种工作。在第一轮重点人群新冠疫苗接种工作的基础上,上海市于 2021 年 2 月起按照"保障重点、有序推进、分批实施"的原则,启动了第二轮接种人员排摸,并对第一轮重点人群中尚未接种的人员再次组织排摸。同时,根据国务院应对新冠感

基金项目:上海市"医苑新星"青年医学人才培养资助计划青年医学人才类——公共卫生领导者项目[项目编号:SHWSRS(2020)_87]。
第一作者:黄卓英,女,副主任医师。
通讯作者:孙晓冬,男,主任医师,上海市疾病预防控制中心副主任。
作者单位:上海市疾病预防控制中心(黄卓英、孙晓冬)。
本文已发表于《中国卫生资源》2022 年第 25 卷第 3 期。

染疫情联防联控工作机制有关要求,结合工作实际,扩大了重点人群范围,逐步将60岁及以上老年人、12~17岁和3~11岁未成年人、在沪外籍人士、港澳台同胞和华侨等纳入接种范围。2021年11月起全面启动开展加强免疫接种。

(二)规范实施,确保接种安全和便捷

2021年2月,上海市疾控中心协助上海市卫健委制定上海市新冠疫苗接种实施方案,并组织制定《上海市疫苗群体性接种临时接种点设置要求》。全市逐步挖潜扩容,科学合理设置临时接种点。按照属地管理原则,多形式优化接种服务的便利性,同时根据承担的接种工作任务的性质,设置三类临时接种点:第一类为大型临时接种点,主要针对集体接种单位开展接种,由各区卫生健康委员会指定,至少开设30个接种单元,并根据需要及时扩容,建议选址在大型展馆、运动馆等场所。第二类为设置在医疗机构内的临时接种门诊,为医务人员及其他指定对象提供接种服务,由相关医疗机构向所在区卫生健康委员会申请,获批后设置。第三类为上门服务的临时接种点,为特殊单位人员及其他指定对象提供接种服务(如监狱等),相关机构向所在区卫生健康委员会申请,获批后设置。进而推动接种进商圈、进楼宇、进园区、进市场、进社区。通过增设上述临时接种点,各地有针对性地延长夜间接种时间,打通接种服务渠道,提高接种服务的可及性。每个区至少配置2个大型临时接种点,建立机动接种队伍,全市每日最大接种能力可达70万剂次以上。根据国家最新要求,各区加强组织发动,统筹接种点医务人员、安保人员、志愿者等队伍配备,迅速确保现有接种能力满负荷运转。全市在确保现场规范配置急救力量的前提下,进一步增加提供新冠疫苗接种的社区接种点,以方便社区居民和在沪外籍人士、港澳台人士和华侨接种。各地严格按照工作规范实施接种,坚决守牢安全底线,严格实施疫苗全流程管控措施;遴选相关领域专家,组建市预防接种异常反应应急处置专家指导组和医疗救治专家组,规范开展预防接种异常反应监测和处置工作。

(三)加强部门协同联动,努力做到全覆盖

各行业主管部门共同协同推进各类人群新冠疫苗接种工作,建立接种工作专班,加强基层发动,实施"片区包干""楼宇包干""企业包干""一包到底",努力做到"六个全覆盖"(区域全覆盖、行业全覆盖、单位全覆盖、职工全覆盖、居委全覆盖、适龄人群全覆盖)。为提高接种的精准性、针对性和时效性,卫生部门和各有关部门加强沟通,各区针对社区老人、商圈白领、园区企业、学校师生等不同人群,开展便捷化预约服务和机动化接种服务。发挥卫生系统专业人员作用,参加接种现场督导检查和技术指导,确保接种工作按照进度有序实施。

(四)充分利用信息化手段,实现群体性接种精准管理

为适应上海市新冠疫苗大规模接种,2020年11月起上海市依托疫苗综合管理和预防接种服务信息平台,与相关信息公司共同建设了"群体性接种子系统",保证全过程可追溯的要求,实现通过扫码精确采集受种者信息、新冠疫苗流通信息和服务过程信息,并向受种者或家属提供电子接种凭证查询等服务。各有关单位多次研究讨论登记预约平台和群体性接种系统的升级改造,细化预约流程和要求。2021年2月,为了应对所有的职业人群精确摸底登记需求,上海市疾病预

防控制中心会同相关信息公司设计拓展新冠疫苗摸底登记功能,主要涉及单位人员信息采集、预约安排和数据管理。通过登录该系统并结合手机应用,企事业接种单位可实现单位基本信息登记、新冠疫苗应接种人数登记、意愿接种人数统计,有利于企事业单位、各主管部门和各区高效推进排摸和预约工作。2021年3月,随着对老年人接种的推进,本市对线上登记预约进行适老化优化,追加利用社区卫生服务中心"健康驿站"资源为无手机老人提供便捷的登记预约接种服务。同时,为满足临时大规模接种点的现场流程管理,研究开发关于接种知情同意书签字、指纹核签、拍照上传、现场打印接种条码的一体化设备,实现接种信息化、无纸化、可追溯的线上线下一体化新冠疫苗接种服务平台。

(五)加强健康宣传引导,营造良好氛围

充分发挥专家释疑解惑作用,依托上海电视台《夜线约见》《新闻夜线》和上海广播电台《直通990》《市民与社会》等品牌栏目,多形式、多视角、全媒体开展有针对性的宣传活动。强化科普宣传的针对性和有效性,广泛组织相关科普宣教活动进社区、进农村、进单位、进楼宇,增加宣传频次,丰富宣传形式,重点宣传疫苗安全性以及对保护健康的积极作用。上海市疾控中心组织编写疫苗接种常见问答,在"上海疾控"微信公众号进行科普宣传。加强上海卫生热线12320话务人员和各行业主管部门联系人的业务培训,使其掌握相关咨询的解答,做好解疑释惑,积极营造良好社会氛围,提升市民履行疫情防控的社会责任意识,增强公众接种意愿,引导公众主动接种疫苗。

二、新冠疫苗接种对常规预防接种工作的影响

(一)新冠疫苗接种期间免疫规划疫苗接种情况

2021年上海市继续开展社区儿童免疫规划疫苗查漏补种,同时依托入学入托查验证工作对在校学生开展查漏补种,继续在上海市适龄儿童中维持高水平的免疫规划疫苗接种率。2021年全市疫苗接种总量较2020年增加5倍,2021年全市免疫规划疫苗共接种335.80万剂,较2020年(404.28万剂)减少16.89%,乙肝疫苗、卡介苗、脊灰疫苗、百白破疫苗、麻疹疫苗、乙脑疫苗、流脑疫苗、麻腮风疫苗、甲肝疫苗和水痘疫苗等国家和上海的免疫规划疫苗报告接种率均在99%以上。

(二)新冠疫苗接种期间非免疫规划疫苗接种和补充免疫等活动开展情况

2021年全市接种非免疫规划疫苗502.48万剂,较2020年(558.16万剂)减少9.97%,其中戊肝疫苗、破伤风疫苗、人乳头瘤病毒疫苗、人狂犬病疫苗和轮状病毒疫苗等非免疫规划疫苗的接种量高于2020年。

除常规免疫之外,结合因新冠感染疫情迟种漏种和儿童补种工作,以及脊髓灰质炎和麻疹疫情防控的实际需要,在保障常规免疫的基础上,上海市分别于2021年上半年和下半年开展了两轮主要针对非本市户籍儿童和其他高危人群,以查漏补种为主要形式的"消灭脊髓灰质炎和消除麻疹补充免疫"活动。各区以开设接种门诊接种和入户接种相结合的形式对补充免疫对象开展

接种工作。全市脊灰疫苗补充免疫应种 8.99 万剂,实种 8.92 万剂,报告接种率为 99.21%;麻疹疫苗散居儿童和学生应种 14.26 万剂,实种 14.02 万剂,报告接种率为 98.32%。2021 年因受到新冠感染疫情和新冠疫苗大规模接种影响,两轮补充免疫完成时间相对往年滞后,尤其是上半年成人含麻疹成分疫苗补充免疫接种量与 2019 年相比有所下降(2020 年第一轮未开展,与 2019 年同期相比下降 70.08%),2021 年主要接种量集中在下半年,而 2021 年全年接种量较 2020 年增加了 70.65%。

三、未来展望

历史上天花、脊髓灰质炎、麻疹等传染病防控的经验表明,预防接种是控制传染病最便捷、最经济、最有效的措施[2]。从高风险人群、重点人群到普通人群,从 18~59 岁职业人群、60 岁以上老人到 3~11 岁儿童,新冠疫苗接种人群逐渐扩大,每个人都是这条免疫防线的重要组成部分。国内严格的社会防控措施正在为疫苗接种争取时间窗口,而疫苗大规模接种也为未来防控策略调整创造重要前提。

群体性预防接种是指在特定范围和时间内,针对可能受某种传染病感染的特定人群,有组织地集中实施预防接种的活动。其特点是针对不同群体,在短时间内让受种群体及时得到保护或形成免疫屏障[3]。本次新冠疫苗接种的人群规模远大于既往的甲型流感疫苗接种、麻疹强化免疫等群体性接种,也是历史上首次对新研发的疫苗开展群体性接种,全社会空前关注。为应对大规模人群的疫苗接种需求,上海市的接种服务模式亟须在短时间内做出较大改变。本次新冠疫苗大规模群体性接种的组织模式与常规免疫不同,调整为政府主导、各行业主管部门牵头、相关行业主管部门共同参与完成,接种点设置和工作人员的安排也与既往不同。

增设固定临时接种点是群体性大规模接种的最优选择。预防接种门诊主要开展儿童免疫规划疫苗接种,新冠感染疫情早期儿童免疫规划及时接种率明显下降,常规接种和推迟接种后应该优先安排常规免疫的补种,如果增加预防接种门诊的接种强度,可能会影响常规免疫规划的工作正常运转[4-5]。新冠疫苗群体性接种从预防接种门诊为主转变为大型临时接种场所为主。上海市新冠疫苗群体性接种在体育馆、活动中心等空间开阔场地新建大型临时接种点,既可以保证儿童常规免疫接种不受影响,也提供了更开阔的空间,有足够的候诊和留观区域,避免人员拥挤,有利于集中配置医疗救治力量,更适合大规模疫苗接种的快速、安全开展。2021 年 4~6 月接种高峰期间,大型临时接种点接种量占全市所有新冠疫苗接种点接种总量的 1/3。同时,上海市 2021 年 4~6 月儿童免疫规划疫苗接种率始终维持在较高水平,达 99.3% 以上。另外,建议除了大型临时接种点和社区卫生服务中心接种门诊作为接种点外,对于人员密集的企业、楼宇,如果具备相应条件,则增加开设临时接种点,并有针对性地延长夜间接种时间,进一步提高疫苗接种的可及性和便利性。根据国家统计局上海调查总队的调查,上海市民对疫苗接种总体满意度达 93%。

在群体性大规模接种工作中,数字化技术支撑提升接种服务便利性,对于提供安全、便捷的接种服务至关重要。上海市在前期形成的"五码联动"(疫苗追溯码、疫苗产品编码、冷链设备编码、接种人代码、接种医生代码)疫苗管理模式为大规模群体性接种奠定了良好的基础。将"健康云"作为疫苗接种公共服务统一入口,形成线上登记预约通道,实现疫苗接种"全过程""可追溯"。对于新研发使用的疫苗,初期疫苗供应不稳定,只能边摸底、边采购、边接种,接种计划较难安排,需要通过大数据及时更新信息,包括每日分析接种数、疫苗库存数、预约数、最大接种服务能力,为安全有序安排接种和及时调整政策提供参考依据。为了确保组织工作有序进行,精准预约非常重要。受种者通过"随申办""健康云"及"上海发布""上海疾控"微信公众号等渠道进行预约登记、生成接种条码,并研发适老化线下预约登记设备,疫苗接种现场出示接种条码后快速完成整个接种程序。通过大数据赋能,利用大数据分析比对,精准排摸实有人口疫苗接种信息,着力提高疫苗全程接种效率。为进一步规范新冠疫苗接种信息系统的总体框架和技术要求、系统功能、环境要求、安全运维等内容和要求,以及对市民服务软件进行高效的业务协同,上海市疾控中心研制了地方标准《新冠病毒疫苗接种信息应用技术规范》,用于全面规范业务信息的采集范围、内容和数据交互的技术关键点,以期对疫苗这一受公众关注度极高的生物制品在预防接种过程中高标准、严要求执行操作和管理,规范提供接种服务,保障市民接种安全。

大规模群体性预防接种工作有必要补充疫苗接种和管理的专业人员数量。新冠疫苗接种最高峰时(2021年4~6月)的接种量是2020年同期接种量的13倍。本次接种抽调了大量二级、三级医疗机构的医护人员,为了保证准确掌握相关知识、避免接种差错,接种人员在上岗前全部完成培训并取得合格证。大规模人群新冠疫苗接种工作启动后,免疫规划队伍面临巨大的压力,尤其是社区卫生服务中心等基层免疫接种人员通常身兼数职,进一步加剧了接种工作的压力,长期的超负荷工作会增加安全接种风险。预防接种工作专业性、技术性强,建议合理配置专业技术人员,建立"平战结合"的免疫规划预备队制度,落实经费保障,完善激励机制,提高绩效工资水平,提高专业技术水平,进一步提高上海市免疫规划服务水平,使免疫规划人员配置与疾病防控需求相适应。

群体性接种工作中,提高"一老一小"的接种率是难点。老年人群往往存在基础性疾病,感染新冠病毒后容易发生重症、危重症甚至死亡;未成年人自我防护能力相对薄弱,日常集体在校学习,容易传染给周围的人,造成传染病在人群中的传播,防控难度大。对于上述人群,按照"广泛动员、方便接种、安全第一"的要求,加强社会宣传和社区排摸,了解辖区疫苗接种需求;制定辖区接种计划,完善疫苗接种模式,通过增设临时接种点、流动接种车、专车接送等方式提供便捷接种服务。

综上所述,扩增的大型临时接种点在本次大规模群体性预防接种中起主要作用,数字化技术支撑在一定程度上缓解了工作压力,但仍需要进一步补充接种工作人员参与大规模群体性接种,同时需要进一步提高"一老一小"接种覆盖面。

参 考 文 献

[1] 王华庆.免疫策略回顾和未来新型冠状病毒疫苗免疫策略思考.中国疫苗和免疫,2020,26(5):583-588.

[2] 国家卫生健康委员会.国家卫生计生委办公厅关于印发预防接种工作规范(2016年版)的通知:国卫办疾控发〔2016〕51号,2016.

[3] HEYMANN DL, AYLWARD RB. Mass vaccination: when and why. Curr Top Microbiol Immunol,

2006, 304：1 - 16.

［4］余文周,王雷,王青,等.新型冠状病毒肺炎疫情期间及过后免疫规划策略与预防接种工作方法建议.中国病毒病杂志,2020, 10(2)：95 - 97.

［5］中国疾病预防控制中心.因新型冠状病毒肺炎疫情防控疫苗迟种补种技术方案.中国病毒病杂志,2020, 10(2)：93 - 94.

上海市疫情防控市级疾控机构
人力资源管理实践与思考

陆　晔　邹佳彤　宋耀君

【导读】　文章梳理了新冠肺炎疫情防控期间,上海市疾控中心以 4R 危机管理理论为依据,以危机缩减、危机预备、危机反应、危机恢复四个环节为节点,在机构人力资源管理中采取的各项措施。通过提前评估疫情风险,完善管理制度,合理调配人员,积极开展培训,注重关心关爱,加强人才队伍建设,注重危机管理的时效性、针对性和协同性,确保新冠肺炎疫情防控工作平稳有序地开展。

新冠肺炎疫情是中华人民共和国成立以来在我国发生的传播速度最快、感染范围最广、防控难度最大的一次重大突发公共卫生事件[1]。作为我国最大的经济中心城市、最主要的口岸城市和国际航空枢纽[2],上海市在疫情防控中面临更多挑战,肩负更大责任。新冠肺炎疫情来势凶猛,使得公众生命财产、社会秩序直接受到了威胁,疫情防控属于“危机管理”的范畴[3]。

一、危机管理理论应用现状

危机管理是指为了消除或者降低危机所带来的威胁和损失,甚至将威胁变为机遇,针对危机采取的一系列化解或者降低危机的活动[4]。4R 危机管理理论[5]由美国危机管理大师 Robert Health 提出,主要从缩减力（reduction）、预备力（readiness）、反应力（response）、恢复力（recovery）四方面进行管理。4R 危机管理理论以缩减力为核心内容,做好应对危机的准备,处理好已经发生的危机,并从中总结经验教训[6],达到化解危机的目的(图 1)。

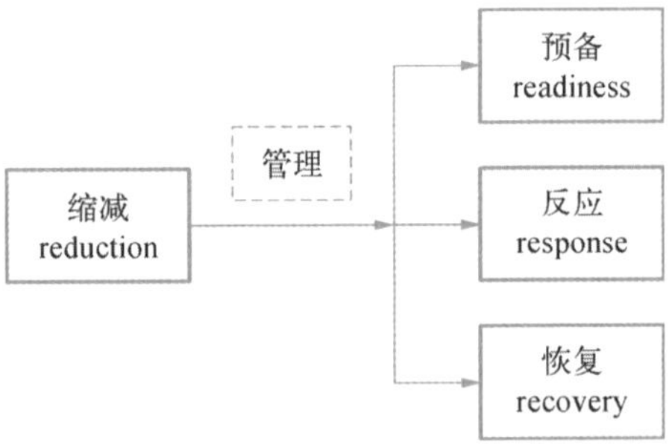

图 1　4R 危机管理理论

第一作者:陆晔,女,主任技师,上海市疾病预防控制中心组织人事处处长。
通讯作者:宋耀君,男,副主任医师,上海市疾病预防控制中心原党委书记。
作者单位:上海市疾病预防控制中心(陆晔、邹佳彤、宋耀君)。
本文已发表于《中国卫生资源》2021 年第 24 卷第 5 期。

4R 危机管理理论在医院管理和突发公共卫生事件管理方面得到广泛应用,如董朝晖[6]探讨了医院危机管理模式对于医院发展的成效;赵艳萍[7]等将 4R 危机管理理论应用于院前急救中;杨秀菊[8]探讨了 4R 危机管理理论对重症监护室住院患者医院感染风险及护理的影响。在新冠肺炎疫情暴发后,李昕昀等[3]探讨危机管理对于公立医院能力建设的作用;袁琳等[4]探讨新冠肺炎定点医院应用危机管理理论进行防控的实践;晋聪聪等[9]则聚焦于疫情防控,探讨了 4R 危机管理理论在整体防控中发挥的作用。由此看来,当突发公共卫生事件发生时,作为专业技术机构,疾控中心更应将 4R 危机管理理论应用于风险应对中,以最大程度减小损失,提升危机反应能力。

在危机管理中,人力资源管理至关重要。在 2020 年的新冠肺炎疫情防控工作中,上海市疾控中心将人力资源管理工作按照 4R 模式划分为危机缩减、危机预备、危机反应、危机恢复。通过快速有效地落实各项措施,确保疫情防控工作的顺利开展,取得了疫情防控的阶段性胜利。

二、新冠肺炎疫情防控人力资源管理的实践

(一)危机缩减力管理(reduction management)

缩减力管理是通过各类措施和行动降低危机带来的风险,减少危机成本和损失,并缩减危机影响程度,是危机管理的核心内容。2020 年 1 月 24 日,上海市启动重大突发公共卫生事件一级响应机制后,市疾控中心于 1 月 27 日发布通知,要求春节期间离沪中心职工即日起尽早返沪,严格做好个人防护,返沪后切实落实 14 天居家医学观察,每日上报健康情况,防止中心发生输入性病例。1 月 31 日,根据疫情防控工作需要,市疾控中心要求除疫情防控一线部门和重要保障部门全体人员(含抽调)外,其他人员均居家办公。2 月 3 日,正值节后返程高峰,市疾控中心第三次发布通知,要求各处所每日上报工作人员上岗情况和健康情况。2 月 5 日,市疾控中心制定并发布防控期间离沪相关规定。此外,从 1 月 28 日起设立体温检测岗,24 小时不间断地对进出市疾控中心所有场所的人员进行体温监测,确保进出人员的身体健康。

在危机缩减力管理阶段,市疾控中心采取一系列措施严格管理,确保人力资源不受疫情影响,缩减危机的发生和冲击力。

(二)危机预备力管理(readiness management)

预备力管理的重点在于预警和监测,针对每个环节的变化进行分析并发出预警信号,故各主体对于环境的分析和预警能力至关重要。在实验室检测能力预备上,2020 年 1 月 18 日,市疾控中心检出首例疑似病例样本新冠病毒 PCR 阳性。1 月 20 日和 1 月 23 日,立即分两批对全市 16 个区疾控机构开展新冠病毒核酸检测培训。2 月初,又开展了市、区两级疾控机构 BSL－3 实验室生物安全专题培训。5 月,国内疫情趋于平缓,市疾控中心举办了医疗机构新冠病毒核酸检测人员手把手培训,共计培训 100 余人次。9 月,《进一步推进新冠病毒核酸检测能力建设工作方案》印发后,市疾控中心及时组建检验检测和收样人员梯队,开展培训,实现了实验室日检测能力上升至 1 万份、移动平台实验室日检测能力 3 000 份的能力储备。

在流行病学调查能力预备上,中心先后构建了总人数 3 100 余人的市-区-社区三级流调梯

队,开展"流调大培训",完成 6 000 余人次专业培训和疫情报告管理培训,确保病例报告及时、准确、合规。

在突发公共卫生应急能力预备上,市疾控中心面向市区两级疾控人员开展多次应急能力培训,根据不同工作阶段有机调整培训重点,共计培训 500 人次;开展输入性新冠肺炎防控应急演练及长三角地区卫生应急联合演练;开展全市的实验室检查应急事件处置演练。

在危机预备力管理阶段,市疾控中心做好处理危机情况的准备,开展各级各类人员培训和应急演练,做好疫情防控能力储备。

(三)危机反应力管理(response management)

反应力管理即迅速采取应对措施,全面了解并分析危机程度,以及采取各类措施以最小的代价将危机消除。2019 年 12 月 31 日,媒体报道武汉出现不明原因肺炎患者,中心当天即向市卫生健康委上报《关于武汉"聚集性不明原因肺炎事件"的舆情监测及我市不明原因肺炎发生风险和防控工作建议的报告》,加强疾病监测和风险评估。市疾控中心于检出首例疑似病例样本新冠病毒 PCR 阳性次日(1 月 19 日)成立防控新型冠状病毒感染的肺炎组织体系,包括领导小组和综合协调组、现场工作组、监测分析与追踪管理组、综合保障组、实验室检测组 5 个工作小组,统筹全中心人力资源,做好疫情防控准备。上海市启动重大突发公共卫生事件一级响应机制的次日(1 月 25 日)中心紧急招募 24 名职工成立"追踪办",负责病例密切接触者追踪排查和隔离管理。春节后各区防控工作吃紧,市疾控中心组织派遣 34 名流行病学调查队员奔赴 16 个区疾控机构参与防控工作,并在解除居家观察的职工中增派 11 人于 2 月 13 日投入各区防控工作中。3 月 5 日,上海市确诊首例境外输入病例。当天,中心派遣专业人员进驻浦东、虹桥两个机场,通过专业技术守牢防疫国门,随后逐步增派多批职工参与相关工作。5 月,上海市进入常态化防控阶段。市疾控中心优先安排新进职工在应急处、传防所、病原所等重点部门轮岗,确保疫情防控和常规工作同步推进,进博会保障、冷链食品检测等重点任务同步落实。

在危机反应力管理阶段,市疾控中心根据疫情的不同发展阶段,迅速合理地调度人力资源,尽力应对已发生的危机,有序推进疫情防控工作。

(四)危机恢复力管理(recovery management)

恢复力管理的核心目的是通过分析危机影响、采取恢复措施等活动摆脱危机阴影,恢复正常工作,并抓住机遇,持续改进。市疾控中心贯彻落实市委市政府《关于改善我市新冠肺炎疫情防控一线医务人员工作条件 加强对医务人员关心关爱的若干措施》的通知精神,从维护医务人员身心健康、落实医务人员相关待遇保障、加大医务人员培养资助力度、加强对医务人员的人文关怀、做好先进表彰奖励工作五方面关心关爱一线人员。市疾控中心参与一线防控工作内容多,涉及人员广,各类费用核实、测算、发放的工作时间紧、任务重,但依然有力确保了一线医务人员临时性工作补助、临时性卫生防疫津贴、加班费能及时发放。此外,在职称晋升和岗位聘任上向一线工作表现突出的人员倾斜,并对在疫情防控工作中做出突出贡献的集体和个人及时做好表彰,有力地扩展了一线人员的职业发展空间。

市疾控中心贯彻落实市委市政府"公共卫生 20 条"有关部署和要求,着力推进《关于加强公共卫生人才队伍建设的实施意见》文件落地,推进公共卫生人才队伍现代化建设。结合学科业务发展,制定初级人员招录计划,2020年新录用人员数达近10年的新高;加强对业务骨干和高层次人才的重视,首次启动中级人员和学科带头人招聘;并参与博士后科研工作站建站、公共卫生体系建设三年行动计划人才项目申报等工作。通过夯实"塔基"、做强"塔尖",有序推进各类培训,从而聚焦重点、补齐短板,加强人才队伍能力建设。

在危机恢复力管理阶段,市疾控中心切实落实关心关爱,加强人才队伍建设,从危机中恢复和提升中心人力资源能力。

三、新冠肺炎疫情防控人力资源管理的思考

作为有效的应急管理方法,危机管理的过程本身就是机构自身风险排查、考验应急能力、解决隐患、提升管理能力过程[6]。在2020年新冠肺炎疫情防控中,市疾控中心将4R危机管理理论贯穿于人力资源管理全过程,及时采取了一系列有力的人力资源管理措施,确保中心疫情防控有序、高效。

一是注重危机管理的时效性。市疾控中心密切关注新冠肺炎疫情的发展和防控工作的需求,及时采取各项措施做好危机管理。在疫情防控的几个关键节点均快速组建专业队伍开展工作,并及时组织专业技能培训。因此,市疾控中心在缩减力管理、预备力管理、反应力管理各阶段,通过高效快速地采取各项人力资源管理措施,降低风险发生的概率,减少危机造成的危害,通过保证人员队伍的稳定性和机动性,为后续防控工作提供了人力支撑,从而提高应对危机的质量和效率。

二是注重危机管理的针对性。针对疫情防控的不同阶段,市疾控中心科学应对、周密部署,从人员调配和防控重点两方面着手,因时因势调整人力资源管理措施及防控工作重点,使市疾控中心的防控工作得以顺利、有序地开展,并确保疫情防控工作和常规工作同步推进、同步落实,巩固疫情防控向稳向好态势。

三是注重危机管理的协同性。组织人事处协同业务管理处,针对疫情防控工作实际需要合理调配人员;协同工会和党委办公室,改善工作条件、落实待遇保障、加强人文关怀、做好表彰奖励,使一线的工作人员始终保持昂扬斗志;协同科研管理处,优先支持一线人员申请各类人才计划和科研项目,加大公共卫生人才引育力度,提升公共卫生人才协同创新能力。

四、小结

4R危机管理理论已在国内医院管理的多个方面进行应用,并取得了积极效果[7-11]。在2020年新冠肺炎疫情防控期间,上海市疾控中心以4R危机管理理论为依据进行人力资源管理。以危机缩减、危机预备、危机反应、危机恢复4个环节为节点,采取积极有效的措施,通过中心各个部门快速、针对性地协同开展机构人力资源管理,确保了疫情防控工作的平稳有序开展。

李玮[12]认为,新冠肺炎疫情等突发公共卫生事件具有紧急性、突发性和不可预测性等特点,一旦发生影响深远且恢复缓慢,故应将重点聚焦于缩减和预备的阶段。在防控工作中,应急预案

制定、模拟演练和人员技能训练等已经成为至关重要的内容,此外,相关部门牵头市疾控中心出台一系列关心关爱及学科人才队伍建设的策略措施,使人员力量得到较好的恢复和有机发展。

除人力资源管理之外,市疾控中心各条线业务工作均根据实际情况不断调整改进,因此构成了整体疫情防控工作和措施的危机管理良性循环,在下一步研究中可将其他条线的工作也纳入分析范围,从而加深理论研究,完善管理,在之后的实际工作中进行更充分、灵活地应用。

参 考 文 献

[1] 习近平.在统筹推进新冠肺炎疫情防控和经济社会发展工作部署会议上的讲话.人民出版社,2020 - 2 - 25.

[2] 戴晓波.2020 上海经济中心地位:"三轮产业"转型.上海城市发展,2020(2):1 - 6.

[3] 李昕昀,高红霞,方鹏骞.新冠肺炎疫情下公立医院危机管理能力建设.中国卫生事业管理,2020,37(4):245 - 247.

[4] 袁琳,刘斐霞,殷荣等.危机管理视角下新冠肺炎定点医院疫情防控实践与思考.现代医院,2020,20(8):3.

[5] Robert Health,危机管理.北京:中信出版社,2004:1.

[6] 董朝晖.4R 危机管理理论在医院管理中的应用.继续医学教育,2016,30(2):86 - 87.

[7] 赵艳萍,纳沙鸿,马福彬,等.4R 危机管理模式在院前急救中的应用.中外医学研究,2020,18(1):168 - 170.

[8] 杨秀菊.4R 危机管理模式联合分级护理制度对 ICU 住院患者医院感染风险及护理质量的影响.健康必读,2020(29):8 - 9.

[9] 晋聪聪,商临萍.4R 危机管理理论在新型冠状病毒肺炎防控中的应用研究.中华护理杂志,2020,55:243 - 245.

[10] 吴冰,韩敏.4R 危机理论的风险管理在乳腺癌术后植入式静脉输液港化疗患者中的应用观察.临床研究,2020,28(12):157 - 159.

[11] 李彩莲,黄月红,潘金丽,等.4R 危机管理在妇科恶性肿瘤患者静脉化疗中的应用.中华养生保健,2020,38(12):100 - 102.

[12] 李玮.基于 4R 的突发公共卫生事件危机管理研究.南京:南京中医药大学,2011.

上海市新型冠状病毒感染疫情防控下
医务人员焦虑影响因素分析

沈　洁　陈　露　顾秀云　黄蛟灵

【导读】　随着新冠病毒感染疫情的发生,社会工作关注的重点多是疫情的传播速度和新冠病毒感染的治疗,忽视了抗疫一线医务人员的心理状况。研究表明,医护人员的焦虑心理是导致医疗差错、引起医患纠纷的重要原因之一。文章旨在选取上海市12家各级医疗卫生机构,通过问卷调查收集医务人员的焦虑、工作与健康状况、职业满意度和社会支持等信息,用有序Logistic回归分析疫情防控下医务人员焦虑的影响因素,为制定缓解医务人员焦虑情绪的策略提供参考。

一、引言

新冠病毒感染疫情暴发以来,为了防止疫情传播,各级医疗卫生机构均采取了严格的防控措施,承担着严峻的防疫任务。为维护广大人民群众的生命健康,医护人员工作在疫情防控一线除了完成常规诊疗工作外,还需要直面病毒感染的风险。在抗击疫情的严峻形势下,临床一线的医护人员难免承受巨大的心理压力[1]。Hankin等[2]的研究显示,压力性生活事件可以导致个体产生不同程度的焦虑、抑郁等心理问题,而医护人员的焦虑心理是导致医疗差错、引起医患纠纷的重要原因之一[3],故保障医护人员的心理健康,确保患者得到安全、有效的医疗卫生服务,是目前亟须关注的重点问题。本研究对上海市3区不同层级的医疗卫生机构医务人员进行线上问卷调查,了解医务人员的焦虑特征和差异,探究可能的影响因素,为相关部门制定缓解医护人员焦虑情绪的政策提供参考。

基金项目:国家自然科学基金资助项目"激励机制提升基层卫生防疫动力研究:基于系统仿真与优化"(项目编号:72274122);上海市科技创新行动计划软科学重点项目"病毒变异新常态下超大城市疫情防控策略研究:基于政策组合的仿真优化"(项目编号:22692192300)。
第一作者:沈洁,女,副研究员,上海市第六人民医院病案室副主任。
通讯作者:黄蛟灵,女,副教授。
作者单位:上海市第六人民医院(沈洁、陈露、顾秀云),上海交通大学医学院公共卫生学院(黄蛟灵)。

二、对象与方法

（一）调查对象

通过对上海市各级各类医疗卫生机构进行实地考察和专家咨询，分析上海市各区地理位置，将静安区作为中心城区代表、浦东新区作为城郊结合区域代表、嘉定区作为郊区代表展开深入调研。基于各区医院名单形成抽样框，从每个区各随机选取 1 家三级医院、1 家二级医院和 2 家社区卫生服务中心。经过与医院相关部门沟通接洽后开展问卷调查，按照科室分层随机抽取上述医疗机构的医务人员作为调查对象。

（二）调查方法

课题组自行设计调查问卷并进行专家论证，经过 2 轮预调查逐步修正问卷，最终形成正式调查问卷。问卷内容涉及医务人员焦虑、基本社会人口学信息、工作与健康状况、职业满意度、社会支持等维度。医务人员焦虑程度采用 Likert 5 点条目进行测量。工作与健康状况包括健康自评、职业类别、工作年限、医院级别、加班状况。职业满意度包括信息系统、任务分工、精神文化活动、加班机制、反馈投诉机制，以 Likert 5 点量表测量。社会支持包括团队支持协同、其他部门的支持协同和政府部门的支持协同机制，以 Likert 5 点量表测量。

2020 年 9~11 月由 15 名专业调查员展开线上问卷调查。本次调查遵循知情同意、无伤害、保密、非营利的原则，由单位负责人向调查对象下发问卷，问卷使用统一指导语句，以匿名形式自愿填写。

（三）统计分析

用 Excel 2016 建立数据库，用 SPSS 25.0 软件进行统计分析。对医护人员社会人口学信息采用描述性分析。将调查对象的社会人口学特征作为协变量，采用有序 Logistic 回归模型分析各维度变量对医务人员焦虑的影响。$P<0.05$ 表示差异有统计学意义。

三、结果

（一）调查对象的一般资料

参与调查的 1 994 名医务人员中，男性 347 人（占 17.40%）、女性 1 647 人（占 82.60%）；已婚占 75.17%、未婚占 22.37%；学历水平是本科（大专）的医务人员占 78.98%，其次是硕士（占 12.74%）、博士（占 5.47%）；上海本市户籍占 77.53%、外省市户籍占 22.47%。从职业类别看，医师为 657 人（占 32.95%）、护士为 1 097 人（占 55.02%）、其他岗位类型为 240 人（占 12.13%）。从医院类型看，社区卫生服务中心（站点）、二级医院、三级医院分别为 883 人（占 44.28%）、412 人（占 20.66%）、699 人（占 35.06%），见表 1。

表 1 调查对象基本信息

基本人口学特征		人数（人）	百分比（%）	基本人口学特征		人数（人）	百分比（%）
性别	男	347	17.40	户籍所在地	本市本街道	506	25.38
	女	1 647	82.60		本市其他街道	1 040	52.16
婚姻状况	已婚	1 499	75.17		外省市	448	22.47
	未婚	446	22.37	职业类别	医师	657	32.95
	离婚	43	2.16		护士	1 097	55.02
	其他	6	0.30		其他	240	12.13
教育水平	高中（中专）及以下	56	2.81	所在医院	社区卫生服务中心（站点）	883	44.28
	本科（大专）	1 575	78.98		二级医院	412	20.66
	硕士	254	12.74		三级医院	699	35.06
	博士	109	5.47				

（二）工作与健康状况对医务人员焦虑的影响

从 Logistic 分析结果可知，医务人员的自评健康状况与其焦虑程度差异具有统计学意义（$P<0.05$），医务人员的职业类别、工作年限、医院级别、加班状况与其焦虑程度差异无统计学意义（$P>0.05$），见表 2。

表 2 工作与健康状况对焦虑的影响

变量		OR	SE	Z 值	P 值	95%CI 下限	95%CI 上限
职业类别（参照：医生）	护士	1.32	0.19	1.96	0.050	1.00	1.74
	公共卫生医师	0.86	0.30	−0.44	0.659	0.43	1.71
	技师	1.19	0.25	0.84	0.401	0.79	1.80
	其他	0.76	0.18	−1.17	0.243	0.48	1.20
工作年限		0.99	0.02	−0.77	0.441	0.96	1.02
医院级别［参照：社区卫生服务中心（站点）］	二级医院	1.26	0.19	1.53	0.127	0.94	1.70
	三级医院	1.21	0.18	1.22	0.221	0.89	1.63
加班状况（参照：从不加班）	偶尔加班	1.18	0.22	0.89	0.375	0.82	1.70
	有时加班	1.11	0.18	0.63	0.531	0.80	1.54

续 表

变　　量		OR	SE	Z值	P值	95%CI	
						下　限	上　限
加班状况（参照：从不加班）	经常加班	1.23	0.26	0.99	0.324	0.82	1.86
	几乎每天加班	1.33	0.42	0.91	0.361	0.72	2.47
	比较差	0.22	0.12	−2.68	0.007	0.07	0.66
自评健康状况（参照：非常差）	一般	0.13	0.07	−3.68	<0.001	0.04	0.38
	比较好	0.07	0.04	−4.61	<0.001	0.02	0.22
	非常好	0.04	0.02	−5.44	<0.001	0.01	0.13

注：将基本社会人口学特征作为协变量的 Logistic 回归分析结果。

（三）职业满意度对医务人员焦虑的影响

从 Logistic 分析结果可知，医务人员的精神文化活动和加班机制与其焦虑程度的差异具有统计学意义（$P<0.05$），医务人员对信息系统和任务分工的满意度与其焦虑程度的差异没有统计学意义（$P>0.05$），见表3。

表 3　职业满意度对焦虑的影响

变　　量		OR	SE	Z值	P值	95%CI	
						下　限	上　限
信息系统（参照：非常不满意）	比较不满意	0.53	0.11	−2.98	0.003	0.35	0.81
	一般	0.69	0.14	−1.82	0.069	0.46	1.03
	比较满意	0.86	0.19	−0.68	0.496	0.55	1.33
	非常满意	0.80	0.25	−0.72	0.472	0.44	1.46
任务分工（参照：非常不满意）	比较不满意	0.98	0.36	−0.06	0.954	0.48	2.02
	一般	1.58	0.57	1.28	0.201	0.78	3.20
	比较满意	1.65	0.61	1.36	0.175	0.80	3.41
	非常满意	2.17	0.93	1.82	0.069	0.94	5.01
精神文化活动（参照：非常不满意）	比较不满意	0.43	0.14	−2.67	0.007	0.23	0.80
	一般	0.43	0.13	−2.71	0.007	0.24	0.79
	比较满意	0.45	0.16	−2.32	0.020	0.23	0.88
	非常满意	0.21	0.10	−3.36	0.001	0.09	0.52

续　表

变　量		OR	SE	Z 值	P 值	95%CI	
						下　限	上　限
加班机制（参照：非常不满意）	比较不满意	1.65	0.42	1.98	0.048	1.00	2.72
	一般	2.19	0.55	3.12	0.002	1.34	3.60
	比较满意	1.53	0.44	1.49	0.137	0.87	2.69
	非常满意	3.08	1.26	2.75	0.006	1.38	6.86
反馈投诉机制（参照：非常不满意）	比较不满意	1.09	0.33	0.28	0.782	0.60	1.95
	一般	1.03	0.29	0.12	0.908	0.60	1.79
	比较满意	1.06	0.34	0.18	0.860	0.57	1.97
	非常满意	0.72	0.30	-0.78	0.435	0.32	1.64

注：将基本社会人口学特征作为协变量的 Logistic 回归分析结果。

（四）社会支持对医务人员焦虑的影响

从 Logistic 分析结果可知，医务人员对政府部门提供的工作支持和协同的满意度与其焦虑程度的差异具有统计学意义（$P<0.05$），医务人员对投诉反馈机制、团队支持协同和本单位其他部门的工作支持和协同的满意度与其焦虑程度的差异没有统计学意义（$P>0.05$），见表 4。

表 4　社会支持对焦虑的影响

变　量		OR	SE	Z 值	P 值	95%CI	
						下　限	上　限
团队的支持协同（参照：非常不满意）	比较不满意	0.99	0.46	-0.03	0.979	0.40	2.44
	一般	0.87	0.39	-0.30	0.762	0.37	2.09
	比较满意	0.66	0.30	-0.94	0.349	0.27	1.59
	非常满意	0.44	0.21	-1.72	0.086	0.17	1.12
本单位其他部门的工作支持和协同（参照：非常不满意）	比较不满意	1.29	0.44	0.75	0.450	0.67	2.50
	一般	1.10	0.38	0.27	0.784	0.56	2.18
	比较满意	1.05	0.39	0.14	0.889	0.51	2.16
	非常满意	1.14	0.52	0.29	0.775	0.47	2.78

续　表

变　　量	OR	SE	Z 值	P 值	95%CI	
					下　限	上　限
比较不满意	0.31	0.09	-4.10	<0.001	0.18	0.54
政府部门的工作支持和协同(参照：非常不满意)　一般	0.44	0.13	-2.80	0.005	0.25	0.78
比较满意	0.40	0.12	-2.93	0.003	0.22	0.74
非常满意	0.41	0.16	-2.29	0.022	0.19	0.88

注：将基本社会人口学特征作为协变量的 Logistic 回归分析结果。

四、讨论与建议

(一) 工作与健康状况对医务人员焦虑的影响分析

本研究发现,医务人员的健康状况越好,发生焦虑的可能性越低。身体健康是建立良好心理健康的基础,自评健康状况不好的医务人员可能在常规工作中更为担心生命健康,尤其在面临繁重艰巨的防疫任务中,极易产生恐惧、焦虑、抑郁等心理问题[4]。因此,未来需要开展常态化的医务人员心理问题监测、评估、培养机制,特别加强对身体状态不佳的医务人员心理素质建设,减少医务人员焦虑抑郁等心理问题,增强医务人员的职业幸福感、获得感、成就感。

(二) 职业满意度对医务人员焦虑的影响分析

本研究发现,开展医务人员的精神文化活动有助于降低其焦虑感。一方面,精神文化活动可以增进医务人员之间的情感交流,在抗击疫情的严峻背景下也能够创造和谐的工作氛围和共情信念,有助于将工作压力和焦虑等心理问题释放;另一方面,精神文化活动有助于提升医务人员个人的工作目标性、价值感、成就感,强化医务人员在防疫艰巨任务中的心理韧性,进而减少因工作产生的焦虑心理[5]。因此,在未来的诊疗活动之余,应该注重开展多元形式的精神文化活动,缓解医务人员的焦虑感。

医疗卫生服务关系到居民生命健康,医务人员工作岗位具有技术含量高、工作时间长、劳动强度大等特点,医务人员加班是普遍现象[6-7]。研究发现,加班机制与医务人员焦虑程度的差异具有统计学意义。当医务人员的待遇水平与其工作付出、劳动风险程度、自身价值及所承担的责任不成正相关时,容易产生心理失衡等不良情绪,进而导致焦虑的发生[8-9]。因此,医疗机构应该注重加班机制的优化,使医务人员得到公平公正的待遇,改善医务人员焦虑等心理问题。

(三) 社会支持对医务人员焦虑的影响分析

本研究发现,政府部门提供的工作支持和协同合作有助于降低医务人员的焦虑感。在抗击疫情的全过程中,医务人员是一线工作主力军,政府相关部门持续关注医务人员的身心健康,为医务人员的工作和生活提供全力支持,并为抗疫人员提供了合理的绩效考核机制,因而能够在一定程度上缓解医务人员的焦虑等心理问题,促进医务人员的工作积极性[10]。所以,在医务人员的常态化诊疗工作中,政府应该对医务人员的心理问题给予持续关注,提供适度、可及的工作支持和协同合作机制,让医务人员更好地为人民健康服务。

但是,来自医院内部的团队支持协同和其他部门的工作支持并不能显著缓解医务人员的焦虑状态。经研究分析,可能存在以下两方面的原因:一是来自单位内部的医院成员之间在长期工作中已然形成常态化支持协同机制,虽然医务人员表现出对同伴支持协作的满意度,但无法有效降低焦虑心理;二是面对疫情防控,医务人员之间的工作支持和团队协调的新机制尚未建立,故本单位的支持协作不能够完全消除医务人员焦虑情绪[11]。

(四)总结与展望

综上所述,医务人员焦虑的影响因素包括自评健康状况、精神文化活动、加班机制和政府部门提供的工作支持和协同合作,所以未来须建立常态化的医务人员焦虑感的监测、评估、改善机制,积极开展精神文化活动,提供政府协同合作与支持,降低医务人员的焦虑感,增强医务人员的职业幸福感、获得感、成就感,更好地为人民健康提供安全、有效、优质、高效的医疗卫生服务。

参 考 文 献

[1] LIANG S, LIU C, ROTARU K, et al. The relations between emotion regulation, depression and anxiety among medical staff during the late stage of COVID－19 pandemic: a network analysis. Psychiatry Research, 2022, 317: 114863.

[2] HANKIN BL, SNYDER HR, GULLEY LD, et al. Understanding comorbidity among internalizing problems: integrating latent structural models of psychopathology and risk mechanisms. Development And Psychopathology, 2016, 28(4pt1): 987－1012.

[3] SERRÃO C, MARTINS V, RIBEIRO C, et al. Professional quality of life among physicians and nurses working in Portuguese hospitals during the third wave of the COVID－19 pandemic. Frontiers In Psychology, 2022, 13: 814109.

[4] 刘贤俊.湖南某三甲医院医务人员抑郁、焦虑、睡眠质量及影响因素的调查研究.衡阳:南华大学,2018.

[5] LU ZC, TSENG CH, LIN HH, et al. Suggestions on relieving physical anxiety of medical workers and improving physical and mental health under the COVID－19 epidemic-a case study of Meizhou City. Frontiers In Public Health, 2022, 10: 919049.

[6] 周士博,李威,孙贺征,等.哈尔滨市医务人员患者安全文化认知状况调查.中国卫生质量管理,2022,29(3): 61－64.

[7] 沈卫英,房占娟,陆爱芬,等.全面二孩政策下三级医院产科医务人员职业应激现况及影响因素.环境与职业医学,2021,38(8): 860－865.

[8] 张瑞迪,杨娟,宁世伟,等.新冠肺炎疫情防控背景下医院运营管理模式探讨.中国卫生质量管理,2021,28(3): 15－17,32.

［9］应娇茜,王晨曦.值班和交接班制度问题分析与改进建议.中国卫生质量管理,2021,28(2)：9 - 11,15.

［10］张娟娟,闫会敏,王国胜.运用系统思维建立新冠肺炎医院感染"大感控"策略研究.经济论坛, 2021(11)：147 - 152.

［11］宋可玉,肖煜吟,董旻晔,等.医务人员对三级公立医院绩效考核政策的关注度及其影响因素分析.中国卫生质量管理,2022,29(8)：5 - 10.

突发公共卫生事件风险应对下的基层党组织能力建设

万君健　郑艳辉　许文忠　谢岳林

韩燕妮　王赛男　陈　凤　时秋凤

【导读】　突发公共卫生事件风险应对对基层治理提出严峻挑战,在针对疫情现实风险、社会安全风险及舆情危机风险等要素分析基础上,构建基层党组织政治功能、组织功能融合发展框架,加强突发风险治理协同应对、社会治理与公共利益冲突的权衡应对与舆情沟通相机应对十分必要。在贯彻党对重大疫情防控和公共卫生应急管理的全面领导的过程中,以"健康上海""健康嘉定"高质量发展为实践平台,深入推进基层党组织政治领导力等"五力"建设,提升党员干部应急处突能力,以进一步强化卫生安全韧性"健康城市"能级和社会治理能力。

自 2020 年新冠感染疫情发生以来,国内外疫情持续发展,形势严峻复杂,总体呈现流行范围广,规模性疫情与散发疫情交织,外溢病例及续发疫情多发等特点。面对疫情现实风险、社会安全风险及舆情危机风险,各级党组织推动政治责任深度履行,内生力量有效聚合,社会要素集成融合,将党的领导制度优势进一步转化为疫情防控的战略优势,积极推动基层党组织领导力、组织力建设,并使之转化为疫情防控下的社会治理效能,有效提升突发公共卫生风险应对能级和"健康城市"卫生安全韧性。

一、全面提升应对突发重大公共卫生事件能力水平的必要性

(一) 是践行"人民至上、生命至上"的政治责任

切实提高对突发重大公共卫生事件的防控能力关系到国家与地区的经济社会发展,更是关系到人民群众生命安全和切身利益。2022 年 3 月 17 日,习近平总书记主持召开中共中央政治局常务委员会会议,强调"要始终坚持人民至上、生命至上",为疫情防控工作指明方向[1];5 月 5

基金项目:2021 年度上海市党的建设研究会课题"突发公共卫生事件风险应对下的基层党组织领导力和组织力建设",并获课题成果优秀奖。

第一作者:万君健,男,助理研究员。

通讯作者:郑艳辉,女,上海市嘉定区卫生健康工作党委书记。

作者单位:上海市嘉定区卫生健康委员会(万君健、郑艳辉、许文忠、韩燕妮、陈凤、时秋凤),上海市嘉定区中心医院(谢岳林),上海市嘉定区委组织部(王赛男)。

本文已发表于《上海党史与党建》(双月刊)2022 年第 3 期,并转载于《党建通讯》(市党建研究会内刊)2022 年第 4 期,有删改。

日,中共中央政治局常务委员会会议再次强调"坚持人民至上、生命至上""坚持动态清零"[2];同日,上海市委常委会举行扩大会议,强调毫不犹豫坚持"动态清零"总方针,坚定必胜信心,坚决打赢大上海保卫战[3]。

三年多来,我国抗疫防疫历程极不平凡。以习近平同志为核心的党中央团结带领全党全国各族人民同心抗疫,因时因势优化调整防控政策措施,高效统筹疫情防控和经济社会发展,有效保护了人民群众生命安全和身体健康[4]。

(二) 是推动经济社会全面发展的基本保障

21 世纪以来,SARS、禽流感、新冠病毒感染等突发公共卫生事件频发,对中国乃至全球经济社会发展造成持续而深远的影响。突发公共卫生事件特别是传染病暴发、流行甚至大流行,需要综合考量病毒演变程度、医疗系统处置能力、公共卫生干预措施、社区治理与社会群体心理接受能力。若政府部门、专业机构、村居单元没有充分的战略准备、思想准备和行动准备,极易造成医疗秩序紊乱和社会秩序失调,甚者可能导致民生问题,进一步演化经济社会危机。

(三) 是增强"健康城市"卫生安全韧性城市的重要支撑

习近平总书记用"事关国家安全和发展,事关社会政治大局稳定"[5]两个"事关"强调防范化解重大疫情和突发公共卫生风险的重要性。为提升全球应对重大风险的能力,联合国《2030 年可持续发展议程》提出"建设包容、安全、韧性和可持续的城市",上海也提出将应急体系作为建设韧性城市、提升城市治理能力重要内容,加快建设科学权威高效应急管理体系[6]。

面对突发公共卫生事件,各级党组织承担应急管理的政治责任,依托应急管理体系,将党的政治优势、组织优势转化为对疫情防控强有力的领导力、组织力。实践来看,成功应对重大突发公共卫生事件的关键,是城市在动态间始终保持应急管理与常态化防控的整体平衡,也是当前疫情防控"动态清零"的实践基础,这种动态平衡正是城市安全韧性的一个重要方面。

二、风险应对下的基层党组织功能协同与角色定位

(一) 以机制融合为载体,突出风险应急协作管理体系建设

在"融合型党建"实践推动下,以属地疫情防控工作领导小组为核心,横向联动相关街镇、委办局党(工)委,从资源融合到平台搭建,树立"全周期管理"意识。纵向推动"党委(政治责任主体)-基层党组织(重要承载)-党员(个体单元)"三级责任模式,切实履行属地、部门、单位和个人四方责任,形成城运中心管总、行业部门主建、街镇属地主战、村居专职专责的格局。同时,发挥"领域党建"联动效应,加强与"部门邻域"(公安、交通、应急管理、城市运行等)风险辐射沟通,带动"地缘邻域"(城市群"区域"联动)风险动态沟通,推动城际间突发公共卫生事件协同应对。

(二) 以应急响应为集成,突出城市卫生安全韧性建设

"健康中国"发展战略对公共卫生应急体系提出了更高要求,全面践行总体国家安全观和新时期卫生健康工作方针,应强化党组织领导下集中统一高效的领导指挥[7],融合推动统一指挥、

专常兼备、反应灵敏、上下联动的应急管理体系。以党建融合引领,突出"党建+专业"前瞻部署、"领域+区域"统筹协调、"智慧+数据"应急响应,推动公共卫生应急布局优质均衡,强化资源"冗余度",打造优质高效、快速响应的公共卫生应急系统集成平台,将保障公共卫生安全作为提升城市韧性与社会治理能力的重要方面。

(三) 以功能协同为核心,突出风险沟通管理能力建设

发挥党组织领导核心作用,强化公立医疗卫生单位与村居、学校、企业等单位在疫情风险应对中的协作沟通。在突发公共卫生事件引发舆情风险、舆情危机日趋常态的现实背景中,基层党组织完善风险沟通制度框架,把稳主导权、构建话语权,在事件演变发展中进行有效风险沟通,畅通舆情压力缓释通道,促成各利益相关方间良性互动。

三、突发公共卫生事件中基层党组织功能建设的实然困境

(一) 疫情现实风险下,价值与科学难以协同

疫情现实风险具体包含社会面传播风险与居民自身健康风险。在突发公共卫生事件中,传染病类事件最为常见,根据疫情防控风险决策的相关主体分类[8],基层党组织作为基层社会治理领导核心,是政策制定、执行、调整的价值群体;疾控部门和医疗专家依据专业知识进行疫情研判,是参与决策和提供建议的科学群体。对突发公共卫生事件进行科学的风险评估,其定性和定量分析结论成为风险治理的依据,可供价值群体制定更科学、更有效的应对策略[9]。从疫情发展过程来看,防控风险决策过程始终存在科学与价值两股力量。如何把握价值因素与科学因素的动态平衡,对党组织领导下的基层治理能力提出考验。

(二) 社会安全风险下,社会治理与公共利益难以权衡

以新冠感染疫情为例,在全社会积极应对的同时也暴露出公共设施、应急能力建设、医疗资源配置等方面的弱项。如果风险决策不科学、不透明,对问题事件的严重性研判不充分,或对突发事件处置失当或过当,容易引发群体性恐慌,造成社会不良影响。突发公共卫生事件中暴露出信息不对称、风险沟通阻碍等实际问题,对应急协调造成瞬时压力、执行摩擦以及政策执行"堰塞湖",积滞过久势必造成村居封控管理、民生保障供应、健康需求供给等社会方面的次生风险及衍生问题。如何把握统筹疫情防控和社会经济发展的平衡点,如何降低社区网格化治理"协同惰性"[10]风险,加强城市安全韧性,都对基层党组织能力建设提出了要求。

(三) 舆情危机风险下,难以及时追踪、回应

与自然灾害、社会安全等突发公共事件不同,突发公共卫生事件有着显著的全域、全时、全民的风险特征,在全媒体的传播环境下蕴含舆情危机风险。伴随舆论生态"后真相时代"特征日益明显、互联网传播圈层化等条件变化,突发公共卫生事件的舆情要素、舆情危机已成为客观现实。在突发公共卫生事件的风险沟通中预判舆情要素、跟进舆情动态[11],是各级党组织领导风险决策中意识形态把握的重要体现。网络舆情是社会舆情在网络空间的映射,社交媒体如"两微两

短"(微信、微博、抖音、快手),因其即时性、可视性,使突发公共卫生事件风险呈几何级数扩散。有研究显示,关于健康风险议题更易模糊,健康风险谣言更加频发,健康风险扩散涟漪效应大大增强[12]。据上海市网信办、解放日报和上观新闻联合打造的微信公众号"上海网络辟谣"统计,2022年3月20日至5月中旬期间,日均发布相关辟谣信息3~5条,也从侧面反映出谣言的传播力、生命力。

四、基于党建引领与科学精准:优化基层党组织领导力组织力建设的实践路径

(一)突出基层党组织政治领导力建设,贯穿风险治理全过程各环节

突发公共卫生风险治理中,各级党组织层层压实政治责任,是应急管理指挥系统发挥作用的根本遵循。一方面,应充分发挥党的领导和集中力量办大事的制度优势,彰显突发公共卫生事件应急管理的最本质特征。强化基层组织的政治领导力,能确保各类突发应急行动的集中统一领导,以及逐步强化疫情防控中高效、稳定的贯彻执行力。在应对疫情极端复杂的情况下,以政治领导力为核心的疫情防控体系充分发挥政治引领、资源融合、党员干部等要素的整合作用,有效构建起疫情防控组织的架构体系和全社会点线面联结的行动体系。

另一方面,在风险治理中,各级基层党组织要始终坚持把党的政治建设摆在目标的首位,全面贯彻新时代党的组织路线,以党风、政风、行风全面建设推动完善党建引领下的应急管理体系,探索组织融合、功能融合、价值融合的公共卫生应急管理体系,加强组织全面覆盖与纵深推进,激发基层组织活力。在方舱医院、集中隔离点等一线设立临时党组织,关键时刻发挥政治领导力,为特殊时期扛起特殊担当提供坚强的思想和组织保证。

(二)突出基层党组织组织协调力建设,提升风险应对的融合集成

深刻认识党统揽全局协调各方的枢纽作用,推动基层党组织以高度的政治自觉切实履行政治责任,推进党建融合式发展与社会治理精细化实践的集成,时刻注重识别、防范突发公共卫生事件风险,力求把问题解决在萌芽之时、成灾之前。在风险应急处置中,不断探索常态化和紧急态"动态平衡"的组织结构,要构建平战一体、常态运行、专兼共存的适应性动态结构[13],各级基层党组织建立起班子决策核心、应急处置队伍、社会力量协同的动态稳定结构。

围绕风险应对要素,坚持党建引领与科学指导并重,深化医联体成员单位与区域化党建单位联建,互联互补,共促发展,突出基层党组织统揽协调力建设,贯彻落实到突发公共卫生事件风险识别、防范、应对的全过程。提升党组织统揽协调功能融合的整体效应,把党的政治、组织、人才优势转化为制度建设、社会治理、服务发展优势。加强党员干部队伍下沉一线,分岗定责,夯实党员网格长、小微网格长职责,为突发公共卫生事件应对、城市卫生安全韧性建设等方面夯实组织基础。

(三)突出基层党组织发展推动力建设,有力强化城市安全韧性

深刻认识党谋划全局部署推动的指挥作用,在应对和化解突发公共卫生事件风险中,各级党

组织坚持"人民城市"发展理念与"人民至上、生命至上"理念的有机结合,加强党组织领导下的战略决断,在公共利益冲突的权衡之间做出科学合理决策,破除突发公共卫生事件应急决策困境[14]。坚持系统思维,立足前瞻规划与冗余设计,有效提升突发公共卫生事件风险应急管理效率,强化城市卫生安全的储备韧性、空间韧性与治理韧性。

坚持高标准融合,构建统一领导、权责匹配、权威高效的公共卫生大应急管理体系,健全"防、控、治"联动的突发公共卫生事件防控管理机制。依托智慧城市、城市运行"一网统管"等平台,推动党建引领网格治理赋能疫情防控,织密"区域+单元+小微"三级网格体系,突出基于精细闭环的风险感知与敏捷响应,克服"协同惰性"。提升应急处置能力和物资保障能力,确保生产链、供应链稳定畅通,并切实关注高龄老龄、婴幼儿、失能失智、残障人士等特殊人群健康与生活保障,让社会生产生活从"失序"到"治序",再到恢复"秩序"。

(四)突出基层党组织舆论引导力建设,强化突发风险沟通

突发公共卫生事件引发舆情,特别是被谣言裹挟的舆情真相,其天然地具有模糊性、迷惑性,夹杂着意识形态的风险。舆情发酵的不可控未知因素较多,被动滞后面对热点舆情是客观常态,基层党组织应积极作为、主动站前,加强舆论敏感,从疏堵双方着手,而非择点式"扑火"或焖盖式"灭火",对真实需求与实情进行疏导,对虚假信息及时封堵,以公开透明为准线,铲除谣言滋生、传播的土壤,有效加强舆情初始发酵期与快速传播期的相机应对。要充分发挥基层党组织舆论引导力的强大优势与覆盖力量,将舆情要素纳入突发公共卫生事件的风险沟通框架,在应急风险管理中实现风险沟通与舆情支持的良性互动。

(五)突出基层党组织社会号召力建设,集聚同心同进的社会参与,构筑群防群治的社会防线

全面深化疫情防控党建引领社会动员,以基层社会工作党组织为聚力核,加强志愿服务、协商议事等多元参与,突出社会力量协作,形成党建引领下的风险利益共同体。广泛凝聚群团组织、社会组织、市场主体、志愿者等,推动居委会、业委会、物业公司联合的社区治理"三驾马车",号召居家党员主动下沉社区报到,引领激发全社会力量参与突发公共卫生事件应急响应的责任感。稳步探索构建党建先锋引领、群团组织助推、社会组织协同、党员群众参与的机制,实现政府治理、民生服务和社会调节、防范风险的良性互动,建立社会力量与属地衔接的应急保障供应预案机制,为提升应急管理效率与社会治理效能奠定基础。

参 考 文 献

[1] 胡喆,彭韵佳,徐鹏航. 始终坚持人民至上、生命至上 尽快遏制疫情扩散蔓延势头. 新华网,2022 - 3 - 18. http://www. news. cn/2022-03/18/c_1128483728. htm.

[2]《人民日报》评论员. 坚守为了人民,坚持就是胜利. 人民日报,2022 - 5 - 10. http://cpc. people. com. cn/n1/2022/0510/c64387-32418089. html.

[3] 咬紧牙关乘势而上打赢大上海保卫战. 解放日报,2022 - 5 - 5. https://www. shobserver. com/

staticsg/res/html/journal/detail. html？ date＝2022－05－06&id＝333479&page＝01.

［4］ 中共中央政治局常务委员会召开会议 听取近期新冠疫情防控工作情况汇报. 新华日报,2023－2－17.

［5］ 整体谋划系统重塑全面提升 织牢织密公共卫生防护网. 人民日报,2020－5－25. http://health. people. com. cn/n1/2020/0525/c14739-31722105. html.

［6］ 加快建设科学权威高效应急管理体系. 解放日报,2022－6－10. https://www. shobserver. com/ staticsg/res/html/journal/detail. html？ date＝2022－06－10&id＝334690&page＝01.

［7］ 习近平：全面提高依法防控依法治理能力 健全国家公共卫生应急管理体系. 人民日报,2020－2－29. http://cpc. people. com. cn/n1/2020/0229/c64094-31610816. html.

［8］ 刘鹏. 科学与价值：新冠肺炎疫情背景下的风险决策机制及其优化. 治理研究,2020,36(2)：51－58.

［9］ 焦娇. 风险管理在重大公共卫生事件安全管理中的运用研究. 邵阳学院学报(社会科学版),2021,20(1)：45－49.

［10］ 王安琪,唐昌海,王婉晨,等. 协同优势视角下突发公共卫生事件社区网格化治理研究. 中国卫生政策研究,2021,14(7)：26－31.

［11］ 董向慧. 舆情视角下的突发公共卫生事件风险沟通框架建构. 理论与改革,2020(4)：14－23.

［12］ 汤景泰,巫惠娟. 风险表征与放大路径：论社交媒体语境中健康风险的社会放大. 现代传播,2016,38(12)：15－20.

［13］ 刘泽照. 中国公共卫生应急指挥的逻辑进路——动态调适与效能增进. 内蒙古社会科学,2022,43(2)：16－24.

［14］ 胡象明. 突发公共卫生事件应急决策的社会风险评估及其重要作用. 广州大学学报(社会科学版),2020,19(4)：39－46.

疫情防控中跨区域调动医疗援助
队伍接待保障工作的实践与思考

何雪松　陆海军　吴　宏　俞　佳

宗　敏　王晓峰　何　达

【导读】　为了集中优势兵力打好疫情防控阻击战，国务院应对新冠病毒肺炎疫情联防联控机制统一协调安排跨区域调动医疗队伍实施医疗援助任务。如何让医疗援助队伍进得来、住得下、吃得好、行得通、留得住、能战斗，受援地区的接待保障工作尤其重要。由于尚无相关规范可参考，笔者在亲身参加医疗队联络组接待保障工作中，结合上海两个月来的主要做法，提出了接待保障工作的相关建议，可供后续可能发生类似情形的国内城市作参考。

2022年3月至6月，上海遭遇到前所未有的新冠肺炎疫情冲击。其间，为更好打赢大上海保卫战，在国务院应对新冠病毒肺炎疫情联防联控机制统一协调安排下[1]，全国多个省区市派遣了援沪医疗队伍支援上海[2-6]，其中上海市卫生健康委负责直接对接联络的有20支，含17支省市队和重症、中医、院前急救3支混编队近三万人。为此，上海市卫生健康委特别派出20个联络组，全方位对接协调安排援沪医疗队在上海期间的生活和工作。笔者作为医疗队联络组成员参与了两个多月的跨区域调动援助医疗队伍的接待保障工作，对上海做法值得总结和借鉴之处以及需要进一步完善之处做了详细的总结，供后续可能发生类似情形的国内城市参考。

一、医疗援助队伍接待保障工作的重要意义

做好跨区域调动医疗援助队伍的接待保障工作是为医疗队员打造最坚强后盾和减轻后顾之忧的关键措施，是确保疫情防控医疗救治工作的关键一环。这就对接待保障工作提出了极高的要求，一方面，要通过细心、周到、全面的接待安排，做到医疗援助队伍进得来、住得下、吃得好、行得通，同时，也要切实加强医疗队员的关心关爱。通过物质保障和精神支持两方面的合力，不断

第一作者：何雪松，男，副研究员。
作者单位：上海市卫生健康委员会(何雪松、吴宏、宗敏、王晓峰)，浙江省卫生健康委员会(陆海军)，上海市医事团体联合管理发展中心(俞佳)，上海市卫生和健康发展研究中心(上海市医学科学技术情报研究所)(何达)。

增强医疗队员的获得感、提高满意度,为支援医疗救治工作提供坚强保障。

二、接待保障工作中上海的主要做法和相关举措

(一)主要做法

经市领导同意,上海市人民政府合作交流办公室印发了《援沪医疗队接待服务保障专班工作方案》,明确牵头单位为市政府合作交流办,成员单位有卫生健康、公安、交通、文旅、国资等市级部门,以及相关国有企业集团。同时,明确了工作目标、各部门职责分工、相关工作流程和工作要求等。

(二)相关举措

在4月初至5月底,援沪医疗队接待服务保障专班共发出接待保障工作提示、工作要求或相关规定12份,主要涉及住宿安排、物质保障、疫情防控、队员关怀等事项(表1),不仅有问题提示,还有明确的工作要求和工作规范。

表 1　工作提示涉及的主要事项

序　号	事 项 名 称	提 及 次 数
1	酒店疫情防控	6
2	生活物资保障	5
3	食品安全	5
4	信息报送	5
5	住宿安排	4
6	通勤车辆保障	4
7	酒店管理	4
8	医疗队员关怀	3
9	接送站(接送机)安排	3
10	消杀管理	3
11	防控物质保障	3
12	消防安全	2
13	医废垃圾处理	1
14	医务人员闭环管理和健康监测	1
	合计	49

三、医疗援助队伍接待保障工作的基本要求

(一)队员管理

1. 通勤过程管理

医疗队员在驻地宾馆与工作地点间要安排专用车辆落实点对点闭环转运。乘坐通勤车时要全程佩戴医用防护口罩,保持车辆通风。通勤车尽可能避开交通拥挤路线和时段,驾驶员和医疗队员均不得在驻地酒店和工作点之间的途中下车,严禁非医疗队员乘坐通勤车辆。通勤车辆每次单程运输任务完成后均应进行消杀。

2. 入住酒店管理

病区环境的任何物品,医疗队员均不应带入酒店。医疗队员进入酒店房间后,洗手,更衣,衣物及随身物品放入整理箱或柜子。医务人员定时定点至指定取餐处无接触取餐,取餐后回房间就餐。医疗队员做好每日健康监测,每天一次核酸检测,至少早晚两次体温监测。

3. 其他管理规定

严格落实闭环管理要求,医疗队员不得私自离开酒店,非工作不外出,不得在酒店外面散步,严禁带无关人员进入酒店,不得叫外卖。酒店工作人员也同时在酒店实行闭环管理,每日开展健康监测,每日开展核酸检测。

(二)酒店管理

1. 驻地宾馆准备

要预先对拟入住酒店进行评估,检查酒店是否已腾空,不能有其他社会人员入住同一间酒店;检查空调情况,如是中央空调,则要对空调类型进行评估后确定能否开启,如是分体式空调则需要清洗消毒和采样检测合格后方可开启;检查能否设置医疗队员工作点回到驻地酒店的单独进口,并与其他进出口分开;医疗队员与酒店工作人员进出口能否区分开;检查酒店是否配备安保、保洁、消杀等保障人员;检查酒店是否已经提前整体消杀,环境采样检测是否合格。

2. 医疗队员房间安排

医疗援助队伍队员和酒店工作人员均实行集中住宿,原则上一支医疗队入住同一家酒店,安排队员一人一间,如房源紧张需两人一间(标准间)则安排同一个班次人员入住同一间。酒店工作人员与医疗队员入住房间之间要做到区域相对独立,实行人流、物流和气流物理隔离。

3. 酒店管理措施

医疗队所在单位承担所居住酒店管理的主体责任,实行谁带队谁负责,制定住宿管理相关要求,加强日常管理和督导检查。驻地酒店必须服从医疗队所在单位的管理。驻地酒店必须加强出入口的管理,严禁外来人员进入酒店,关键点位要安排专人24小时值守与视频监控。

(三)物资保障

1. 环境布置

医疗队员驻地酒店要设置隔离房和库房,隔离房用于核酸检测异常人员临时隔离,库房用于

医疗队防护物资和生活物资存放。在从工作地点返回酒店进口处内的大厅或相对独立区域设置外套脱卸区,配备衣架、紫外线灯、消毒液和喷壶等。

2. 物资配备

为医疗队员配备充足的饮用水、方便食品供医疗队员取用。在每个房间,要配备免洗洗手液、酒精消毒湿纸巾、喷壶和消毒液等消毒物品;配备洗衣液、沐浴露、洗发水、牙膏、牙刷、防蚊用品等生活物品;配备脸盆、衣架、电风扇(夏天)、取暖器(冬天)、保暖餐盒等生活设施。此外,还应配备电话、手机充电器、无线网络、电视机等设施。

(四)餐饮保障

1. 酒店自行供餐

如酒店硬件条件较好有独立厨房,尽量由酒店落实餐饮保障,既可保证医疗队员能随时吃到热饭热菜,又能减少食物因运输导致的安全风险。要配足厨师团队人员,提前一定时间入住,并进行闭环管理,每日健康监测和核酸采样。要确保食材保供渠道畅通,满足每日食材加工需求。根据医疗队员下班回到酒店时间,合理安排餐饮供应时间,确保能及时进餐。医疗队员每日工作时间长,体能消耗大,应保证食物的荤素合理搭配,配备水果、牛奶或酸奶,确保队员每天摄入足够热量。

2. 第三方餐饮配送

对不能自行供应餐食的酒店,应通过第三方餐饮单位配送保障队员进餐。住宿餐饮组要提前考察并确定第三方餐饮配送企业,做到定企业、定酒店、定份数、定时间、定标准,确保配送餐饮质量和安全。要加强对餐饮配送全过程管理,做到保温配送。从餐食制作完成到队员食用应在两个小时以内。按需要准时配送,避免送到后放置长时间后食用。酒店要配备医疗队员专用的微波炉或保温箱,保证轮班医疗队员能吃上热饭热菜。要经常变化餐饮品类,尽可能照顾医疗队员的口味要求。要保证牛奶、富含蛋白质类食物、蔬菜、水果等供应,保证队员营养均衡。

3. 餐饮安全管理

要加强对第三方餐饮配送企业、宾馆厨房等的检查督导。宾馆和餐饮配送企业要严格落实食品安全主体责任,根据"谁保障、谁负责"的原则,在进货检验、食品原材料贮存、加工制作、消毒、食品留样和运输配送等重点环节把关,避免出现因饮食造成的呕吐、腹泻等情况,确保不发生食品安全事件。

(五)通勤保障

1. 车辆配备

医疗队员往返驻地和工作地点的通勤工具根据需要配置大巴、中巴车辆,车辆配备的类型和数量一般需要根据医疗队员的每次通勤人数、排班间隔时间、通勤距离和时间等来合理确定。车辆和驾驶员要固定搭配,要合理驾驶员排班,保证驾驶员充分休息。要确保车辆车况良好,杜绝带病车辆上路。加强对驾驶员消毒和防护知识培训,每次通勤后要对车辆进行消毒。每个医疗队要配备商务车,用于医疗队驻地之间的人员和物资转运以及应急使用。

2. 通行保障

由于疫情期间实行封控措施,医疗队在交通出行中可能会遇到道路封控、警察临检等原因导致交通出行受阻。通勤保障组要提前为每辆通勤车制作道路通行证和有统一标识的医疗队标牌,证件和标牌与车辆号牌和驾驶员信息相对应,统一在市交警管理部门备案,并由市交警部门统一向各级交警部门印发工作提示,明确给予医疗援助队伍通勤车辆通行便利。

（六）疫情防控

1. 酒店环境消杀

医疗队员入住前酒店的预防性消毒、出现阳性病人后和队员退房后的终末消杀由所在区消杀专班负责。酒店公共区域日常消毒由酒店自行负责,由医疗队随队疾控消杀专业队员或所在区疾控部门具体指导,防疫消杀一天不少于四次,对高频接触的部位和使用设施(楼道、电梯间、门把手、扶手等)进行针对性消毒。

2. 相关措施

驻地酒店医疗队员产生的生活垃圾作为专项垃圾处理(非医废垃圾),用黑色垃圾袋装袋后外面喷洒消毒液,指定专门单位及时清运处置。酒店门口入门处、电梯口、电梯间、取餐处等均须放置手消毒液。电梯间内或墙壁放置盒装纸巾。医疗队队员房间卫生由医疗队队员自行打扫,床单等也由医疗队员自行更换。队员房间每日两次开窗通风,每次三十分钟。驾驶员和医疗队员均不得在驻地酒店和工作点之间的途中下车。

3. 核酸检测

医疗队员、酒店员工、通勤司机每日一次核酸采样检测,视情采取单人单管、1∶5、1∶10或1∶20混管采集。核酸采样可由医疗队组织队员开展,核酸检测由酒店所在区卫生健康部门协调相关医疗机构承担。一旦发现核酸检测异常,立即安排单人单管核酸采样检测复查。如复查阳性,则尽快将阳性病人转运至定点医院或方舱医院;立即安排疾控人员开展流调,并及时将密接人员转运到隔离酒店;立即安排消杀人员对相关场所开展终末消杀,并对环境采样检测。

（七）队员关怀保障

1. 队员的医疗保障

医疗队员因在定点医院或方舱医院救治工作中,劳动强度大、工作压力大、穿戴防护服情况下长时间不能进食进水等原因,经常会出现一些健康问题,食物中毒、胰腺炎、阑尾炎、胃十二指肠溃疡、骨折、妇科疾病等经常发生。应提前做好医疗队员医疗保障预案,安排定点医院接诊,在定点医院中设置医疗队员就医专用区域,由专用救护车闭环转运。在人数较多的方舱医院清洁区设置现场医疗点,配备专门医护人员。医疗队员就医定点医院要提前完善救治流程,设置缓冲医疗区,安排专门医护人员。医疗队员的医疗费用由受援方统一安排支付。

2. 队员的人文关怀

长时间奋战在一线的医疗队员经常会出现过度疲劳和精神紧张,必要时需对医疗队员进行心理调适与疏导。要安排专业精神心理医护团队及时提供心理健康疏导或心理干预服务。积极做好对医疗队员的慰问与关心,队员生日当天发送生日祝福短信,驻地宾馆准备长寿面或生日蛋糕。充分发挥工会、妇联、各类公益基金会、社会组织和爱心企业的作用,有组织有计划地向医疗队赠送慰问品。各级党委、政府也应发挥属地优势,主动安排领导走访慰问。宣传部门要组织各级各类媒体宣传报道医疗队大爱精神,大力宣传医疗队员在医疗救治中的典型事迹和爱心故事,弘扬正能力,提振精气神。受援地区要提前策划医疗队撤离时的各种礼遇,感谢信、证书、纪念章、荣誉牌、感恩卡、锦旗等各类赠礼,以及欢送仪式、交警开道等安排。

(八)数据信息管理

1. 数据及时更新

在医疗援助队伍跨区域调动中,由于来源多、队伍多、人数多、变动大等特点,及时掌握动态更新的各类数据信息就显得特别重要。应提前建立一套医疗援助数据信息系统,建立包括医疗援助队伍、宾馆住宿、餐饮供应、通勤车辆、定点医院和方舱医院等方面的基础数据库,并向领导小组、工作小组、联络组和各医疗队、宾馆酒店、第三方配餐企业、车辆安排企业、定点医院和方舱医院等开放权限,并要求及时更新数据,为科学安排宾馆住宿、餐饮配送、车辆安排、物资保供、受援定点医院或方舱医院安排等提供数据支持,确保医疗援助队伍跨区域调动接待保障工作管理科学、精准、高效。

2. 信息及时报告

工作小组和联络组在信息及时报告中承担主要责任,信息收集的主要内容包括:医疗援助队伍派出、队伍数量、人员数量、入住宾馆数量等;开展医疗救治情况(定点医院和方舱医院的医疗救治基本数据)、疫情防控情况(医疗队员、驻地酒店员工和联络组人员核酸检测情况)、医疗队每日开展的主要工作、工作组和联络组每日开展的主要工作、每日大事记、存在的问题和建议等等。每日下午六点前,工作小组和联络组要以报表和工作简报的形式报送领导小组办公室,领导小组办公室汇总后形成专报于晚八点前报领导,为领导决策提供参考。

四、思考

在当今复杂多变的国际环境下,不确定因素急剧增加,存在诸多可能对人类生产生活带来损害的因素,在新冠病毒之外,还可能出现地质灾害[7]、生化灾害[8]等各种自然[9]或人造灾害[10]。当灾害局部发生时,都会需要其他地区医疗援助队伍的帮助,因此医疗援助队伍跨区域调度接待保障工作是一项迫切需要科学化和规范化的工作。本文基于上海的工作实践,站在卫生健康行政部门的角度,从组织管理、基本要求、人员保障、数据管理四个环节对医疗援助队伍跨区域调度接待保障工作提出了详细建议。由于本研究为单中心经验,可能存在不同地区适用性差别,期待更多相关研究,不断完善医疗援助队伍跨区域调度接待保障工作经验的规范性和适宜性。

──────────── 参 考 文 献 ────────────

[1] 中华人民共和国国务院办公厅. 国务院应对新型冠状病毒感染肺炎疫情联防联控机制关于切实做好货运物流保通保畅工作的通知(国办发明电〔2022〕3号). [2022-04-11][2022-12-

03]. http://www.gov.cn/zhengce/content/2022-04/11/content_5684533.html.

［2］许聃.国家组建医疗队援助上海,多个省市医疗队已经抵沪.中国日报,2022.

［3］齐心抗疫 同心守"沪"——30余万元防疫物资驰援上海.绍兴市红十字会,2022.

［4］江苏省人民政府办公厅.省政府办公厅印发关于有效应对疫情新变化新冲击进一步助企纾困政策措施的通知(苏政办发[2022]25号).[2022 04 17][2022 12 03]. http://www.jiangsu.gov.cn/art/2022/4/17/art_46144_10417616.html.

［5］援沪行动承载青海各族人民的深情厚谊——青海支援上海生活物资现场见闻.青海日报,2022.

［6］王淑娟.传递云南情谊 贡献云南力量.云南日报,2022-04-29(003).

［7］谢颜富.地质灾害防治的策略探讨以及地质环境的应用研究.中国金属通报,2022(7):204-206.

［8］黄耀明.生化灾害危机与本土社会工作发展的新议题.闽南师范大学学报(哲学社会科学版),2015,29(4):45-49.

［9］潘其锐.自然灾害救援中的多元主体参与及协作分析.华东政法大学,2020.

［10］高凌云,董建文,席阳.人为灾害的经济评析——以技术灾害为视角.华东经济管理,2014,28(9):154-161.

上海市公共卫生应急相关产业发展思路研究

许明飞　罗雅双　房　良　张晨曦　何　达

【导读】　公共卫生应急产业主要是在突发公共卫生事件和常态化预防下,为满足居民生命安全和健康需求而提供公共卫生产品和服务。上海市作为医疗卫生服务和生物医药产业高地,发展公共卫生应急产业具有综合优势,但在此次新冠疫情中,上海市在疫苗、药物以及检测等相关应急产业方面并没有发挥重大作用。文章从公共卫生相关产业的内涵出发,重点聚焦新冠疫情防控相关产业市场需求、技术趋势以及上海基础等,通过实地调研、深度访谈和专家研讨等,发掘梳理了产业体系不完备、技术积淀不足,研发资源和平台缺乏、政产学研医欠紧密、应急机制不健全、产业高端人才缺乏、海外临床试验经验缺乏等瓶颈,进一步从产业定位、重点领域发展、公共平台建设、产学研医协同、产业主体创新、企业合作模式创新、产业人才梯队建设、国际话语权争取等角度提出了产业发展的政策建议。

新冠疫情发生以来,党中央国务院反复强调完善重大疫情防控体制机制,健全国家公共卫生应急管理体系;党的二十大报告强调"健全公共卫生体系,提高重大疫情早发现能力,加强重大疫情防控救治体系和应急能力建设,有效遏制重大传染性疾病传播",这些都将公共卫生应急产业推到一个非常重要的地位。

一、公共卫生应急产业内涵

(一) 公共卫生应急产业的定义

公共卫生应急事关一个国家和地区群众生命健康安全和经济社会稳定,并没有明确范畴,公共卫生应急产业主要是针对突发公共卫生事件采取的应对活动相关产业的总称[1],是在突发公共卫生事件和常态化预防下,为满足居民生命安全和健康需求而提供的公共卫生产品和服务。其实质是以大众生命健康和公共卫生安全需求为纽带,政府主导、各类企业为主体,将整个公共卫生应急过程中所涉及的诸多环节联结成为完整的产业体系[2]。

基金项目:上海市卫生健康委员会2022年卫生健康政策研究课题"上海公共卫生应急相关产业发展思路研究"(课题编号:2022HP34)。
第一作者:许明飞,男,上海市卫生和健康发展研究中心(上海市医学科学技术情报研究所)副主任。
作者单位:上海市卫生和健康发展研究中心(上海市医学科学技术情报研究所)(许明飞、罗雅双、房良、何达),潍坊医学院(张晨曦)。

鉴于公共卫生应急产业内涵较广,新冠疫情发生以来疫情防控相关产业在其中占比最大、增幅最快,本文中公共卫生应急相关产业聚焦重大呼吸道传染病,以新冠病毒的防控为例。具体来看,针对新发呼吸道传染病预防和治疗环节的主要产品包括:① 早发现传染源相关产品,包括以核酸、抗原、抗体等为代表的病原学检测产品。② 切断传播途径相关产品,如口罩、防护服、隔离护照等防护用具,消毒剂、消毒器械等消毒产品。③ 保护、治疗易感人群相关产品,如新冠疫苗等。④ 治疗感染人群相关产品,如治疗性药物、医疗器械、医用运输车。同时,基于生物医药产业作为上海着力打造的三大先导产业之一的重要战略定位,本文进一步将公共卫生应急产业分析聚焦到新冠疫苗、检测试剂(核酸、抗原)、治疗药品和器械装备等相关产业。

(二)公共卫生应急产业特点

一是产品具有准公共产品属性[3-4]。公共卫生应急产业主要集中于公共卫生领域,解决公共卫生问题,聚焦人群公共卫生安全。二是需求刚性和不稳定性。在公共卫生及生命健康受到威胁时,人们对应急产品和服务的需求几乎无弹性,第一时间内需求量较大,需要迅速反应,满足特定需求;一旦应急处置完成,需求可能迅速萎缩,产业经济效益风险相对偏大。三是"专通结合、平战结合"的可转换性。除某些极专业化的产品外,公共卫生应急产品设计研发要本着"专用与通用结合、平时与急时结合"的原则,扩大产品使用范围、提高使用效率。此外,常态下的应急物资保障在平时也对产业提出需求。

基于上述特点,公共卫生应急产业必须由政府主导和规范引导,强化公共卫生应急产业扶持发展的政策导向,特别是在标准规范制定、园区平台搭建、产学研合作和产业集群培育,以及部分重大关键共性技术攻关等领域,发挥宏观引导和政策激励作用;确保能够规模生产和运行,构建健全的产业链[5]。

二、产业政策环境

(一)疫情防控策略

公共卫生应急产业相关产业与新冠疫情防控政策紧密相关,疫情防控政策要求的不同,催生了对于疫苗、检测、治疗药物和医疗器械等公共卫生应急产品的不同需求。目前,全球近 190 个国家与地区取消了绝大多数的防疫措施,但是"疫苗接种+抗病毒药物"依然是主要策略。近期《自然》杂志发表了 112 个国家和地区 386 名学术界、卫生界、政府、非政府组织和其他相关领域专家关于结束新冠危机的共识[6],主要包括 6 方面:有效的信息传递,加强卫生系统建设,重视疫苗接种,升级预防系统,开发新疗法,减少不平等。国内,近期国家密集调整防控策略,先后发布"优化疫情防控二十条"和"优化疫情防控新十条",主要举措为优化核酸检测频次和隔离方式,突出强调有序推进新冠病毒疫苗接种;加快提高疫苗加强免疫接种覆盖率,特别是老年人群加强免疫接种覆盖率;加快开展具有广谱保护作用的单价或多价疫苗研发,依法依规推进审批;加快新冠感染治疗相关药物储备,做好供应储备,满足患者用药需求,尤其是重症高风险和老年患者治疗需求;重视发挥中医药的独特优势,做好有效中医药方药的储备;加强急救药品和医疗设备的储备。

（二）产业支持政策

国内尚无专门针对公共卫生应急产业的政策文件,相关产业大多被纳入生物医药产业的范畴。2020 年以来,北京、上海、江苏、浙江、广东五省(直辖市),均围绕推动产业高质量发展及协同创新发展等主题,发布生物医药产业促进政策共计 15 项,旨在优化区域布局和产业结构,促进产业创新发展,加快构建更安全可靠、更具创新力及更高附加值的生物医药产业链,为推动生物医药产业高质量发展提供强有力的政策保障。在主要举措方面,均围绕加大原始创新研发力度、支持创新平台建设、优化审评审批服务、支持龙头企业做大做强、加快医药创新产品应用推广、加强高层次人才队伍建设、构建生物医药产业发展良好生态等提出相应政策措施。具体举措方面,对比各省政策文本可以明显看出,上海在针对疫苗、检测、抗病毒药物等公共卫生应急相关产业的政策举措相对较少,也缺乏明确的重点项目,而北京政策文件中明确支持北京市疫苗检验中心建设、浙江有"应对新发突发重大传染病等公共卫生事件关键技术与产品攻关"项目等。

三、产业需求、技术趋势和上海基础

（一）新冠疫苗产业

1. 产业需求与技术趋势

从新冠疫苗需求看,一是新冠疫苗全球产能过剩,新冠疫苗的市场空间减小[7]。国内全人群接种率较高,新冠疫苗的市场或接近饱和。同时,国产新冠疫苗出口骤减,2022 年 1~5 月出口额仅为 48.9 亿元,较 2021 年同期下降 79.2%。二是特殊重点人群以及接种加强针新冠疫苗需求。从真实世界经验来看,要产生较为稳定的防护效果,接种四针有一定必要。我国重点人群中 80 岁以上老人总体接种率和加强针的接种率都有待进一步提高。

从全球市场看,除中国外,主要新冠疫苗品种技术路线集中在 mRNA、腺病毒载体以及重组蛋白疫苗。WHO 公开资料显示,截至 2022 年 6 月,新冠疫苗研发共计 12 条技术路线,合计 364个产品管线,重组蛋白疫苗 131 个,RNA 疫苗 62 个,位列第二,且数量增幅最明显。综合来看,mRNA 疫苗具有研发生产周期短(可 6~8 周实现更新换代)、稳定性好、一致性高、容易放大等优势;mRNA 技术更多的研发管线是针对肿瘤预防和治疗相关,相对应用前景广[8]。此外,疫苗技术发展趋势主要有三个方面,一是通用型疫苗研发,即对新冠病毒的各种变异毒株和现有冠状病毒都有效果的新一代疫苗。二是剂型的改善,含有微针的小贴片、口服或鼻喷吸入式疫苗。三是疫苗作用扩展,从预防患重症和死亡到防止感染。

2. 上海基础

上海生命健康科技创新实力雄厚、产业发展要素集聚、创新链产业链齐备、综合配套优势明显,尤其是包括 mRNA 疫苗在内的核酸疫苗方面,形成了"企业矩阵+园区集聚"规模效应[9],包括斯微(上海)生物科技有限公司(以下简称"斯微生物")、上海蓝鹊生物医药有限公司(以下简称"蓝鹊生物")、中生复诺健生物科技(上海)有限公司(以下简称"中生复诺健")、康希诺生物股份公司(以下简称"康希诺")、上海兆维科技发展有限公司(以下简称"兆维生物")等核酸相关企业,以及 2022 年新建的疫苗产业园(宝山)和核酸产业园(奉贤)。此外,重组疫苗方面上海也有一定基础,依托上海泽润生物科技有限公司(以下简称"泽润生物")建设上海市重组疫苗和新型佐剂技术创新中心。针对剂型改善,康希诺(上海)研发的全球首款吸入用重组新冠疫苗克威莎雾优目前已在上海、江苏以及北京作为加强针使用(表1)。

表1　2022年上海市新冠疫苗产业基础

企　业	业务类型	主　要　特　点	园　区
兆维生物	产业链上游 核酸药物核心原料的全球头部企业	向全球供应了约70%的核酸原料 进入莫德纳[①]、辉瑞[②]、中国生物[③]等国内外知名药企的供应商名录	奉贤
斯微生物	新型mRNA疫苗(上海市信使核糖核酸应急疫苗技术创新中心)	掌握mRNA疫苗的核心技术,拥有LPP纳米递送系统的全球独家权益;在周浦和奉贤均建立生产工厂,年产量可达4亿剂	张江、奉贤
中国生物[③]	中生复诺健mRNA疫苗产业化基地	集新冠mRNA疫苗的研发、生产、检测于一体,最高年产量20亿剂	南翔
康希诺	mRNA产业化基地	首期规划产能为1亿剂,打造自主专利壁垒,掌握脂质纳米颗粒(LNP)关键技术	宝山、临港
泽润生物	新型重组人用疫苗的研发和产业化(上海市重组疫苗和新型佐剂技术创新中心)	和沃森生物合作研发,成功构建并制备了新冠病毒S-三聚体抗原 2022年8月,重组蛋白路径临床批件	张江

① 莫德纳医疗公司(Moderna Therapeutics, Inc.);② 辉瑞制药有限公司(Pfizer Pharmaceuticals Limited);③ 中国生物制药有限公司。

(二)新冠治疗药品产业

1. 产业需求与技术趋势

新冠病毒变异目前朝传播性上升、毒性下降的方向变异,轻症治疗需求放大。高风险因素人群重症率更高,因此应关注高风险因素人群用药需求。技术趋势上,目前全球的新冠相关临床试验主要围绕病毒中和抗体、小分子药物展开。中和抗体药物曾表现出良好的性能,以结合细胞的病毒S蛋白结构为靶标,但后者突变较快,导致中和抗体的使用受限于流行株对中和抗体的敏感性,而且多为针剂、价格昂贵。新冠口服小分子药物设计一般针对结构保守的区域进行设计,不易产生耐药性,为未来治疗新冠的主力军。

2. 上海基础

上海在中和抗体药物和小分子抗病毒药物方面具有较好的基础。大分子中和抗体药物方面,上海君实生物医药科技股份有限公司(以下简称"君实生物")开发的新冠中和抗体JS016,被礼来公司收购并用于开发新冠特效药物双中和抗体疗法。迈威(上海)生物科技股份有限公司(上海市抗体药物发现及产业化技术创新中心)研发的9MW3311单抗处于2期临床阶段,用于治疗以及预防高危人群感染。小分子口服抗病毒药物方面,君实生物/旺山旺水(苏州旺山旺水生物医药有限公司)的VV116进入申请上市前准备阶段,用于治疗轻度至中度新冠感染患者。

（三）核酸/抗原检测

1. 产业需求与技术趋势

自新冠疫情暴发以来,核酸和抗原两种新冠病毒检测产业在全球展开了此消彼长的拉锯战。欧美在完全放开之前大多采用了"疫苗+抗原自测+口服特效药"防疫链,与之相伴的是抗原快检产业在全球的迅速扩张。国内随着防控政策调整以及核酸检测范围、频次的缩减,核酸市场将大幅萎缩,抗原检测需求可能有所提升。核酸检测的技术趋势主要是缩短检测时间,*ACS Nano* 期刊上刊发的研究成果[10]给出了一种全新的快速核酸检测方法,利用血浆流体芯片可以在大约 8 分钟内完成核酸检测,大大提高诊断速度;抗原检测作为补充或替代技术,技术趋势是提高准确率。

2. 上海基础

国内 IVD(体外诊断,*in vitro* diagnosis)公司龙头几乎均在上海设有实验室或研发中心。此外,上海本土相关企业也各有特色,形成了完整的检测产业链生态(表 2)。

表 2　2022 年上海市新冠检测试剂产业基础

名　称	企业性质	主　要　特　点
之江生物①	生物医药分子诊断试剂及仪器设备	最近三次全球突发公共卫生事件(埃博拉、寨卡、新冠)中唯一三次均获得 WHO 认证企业;国内首批核酸检测试剂盒获证企业;包括核酸自动提取仪、全自动核酸提取工作站
伯杰医疗②	病原体的诊断试剂研发应用	全自动核酸提取工作站 BG－Star96(快速检测 30 分钟) 核酸检测试剂盒(荧光 PCR 法和胶体金法)
透景生命③	上海市高通量体外诊断技术创新中心	2020 年 3 月,7 项系列产品包括 4 种新型冠状病毒检测试剂、2 种样本保存液以及核酸提取试剂盒获 CE 2022 年 1 月,2019－CoV 核酸检测试剂盒或注册受理
捷诺生物④	中国生物旗下诊断试剂经营企业	成功生产了第一批新型冠状病毒检测试剂,第一批拿到国家药监局注册证企业;新型冠状病毒(SARS－CoV－2)中和抗体检测试剂盒
复星诊断⑤	体外诊断 IVD 行业	COIVD－19 核酸检测试剂盒,2020 年 3 月通过国内注册审批、并获得欧盟 CE 认证;2022 年 4 月,2019－nCoV 抗原检测试剂盒通过注册审批
百力格⑥	核酸检测试剂"芯片"的主力供应商	国内工业级 DNA 合成领域的领军企业;建立了国际先进的 DNA 与 RNA 合成、全基因合成、生物工具酶等研发技术平台

① 上海之江生物科技股份有限公司;② 上海伯杰医疗科技股份有限公司;③ 上海透景生命科技股份有限公司;④ 上海捷诺生物科技有限公司;⑤ 复星诊断科技(上海)有限公司;⑥ 百力格生物科技(上海)股份有限公司。

（四）相关器械和装备

1. 产业需求与技术基础

由于新冠等重大呼吸道传染病传播速度快的特点,可能短时感染人数较多,需要集中收治和快速诊断,增加了医务人员的防护难度和工作负荷,器械和装备产业的需求和技术趋势主要围绕如何解决上述问题。一是针对众多感染者的集中隔离,要求放射影像设备便携式、小型化,如方舱 CT/车载 CT、移动 DR,移动式 DR 不仅可以加快放射诊断工作流程,提高工作效率,也能解决急、危、重症患者因不能移动而无法拍片的问题。二是避免医护人员和患者交叉感染,需要使用各种无接触式设施设备,包括无人车以及远程监护监控。三是降低医务人员的工作负荷,如机器人消杀、物流配送等后勤服务的人工替代。四是针对重症监护和抢救所需的重点装备医疗器械和设施设备的国产化或低成本化,如体外膜肺氧合(extracorporeal membrane oxygenation,ECMO)机。

2. 上海基础

上海高端医疗器械及智能装备在疫情防控中也涌现出一系列新产品和应用场景:① 便捷式放射影像设备。上海联影医疗科技股份有限公司针对应急方舱医院,研发了集"设备间、扫描间、CT、消毒装置"于一体的方舱 CT,箱体式设计便于快速拆装及运输转移,插电即用,解决非医用场地限制问题,并支持云端远程阅片,可解决临时场地缺乏诊断能力与人力的难题。移动 DR 设备因便携性、可移动性、操作灵活、摆位方便、占地面积小等优势,在方舱医院中成为重要的筛查、诊断设备。② 提高后勤人员工作效率。达闼机器人承担了配送、云端护理、室外巡逻等任务,钛米智能消毒机器人、擎朗 M2 消毒机器人实现 7×24 小时不间断地消毒。③ 减轻医务人员工作量。诺亚医院物流机器人在上海交通大学医学院附属瑞金医院、上海交通大学医学院附属儿童医院等医疗机构的发热门诊为住院患者配送口服药;艾利特 EC63 协作机器人可以灵活用于各制剂产线、实验室等场景。④ ECMO 机。目前 ECMO 机均为进口,不过上海在相关领域的研究已有较好进展,上海微创医疗器械(集团)有限公司(以下简称"微创医疗")在 ECMO 领域已有较多布局,处于国内领先。

四、上海公共卫生应急产业发展问题和瓶颈

(一)产业重视不够,产业体系不完备、能力储备不足

上海未将公共卫生应急产业放在突出重要的地位上,危机意识不足,对公共卫生应急产业缺乏顶层设计,研发体系、人才、产业链布局、重点产品都储备不够。五省市政策文本分析中也表明,近 3 年上海在公共卫生应急领域(疫苗、抗病毒药物)的支持政策较少。上海相对重视研发和创新,而对医药工业制造产能重视不足,即便核酸检测试剂盒等产品上市较早,由于产能和成本问题,市场占有率并不高。从应急生产体系来看,产业链前瞻布局不足,欠缺对平急转化的生产能力。从关键核心技术材料来看,疫苗、药物等研发所需的原材料和设备设施国产率较低,关键原材料和设备的进口周期大大加长,一旦国际形势变化或受疫情影响,存在断链风险。

(二)技术积淀不足,研发资源和平台缺乏

从基础研究和技术储备来看,上海缺少病毒及传染病相关的重点学科的专项布局或长期积累,上海市重大传染病和生物安全研究院、上海市病毒研究院重点实验室建设也是在疫情后才开始的。政府缺乏对企业技术积累的引导,如针对性的技术专项立项,以至面临机会却迟迟未能取得突破,政府、企业都很"用力",但有点"临时抱佛脚",效果不佳。从研发资源和平台来看,一是缺少国家级平台和机构。疫苗和抗病毒药物研发需要第一时间获得病毒样本或信息,由于上海

没有承担国家级疾控中心或病毒实验室的职能或任务,无法第一时间获得病毒信息。二是对病毒实验室的态度总体偏"谨慎"。全市仅有4家P3实验室,数量远少于北京的19家,而且实验室规模和能力有限;相较于外省市,上海P2实验室的准入也比较严苛,影响了企业研发积极性。三是动物攻毒模型缺失,尤其是大动物的攻毒模型。四是上海疫苗临床基地建设缓慢,上海企业的新冠疫苗临床试验需要在外省(如云南、河南、广西、江苏)排队,拖慢了研发进度。

(三)政产学研医协同联动欠紧密

疫苗、药品的研发流程复杂,需要多方通力协作,上海高校、医疗卫生机构、研究所的资源并不差,但企业很难在上海找到合作伙伴,从病毒检测到动物试验、从临床试验到生产加工都在要在外地找资源。技术平台方面,高校、科研院所、医疗卫生机构以及生物医药企业各自为战,重复竞争和投入,缺乏公认或者政府重点支持的市级技术平台,有技术优势的企业没能通过承担市级公共技术平台职能而有效放大优势。注册审批方面,尽管国家药品监督管理局(以下简称"国家药监局")药品审评检查长三角分中心设在上海,但主要还是起与国家药监局沟通联络作用,并未带来审批注册流程的实质简化。企业协作方面,目前全球疫苗、药品领先企业多采取轻量化和全球合作的研发路线,但这种轻量化研制路线的落地还需各地加强政策引导和支持。例如,斯微生物在mRNA疫苗研发上有技术积累,起步也较早,但在疫苗注册审批、商品化流程上都不够成熟,影响了研发进度;相较而言,后期康希诺由于跟上海医药(集团)有限公司合作,吸入型疫苗的注册和在长三角推广应用就比较成功。

(四)应急绿色通道机制不健全

公共卫生应急相关产业的产品多为急需用品,在项目推进、产品联合攻关、注册审批、临床使用、海关通关等环节应该建立紧急通道或绿色通道,但实际上每一个环节的绿色通道建立都很难,有些涉及国家事权。在项目应急机制方面,针对重点苗头性的产品,一些省市是由省市主要领导牵头推进,并且积极向国家争取政策支持。上海争取获得新冠疫苗批签授权的时间晚于北京、湖北、广东等地,一定程度上影响了相关疫苗产品的研发。

(五)缺少公共卫生应急产业高端人才

公共卫生应急相关人才相对不足,与生物医药和人才高地的地位不匹配,特别是参与国家疫苗评审的上海籍专家稀缺,行业话语权不够。在国家疫情防控政策预判和建言方面也缺少权威专家。此外,上海也没有公共卫生应急相关产业人才的专家库或智库、战略科学家。在人才扶持力度方面需进一步加大。

(六)海外临床试验经验不足

上海新冠疫苗和药物创新企业均反映在赴海外开展临床试验时,遭遇到了诸多困难。我国生物制品赴海外试验时需要比较复杂的出境流程,企业和行业主管部门都不熟悉,导致反复申报,耽误时间。与海外市场对接时,需要逾越的文化与法律壁垒巨大。在不良反应事件处置上也需要积累经验。

五、政策建议

（一）强化公共卫生应急产业定位和顶层设计

上海政府应该成为公共卫生应急产业的引导者,组建由公共卫生、生物医药、重点企业、行业主管等组成的公共卫生应急产业专家团队或智库,建立商讨机制,参与产业决策。制定上海市公共卫生应急产业发展规划,明确产业发展目标、重点领域和支持政策,增强产业发展预期和信心。在全市支持和布局一批核酸产业园、疫苗产业园等创新产业集聚区。持续完善公共卫生应急产品储备和应急征用制度,提升备战、外援、救灾、防疫和应对突发事件的能力。

（二）明确公共卫生应急产业重点发展领域

进一步梳理相关产业基础,结合技术发展趋势,明确上海的重点发展领域。疫苗方面,重点发挥上海核酸规模和产业链齐备的产业优势,开展应用前景广泛的 mRNA 疫苗的研发和产业化。积极开展吸入剂、通用型疫苗等新型疫苗的研发。药物方面,坚持两条腿走路,针对像奥密克戎等传播速度特别快的毒株,要进一步做好患者依从性好的口服小分子药物的研发;利用上海生物医药企业在抗体类的大分子药物的技术优势,进一步推动抗体药物技术平台和产业化,随时应对新的抗病毒药物研发生产需要。检测方面,发挥上海 IVD 企业集聚的规模优势,重点开展高性价比的快速核酸检测试剂盒或仪器的研发制造;加快创新技术储备,开发灵敏度特异度更高的抗原检测试剂盒。器械装备方面,重点利用上海人工智能产业高地优势,开展"公共卫生应急+AI"的应用场景开发。同时,发挥上海高端医疗器械研发制造基础和优势,重点推动 ECMO 机等重症治疗器械的国产化替代。

（三）加快产业公共平台建设,强化技术积累

主动承担国家公共卫生应急发展战略任务,争取国家疾控中心授权国家公共卫生分支机构落户上海。打造国家药物科技创新战略型平台,争取更多国家重大科技基础设施和高级别生物安全实验室落地,更好地满足突发公共卫生事件应急需求。在公共卫生应急领域布局一批市级科技重大专项和战略性新兴产业重大项目,依托上海市重大传染病和生物安全研究院、国家传染病医学中心、上海市病毒研究院等一批研究机构,聚焦产业前沿,强化基础研究和技术储备。支持龙头企业联合高校、科研院所,依托企业优势错位打造 mRNA 疫苗、中和抗体药物等共性工程技术平台。依托上海市疾控中心加快疫苗临床研究基地建设。

（四）强化政产学研医协同,健全应急工作机制

搭建行业主管部门、高校、研究机构、高水平医院以及公共卫生机构、生物医药企业之间的交流平台,加强信息互通和供需对接。充分发挥主管部门、疾控研究团队、国有和民营生物医药企业的各自优势,通过创新联盟协同合作等方式,持续完善临床研究支撑平台,建设医疗大数据开放基础设施,制定大数据放开分级分类标准,推动临床数据向企业有序开放。建设疫苗、创新药品、医疗器械示范应用基地和培训中心,形成"示范应用-临床评价-技术创新-辐射推广"的良性

循环。深化药品审批制度改革,提升市区药品、器械审批服务能力,加强与国家药监局的沟通,充分发挥国家药监局药品、医疗器械技术审评检查长三角分中心的作用,将上海公共卫生应急领域创新产品作为分中心优先沟通交流的重点品种,为产品审评审批提供事前事中指导和服务,加快产品上市进程。

(五)支持企业主体创新和发展

推动上海生物制品研究所等老牌院所加强新产品研发创新及产业化、研发中试平台提升、生产线产能扩建及智能化建设,稳步推进规模化发展。支持企业在早期就与大学、科研院开展合作,形成了从书架到货架的一整套顺利转化机制。重点支持企业加快关键环节"国产替代"突破速度,强化上下游产业链联动,努力构建原材料、设备、技术自主可控的产业链体系。建立"保运转"重点企业白名单,指导企业做好防控应急预案,确保公共卫生应急产品不停产、不断供。加强应急生产动员,优化"企业贷款、政府补贴、参与经营、适当补偿"综合激励,确保在应急响应时做出贡献的企业得到经济保障。推动人工智能赋能公共卫生应急产业,加强相关技术储备,巩固智能技术在全国的引领地位。

(六)探索新的疫苗、药物研发合作模式

借鉴本次新冠疫苗研制中出现的轻量化研制和全球合作新做法、新经验,采取"中小型生物技术创新公司+大型药企+疾控体系"等相结合,探索具有中国特色、兼顾市场化和国际化的新型疫苗研发和全球临床试验路径。构建公共卫生应急产业企业联盟,鼓励创新企业和大型企业开展产品开发合作,搭建"大手牵小手"平台,提高产品开发效率,降低企业开发成本。建立以研发企业为主体、与科研机构(大学)合作、产学研相结合的研发和产业化体系,有机衔接研发和产业化链条,提高创新转化效率。

(七)培养多层次产业人才梯队

一是科学建设与人才培养方面,高校增设相关专业,吸纳更多优秀学生报考。加强高校-企业联合培养博士、博士后。二是出台吸引行业高端人才政策。作为生物医药产业高地,上海需要引进或培养在国家层面具有话语权的专家,包括相关院士、药审专家、部委在库专家、行业协会专家等。三是积极开展国际公共卫生学术人才交流,完善机制,争取承担世卫组织相关公共卫生职能及活动。四是加强卫生技术评估专家团队建设,对应急产业产品进行安全性、有效性、适宜性、可及性、创新性、经济型等多维度综合评价,对相对成熟的智能器械加大采购、保障力度,扩大产品市场,强化在全国的技术引领性。

(八)提升疫苗、药品、器械等领域国际话语权

一是系统梳理国内外临床经验。在大健康战略指引下,未来会有许多海外临床、海外生产及管理经验的输出。要积极总结此次海外临床的经验教训,将此次海外临床搭建获得的海外合作伙伴与地区转化为长期伙伴关系,将生物医药产业的国际化继续推行下去。二是推进全球范围内合作抗疫。搭建全球疫苗研发的技术合作平台,积极参与 WHO、全球疫苗免疫联盟(the Global

Alliance for Vaccines and Immunizations，GAVI)等国际组织的规则制定工作，参与到更多的国际性临床联盟、研发公共组织中去，在全球医疗卫生服务中担起大国责任，在国际舞台上争取更多的发言权。

参 考 文 献

［1］任国征.我国公共卫生应急体系的发展现状与产业扶持研究报告.北京：中央财经大学绿色金融国际研究院，2020.

［2］吴伟萍，曹佳斌，陈世栋.新冠疫情下加快构建广东公共卫生应急产业体系的思路与对策.新经济，2020(11)：31－35.

［3］赵富森.我国发展安全应急产业的必要性研究.消防界(电子版)，2022，8(5)：20－22,25.

［4］金永花，权威.安全应急产业发展新特点、新问题及建议.科技中国，2022(4)：62－64.

［5］安全应急产业链发展白皮书(防疫应急物资).北京：中国信息通信研究院，2021.

［6］Lazarus J V，Romero D，Kopka C J，et al. A multinational Delphi consensus to end the COVID－19 public health threat. Nature，2022，611(7935)：332－345.

［7］李东升，吴忠兰，张愫，等.新型冠状病毒的演化和新冠病毒疫苗的免疫保护研究进展.药学进展，2022,46(10)：736－744.

［8］孙巍，佟乐，杨亚莉，等.mRNA疫苗起始材料、原辅料和原液技术评估要点的研究与分析.药物分析杂志，2022,42(10)：1850－1855.

［9］沈遥.上海疫苗产业发展的分析和启示.上海医药，2022,43(21)：54－57,67.

［10］ACS Nano. Ultrafast，on-chip PCR could speed diagnosis during pandemics. https://phys.org/news/2021-05-ultrafast-on-chip-pcr-diagnosis-pandemics. html［2022－12－15］.

浦东新区新型冠状病毒肺炎疫情下
孕产妇保健管理的经验与思考

顾婷婷　施君瑶　关　蔚　秦险峰

【导读】　本文总结了 2020 年以来上海市新冠肺炎疫情期间,浦东新区开展孕产妇保健管理工作的主要经验,分析疫情期间孕产妇管理工作中存在的问题和短板,并提出应对策略:构建重大公共卫生事件中的妇幼健康应急防控体系,完善医疗保健和综合管理一体化的妇幼健康管理体系,建立功能完备、智能高效的"妇幼医院+互联网"健康管理体系,完善与后疫情时代相匹配的战略人力资源管理体系,铺设符合新媒体时代和妇女儿童实际需要的科普教育体系,建立和完善孕产妇心理健康管理体系。

妇女儿童健康是人类可持续发展的前提和基础,妇幼健康工作在医疗卫生工作中具有战略性、基础性和全局性的作用,《"健康中国 2030"规划纲要》制定了全面提高妇幼健康水平的具体目标。孕产妇是全民健康及妇幼健康管理中的重点人群,孕产妇保健管理是妇女保健工作中的重要组成部分,2020 年上海市重新修订《上海市孕产妇保健工作规范》,实施孕产期全程精细化管理,有效保障了孕产妇全周期的生命健康。

2019 年 12 月以来,新冠肺炎疫情引起全球关注,而孕产妇作为重点人员备受关注。国家卫生健康委 2020 年 2 月发布的《关于做好儿童和孕产妇新型冠状病毒感染的肺炎疫情防控工作的通知》(肺炎机制发〔2020〕17 号)[1]明确指出"孕产妇和儿童是新型冠状病毒肺炎的易感人群",随后发布的《关于加强新型冠状病毒肺炎疫情防控期间孕产妇疾病救治与安全助产工作的通知》(肺炎机制发〔2020〕25 号)[2]指出"坚持底线思维,强化风险意识,坚守母婴安全底线。"

2020 年以来,上海市浦东新区先后经历过居民小区封控、医疗机构封控、社区卫生服务中心封控、全区封控等不同封控管理方式,特别是 2022 年 3~5 月的上海新冠肺炎疫情,给拥有近 570 万人口、年活产数 3 万多的浦东新区的孕产妇保健管理工作带来前所未有的挑战。本文就浦东

基金项目:上海市浦东新区第二轮医学学科建设项目"公卫特色学科——妇幼保健"(项目编号:PWYgts2021－02),上海市浦东新区科技发展基金民生科研专项资金(医疗卫生)项目"浦东新区孕产妇心理健康管理模式研究"(项目编号:PKJ2020－Y71)。
第一作者:顾婷婷,女,主治医师,上海市浦东新区妇幼保健中心妇女保健科科长。
通讯作者:施君瑶,女,主任医师,上海市浦东新区妇幼保健中心主任兼党总支书记。
作者单位:上海市浦东新区妇幼保健中心(顾婷婷、施君瑶、关蔚),上海市浦东新区医疗急救中心(秦险峰)。
本文已发表于《中国妇幼卫生杂志》2022 年第 5 期。

新区在新冠肺炎疫情时期孕产妇保健管理工作开展情况,予以经验总结和问题分析,以供大家指正和探讨。

一、疫情应对的主要经验

(一)市政府主导搭建防控网络发挥重要作用

2007 年以来,上海市政府主导开展了"全覆盖孕产妇保健管理""孕产妇风险筛查评估预警与分类管理""危重孕产妇救治网络建设"等多个妇幼重点项目[3],并将"孕产妇死亡率""婴儿死亡率"纳入政府工作考核指标,对孕产妇死亡实施问责制管理、形成分级管理"责任链",同时持续完善妇幼保健服务体系、持续改进妇幼卫生工作,妇幼健康服务体系逐步向精细化、高质量发展,上海市妇女儿童主要健康指标一直处于世界领先水平[4]。

新冠肺炎疫情发生后,浦东新区人民政府组建由区卫生健康委等各委办局组成的浦东新区新冠肺炎疫情防控小组办公室(以下简称"区新冠肺炎防控办"),统筹协调疫情防控工作,建立高效融合、反应灵敏、决策科学的组织指挥体系,先后下发《浦东新区新冠肺炎疫情封控区域孕产妇和新生儿服务管理规范》《关于进一步做好孕产妇、儿童医疗保健服务的工作提示》《关于进一步加强常态化疫情防控就医保障工作的通知》等政策文件,在新冠肺炎疫情的不同时期,对孕产妇的信息排摸、就医流程、获得医疗健康服务途径等予以实时调整和公开,各助产医疗机构、社区卫生服务中心和区妇幼保健中心及时开通 24 小时热线电话,解答孕产妇在疫情期间遇到的问题。在已有妇幼保健管理网络基础上搭建临床与保健相结合的疫情防控网络,全方位、多层次保障疫情期间孕产妇的安全和健康。

(二)区统筹搭建救治网络提供有力保障

区新冠肺炎防控办根据新冠肺炎疫情防控要求变化,实时动态调整各助产医疗机构的收治类别和防控级别,充分发挥辖区内优质医疗资源的作用。疫情初始阶段,依托 1 家已设置发热门诊、隔离设施相对完善、产科服务能力比较强的区级三甲综合性医院,作为封控管理区域孕产妇就医定点机构。随着封控管理区域继续扩大,先后将 2 家区级综合性医院调整为封控区就医定点医院,保障封控区群众(包括孕产妇)的就医需求;随着疫情暴发,新冠感染孕产妇人数逐日增加,上海市公共卫生临床中心作为新冠感染孕产妇收治的定点医院,其床位和医护人员相对紧张,抽调全市产科和新生儿科医务人员力量加强保障母婴安全。区新冠肺炎防控办根据辖区内实际情况,先后将原 2 家封控区就医定点医疗机构转型为新冠感染收治定点医院,同时根据需要,动态调整封控管理区域定点助产医疗机构,以满足涉疫孕产妇的就医需求。最终形成"1 家市级新冠孕产妇收治定点医院-3 家区级新冠孕产妇收治定点医院-4 家封控区管控区孕产妇就医定点医院"的涉疫孕产妇分类收治体系。同时,指派其他各助产医疗机构承担涉疫定点医院在管孕产妇的产检、分娩等就医需求,以就近分流原则合理分流,承接医院主动联系,做到无缝对接、安全转运,成功搭建由各助产医疗机构分类收治的生命救治网络,全力保障疫情期间孕产妇的就医需求。

（三）多部门协作搭建转运网络确保安全有序

以孕产妇优先转运至新冠肺炎定点医院为原则,建立新冠感染孕产妇转运"绿色通道",保障孕产妇得到及时转运和医疗救治。在区新冠肺炎防控办的统一协调下,各街镇成立了就医需求保障组,对接区新冠肺炎防控办医疗救治组,针对新冠感染孕产妇建立优先转运的"绿色通道":由区新冠肺炎防控办医疗救治组、区120急救中心、区妇幼保健中心、助产医疗机构和街镇等多部门形成24小时联动工作机制,区妇幼保健中心收集各医疗机构、各街镇居委及社区卫生服务中心的新冠感染孕产妇名单报区医疗急救中心,区医疗急救中心负责分级分类安排转运,并根据孕周时间,即孕28周及以上安排转运至上海市公共卫生中心,孕28周以下转辖区内新冠定点医院。与此同时,确保原有的危重孕产妇救治网络安全运行,保障危重孕产妇的转运救治高效有序,疫情期间未发生因转运不及时导致的孕产妇死亡。

（四）多渠道搭建关心关爱网络普及健康知识

新冠疫情初期,区妇幼保健中心就妇女儿童关心的孕产妇心理问题、产褥期居家注意事项、居家幼儿心理健康等热点问题,积极撰写科普推文,稳定孕产妇及家庭的情绪。疫情暴发后,孕产妇正常产检、特殊检查等就医需求受到影响,由各大医院的著名产科专家组成的科普团队,通过抖音、视频号等网络平台,每周定时开设科普讲座,用最通俗易懂的讲述、最直接的沟通方式,就孕妈们最关心的"如何调整疫情期间的产检频次""疫情期间如何去看病""万一阳了怎么办"等问题和困惑予以在线解答。同时,各助产医疗机构通过电话、短信、公众微信号、微信群和互联网医院等多种形式,推送告知门急诊开诊信息、预约挂号、就医流程等信息,努力为孕产妇提供健康宣教、临床咨询、心理支持和就诊指导;各社区卫生服务中心通过信息排摸、及时了解孕产妇的健康状况,开展评估和健康教育,根据孕产妇风险等级提供孕期随访、产后访视等保健服务。通过一系列的关心关爱措施,全方位保障孕产妇的安全和健康。

二、疫情处置中的短板问题

（一）应急响应机制不够,产科医疗需求与疫情防控兼顾不周

2年多来,上海及浦东新区的新冠肺炎疫情防控体系基本完善,应对疫情总体可控,疫情出现后能及时开展流调、精准防控,并能及时掌握封控区域的孕产妇信息,第一时间落实健康管理和应急处置。但对疫情扩散导致的大面积、大范围区域封控的敏感性不强,未形成极端情况下的战略储备和预演,在全区不同封控区域、不同封控阶段助产医疗资源阶梯状布局不完善背景下,助产医疗资源重新分配的同时又要兼顾应对疫情防控、急诊的实际需求。一旦大面积封控时,管控模式变化和频次较多,后续相关政策文件出台时间相对滞后,各街镇居委跟不上变化节奏。

（二）人力资源再次分配,基层妇幼健康服务与疫情防控兼顾不周

新冠疫情暴发导致各医疗机构、社区卫生服务中心几乎全员参加疫情防控工作,包括各助产医疗机构的产科、社区卫生服务中心的妇儿保医务人员,主要承担群体核酸采样、隔离点医疗监

测、方舱医院的诊治等,繁重的疫情防控工作挤占了为孕产妇提供保健和医疗服务的时间和精力,导致在疫情最严重的时期,医疗机构和社区卫生服务中心的门诊停诊,产儿科、社区卫生服务中心妇儿保人力资源出现超负荷运转。承担妇幼保健网络的"网底"功能的社区妇幼保健工作,如孕情排摸、健康宣教、咨询指导、后续随访等工作,都需要投入大量时间和精力,且在疫情特殊时期,妇女儿童作为重点人群,更需要提供人文关怀和咨询指导[5]。总体看来,新冠疫情下的妇幼保健人力资源再次分配过程中,医疗机构更加重视疫情防控,对孕产妇医疗保健工作资源预留不足。

(三)信息化建设相对落后,妇幼保健和疫情防控信息平台无法互通

新冠疫情期间对孕产妇的信息化管理手段呈现"力不从心"局面,"上海市妇幼保健信息系统"作为日常妇幼保健工作开展的主要平台,在信息资源利用方面存在权限限制、运维不全等问题,导致基层单位无法直接导出数据,数据获得需层层周转。另外,由于区域内妇幼信息化平台并不统一,个别医疗机构使用自建信息平台,在信息对接上仍不完善,出现部分信息传输滞后、不全等情况。同时,"上海市妇幼保健信息系统"与其他公共卫生信息平台暂未互通,疫情期间获得新冠感染孕产妇的相关信息需要通过不同的途径,很难及时掌握实时信息并及时开展相关工作。由此看来,信息化建设在妇幼保健工作中的作用举足轻重、任重道远。

三、思考与策略

(一)构建重大公共卫生事件中的妇幼健康应急防控体系

建议在政府的公共卫生应急防控体系中,要尤其关注重点人群,例如制定孕产妇的公共卫生应急防控方案,并纳入到由多部门协作的联防联控预警应急、监测和防控体系。针对孕产妇这类特殊人群的健康需求,制定科学可行的应急防控预案,特别是孕产妇危重救治、传染病安全转运等重点环节,构建高效有序的应急指挥系统,建立"绿色通道",保障孕产妇生命健康安全。

(二)完善医疗保健和综合管理一体化的妇幼健康管理体系

建议要继续切实贯彻"临床与保健相结合"的妇幼卫生工作方针,积极推动三级妇幼保健网络的联动机制,注重整合利用多部门、多学科的专业资源,充分发挥街镇居委、社区卫生服务中心、助产医疗机构、妇幼保健中心及疾控中心、120急救中心等部门的多方优势,做到政令通畅、资源整合、信息共享、联动有序,在政府部门的统筹部署下,逐步实现医疗保健和综合管理融为一体的妇幼健康管理体系,逐步形成全社会关注重视妇女儿童健康的良好局面。

(三)建立功能完备、智能高效的"妇幼健康+互联网"健康管理体系

建议:一是在目前的妇幼保健信息系统的基础上,加强功能开发,优化操作系统,提升模块内涵,补充疫情防控的相关需求,注重健康服务功能和管理功能并重。拓展互联网医疗内涵,以孕产妇的需求为导向,从专业角度降低产检次数减少可能造成的影响,通过移动医疗健康管理手段予以弥补。二是利用健康管理APP开展妇幼健康全生命周期管理,在疫情时期可以减少产检

频次,通过线上渠道,实现对体重、饮食、运动等的监督,以及营养科、心理科等的干预,尽可能减少疫情对围产保健的冲击,满足孕产妇正常的围产保健需求,缓解疫情期间孕产妇的焦虑[6]。三是逐步将妇幼保健信息系统纳入城市管理公共卫生体系,实现与其他公共卫生、应急救援等信息平台的互联互通,在公共卫生管理体系中发挥更大的作用。

(四)完善与后疫情时代相匹配的战略人力资源管理体系

结合后新冠疫情时代妇幼健康工作的拓展和延伸,建议加大对妇幼健康各领域人才配置情况的调查研究,特别是产科、社区妇幼保健、社区支持组织等领域,建立妇幼保健应急梯队,不断优化人力资源配置,出台相应政策予以支撑;加强妇幼保健人才的职业培养和业务培训,特别是临床医学、公共卫生、应急救援、社会学、心理学、法律等不同领域、多学科的知识储备,以满足妇女儿童不同生命周期的健康需求。

(五)铺设符合新媒体时代和妇女儿童实际需要的科普教育体系

孕产妇是新冠病毒易感人群,更容易出现并发症、发展为重症。而健康教育作为一种健康促进工具,向社会大众积极传播保健知识技能,对改善人口健康、提高健康素养具有重要作用[7]。因此,新冠疫情期间的孕产妇健康教育不容忽视,而应目前的居家防控要求,以互联网为载体的健康教育是健康教育实践的理想选择。利用移动互联网时代的信息传播速度和新媒体时代的传播规律,与大数据技术充分融合,大力培养科普教育专业人才,开发科普教育专业平台,充分发挥专业科普在特殊时期信息传播中的引导作用,创造更多通俗易懂、形式多样、喜闻乐见、有的放矢的科普作品,注重科学性,突出专业性,体现权威性,不断规范妇幼健康科普产业健康有序发展。

(六)建立和完善孕产妇心理健康管理体系

研究发现,新冠肺炎疫情给民众造成了一定的心理压力,孕产妇处于女性生命周期中的特殊时期,由于妊娠激素的影响、对分娩的恐惧、对胎儿健康的担忧等,在突发公共卫生事件下,心理状况更为复杂[8]。因此,要将孕产妇心理保健工作纳入孕产妇系统管理体系,规范开展心理健康筛查,提升心理健康素养,防治心理健康疾病。特别是在新冠肺炎疫情等这类重大公共卫生事件时期,应聚焦孕产妇心理健康服务需求,通过热线电话、网络等平台为孕产妇提供全面的心理保健服务,全面保障孕产妇身心健康。

参 考 文 献

[1] 国家卫生健康委员会.《关于做好儿童和孕产妇新型冠状病毒感染的肺炎疫情防控工作的通知》(肺炎机制发〔2020〕17号),2020.

[2] 国家卫生健康委员会.《关于加强新型冠状病毒肺炎疫情防控期间孕产妇疾病救治与安全助产工作的通知》(肺炎机制发〔2020〕25号),2020.

[3] 秦敏,朱丽萍,杜莉,等.上海市二十年(1996—2015年)母婴安全成效.中国妇幼保健,2018,33(8):1681-1684.

［4］ 王磐石.健康从母婴安全开始——适宜公众健康体系下的上海妇幼卫生.上海预防医学,2020,
32(1):8-11.

［5］ 李星颖,娜扎凯提·阿不都克里木,金龙妹,等.新型冠状病毒肺炎疫情下的孕产保健需求调查.
中国妇幼健康研究,2020,31(2):141-146.

［6］ 马良坤,田莹,贺媛,等.新冠疫情期间基于移动医疗的孕产妇健康管理.中国妇幼健康研究,
2020,31(2):137-140.

［7］ 马良坤,余梦婷,吴一波,等.新冠疫情期间互联网+孕产妇健康教育专家建议.中国妇幼健康研
究,2020,31(3):285-292.

［8］ 国林青,陈慧,黄君,等.新型冠状病毒肺炎疫情下不同孕期妇女心理健康状况及影响因素分析.
中国妇幼健康研究,2020,31(7):856-863.

上海市港口新型冠状病毒肺炎高风险岗位人员集中居住管理模式的实践与思考

郑毅鸣　肖　萍　田　靓　高　雅　李春圆

李羚玮　沈文源　张德雨　屠伟峰

【导读】　港口既是物流供应链的主要通道,也是"外防输入"工作的重要关口。上海港是全球集装箱吞吐量第一大港,疫情防控工作面临巨大压力和严峻考验。文章以新冠疫情防控期间上海港对于港口新型冠状病毒感染高风险岗位人员集中居住管理的探索和实践为例,分析港口高风险岗位人员集中居住管理在新冠疫情防控中发挥的作用,并探讨其对于港口口岸城市疫情防控工作和公共卫生体系建设的启示。

一、引言

我国是世界第二大经济体和第一大货物贸易国,港口货物吞吐量和集装箱吞吐量已经连续17 年位居世界第一。我国外贸进出口货运量的 90% 以上是通过海运完成的[1]。港口既是物流供应链的主要通道,也是"外防输入"工作的重要关口,疫情防控工作面临巨大压力和严峻考验。为有效应对新冠疫情,特别是因船员换班、国际航行船舶船员感染和进口冷链食品以及进口高风险非冷链集装箱货物造成港口一线人员和登轮人员感染的风险,2021 年 8 月,交通运输部发布《港口及其一线人员新冠肺炎疫情防控工作指南(第七版)》(以下简称"《港口防疫指南(第七版)》"),要求引航员、登临国际航行船舶作业人员、进口冷链货物直接接触装卸人员等港口高风险岗位人员集中住宿、封闭管理[2]。为落实港口新型冠状病毒感染高风险岗位人员(以下简称"港口高风险人员")集中住宿封闭管理要求,切实做到"科学精准防新冠,齐心协力保生产",上海市港口口岸疫情联防联控工作小组(以下简称"上海港口防疫专班")通过不断探索和实践,形成了兼具"外防输入"和"保通保畅"功能的港口高风险人员集中居住管理模式。在极其复杂的条件下,为保证中国海运和港口生产畅通,阻断新型冠状病毒海上传播渠道,打赢疫情防控阻击战作出了巨大贡献,并为港口口岸战"疫"提供了重要经验[3]。

第一作者:郑毅鸣,男,副主任医师。

通讯作者:肖萍,女,主任医师,上海市疾病预防控制中心副主任。

作者单位:上海市疾病预防控制中心(郑毅鸣、肖萍、田靓),上海市宝山区疾病预防控制中心(高雅),上海市崇明区疾病预防控制中心(李春圆、李羚玮),上海市卫生健康委员会(沈文源、张德雨),上海市交通委员会(屠伟峰)。

本文已发表于《中国卫生资源》2022 年第 25 卷第 6 期。

二、港口高风险人员集中居住管理模式的实践

(一) 港口高风险人员的界定

《港口防疫指南(第七版)》将引航员、登临国际航行船舶的作业人员、进口冷链货物的直接接触装卸人员界定为港口高风险人员。上海港口防疫专班根据港口运行特点,结合引航员先期集中居住管理探索和入境人员集中隔离观察场所的管理经验,扩大了港口高风险人员的范围,将引航员、登临国际航行船舶的作业人员、直接接触进口冷链货物的作业人员界定为港口高风险人员,将保障上述人员生活和工作的服务人员界定为港口中风险人员,并按高风险人员进行管控。

1. 引航员

世界各国实行"先引航后检疫"的制度,引航员需要在疫情风险不明的情况下登轮引航[4]。部分国家实行"与疫共存"的防疫政策,带"疫"航行较为普遍。引航员作为船岸连接的关键环节,必须在船舶驾驶舱内与船员近距离接触,协同操纵船舶在港口水域安全航行,每次引航根据港口水域情况有所不同,上海港引航时间一般 4~5 小时。引航员近距离、长时间地接触国际航行船舶船员,感染风险大,成为港口口岸直面疫情感染风险第一人。江苏南京、江阴,台湾高雄等地均有引航员感染新型冠状病毒的案例[5-6]。

2. 登临国际航行船舶的作业人员

该类人员包括:从事国际航行船舶检验、维修、商品检验、装卸、绑扎等登轮作业的人员,从事国际航行船舶医疗废物收集转运作业的人员,其他登临国际航行船舶接触船员及入境人员、潜在污染环境的作业人员。该类人员存在直接或间接接触船员及潜在污染环境的可能性,如:上海海事局对国际航行船舶开展港口国监督检查工作,会进入船舱接触船员,触碰船体、设备、文件证书等;上海国际港务(集团)股份有限公司码头绑扎工进行绑扎作业,会接触船体、集装箱、散装货物等;中国远洋海运集团有限公司船舶维修人员上船维修设备,会接触船员、船舶环境及相关设施;上海城投开展船舶医疗废物收集转运作业,可能会接触船员的个人防护用品、排泄物等。宁波舟山港曾发生登轮作业人员感染新型冠状病毒,导致港区封闭 14 天[7]。

3. 直接接触进口冷链货物的作业人员

该类人员包括进口冷链货物的装卸、采样人员。较《港口防疫指南(第七版)》,上海港将进口冷链货物的采样人员也纳入港口高风险人员。研究表明,新型冠状病毒可在低温下存活并保持感染性。Rabenau 等发现新型冠状病毒在 4℃时未发生感染性滴度的损失[8],Ren 等发现新型冠状病毒可在 4℃时保持高感染性[9],Awhc 等及 Fisher 等发现新型冠状病毒在不同冷藏温度下(4℃、−20℃和−80℃)保持感染性滴度恒定且传染性均维持了 21 天[10-11]。食品及其内、外包装样本中检测出新型冠状病毒的案例在新型冠状病毒感染与冷链食品之间建立了联系,手与进口冷链货物的频繁接触会导致新型冠状病毒迅速扩散[12]。

4. 保障上述人员生活和工作的服务人员

该类人员包括:集中居住点的保洁、消毒、管理人员,接送引航员、登临国际航行船舶的作业人员、直接接触进口冷链货物的作业人员的车船工作人员。《港口防疫指南(第七版)》未将该类

人员界定为港口高风险人员,该类人员虽不接触国际航行船舶船员及相关环境,但密切接触引航员、登临国际航行船舶的作业人员、直接接触进口冷链货物的作业人员,如上述人员感染新型冠状病毒,会迅速感染该类人员,如不纳入集中居住管理,社会面也会受到疫情的波及[13-14]。上海港口防疫专班将其界定为港口中风险人员,虽不是高风险人员,但按高风险人员管控,同样纳入集中居住管理。

(二) 集中居住点的建设

集中居住点是港口高风险人员实行"N+7+7"集中居住闭环管理的场所。截至 2022 年 7 月,上海港共设置 36 个集中居住点,近 3 000 名高、中风险人员在集中居住点封闭管理。

1. 选址

集中居住点要求在港区内设置,确有困难的可选用港口周边经评估符合疫情防控要求的宾馆、公寓及其他固定建筑。集中居住点与其他相邻建筑宜设置至少 20 m 绿化隔离卫生间距,当不具备绿化条件时,隔离卫生间距宜不小于 30 m。集中居住点与周边环境之间须设置隔离网(带)等实质性物理隔离。集中居住工作启动时,有 7 个集中居住点设置在港区外,后经港口防疫专班现场评估,仅有上海引航站的引航员集中居住点、上港集团第三方作业人员的集中居住点确因客观条件限制且在符合疫情防控要求的前提下被允许在港区外设点,其他集中居住点均被迁至港区内,确保疫情风险不外溢。

2. 功能分区

集中居住生活区。集中居住人员日常生活起居的区域,由集中居住人员居住房间、服务间、区域管理办公室、保安房、工作人员现场临时休息间、生活库房、垃圾暂存间、污水处理设施等组成。

工作人员准备区。集中居住点工作人员开展准备工作及休息的区域,包括办公室、值班室、设备及耗材库房、配餐间、工作人员宿舍等用房。

卫生通过区。位于集中居住生活区与工作人员准备区之间的缓冲区域,工作人员进出集中居住生活区穿脱防护用品、实施手卫生措施的区域。

3. 出入口和流线通道(两通道)

出入口。集中居住生活区、工作人员准备区分别设置单独出入口,出入口处应设置出入管理间,集中居住生活区出入口设口罩脱卸点,推荐设置车辆洗消场地。出入口处宜人车分流。

流线通道。合理规划人员、物资及垃圾流线,人员及物资由清洁通道进入、废弃物及垃圾由非清洁通道运出。避免逆行、交叉。工作人员应通过卫生通过区由居住点工作人员准备区进入集中居住生活区,并应经过更衣→穿戴个人防护用品→缓冲等流程;通过卫生通过区由集中居住生活区返回居住点工作人员准备区,并经过脱卸防护用品→手卫生→更衣等流程。

4. 居住用房

供集中居住人员居住的房间原则上单人居住,不多于 2 人,宜采用单元式布局,每个集中居住单元包含 5~10 间房间和 1 间服务间。选用耐擦洗、防腐蚀、防渗漏、便于清洁维护的建筑材料,并采取必要的雨雪遮蔽、保温隔热等措施。不建议使用织物、绒性材质进行装修,不建议使用地毯。宜在各房间内设置卫生间,并配置淋浴等基本设施,卫生间宜靠外墙布置。确有困难的可设置公用厕所和公用淋浴间。一间厕所内同一时间不得超过 2 人如厕,一间淋浴间内同一时间不得超过 2 人洗浴。

5. 给排水

生活给水系统应采取防止回流污染的措施;每间房间独立设置饮水设备,确有困难的可设置饮水间,同时取用人数不得超过 2 人,并应保持 1 m 距离。集中居住人员房间的卫生间应统一污废合流排出;排水系统应采取防止水封破坏的技术措施,防止管道内有害气体溢出污染环境;地漏应采用带过滤网的无水封地漏加 P 型存水弯,存水弯的水封不得小于 50 mm,地漏应采用水封补水措施。

6. 空调通风

集中居住房间保证通风良好,设置可开启外窗,充分利用自然通风。卫生通过区设置机械通风系统。卫生间、淋浴房设置机械排风装置。各功能房间根据当地气候条件安装分体冷暖空调机。空调的冷凝水排入污水处理设施后统一处理。

7. 视频监控

集中居住点的出入口、防护用品脱卸点、公共区域安装全覆盖、无死角的视频监控系统,对人员进出集中居住点、防护用品脱卸、外出活动情况进行实时监控,监控画面由专人监看,监控记录保存 90 天及以上。应严格落实管理制度,落实安全管理责任。

(三)港口高风险人员的转运车辆

驾驶室与车厢之间应有物理隔绝;若驾驶员与乘车人为同一班组成员,可不设物理隔绝。转运车辆专车专用,不得用于其他用途。转运车辆内设专用带盖垃圾箱,配备防护用品、消毒液、快速手消毒剂。

(四)集中居住点的人员管控

1. 港口高风险人员的轮班

上海港口防疫专班对港口高风险人员实行"N+7+7",即 N 天工作期集中居住+7 天集中隔离健康观察+7 天严格的社区健康监测。《港口防疫指南(第七版)》未明确港口高风险人员轮班的要求,上海港口防疫专班依据医疗机构、入境人员集中隔离点的管控经验,实行"N+7+7"模式,该模式为《港口防疫指南(第九版)》所采纳,在全国各港口推广。2022 年 7 月,上海港口防疫专班依据《新型冠状病毒肺炎防控方案(第九版)》调整了轮班模式,实行"N+7"模式,并在社会面疫情复杂时期阶段性地实行"5+N+7"模式,即 5 天进班前静默观察(社会面疫情复杂时期)+N 天工作期集中居住+7 天集中隔离健康观察。其中,"5 天进班前静默观察"有效地阻止了社会面疫情倒灌港口,避免了疫情输出。

2. 人员准入

纳入集中居住管理的人员应完成新型冠状病毒疫苗加强针接种,新型冠状病毒核酸检测阴性,无其他传染性疾病,无发热、咽痛、干咳、腹泻等症状。

3. "两点一线"

集中居住人员应搭乘专用车辆往返于集中居住点与工作地,实行居住点和工作点"两点一线"闭环管理。

4. 核酸检测

工作期每 2 天检测 1 次核酸,集中隔离医学观察期的第 1、2、4、7 天检测 1 次核酸,社区健康监测的第 2、7 天检测 1 次核酸。后根据国家防控方案和疫情防控形势将核酸检测要求调整为:静默观察期每 2 天检测 1 次核酸,工作期间每天检测 1 次核酸,集中隔离医学观察期的第 1、4、7 天检测 1 次核酸。

5. 个人防护

各类人员在集中居住点内的个人防护见表 1。

表 1　各类人员在集中居住点内的个人防护

人　员	场所/情境	个 人 防 护							
		一次性帽子	医用外科口罩（带鼻夹）	N 95/KN 95及以上颗粒物防护口罩或医用防护口罩	隔离衣	医用防护服	护目镜或防护面屏	乳胶或橡胶手套	一次性鞋套
引航员、登临国际航行船舶的作业人员、直接接触进口冷链货物的作业人员	居住用房	—	—	—	—	—	—	—	—
	公共区域	—	●	—	—	—	—	—	—
	居住用房	—	—	—	—	—	—	—	—
	公共区域	—	●	—	—	—	—	—	—
保障上述人员生活和工作的服务人员	与集中居住人员近距离接触（环境清洁消毒或收集餐后餐具及剩余饭菜等活动）	●	—	●	—	●	●	●	●
	与集中居住人员远距离接触（送饭、人员引导、询问、设备维修等活动并保持 1 m 以上）	●	—	●	—	●	◎	●	●
	接触出现发热、咳嗽、气促等症状的集中居住人员（测体、诊疗、清洁消毒和转运等活动）	●	—	●	—	●	●	●	●
来访人员	居住用房外	●	●	—	—	●	●	●	●
	居住用房内	●	—	●	—	●	●	●	●

注:●表示强制使用,◎表示推荐使用,一表示无须使用。

6. 通勤管理

集中居住人员每日上下班应按班组上车、就座。同时有多辆车到达工作区域时,人员应有序上下车,不得同时上下车。在车内,不同班组之间应至少间隔一排。集中居住人员乘坐转运车辆时应全程规范佩戴口罩。除雨雪等特殊、极端天气外,全程应尽量保持车窗开启、车内空气流动,转运后车辆应开窗通风。

（五）集中居住点的日常消毒

对集中居住点的空气、环境物体表面、厕所、餐饮具、纺织品、纸质物品、体温计、拖布、抹布、污水、垃圾等进行消毒。

三、港口高风险人员集中居住管理的成效

（一）筑牢了港口外防输入的防线

上海港点多线长，目前共有 29 个涉外码头有国际航行船舶停靠并登轮作业，每天进出上海港的国际航行船舶约 100 艘次，全国 30% 以上的进口冷链集装箱从上海港入境，外防输入压力始终保持高位。截至 2022 年 8 月，上海港累计发现境外输入确诊病例 33 例、境外输入无症状感染者 1 例，港口高风险人员未发生感染，港区及社会面未受到波及，充分发挥了港口疫情防控缓冲区的作用，以港区内严格的管控换取了港区外的常态化管控和社会面的平稳安定。

（二）保障了疫情期间港口的高效生产

港口高风险人员集中居住管理不仅在"外防输入"战线上发挥着作用，在港口高效生产中也充当了不可或缺的角色。上海港作为全球最大的集装箱枢纽港之一，2021 年集装箱吞吐量突破4 700 万 TEU（1 个 TEU 即 1 个 20 英尺集装箱），连续 12 年领跑全球。一旦港口发生疫情，不仅对外贸易造成极大影响，还会造成供应链断裂，引发多米诺骨牌效应。国务院、交通运输部多次发文要求水路物流保通保畅[15]。港口高风险人员集中居住管理一方面确保了港口涉外装卸作业的可行性，另一方面将感染风险最小化、封闭化，保护了集中居住管理区域外的港区其他生产区，最大程度保障了上海国际航运中心核心功能良好运转。

（三）探索了高风险人员轮班工作模式

《港口防疫指南（第七版）》要求港口高风险人员实行闭环或封闭管理，采取一定工作周期的轮班制。2021 年 8 月，上海港率先在全国实行"N+7+7"轮班工作模式，通过"7 天集中隔离健康观察+7 天严格的社区健康监测"杜绝了疫情外溢至社会面的风险。国务院联防联控机制《关于加强港口城市新冠肺炎疫情防控工作的通知》、交通运输部《港口防疫指南（第九版）》先后借鉴了上海港高风险人员轮班工作的经验，推广高风险岗位人员"N+7+7"的做法[16-17]。

（四）积累了集中居住点建设经验

港口集中居住点是供港口高风险人员集中住宿的场所，疫情风险低于社会面的集中隔离点。由于各级防控方案均未规定集中居住点的建设要求，上海港口防疫专班采取了"先入住、后改造""边使用、边研究、边调整""发现问题、立即整改"的方案，港口防疫专班统筹协调，以港口区域范围内为首选，指导各港口企业深挖潜力，结合实际建成了多种集中居住点（① 港区内部旧房改造；② 港区内紧急新建应急用房；③ 港区内模块化集装箱搭建；④ 港区外整体租用宾馆），按疫情风险防控要求设"三区两通道"，严格落实人员"四分开"要求，即严格落实不同单位人员分

开、不同班组人员分开、工作期与集中隔离观察期人员分开、管理人员和封闭人员分开的要求,并将建设经验标准化,形成《集中居住点建设及区域设置防疫指引》,相关要求为上海建筑工地集中宿舍、工业企业复工复产员工宿舍所采用。

(五)提升了港口信息化管控能力

上海市港口口岸疫情联防联控工作小组办公室牵头协调上海市大数据中心、上港集团、上海市港航中心等相关单位参与研发"港口卫士"疫情防控信息系统,该系统整合了港口高风险人员个人信息(人脸识别、身份证)、健康信息(体温、疫苗、核酸等)、作业信息(作业点、作业内容)和边检登轮码,于2021年10月正式上线应用,为集中居住点免去大量的人工问询、信息核对等工作,优化管理流程,大幅提高效率,管理更便捷,事件可追溯。

四、港口高风险人员集中居住管理的启示

(一)联防联控是高效疫情防控的基石

港口高风险人员集中居住管理工作涉及多个部门和企业,有市交通委、市卫健委、市公安局、市商务委(口岸办)、市经信委、市民政局、市市场监管局、市生态环境局、市绿化市容局、市大数据中心、上海海关、上海海事局、上海边检总站、上港集团、中远海运集团、上汽集团、上海建工、锦江集团、中国船东协会,以及辖区内有涉外码头的浦东新区、宝山区、崇明区、金山区、闵行区。为协调上述部门和企业,上海成立了上海市港口口岸疫情联防联控工作小组,将联防联控机制平台化,协同防疫专家、行业专家、企业及政府,多个成员单位常驻,有独立办公地点,集体办公,弥合跨行业知识盲区,避免了各自为政、政策矛盾的情况,也提高了企业的防疫依从性,不但有效落实集中居住管理工作,还推进了港口口岸疫情防控工作。

(二)隔离防疫是避免疫情扩散的法宝

作为集装箱吞吐量领跑全球的港口,上海港实行港口高风险人员集中居住管理,未发生疫情输入和扩散情况。新冠疫情大流行以来,我国实行隔离防疫政策,对新型冠状病毒感染者、密切接触者、密切接触者的密切接触者、入境人员做到应隔尽隔,及时发现传染源、阻断传播途径和保护易感人群,取得了显著的抗疫效果。我国成功抗击新冠疫情的实践[18-19]为全世界树立了榜样和标准,再次证明了隔离防疫是人类战胜瘟疫最有力的武器[20]。

(三)科学技术是应对疫情威胁的有效手段

上海港"港口卫士"疫情防控系统的建设以建成港口疫情防控信息化平台为目标,系统涵盖港口基础信息、防疫日常管理、防疫应急管理和专班人员管理,通过上海市大数据中心数据支持、配置必要的硬件设施及港口数据采集端录入,实时汇总反馈全港防疫相关的人员管控情况,有效提升上海港人员管控水平[21]。诸如此类的科学技术在我国新冠疫情防控中得到广泛利用,如健康码、行程码、场所码、数字哨兵、宏基因组学检测、区块链、5G通信、无人机等,有效追踪各类风险人群,及时识别预警疫情风险,优化隔离管控手段,为新冠疫情防控提供强有力的科技支撑。

（四）疫情防控是完善港口公共卫生体系的契机

港口是最重要的国际交通枢纽之一,是交通工具转换的重心,更是防控疫情输入的最前线,肩负着应对突发公共卫生事件的责任。新冠疫情境外输入虽然加大了港口防控压力,但是也促进了港口加强公共卫生应急体系建设[22]。只有加强港口公共卫生应急体系建设,才能从根本上防止疫情输入和扩散。疫情防控期间,上海港健全港口公共卫生法规标准,发布了《上海港港口及其一线作业人员新冠肺炎疫情防控工作指南》《上海港口高风险人员集中居住点疫情风险防控管理要求》等一系列成体系的文件;强化港口突发公共卫生应急能力建设,建设了港口高风险人员集中居住点,并以此为例通过不断新建和改建,形成了港口红、黄、绿、蓝疫情防控四色分区,分别对应不同风险岗位人员的作业和生活;规范港口公共卫生监督执法,形成了上海市港口口岸疫情联防联控三级检查(督查)机制[23],不断梳理风险点,排查盲区和短板,实施联合惩戒;优化港口防疫合作与信息共享,各部门、企业在上海港口防疫专班机制下实现了职权统筹、资源调配,推动压实企业主体责任、部门监督管理责任、地方政府属地责任和行业部门综合管理责任,"四方责任"切实落地。基于上述措施,港口的公共卫生体系不断完善,抗击疫情的安全防线更加巩固。

参 考 文 献

[1] 王海建,张俊杰.上海港船舶防疫移动智能监控系统.港口科技,2021(12):5.

[2] 交通运输部.交通运输部关于印发《港口及其一线人员新冠肺炎疫情防控工作指南(第七版)》的通知(交水明电[2021]188号),2021.

[3] 陈治政,陈丝,董杰.坚守海运防疫第一线当好水上国门第一人——中国引航战"疫"纪实(下).中国港口,2020(9):4.

[4] 陈治政.走近中国港口的"抗疫尖兵".中国港口,2022(5):6.

[5] 两地疫情通报提到的引航员,他们的职业就是挑战!.交通发布,2021 – 12 – 31.

[6] 高雄港引航员确诊!曾接触40余艘船只.国际海事信息网,2022 – 02 – 08.

[7] 张宏伟.全球新冠肺炎疫情对航运经济的影响与法律应对.人民司法,2020(19):53 – 58,82.

[8] Rabenau HF, Cinatl J, Morgenstern B, et al. Stability and inactivation of SARS coronavirus. Med Microbiol Immunol, 2005, 194(1 – 2):1 – 6.

[9] Ren M, Pei R, Jiangtulu B, et al. Contribution of temperature increase to restrain the transmission of COVID – 19. Innovation, 2021, 2(1):1 – 7.

[10] Awhc A, Jtsc A, Mrap A, et al. Stability of SARS-CoV-2 indifferent environmental conditions. Lancet Microbe, 2020, 1(4):145.

[11] Fisher D, Reilly A, Zheng A, et al. Seeding of outbreaks of COVID – 19 by contaminated fresh and frozen food. Cold Spring Harbor Laboratory, 2020.

[12] 张玮珊,胡新玲,律娜,等.新型冠状病毒对冷链运输食品质量安全的影响.食品安全质量检测学报,2021(17):6735 – 6742.

[13] 上海华亭宾馆集中隔离点有关疫情问题专项调查组.华亭宾馆集中隔离点有关问题调查处理情况.上海发布,[2022 – 06 – 11].

[14] 刘海莹.华亭宾馆疫情"管理疏漏"给了我们哪些提醒?.中国会展,2022(6):1.

[15] 中华人民共和国国务院.国务院应对新型冠状病毒感染肺炎疫情联防联控机制关于切实做好货运物流保通保畅工作的通知(国办发明电〔2022〕3号),2022.

[16] 中华人民共和国国务院.国务院应对新型冠状病毒感染肺炎疫情联防联控机制关于加强口岸城市新冠肺炎疫情防控工作的通知(国办发明电〔2021〕14号),2021.

[17] 交通运输部.交通运输部关于印发《港口及其一线人员新冠肺炎疫情防控工作指南(第九版)》的通知(交水明电〔2022〕42号),2022.

[18] 陈伟,王晴.我国新型冠状病毒肺炎疫情早期围堵策略概述.中华预防医学杂志,2020,54(2):1-6.

[19] Pan A, Liu L, Wang CL, et al. Association of public health interventions with the epidemiology of the COVID-19 outbreak in Wuhan, China. J Am Med Associ, 2020, 323(19): 1915-1923.

[20] 李尉民.国门生物安全——从火炎防疫,港口隔离防疫到全球治理.口岸卫生控制,2021, 26(1):8.

[21] 高雅,田靓,郑毅鸣,等.上海市港口口岸新冠肺炎联防联控体系建设.中国卫生资源,2022, 25(4):408-412.

[22] 李晓玉.新冠肺炎疫情下我国海港卫生防控机制的完善.中国海事,2021(1):4.

[23] 张德雨,沈文源,肖萍,等.上海港口口岸疫情防控督查机制的分析与讨论.中国卫生资源,2022, 25(4):413-415,429.

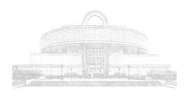

第四章

2022 年，上海市医疗服务与管理聚焦"健康上海"战略部署，更好地为全市人民健康提供保障。本章共收录 10 篇文章：《基于药品全周期管理的药品评价指标体系构建》强调建立一个全面的、通用的药品评价体系；《上海市处方药网络销售发展问题剖析与建议》提出要建立公立医院处方流出合理机制，构建良好的药品供应保障体系；《医疗机构临床麻醉特殊管理药品使用管理标准化建设的思考》强调了医疗机构临床麻醉医疗服务中特殊管理药品的临床使用管理地方标准建设的必要性；《完善上海数字医疗监管管理机制研究》对加强上海数字医疗监管机制提出相关政策建议；《基于热线数据的医疗机构服务质量现状评价及思考》基于市民服务热线数据分析，提出增强群众就医满意度、优化卫生健康工作的针对性建议；《上海市医疗投诉处理规范化建设现状及发展策略思考》为医疗投诉的规范化处理提供参考；《医疗信息披露相关法律问题研究》提出适应目前医疗体系实际应用的信息披露规制建议；《上海市协助对口支援地区发展智慧医疗的策略研究》结合上海的不同对口支援地区特点，提出发展智慧医疗的对策建议；《关于加强上海市卫生健康委委属单位新媒体建设的思考》为上海市卫生健康委员会委属单位规范、高效使用新媒体开展宣传提供参考建议；《上海市黄浦区卫生行政审批与监督执法协同对策研究》强调要加强卫生行政审批与监督执法的有效衔接。

医疗服务与管理

基于药品全周期管理的
药品评价指标体系构建

李 芬　魏 馨　倪元峰　谢 印
朱碧帆　胡嘉浩　刘宇晗　金春林

【导读】　药品评价可用于药品全周期管理的不同场景,但在不同评价目的下,维度和评价方法选择有所差异,建立一个全面的、通用的药品评价体系,可减少决策成本、增加政策协同性。文章通过综述中、英、法、美等国家和地区药品评价维度异同,总结在不同情境下评价维度侧重点和同一维度内涵的差异。在药品上市准入、医保准入等具体政策应用场景下,基于决策目标、重点,选择所需的评价指标,设置适宜的权重,以提供最佳决策证据。

药品全生命周期管理的各个环节相互关联,但受不同环节、不同管理主体关注点差异的影响,尚未形成共识。本文综述了中、英、法、美等国家和地区相关机构药品评价目标、维度和指标异同,与我国已发布药品临床综合评价指南进行比较,总结在不同情境下评价维度侧重点和同一维度内涵的差异,提出全生命周期药品评价的指标体系,为更好地统筹开展药品决策证据集成、科学分析和准确评价提供参考。

一、基于药品全生命周期管理的评价内涵

药品管理全生命周期涵盖药品研发、注册评价、上市使用、再评价和淘汰退市等多个阶段[1]。药品全生命周期的各阶段是相互影响的,企业造"好"药、政府部门选"好"药,属于药品的"理论价值",能影响企业的产能(供应)、机构配备和报销水平(使用),也是真实世界药品临床价值表现的决定因素。而用"好"药、患者获得的真实世界的"实际价值",受到供应、使用多个环节的影响,例如医务人员处方行为的规范性、科学性,患者的依从性等因素,药品价值与相关环节的关系如图1。全生命周期的药品综合评价体系,应涵盖体现"理论价值"和"实际价值"的各个方面。

基金项目:上海市卫生健康委员会财政专项"上海市重点药品遴选及临床综合评价指标库构建"(项目编号:22Y10001)。
第一作者:李芬,女,副研究员,上海市卫生和健康发展研究中心(上海市医学科学技术情报研究所)卫生政策研究部主任。
通讯作者:金春林,男,研究员,上海市卫生和健康发展研究中心(上海市医学科学技术情报研究所)主任。
作者单位:上海市卫生和健康发展研究中心(上海市医学科学技术情报研究所)(李芬、朱碧帆、胡嘉浩、刘宇晗、金春林),上海市卫生健康委员会(魏馨、倪元峰),上海中医药大学(谢印)。

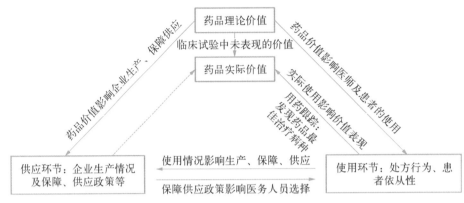

图 1　药品价值与相关环节的关系

二、国内外不同情境下药品评价的维度

药品评价常用于上市准入、医保准入和确定支付标准以及准入应用后的综合评价等不同场景。在不同评价目的下，维度和评价方法选择有所差异。

（一）药品上市准入评价

上市前，主要对药品的安全性、有效性、质量可控性以及生产企业的质量管理、风险防控等进行审查。以美国为例，药品需通过美国食品药品监督管理局（Food and Drug Administration，FDA）的获益-风险评估，确定药品说明书所述的条件下使用是获益大于风险，才能批准上市。评估内容围绕疾病背景分析、治疗现状、获益和风险管理四个方面的证据和不确定性信息。其中，疾病背景分析指药物拟用于预防、治疗、治愈、缓解或诊断疾病的性质和疾病严重程度；治疗现状，新疗法与标准治疗、其他非药物干预措施等在有效性、安全性、耐受性进行比较[2]。FDA 需对其毒性大小的可接受性做出判断[3]，如某适应证尚无有效疗法，则药物潜在风险更容易被接受；当药物应用于预防疾病时，则对潜在风险的容忍性较低。获益、风险和风险管理进行证据可靠性评价后，才能得出获益-风险结论[4]。

（二）医保准入和确定支付标准

英国国家卫生与临床优化研究所（National Institute for Health and Clinical Excellence，NICE）药物价值评估要点主要包括两部分，一是药品自身特点信息，包括与药品适应证相关具体疾病背景信息、临床路径、适用人群、包装规格等药品详细使用信息及最佳对照药等；二是与对照药进行有效性评价和经济性评价。有效性的证据优先选择高质量的 RCT 研究，在缺乏证据或证据有限的情况下，观察性研究可作为 RCT 的补充或构成主要证据来源[1]。经济学评价使用增量成本-效果比（incremental cost effectiveness ratio，ICER）进行量化[5]。通常当 ICER 低于或等于英国普遍认可的阈值时，该药品就会被推荐纳入英国国家医疗服务体系（National Health Service，NHS）。但该决策还受到创新、疾病严重程度、获益幅度、决策证据的不确定性等因素影响[1]。

法国国家卫生局(French National Authority for Health，HAS)实施临床疗效(Service Médical Rendu，SMR)和临床疗效改善(Amélioration du Service Médical Rendu，ASMR)两阶段评估[6]。SMR评价决定药品是否纳入医保报销目录及其报销比例。其评价由3部分组成：第一，疗效证据评估。其中疾病严重程度是影响该药品纳入医保的先决条件；有效性和安全性是评估的核心；根据治疗属性、产品定位判断药品是否为临床上不可或缺的。第二，公共卫生效益。通过疾病负担中的流行病学证据，评价药品纳入医保目录后，对患者的发病率、死亡率和公共卫生系统产生的影响。第三，其他评估内容，根据药品包装、规格、治疗持续时间等评估适宜性。药品费用报销比例根据SMR级别及疾病严重程度确定，严重疾病且临床疗效好的药品报销比例最高，临床疗效不足的药品不予报销。ASMR用于药品定价，评价新药在疗效方面是否较现有药品或治疗方案更有优势，1~3级为创新药，可制定高于参比制剂的价格；4~5级为常规药，其定价往往低于市场同类药价格水平。医保部门要求企业签订量价协议，方能纳入医保目录[7]。

我国药品医保准入定价需经过形式审查、药品评审、价格测算和现场谈判四个步骤。其中药品审查主要是通过国家医保局组织各学科领域专家，对药品的综合价值进行评审打分，从安全性、有效性、经济性、创新性、公平性5个维度进行判断，临床价值不高或价格特别昂贵的药就会止步于这个环节。根据药物经济学评价证据和基金支付能力形成谈判底价，再与企业进行价格谈判。经济学评价证据主要包括成本效果分析、预算影响分析、谈判药品的国内外价格现状等[8]。

(三)准入后的临床综合评价

国家卫生健康委发布的《药品临床综合评价管理指南(2021年版 试行)》，围绕技术评价与政策评价两条主线，从安全性、有效性、经济性、创新性、适宜性、可及性6个维度开展科学规范的定性定量相结合的数据整合分析与综合研判[9]。药品临床综合评价是药品供应保障决策的重要技术工具，其结果可应用于国家基本药物目录遴选和动态调整、提升医院合理用药水平、控制不合理药品费用支出等多个场景。

(四)药品评价维度内涵和场景比较

上述评价维度的核心通常是有效性、安全性和经济性。安全性与有效性的评价通常是紧密相连的，例如FDA要求药品带来的临床疗效必须要高于风险才能上市。其他常见维度可概括为可及性、创新性、适宜性。可及性本质是人人可以公平获得和使用药物。我国从药品价格水平、可获得性和可负担性来评价可及性问题。在评价创新性时，HAS以药品相对疗效的显著程度来定义创新药，同时根据治疗属性、产品定位来判定药物是否有独特作用；FDA主要比较新旧疗法在疗效、安全性、耐受性、现有治疗负担及其相对疗效的显著程度。适宜性常通过给药途径、方案、使用方便性等药物自身特点，以及目标人群与药品适应证的相关性等来反映。其余维度如疾病严重程度、对公共卫生的影响等，影响决策最终结果，例如FDA根据治疗背景和目前的治疗选择情况对上市药物毒性的容忍性作出判断；HAS通过判断疾病是否为严重疾病，对药品的医保报销比例产生影响。

这些维度中，一类是反映药品本身价值属性，包括安全性、有效性、经济性、创新性维度的指标；另一类则是体现供应、保障等外生影响有可及性和适宜性维度的指标。不同的评价目的，其考虑的维度不同,例如,上市准入主要考虑疗效获益,而不纳入经济性、可及性。

三、各维度指标内涵及适用情境

(一) 安全性

安全性是判断药品临床价值的基础。上市前安全性指药品在动物实验之后、未获准进入临床实际应用前所进行的相关试验的安全性评估,从药物毒理学和药理学两方面进行评价,相关的安全性信息来源于药品说明书[10]。上市后安全性评价,如医保准入、基本药物选择、合理用药评价等应用情境,其重点是发现上市前临床研究未能解决的安全性问题,包括特殊人群用药安全性、药物间的相互作用、药品不良反应的发生情况等[11]。评价时需要注意药物与不良反应的因果关系,饮食、其他联用药物、患者自身疾病及相关并发症等因素均可能导致不良事件的发生[12-13]。

(二) 有效性

有效性可反映药物治疗效果、预测疾病进展、评判是否需要改变用药方案[14]。药品上市前、医保准入以 RCT 疗效为主,进入医疗机构使用后更关注真实世界数据实际效果。疗效和效果的主要区别在于疗效是干预措施在人为设计的理想条件下所能达到的最大期望作用,强调药物自身作用;效果指干预措施在实际真实条件下所能达到的作用大小,受疗效和外在的医疗卫生条件影响,强调的是研究结论的外推性。优先选择能够反映患者长期获益及用药后整个生命进程疾病转归的指标,如肿瘤患者的总生存期(overall survival, OS)和无进展生存期(progression-free survival, PFS)[15];心血管病的全因死亡率、心血管死亡率、心血管事件发生率。次选其他可准确测量、有临床意义的指标,心血管治疗中的血压、血脂水平,高胆固醇血症时可选择 LDL - C 水平及其下降幅度、HDL - C 水平[16];冠心病溶栓治疗时选用纤维蛋白原、血小板计数、活化部分凝血活酶时间[17]。为强调"以患者为中心"的临床诊疗导向,纳入患者报告结局(patient-reported outcomes, PROs)指标,包括症状、功能(活动限制)、健康形态/健康相关生命质量(health-related quality of Life, HRQL)或生命质量以及患者期望等内容[18]。

(三) 经济性

经济性评估主要用于评价资源消耗与临床疗效的性价比,常用 ICER 和 ICUR。但在有多个干预措施时,ICER 最小的干预措施不一定最经济,建议采用多方案比较。首先将各方案的健康产出结果由小到大排序,排除绝对劣势方案,即相对于另一个方案成本更高而产出更低的方案;再依次计算相邻两方案间的 ICER 或借助成本效果平面判断,排除拓展绝对劣势方案,剩余的干预措施可认为较有经济性。当临床疗效无差异时,可直接用价格、年治疗费用、疗程费用比较;缺陷是对于多适应证的药品,对不同的适应证效果存在差异,若仅考虑费用绝对值而忽略了对疗效的考虑,可能无法选择出对某一适应证性价比高的药物。

(四) 创新性

目前药品创新性的评价方法和指标尚未形成共识,各项研究在开展评价时所划分的维度、采取的评价视角差异较大[19]。Angelis 提出的 MCDA 框架中对创新的定义包含创新作用机制,溢出效应(除现有治疗作用外,可用于治疗其他适应证或减少某些副作用),以及患者有用性(患者对用药的依从性和满意度高)[20];Mestre-Ferrandiz 对药物创新性解释:第一,健康收益,包括应对新疾病或适应证、以生活质量和寿命来衡量的健康收益、更快的健康改善、减少副作用或提高耐受性、减少与其他疗法的负向作用、比目前的标准疗法更好地治疗特定的患者亚群;第二,患者或照顾者的便利;第三,其他社会收益,包括节省成本、释放其他(非)医疗资源、提升生产力等[21]。实践中,FDA 对临床疗效创新定义为须具有自主知识产权、新靶点或新机制、新疗效,或在尚无有效治疗手段疾病方面具有突出的临床治疗优势[22]。我国的《药品临床综合评价管理指南(2021年版 试行)》则体现了政策导向,分为临床创新性和产业创新性,前者为是否罕见病用药、儿童肿瘤药,后者包括国内自主研发、国内专利、靶点创新、分子实体创新、制剂创新等。

无论从哪个角度去定义,创新的最终作用表现为提升药品有效性、安全性,提高适宜性或降低成本。在综合评价时注意避免重复评价,如果创新的作用表现为提高安全性,则在创新或安全其中一个维度进行评价即可;同时根据评价对象选择,如果同类创新性药品之间的比较,则不需要纳入该维度[23]。

(五) 适宜性

适宜性是衡量药品临床使用情况的重要维度,可显著提高用药的依从性和合理性。适宜性可分为技术适宜性、使用适宜性、监管和体系适宜性。其中技术适宜性评价主要是药品本身的属性,包括服用方法、储存条件等。使用适宜性结合药品的临床使用情况进行评价,包括药品用法、给药途径是否符合患者的身体状况,适用人群、给药间隔和给药周期等方面是否适宜。易出现用药不规范、或药品说明书中对某类人群用药信息缺失的药品,要对其适宜性进行重点评估[18,24-25]。在国际上,技术和使用适宜性常应用于药品上市、医保准入定价等场景,如 NICE 通过描述药品的规格包装等药品详细信息反映[5]。体系和监管适宜性主要考量的是保障供应情况,不属于药品本身属性,在上市、医保准入时不予考虑,但在遴选基药、促进合理用时应纳入,对于配置或保障不足的药品应予以重点关注和改进。

(六) 可及性

参考 WHO/HAI 药物可及性标准化方法,可及性分为可负担性和可获得性两个方面[15]。可负担性与经济性相关但评价角度不同,可负担性考量的是药品价格在国际国内位置、费用对家庭可支配收入的影响,属于临床价值范围,在上市、准入应考虑;可获得性评价指的是企业生产能力、流通机构配送能力、药店和医疗机构配备情况,主要从保障供应角度来评价药品使用情况。

在药品全周期管理中,建立一个全面的、通用的药品价值的评价体系,可减少决策成本、增加政策协同性;在具体的政策应用场景下,基于决策目标、重点,灵活选择合适的评价指标、设置适宜的权重,以实现最佳决策。不同的评价目的,其考虑的维度也不同,例如,上市准入主要考虑疗效获益,而不纳入经济性、可及性;医保准入定价及准入后阶段则还需强调社会和经济效益。同一个维度,在不同情境下,其内涵有所差异。例如,安全性评价上市前后关注点有所不同,上市后更关注未知的用药风险。药品上市前、医保准入有效性评价以 RCT 疗效为主,进入医疗机构使用后更关注真实世界数据实际效果。经济学评价方法,准入、定价场景使用 ICER。准入后,药品临床综合评价往往针对同一类的多种药品,最常用到的是多方案比较。评价创新性维度时,应注意与其他维度去重,以避免重复计算;同时注意评价对象,如果创新性相同的药品之间的比较,则不需要纳入该维度;体系和监管适宜性主要考量的是保障供应情况,不属于药品本身属性,在上市、医保准入时不予考虑,在遴选基药、促进合理用药评价时应纳入。

参 考 文 献

[1] NATIONAL INSTITUTE FOR HEALTH AND CARE EXCELLENCE. Modifiers task and finish group report. [2023 − 3 − 24]. https://www. nice. org. uk/Media/Default/About/what-we-do/our-programmes/nice-guidance/chte-methods-consultation/Modifiers-task-and-finish-group-report. docx.

[2] US FOOD AND DRUG ADMINISTRATION. Benefit-risk assessment for new drug and biological products: guidance for industry: draft guidance. [2022 − 09 − 03]. https://www. fda. gov/regulatory-information/search-fda-guidance-documents/benefit-risk-assessment-new-drug-and-biological-products.

[3] 萧惠来. FDA《新药和生物制品的获益-风险评估供企业用的指导原则》介绍. 中文科技资料目录·中草药,2022,45(2):210 − 220.

[4] 左书凝,何春俐,赵建中. 药品评价中的获益风险评估. 中国临床药理学杂志,2021,37(13):1757 − 1763.

[5] NATIONAL INSTITUTE FOR HEALTH AND CLINICAL EXCELLENCE. NICE health technology evaluations: the manual. [2022 − 08 − 03]. www. nice. org. uk/process/pmg36.

[6] DRUMMOND M, DE POUVOURVILLE G, JONES E, et al. A comparative analysis of two contrasting European approaches for rewarding the value added by drugs for cancer: England versus France. Pharmacoeconomics, 2014, 32(5): 509 − 520.

[7] 卢碧香,关轶茹,张方. 法国药品临床疗效和临床疗效改善评级管理及其借鉴启示. 中国药物应用与监测,2018,15(2):509 − 520.

[8] 库叔说. 这场关乎十几亿人健康的谈判,到底在谈什么?. [2022 − 08 − 26]. https://mp. weixin. qq. com/s/TbvEj8DOFqLXRbl7BVKfdQ.

[9] 国家药物和卫生技术综合评估中心. 药品临床综合评价管理指南(试行). [2022 − 09 − 04]. http://www. nhc. gov. cn/cms-search/downFiles/863665c55fd74f29a656990d1a4ea5ce. pdf.

[10] 国家药物和卫生技术综合评估中心. 儿童药品临床综合评价技术指南(2021 年版). [2022 − 08 − 29]. https://view. inews. qq. com/a/20220122A014EG00.

[11] 班雅倩. 药品上市后安全性评价质量评估指标体系研究. 开封:河南大学,2014.

[12] 魏水易,王士民,舒丽芯. 药物安全性的评价方法(Ⅲ)——药物不良事件的因果评价. 药物不良反应杂志,2001,3(4):244 − 248.

[13] 魏戎,谢雁鸣. 国内外不良反应因果判断原则及评价方法解读. 中国中药杂志,2012,37(18):2744 − 2747.

[14] 张宏伟,刘建平,万霞,等. 临床干预结局评估指标的分类及效应表达. 中西医结合学报,2007,5(5):497 − 501.

[15] 廖方欣,夏良平. 晚期结直肠癌临床研究终点:无进展生存期,总生存期或其他. 肿瘤学杂志,

2016, 22(5): 339 - 343.

[16] ZHU Y, SHEN X, JIANG Q, et al. Effects of monoclonal antibodies against PCSK9 on clinical cardiovascular events. Herz, 2019, 44(4): 336 - 346.

[17] 国家卫生计生委合理用药专家委员会,中国药师协会.冠心病合理用药指南.中国医学前沿杂志,2016, 8(6): 19 - 108.

[18] 国家药物和卫生技术综合评估中心.抗肿瘤药品临床综合评价技术指南(2021 年版).[2022 - 08 - 29]. https://max. book118. com/html/2022/0510/8137011036004100. shtm.

[19] CAPRINO L, RUSSO P. Developing a paradigm of drug innovation: an evaluation algorithm. Drug discovery today, 2006, 11(21 - 22): 999 - 1006.

[20] ANGELIS A, KANAVOS P. Multiple criteria decision analysis (MCDA) for evaluating new medicines in health technology assessment and beyond: the advance value framework. Social Science & Medicine, 2017, 188(9): 137 - 156.

[21] REJON-PARRILLA J C, ESPIN J, EPSTEIN D. How innovation can be defined, evaluated and rewarded in health technology assessment. Health economics review, 2022, 12(1): 1 - 12.

[22] DE SOLÀ-MORALES O, CUNNINGHAM D, FLUME M, et al. Defining innovation with respect to new medicines: a systematic review from a payer perspective. International Journal of Technology Assessment in Health Care, 2018, 34(3): 224 - 240.

[23] WILLS T J, LIPKUS A H. Structural approach to assessing the innovativeness of new drugs finds accelerating rate of innovation. ACS Medicinal Chemistry Letters, 2020, 11(11): 2114 - 2119.

[24] 国家卫生健康委.关于印发加强医疗机构药事管理促进合理用药的意见的通知.[2022 - 09 - 11]. http://www. satcm. gov. cn/xinxifabu/shizhengyaowen/2020 - 02 - 26/13420. html.

[25] 刘璐,刘畅,曲素欣,等.儿童药品临床综合评价方法研究——以儿童抗过敏药物为例.中国药房,2022, 33(2): 142 - 145.

上海市处方药网络销售
发展问题剖析与建议

孟佳琳　王　彪　王丹丹　张天天　罗　力

【导读】　上海市从 2000 年开始作为"网上销售非处方药试点",是国内较早开始探索药品网络销售与管理的地区,积累了一定的经验;同时,上海市养老照护、慢病管理等医药健康需求持续推动处方药网络销售市场发展。随着处方药网络销售合法性、规范性要求的落实,为了更好地保障患者安全用药,推动市场健康发展,构建良好的药品供应保障体系,落实"互联网+医疗"的"最后一公里",文章系统梳理了处方药网络销售的主要模式,厘清处方药网络销售规范发展的现存阻碍并剖析原因。提出要建立公立医院处方流出合理机制;建立处方流转、审核一体化平台;建立基于处方流转审核的配套监管制度。

药品网络销售规范化管理是上海市打造全国领先的医药零售终端市场和具有特色的药品零售健康服务体系的重要建设内容之一,与药品流通领域"放管服"改革紧密结合。其中,处方药因其特殊性是管理工作的重中之重。推动处方药网络销售有序规范发展也是提升"互联网+健康"整体水平和保障常态化疫情防控医疗服务供应能力的重要助力。

一、研究背景与意义

"互联网+"等信息技术与生产活动日益紧密结合的环境中,处方药作为人民日常生活中不可或缺又需要重点监管的物品,其通过互联网进行的线上销售交易的过程称之为处方药网络销售。从与互联网医药结合的角度而言,本文更多探讨的是处方药网络销售的零售过程,即面向个人(患者)的销售活动,一般由具备零售资质的药品销售企业,以处方为凭证,通过物流配送或线下自取的方式为患者提供药品。处方药网络销售不仅可以使得购药方便快捷、扩宽人民购药渠道,也有助于地区间医疗资源共享,对降低销售成本、减少药品流通环节等具有重要意义。

基金项目:国家卫生健康委员会委托课题"互联网+药品供应保障现状研究"(课题编号:20211999074)。
第一作者:孟佳琳,女,博士研究生。
通讯作者:罗力,男,复旦大学公共卫生学院党委书记。
作者单位:复旦大学公共卫生学院、上海市重大传染病和生物安全研究院(孟佳琳、王彪、王丹丹、罗力),复旦大学社会发展与公共政策学院、复旦大学人口与发展政策研究中心(张天天)。

（一）处方药网络销售的国际发展情况

美国实行医药分开体制，医疗机构内一般不设置门诊药房，门诊病人在零售药房购买药品，很大程度上推动处方药网络销售的发展和管理。Soma. com（现为 CVS. com）是全球第一家直接向消费者提供药品的网络零售药店[1]。英国、德国等欧洲发达国家也于 20 世纪末 21 世纪初开放了网上药品零售[2]。

以美国、德国、英国为代表的部分发达国家的药品网络销售基本以依托实体药店的网上药店为最主要销售终端，经过 20 多年的发展，已形成较为成熟完备的针对网上药店的运营体系和监管规则。从准入资质而言，美国和德国都要求以认证药剂师为主要运营者的且注册合格的实体药房方可申请网上药店资质，网上药房可开处方并出售处方药[3-4]。英国药品零售商和注册药房都可以申请网上药店资质，但只有注册药房可以零售处方药[1]。从处方来源和销售过程而言，发达国家相对医药分家程度较高、处方外流比率较高。美国医药电子商务发展程度较高，除传统纸质处方外，电子处方已基本普及。网上药店、实体药店、医疗机构、医保机构及医师间已基本实现联网互通。网上药房可通过专用网络直接从医院或医生处获得患者处方和病历，且药房配备的执业药剂师具有处方权，可直接为患者新开、调整、重开处方[5]。英国国家医疗服务体系下（national health system，NHS），处方药可以凭医师的处方免费获得。截至 2019 年末，英国基本普及了电子处方服务（electronic prescription service，EPS）。开处方医师需要通过 EPS 将处方信息上传至名为 Spine 的中央数据库，处方信息可形成二维码提供给病人，药店从 Spine 或二维码获取处方信息[6]。从监管而言，发达国家基本形成了政府机构主导，行业协会、保险公司等多元主体协同监督的体系[1]。

（二）处方药网络销售的国内政策发展与推进

我国从 2005 年前后开始探索互联网药品交易服务，经过了审慎探索、波动前进的历程。随着"互联网+""健康中国 2030"等顶层战略的出台，药品网络销售在此框架下迎来新的发展[7-8]。2018 年，《国务院办公厅关于促进"互联网+医疗健康"发展的意见》（国办发〔2018〕26 号）中提出"允许经药师审核线上处方后，药品销售机构可委托物流配送"，进一步放开了处方药领域的管理权限[9]。2019 年，《电子商务法》和《药品管理法》前后修订通过，前者规定了包括药品在内的特殊产品通过网络销售的监管问题，为处方药的网售划清了红线[10]；后者划定了互联网销售药品的负面清单，除清单之外其他常规药品可通过网络销售，进一步扩大了互联网销售处方药的销售范围[11]。

2020 年初以来，叠加新型冠状病毒肺炎疫情防控要求，催生了大量的线上问诊、续方、购药的医药服务需求，实践证明了"互联网+医药"体系发展对慢病管理、不接触诊疗等医疗需求的积极作用，展露了处方药网络销售的发展需求。2022 年 9 月国家药品监督管理局正式出台《药品网络销售监督管理办法》，从政策层面肯定了处方药网络销售的发展趋势和合法性，延续"线上线下一体化"原则规范发展、严格监管[12]。近三年，处方药网络销售正式进入快速规范发展阶段：从市场占比看，2020 年处方药网络零售额占比仅 13%，2021 年大幅提升至 22%，2022 年第一季度占比进一步提升至 24%；从销售额增速看，2021 年处方药网络零售额同比增长 145%[13]。

(三)上海市规范发展处方药销售发展的重要性

1. 优化上海市药品零售市场,构建规范化营商环境

2021 年 9 月上海市药品监督管理局、卫生健康委员会等七个单位联合印发《关于促进上海市药品零售行业健康发展的若干意见》(沪药监规〔2021〕3 号),对于优化、规范化上海市药品零售提出了针对性意见。其中,规范网络药品销售、助力药品零售企业数字化转型和网络销售平台规范化管理是发展的重要内容。目前上海线下零售药店分布相对较广,医保定点药店也已实现街镇全覆盖,但对网售处方药和定点药店的数字化转型针对性的管理意见仍待探讨。

2. 保障市民用药安全、有效、可及,更好地服务于建设健康上海的目标

处方药的销售必须以处方为依据,安全合规的网售处方药必须依靠规范的诊疗行为开出处方,但药品零售方为了利益,容易无方售药、虚假处方售药、滥用处方过量售药等。处方药网络销售灵活便捷,但也更难用传统的监管方式追踪监管,为了保障市民的用药安全,需加强本市网售处方药的规范化建设和监管措施。

二、上海"互联网+"背景下处方药网络销售现状

(一)上海市处方药互联网销售主要模式

处方药的销售与处方密不可分,为了更好地辨析处方药网络销售中存在的关键问题,本文根据处方信息提供组织和处方药交易场所的不同,将药品网络交易模式划分为以下三种。

1. 公立医院互联网医院的院内药房模式

一般为执业医师首诊后将处方上传至本院的处方信息系统;患者在本院自建的互联网医院复诊时,医师可查看首诊处方和患者的复诊信息号,签字确认复诊处方;药师审核签字后,电子处方信息发送至医院药房或合作药企,由其配药品送至患者。公立医院开展的线上诊疗模式是疫情期间慢性病、常见病诊疗的主流形式,为疫情期间患者的安全就医提供了极大的便利。此种模式在诸多公立三甲医院已经成为一种新常态,如复旦大学附属华山医院互联网医院等。

公立医院开展的线上诊疗模式成为上海疫情期间慢性病、常见病诊疗的重要支撑,为疫情期间患者的安全就医提供了极大的便利。截至 2022 年 10 月底,通过上海市卫生健康委审批的互联网医院已达到 84 家,其中约 90% 的互联网医院都是依托公立医院成立[14]。

2. 企业主导的互联网医院与药品零售模式

根据互联网医院管理规范,互联网医院必须依托线下实体医疗机构,因而不乏医药健康企业,尤其是涉入医药健康领域的互联网巨头,如平安健康、京东健康等企业,倾向于与实体医疗机构合作建设互联网医院,为患者提供诊疗、药品销售与健康咨询等服务。在此模式中,患者可自行上传其首诊处方信息(一般为首诊病历或发药单)或接受该平台配备的医师资源进行诊断并获得电子处方。之后互联网医院会将处方传送至药品销售企业,由药品销售企业直接配送至患者处。此模式依托主导企业在互联网领域的"主场优势"和以营利为目的的属性,在创新服务内容和服务方式层面发展迅速,连接医师、患者、药品网络零售企业、药师等多方主体,其在非处方药销售等医药电商业务中的成熟经验和营销方法,容易被推广至处方药销售中[15-16],但处方药因

其特殊性,针对网络销售的营销方式监督和约束是未来监督管理的重点工作之一。

3. 药品零售企业入驻第三方 B2C 交易平台模式

在第三方 B2C 交易平台模式中,第三方交易平台主要起连接药店和用户的作用,但是平台本身也要求具有互联网药品交易服务和信息服务资质,如饿了么(送药上门)、美团送药等。在该种模式下,患者购买处方药的主要流程是:患者自行上传其首诊处方信息(一般为首诊病历或发药单),或接受平台合作医师诊断后开具电子处方,如某些平台提供的医师问诊服务。之后处方信息会被传送至药品经营方,由该药品经营方直接配送至患者处,信息流、物流和资金流在消费者与入驻商户(即药店)之间发生。

(二)上海进一步发展处方药网络销售的现存阻碍与原因剖析

从国内外销售规范来看,处方信息是保障处方药安全销售核心环节。通过对现行处方药网络销售模式和流程的梳理可以发现,目前阻碍上海处方药网络销售规范发展的主要原因在于安全合规的处方难以流通,即:公立医疗机构拥有最合规的处方但较少外流以供患者从网售途径购药;其他互联网主导的零售模式可以提供便捷的服务、拥有广泛的用户群体但诊疗能力参差不齐,难以开出合规处方。

上海市公立医疗机构内经过诊疗后开具的合规处方流出较少,处方外流发展动力较弱。从根本上说,处方信息的源头为医师,公立医院凭借其拥有的医师资源成为处方的主要来源,但上海市公立医院对于处方外流的积极性低,主要原因有三:其一,从收益来源而言,目前上海市范围内公立医疗机构虽已取消药品加成,但药品收入依然是除政府拨款外主要现金流来源,处方外流一定程度上意味着医院资金的流失,因此医院无动力流出处方。其二,从医疗质量控制而言,上海市互联网医院的审批较为严格,主要以公立医院主导的互联网医院为主,一般将电子处方从医师处直接传递至与医院建立合作关系的药品销售企业,由企业向患者配送。这种医院内闭环便于医院医疗质量控制和管理,导致医院如非患者要求不会向患者提供处方。其三,从制度设计而言,我国法规层面虽禁止医院限制处方外流,但上海市没有明确规定区域内公立医院落实处方外流的方式方法,患者和非与医院药房合作的药品零售企业没有明确渠道获得合规处方。

总而言之,上海市整体医疗资源丰富,市民通过线下诊疗获取合规处方的途径基本有所保障,但暂未实现处方信息共享及流转,处方药网络销售缺少核心凭据,这是目前实现网络处方药安全规范交易亟待解决的主要障碍。

三、上海进一步推进处方药网络销售的对策建议

(一)公立医院处方合理外流机制

其一,明确公立医院处方流出的途径及办法,应规定实体医疗机构医生开具处方签署电子签名后,必须将电子处方上传至处方审核流转平台,通过第三方平台将处方流通出去,以制度的方式搭建处方流出渠道。

其二,建议上海公立医院考核参考指标中增加处方外流执行情况这一额外加分内容,对于处方外流情况较佳的公立医院,以考核附加分的方式给予激励和表彰。

其三,建立相应激励机制,对接入处方审核流转平台的公立医院提供一定的贷款或其他财政优惠,增强医院处方流出的意愿;鼓励医院通过处方审核流转平台以提供医疗信息服务的方式获取一定收益。

(二) 建立处方流转、审核一体化平台

一方面,接入上海市区域内实体及互联网医院,其开具的处方均可在该平台查询获得。医疗保险部门应当强制性要求医保定点医院将参保病人的处方信息上传至处方流转审核平台,平台的审方人员(临床药师)审核通过后,病人可自行下载处方购药。另一方面,审方人员审核处方需收取审方费用,分别作为平台收入、药师收入和医院处方收入,降低平台运营负担,调动药师工作积极性和医院流出处方的积极性。目前上海医药已开设"益药·电子处方",覆盖多家上海社区医院。

(三) 建立基于处方流转审核的配套监管制度

其一,明确实体医院、审方平台、医师、药师、监管部门等各方主体责任,划分权责、落实监管方法和考核周期等;建立专项行动,严查上海市范围内药店是否存在虚假诊疗、佯开药品行为。

其二,加强对上海范围内第三方平台售药行为的规范,如要求上海范围内的 B2C 购药行为必须使用具有处方审核平台标识的合规处方;必须按照处方规定量销售;处方药不得参与任何满减、"双十一"等促销活动。

其三,设立药品不良反应事件、不当用药事故专项保险,保费由处方流转审核平台和药品网络销售方分摊缴纳。病人用药出现不良反应经鉴定确需赔偿的,由保险公司理赔。

参 考 文 献

[1] 朱文静,许龙,徐敢.基于国际经验试论我国处方药网售监管模式.中国药事,2021,35(5):497-503.

[2] 邱华伟,董晨东,李远恒,等.欧洲地区互联网药品销售管理模式分析.中国食品药品监管,2021(12):87-98.

[3] PHARMACY NAOBO. Digital Pharmacy 2020. [2022-10-20]. https://nabp. pharmacy/programs/accreditations-inspections/digital-pharmacy/.

[4] 陈锋,洪晓顺.FDA 网上售药管理研究及对中国的借鉴.中国新药杂志,2000(12):875-878.

[5] 陈层层,孙强,左根永,等.美国网上处方药销售及监管对我国的启示.中国卫生事业管理,2016,33(3):193-194,224.

[6] 黎静,武志昂,杨燕,等.英国药学服务现状及对我国的启示.中国药事,2020,34(6):693-699.

[7] 中共中央,国务院."健康中国 2030"规划纲要.[2016-10-25]. http://www. gov. cn/zhengce/2016-10/25/content_5124174. htm.

[8] 华颖.健康中国建设:战略意义、当前形势与推进关键.国家行政学院学报,2017(6):105-111,163.

[9] 国务院办公厅.国务院办公厅关于促进"互联网+医疗健康"发展的意见(国办发〔2018〕26号),2018.

[10] 全国人民代表大会. 中华人民共和国电子商务法. [2022－11－30]. http://www. npc. gov. cn/npc/ c30834/201808/5f7ac8879fa44f2aa0d52626757371bf. shtml.

[11] 全国人民代表大会. 中华人民共和国药品管理法. [2022－11－30]. http://www. npc. gov. cn/npc/ c30834/201908/26a6b28dd83546d79d17f90c62e59461. shtml.

[12] 国家药监局综合司. 药品网络销售监督管理办法(征求意见稿). [2020　11－13]. http.//www. gov. cn/xinwen/2020-11/13/content_5561180. htm.

[13] 旷实, 罗佳荣, 叶敏婷. B2C 医药电商行业研究: 龙头企业具备规模效应和长期优势. [2022－10－ 27]. https://t. cj. sina. com. cn/articles/view/7426890874/1baad5c7a001014ner.

[14] 上海市卫生健康委员会. 上海市卫健委审批的互联网医院. [2022－10－13]. https://wsjkw. sh. gov. cn/fwjg/20210702/da041957d78245d7afeb17c6ac451625. html.

[15] 朱立龙, 荣俊美. "互联网+医疗健康"背景下考虑患者反馈机制的药品质量监管策略研究. 中国 管理科学, 2020, 28(5): 122－135.

[16] 唐长冬, 迟蔚蔚, 李磊. 价值理论视角下互联网医疗边际效应分析. 中国卫生经济, 2020, 39(10): 9－12.

医疗机构临床麻醉特殊管理药品使用管理标准化建设的思考

周益众 李士通 李 玲 魏 馨 卢泽昌

朱 慧 应寅清 黄 珊 侯立丽

【导读】 随着现代医学的发展,临床麻醉医疗服务领域不断拓展,麻醉数量持续增加。麻醉药品、第一类精神药品以及高警示药品丙泊酚等特殊管理药品的临床用量相应持续增多。这些药品毫无疑问是临床医疗必不可少的药品,但不规范地使用极易产生严重的安全隐患。由于缺乏统一的标准化操作规程和管理要求,这些药品在临床使用和安全管理中不良事件时有发生,存在着从医疗机构流入非法渠道的风险。文章从医疗机构临床麻醉医疗服务中特殊管理药品的临床使用管理地方标准建设的必要性入手,探讨了上述特殊管理药品的使用管理现状、存在问题、该领域相关标准规范的制定现状以及标准化规范建设的目标、原则、主要内容和标准化规范的制定路径。

麻醉科是医疗机构外科手术治疗的核心部门[1]。据统计,上海市设有麻醉科的医疗机构共有 527 家,其中三级医疗机构 56 家,二级医疗机构 86 家,一级医疗机构 20 家,未定级医疗机构 365 家[2]。随着现代医学的快速发展,临床麻醉医疗服务领域不断拓展——包括手术室以及手术室外需要开展临床麻醉工作的医疗场所,如无痛胃肠镜检查、无痛气管镜检查、数字减影血管造影(digital subtraction angiography, DSA)介入手术等。与之相应,全市每年的麻醉总量也持续增加;据上海市麻醉质量控制中心统计,2019 年上海市二级以上公立医院的麻醉总量已达到 221.8 万例。

临床麻醉工作的开展毫无疑问离不开药物的支持。随着临床麻醉医疗服务领域的不断拓展,麻醉药品、第一类精神药品、高警示药品丙泊酚等特殊管理药品的临床用量也相应持续增多。这些药品具有明显的两重性,一方面,具有很强的镇痛镇静作用,可使患者达到理想的麻醉状态,维持患者生命体征平稳,确保围术期安全,是临床医疗必不可少的药品;另一方面,如使用不规范,这些药品极易产生身体或精神依赖性,如滥用成瘾,最终可导致死亡等严重不良后果,甚至引

基金项目:2020 年度上海市卫生健康委员会标准预研制项目"医疗机构麻醉科特殊药品使用和管理规范"(项目编号:2020WB07)。

第一作者:周益众,男,博士。

作者单位:上海市卫生健康委员会(周益众、魏馨、卢泽昌、黄珊、侯立丽),上海市第一人民医院(李士通、朱慧),上海交通大学医学院附属同仁医院(李玲),复旦大学附属华山医院(应寅清)。

发严重的公共健康等问题[1, 3-4]。基于此,本文从医疗机构临床麻醉医疗服务特殊管理药品(指麻醉药品、第一类精神药品和高警示药品丙泊酚)使用管理地方标准建设的必要性入手,探讨上述特殊管理药品的使用管理现状、存在问题、相关标准规范的制定现状以及未来标准化建设的目标、原则、主要内容和标准化规范的制定路径。

一、医疗机构临床麻醉特殊管理药品的使用管理现状

(一)临床麻醉特殊管理药品的临床使用管理难点

临床麻醉特殊管理药品的临床使用管理不同于其他药品,存在一定的特殊性与管理难度。一是先使用后记账,麻醉医师往往在实施患者麻醉后,才根据实际使用情况开具特殊管理药品处方[5],而非先开具处方并经药师调剂后再使用处方药品。二是临床用药动态进行,时间节点上不便分割,麻醉手术过程处于动态进行,不同于其他的门诊和急诊用药清点比较容易进行。三是环节繁琐易出错,医务人员需在手术室内清点核对记账单、处方、库房实数、发放实数、回收、销毁、是否记账等情况,环节多、易出错。四是患者用药量差别大,麻醉医师一般根据患者情况、手术和麻醉方式等确定特殊管理药品的用量,涉及品种多,药量差异大,有时存在不合理处方等情况。此外,麻醉医师在使用麻醉药品、第一类精神药品时,还必须做好药品余液的管理等。事实上,目前上海各医疗机构对于麻醉医疗服务涉及的特殊管理药品储存、使用、余液处置、实际使用量与弃液量登记、空安瓿(西林瓶)回收销毁、台账表单等环节做法各异。由于缺乏统一的标准化操作规程和管理要求,加之上述临床使用管理中的难点及差异化的管理方式,这些药品既存在不规范使用的安全隐患,也存在从医疗机构流入非法渠道的风险。

(二)临床麻醉特殊管理药品使用管理过程中的问题

从近年来上海卫生监督机构的监管情况来看,这些特殊管理药品在临床麻醉使用管理过程中尚存在以下问题:手术后未按照规定弃置麻醉药品注射剂余液;麻醉药品、第一类精神药品注射剂余液弃置记录未落实双人双签;麻醉药品注射剂余液弃置量记录内容与麻醉记录单记录的实际使用量不匹配;手术麻醉药箱未严格落实"专人专箱"管理;麻醉药品、第一类精神药品专用处方上未登记使用的麻精药品批号;患者有麻醉药品使用记录但未开具相应的麻醉药品处方以及未将高警示药品丙泊酚注射液纳入专门管理等问题。个别民营医疗机构甚至存在将术后麻醉药品余液使用于后续患者手术、未按规定将多余未使用的麻醉药品返还药房等情况,对上述药品使用管理较为混乱。此外,一些医疗机构的管理部门对手术麻醉药箱的储存场所未设门禁监控及红外可视监控系统、存在药房工作人员未按规定对麻醉药品数量进行日清日结等问题。

(三)临床麻醉特殊管理药品使用管理标准化工作存在空白点

《中华人民共和国药品管理法》《麻醉药品和精神药品管理条例》《处方管理办法》《医疗机构麻醉药品、第一类精神药品管理规定》等法律规范的实施虽然对规范医疗机构麻醉和精神药品的临床使用和安全管理发挥了重要作用,但是仅对麻醉药品、精神药品的日常使用管理作了原则性的规定,并未对医疗机构内的重点临床使用部门(如麻醉科)及其特殊管理药品规范化使用管

理的要求予以具体明确。此外,丙泊酚尚未纳入国家麻醉药品品种目录进行管控,仅由卫生行业质控部门将其列入高警示药品推荐目录按照质量控制标准进行管理。

通过对全国标准信息公共服务平台(http://std.samr.gov.cn)、国家卫生健康委员会官网(http://www.nhc.gov.cn)、上海市质量和标准化研究院官网(http://www.cnsis.info)等标准文件数据库检索可知,目前在上述特殊药品临床使用管理方面尚未制定有相应的国家标准、行业标准和地方标准。《上海市麻醉专业质控标准(2018年版)》第四章"麻醉科药品的使用和管理规范"虽然对麻醉科药品管理的人员要求、药品存储、发放和领取、归还和验收、报损和销毁等进行了规定[6],但并未涵盖特殊管理药品使用流程的全过程管理。《上海市医疗机构麻醉药品、第一类精神药品管理规定》(沪卫规〔2019〕8号)要求医疗机构对麻醉药品、第一类精神药品的采购、验收、储存、保管、调配、使用等进行全过程管理[7],但未对临床麻醉中使用量较大的高警示药品丙泊酚注射液进行具体规定。

可见,在实际操作层面,对医疗机构内麻醉药品、第一类精神药品以及高警示药品丙泊酚等特殊管理药品缺乏统一的标准化操作规程和管理要求,存在标准化工作的空白点。《上海市医疗机构麻醉药品、第一类精神药品管理规定》(沪卫规〔2019〕8号)第五条明确要求,需根据相关制度建立必要的麻醉药品、第一类精神药品等特殊药品标准操作规程。麻醉科是医疗机构中使用上述特殊管理药品品规多、数量大的临床科室[8],由于上述药品使用管理流程中的特殊性,且采用固定基数管理,存在较高风险,如存在管理盲点和流弊,极易导致上述药品流入非法渠道,引发不良事件。

综上所述,由于医疗机构临床麻醉涉及的特殊管理药品存在诸多管理难点和问题,加之现行相关标准性规范的缺失,且高警示药品丙泊酚未纳入国家麻醉药品品种目录进行管控的情况,为确保麻醉药品、第一类精神药品、丙泊酚等药品在临床麻醉工作中的安全与合理使用,既要保证患者正常的医疗需求,又要防止上述药品的不规范使用,流入非法渠道,因此必须建立全过程、精细化、标准化的使用管理规范。这一规范既能为医疗机构临床麻醉相关医务人员的日常执业提供标准化的药品使用管理操作规程和管理要求,也便于医疗机构基于该规范加强对上述药品的日常管理,还适用于各级卫生健康行政部门、卫生监督机构及其执法人员以及相关专业医疗质量控制中心依据标准规范开展日常监督检查和督导工作。

二、临床麻醉特殊管理药品使用管理标准化建设建议

(一)建设目标

以本市地方卫生标准的形式,制定医疗机构临床麻醉特殊管理药品使用管理规范,针对医疗机构临床麻醉医疗服务的场所,对麻醉药品、第一类精神药品以及高警示药品丙泊酚的临床使用和日常管理各环节建立标准化操作规程和管理要求,在确保合理医疗需求的基础上,为实现上述药品的规范使用与安全管理提供技术规范。

(二)标准化规范编制的原则

协调性原则。为了达到标准协调的目的,标准规范涉及术语、结构等遵循现行的《标准化工

作导则 第1部分：标准化文件的结构和起草规则》(GB/T 1.1-2020)。

普适性原则。标准规范适用于开展麻醉医疗服务的各级各类医疗机构，包括手术室及手术室外需要开展麻醉医疗服务的医疗场所，以明确这些特殊管理药品使用管理的基本要求，为全市范围内实现上述特殊管理药品使用管理标准化提供技术指导。

实用性原则。标准规范遵循国家标准、政策、规范要求，应在借鉴国内外麻醉医疗服务特殊管理药品管理制度和经验基础上起草，兼顾各级各类医疗机构，涵盖特殊管理药品的全流程管理，为这些药品使用管理标准化实践提供指导。

协商一致原则。标准的起草应在充分讨论基础上形成初稿，并征求相关医疗机构、行业监管部门意见达成初步共识，在此基础上形成送审稿、报批稿，并最终形成正式标准。

(三) 标准化规范的主要内容

标准化规范旨在规定医疗机构麻醉医疗服务中特殊管理药品使用管理相关的组织管理、人员配置与职责要求以及使用管理、安全管理、信息化管理、异常情况处理等要求。主要内容应包括：标准化规范的适用范围(医疗机构特定场所、特殊管理药品范围)、规范性引用文件、术语和定义、医疗机构临床麻醉特殊管理药品使用管理相关的组织管理、人员配置与职责要求、使用管理(手术麻醉药箱管理、领用及登记管理、处方管理、使用量及余液管理、归还、回收及销毁管理、报损管理)、安全管理、信息化管理、异常情况处理等技术性要求和相关记录、登记(台账)表单等。

(四) 标准化规范编制的路径

标准化规范的制定应结合上海实际，依据相关法律法规，并借鉴国际国内特殊管理药品的相关管理经验和做法，具体制定路径可分为以下几个方面：一是基于专业文献查阅和分析，对标准规范研制相关的资料进行汇总、整理和分析，为标准文本的起草做好充分的准备；二是在依据相关法律规范的基础上，吸纳国家和本市特殊药品管理相关规定的内容，如国家卫生健康委办公厅《关于加强医疗机构麻醉药品和第一类精神药品管理的通知》(国卫办医发〔2020〕13号)、上海市卫生健康委员会《上海市医疗机构麻醉药品、第一类精神药品管理规定》(沪卫规〔2019〕8号)等文件内容和规定；三是梳理分析兄弟省市特殊药品临床应用管理的最新管理规定和标准操作规程；四是参考国(境)外相关评价管理标准，如美国国际医疗卫生机构认证联合委员会(Joint Commission on Accreditation of Healthcare Organizations, JCAHO)的医疗机构评审标准中涉及麻醉药品的相关章节[药品的管理和使用(Medication Management and Use, MMU)]、德国医疗透明管理制度与标准委员会(Kooperation für Transparenz und Qualitt im Gesundheitswesen, KTQ)质量认证体系有关麻醉药品、高危药品的管理内容等；五是对不同类型具有代表性的医疗机构开展现场调研，深入了解麻醉科特殊管理药品使用管理现状和问题，听取医疗机构相关部门负责人对标准规范初稿的意见和建议；六是以医疗机构手术室(麻醉科)药房为核心，建立涵盖特殊管理药品使用管理全流程(图1)的精细化管理规范；七是广泛征询各级各类医疗机构、卫生行政监督机构的意见建议，对标准文稿进行修改完善；八是正式标准出台后，加强地方标准宣贯工作，增强医疗机构对麻醉科等重点部门特殊管理药品临床使用管理的标准化意识；九是开展标准实施后的效果评估,本市卫生监督机构联合上海市麻醉质量控制中心、上海市临床药事管理质量控制中心开展日常监督检查和督导评估工作,督查指导医疗机构落实好标准规定的相关要求;十是基于标准实施效果评估,做好医疗机构临床麻醉特殊管理药品临床使用管理规范的后续修订完善工作。

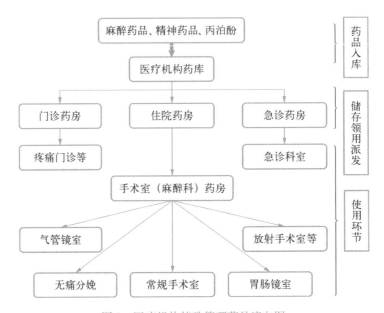

图 1　医疗机构特殊管理药品流向图

箭头指向为麻醉药品、精神药品和高警示药品丙泊酚流向

参　考　文　献

[1] 汪晓玲,王雨来,何华东,等.信息化闭环管理模式在麻醉科药品安全管理中的运用.麻醉安全与质控,2018,2(3):150-152.

[2] 上海市卫生健康委员会监督所.上海市医疗信息服务.[2021-10-10]. http://jg. soyi. sh. cn/.

[3] 杜光.麻醉药品和精神药品规范化管理和临床合理应用.武汉:湖北科学技术出版社,2013.

[4] 李德爱,陈美文.麻醉和精神品使用管理手册.2版.北京:人民卫生出版社,2012.

[5] 李晓英.麻醉科特殊药品管理模式的创新与实践.中国药物经济学,2016,11(6):188-189.

[6] 上海市麻醉质量控制中心.上海市麻醉专业质控标准,2018.

[7] 上海市卫生健康委员会.上海市医疗机构麻醉药品、第一类精神药品管理规定.[2021-09-28]. https://wsjkw. sh. gov. cn/yzgl2/20191126/0012-66387. html.

[8] 吴苏,秦玉娇,支慧,等.麻醉科麻醉药品安全管理实践.麻醉安全与质控,2019,3(6):316-319.

完善上海数字医疗监管管理机制研究

周　婷　郑　宸

【导读】　伴随着我国互联网、人工智能、大数据等科学技术迅猛发展,加之疫情引发数字医疗的需求激增,同时政府政策给予大力支持,使上海数字医疗得以蓬勃发展。因此,数字医疗监管管理的重要性和必要性逐渐凸显。上海作为我国数字医疗的先行者,在数字医疗监管管理方面应当且有能力走在全国前列。文章系统梳理了上海数字医疗监管机制中存在的不足与挑战,并围绕借鉴国内外先进经验、培育引进相关人才、兼顾政府角色功能、防范行业风险等方面提出了相应政策建议。

数字医疗,顾名思义,是把数字技术与医疗健康产业相结合,将整个医疗过程数字化、信息化的过程,其包括了远程问诊、在线诊疗和线上购药等多个环节。受新冠疫情影响以及国家政策的双重驱动,我国数字医疗迎来爆发式增长。

一、研究背景和意义

伴随着我国互联网、人工智能、大数据等技术迅猛发展,同时新冠疫情引发患者对数字医疗的需求不断激增,各级政府相关部门给予大力政策支持,近年来我国数字医疗及相关产业出现蓬勃发展态势。国家卫生健康委统计数据显示,截至 2021 年 6 月,我国互联网医院已达 1 600 余家,其中仅 2021 年上半年增加超 500 家。以 2015 年中国第一家真正意义上的互联网医院——乌镇互联网医院揭牌为起点,在线医疗等数字医疗产业规模不断扩大。据第 50 次《中国互联网络发展状况统计报告》显示,截至 2022 年 6 月,我国在线医疗用户规模达 3 亿,较 2021 年 12 月增长196 万,成为用户规模增长最快的互联网应用[1]。而在各地互联网医院加速普及的过程中,线上医疗监管环境也发生着相应变化。

在此背景下,数字医疗监管管理的重要性和必要性逐渐凸显出来。近年来,国家卫生健康委、国家中医药管理局发布《关于印发互联网诊疗管理办法(试行)等 3 个文件的通知》(国卫医改发〔2018〕25 号),包含《互联网诊疗管理办法(试行)》《互联网医院管理办法(试行)》和《远程

第一作者:周婷,女,副研究员。
作者单位:上海社会科学院经济研究所(周婷、郑宸)。

医疗服务管理规范(试行)》等政策文件,逐步规范数字医疗的运行与发展,从监管对象、监管环节和监管手段等层次确立了明确且可预期的管理框架。上海也出台了很多相关政策文件,进一步规范数字医疗行业发展。展望未来,上海作为我国数字医疗的先行者,在数字医疗监管管理机制方面应当且有能力通过不断改革与完善,走在全国前列。

二、上海数字医疗监管管理机制发展现状

(一) 上海数字医疗监管机制发展概况

为落实中央加强数字医疗加强监管管理的指示精神,形成以互联网为创新要素的医疗行业发展环境新形态,上海市卫生健康委 2019 年 7 月正式发布《上海市互联网医院管理办法》(沪卫规〔2019〕004 号),明确了互联网医院的定义、诊疗服务范围、部门责任、监管内容等内容。在准入申请、诊疗流程、明确法律责任和处罚措施等方面,比中央相关规定有着更细致、更严格的监管要求。

1. 加强事前审批环节的数字医疗监管管理

上海市明确了互联网医院的审批标准,规定互联网医院应当按照法律法规建立信息系统,配备信息专业技术人员,要求按照《信息系统安全等级保护基本要求》三级定级标准完成备案及定期测评后方可开展互联网诊疗服务,并与卫生部门管理平台对接,实现业务信息的互联互通。在《上海市互联网医院管理办法》颁布之前,上海市仅有 1 家医院完成了互联网医院的设置、执业。得益于审批机制的优化,截至 2022 年 3 月,上海市提供互联网诊疗服务的医疗机构迅速发展至143 家。

2. 加强事中管理环节的数字医疗监管管理

上海市积极响应中央政策要求,大力推动对数字医疗事中环节的监管。尤其在疫情暴发后,上海密集出台了诸多文件,如《关于支持定点医疗机构开展"互联网+"医疗服务试点的通知》(沪医保医管〔2020〕15 号)、《关于进一步做好新冠肺炎疫情防控期间家庭医生签约服务的通知》(沪卫基层〔2020〕2 号)等,要求上海各类医疗结构积极发挥互联网诊疗服务优势,做好患者分流,同时建立"互联网+"医疗健康服务的长效服务机制。

上海市一方面鼓励数字医疗的普及与发展,另一方面也重视对在线医疗行为的规范与监管。在诊疗流程上,上海市明确要求"通过互联网医院按照规定的服务范围提供诊疗服务;患者须提供 2 个月内实体医疗机构诊断为某种或某几种常见病、慢性病的就诊病历资料"。

3. 加强事后评估环节的数字医疗监管管理

上海市将互联网医院等数字医疗平台纳入卫生监督机构日常监督执法范围,如发现互联网医院及其医务人员有违反《执业医师法》《医疗机构管理条例》《医疗事故处理条例》《护士条例》等法律法规的行为,将给予相应处罚;同时,向社会公布登记的互联网医院名单及监督电话或者其他监督方式,及时受理和处置社会举报,加强社会监督。

上海市还将监管执行焦点放在建设汇集诊疗全程数据(医保、医疗、医药)以及患者档案数据的平台建设上,将实时接入的信息流汇总至平台,并按照权限向各监管部门开放端口,安全、高效地对数字医疗服务进行有针对性的监管。

（二）上海数字医疗监管机制的不足与挑战

1. 数字医疗监管应用场景覆盖面有待拓宽

《上海市互联网医院管理办法》是现阶段实现事前、事中、事后全覆盖的数字医疗监管规范，然而其中仍有值得进一步完善和改进之处。例如，浙江省从数字医疗应用场景出发，发布了一系列针对互联网健康服务具体场景的管理规范，其中包括门诊和互联网居家护理规范等。这些应用场景的拓宽与实现也值得上海学习借鉴，纳入数字医疗监管体系中。

2. 数字医疗监管及其平台建设相关人才存在一定短缺

专业的网络安全人才是数字医疗安全稳健发展的有力保障，能够帮助医疗机构进行合理的网络安全规划，确保数字医疗平稳顺畅运行。然而，我国普遍存在医疗领域网络安全人才短缺问题。2021年，我国网络安全人才市场平均每年需求与供给之比约为2∶1，专业人才累计缺口在140万以上。我们调研发现，上海在此领域的复合型人才短缺现象亦较为突出。由于此类人才既要熟悉医疗业务知识，也要精通网络安全技能，往往需要很长时间的培养与锻炼。因此，目前各类医疗机构普遍面临相关人才不足问题，需要引起重视。

3. 鼓励数字医疗发展与加强监管之间需不断平衡

从数字医疗行业发展的优势来看，它打破了传统医疗服务对于时间和空间的限制，有利于更好地为患者服务。从这个角度出发，上海政府应提倡和鼓励数字医疗大力发展。从另一角度来看，在数字医疗产业的发展过程中，不可避免地会出现道德风险、违规竞争等不良甚至恶性市场行为，需要政府予以纠正与管理。因此，上海政府需要不断地在这两种角色和功能中保持平衡，促进数字医疗健康发展。

4. 数字医疗强势发展下的数据安全保护与信息风险防范有待加强

在数字医疗环境中，原本在实体医院内部流通的医生笔记、处方、检查信息等与诊疗相关的就医环节被搬迁到互联网的环境之中，在线医疗机构与保险机构、药企、健康管理中心、物流配送等第三方机构展开数据共享，因而患者个人信息数据在各机构之间流转，因此如何有效保障个人数据安全是推进数字医疗的主要核心环节。上海未来如何通过进一步完善数字医疗监管制度和法律法规，明确各方职责、界定数据泄露责任、实施患者隐私保护、防止信息安全事故发生，是数字医疗监管的重点。

三、上海完善数字医疗监管管理机制的对策建议

（一）借鉴国内外先进经验，促进数字医疗监管机制不断完善

落实和细化中央在数字医疗领域的政策要求和相关规范，细化和完善相关标准法规，促进中央政策及其精神落地。在此过程中，充分借鉴国内外的先进经验，如学习美国等国家和地区的经验，大力发挥行业协会在数字医疗行业内监管和政策规范制定等方面的积极作用。例如，由先进的医疗保健服务系统、学术机构组成的联盟——美国远程医疗协会（American Telemedicine Association，ATA）推动了美国远程医疗的行业自律，与政府合作出台了许多项有关远程医疗的指导原则[2]。上海医疗领域行业协会亦可在数字医疗监管方面发挥更大作用。另如，国内浙江省

推行的在门诊和互联网居家护理等具体场景的监管应用也值得借鉴[3]，好的经验可以助力打造更为精细化、更加便民、更成熟完善的数字医疗监管体系与机制。

（二）积极培育和引进数字医疗建设安全人才

为保障互联网医院等数字医疗平台的网络安全，应高度重视医疗专业网络安全人才的培养和引进工作。首先，应改革当前教育体系中与现实需求不相适应之处，加强医学和计算机网络专业交叉的复合型人才的培养，增强相关专业设置，扩大此类专业招生规模，多渠道破解当前上海此方面人才不足的瓶颈。其次，在上海落户打分制度中加大对此类人才的倾斜力度，以吸引更多医疗网络安全人才服务上海，从而夯实上海数字医疗发展人才储备，缓解医疗网络安全人才短缺的局面。

（三）兼顾与平衡鼓励发展和强化监管的两种角色与功能

在数字医疗发展中的角色定位和功能发挥方面，政府要努力实现二者积极的动态平衡。一方面，应顺势而为，鼓励和促进数字医疗产业的有序竞争和健康发展。在规则框架内，允许和鼓励市场主体的充分竞争和不断创新，提高市场效率，利用科技手段造福民众，达到多方共赢。另一方面，也要兼顾和强化政府的行业监管责任。通过全方位和有力的政策举措，遏制不良市场竞争行为，防患于未然。因此，加强监管与鼓励发展之间并不存在矛盾，可以在政策层面达到内在统一性。

（四）以各种方式确保数据安全、防范行业风险

在数字医疗的发展中，引发全社会关注和担忧的是广大患者和民众的健康信息安全，政府应运用各方力量、采取综合手段，确保数字医疗发展中的海量数据及其背后的个人健康隐私权得到充分保护。加强对于数据搜集权、使用权、所有权等法律层面的界定，对数据信息的保管、流转、共享展开强有力的行业规范和监管。对于信息泄露事件的发生采取应急预案和定期演练，将可能造成的社会负面影响控制在可承受范围。

参 考 文 献

［1］盛军.城市数字化转型：上海互联网医院智能监管创新.上海信息化,2021(1)：18-21.

［2］徐永钊,霍增辉.美国远程医疗立法对我国的启示与借鉴.中国卫生法制,2018,(2)：21-25.

［3］借东风 聚效应 搭平台 掀起浙江"互联网+医疗健康"宣传热潮.人口与健康,2019,(2)：7-8.

基于热线数据的医疗机构
服务质量现状评价及思考

王丹丹　张天天　罗　力　陈　璐

翟振宇　陆超娣　刘洪国

【导读】　党的二十大报告指出"紧紧抓住人民最关心最直接最现实的利益问题""着力解决好人民群众急难愁盼问题"。让人民群众能看病、看好病是深化医改的目标。患者就医评价是检验政府卫生健康管理工作的标尺。然而,要实现以问题为导向改善医疗服务、以患者体验为基础评价医院服务质量优劣,需要有真实、充足、全面的数据支持。12345 市民服务热线作为一个"7×24 小时"全天候的政府公共服务平台,较传统问卷调查收集患者意见,具有数据来源更真实、问题覆盖更广泛、问题内容更聚焦、患者体验更真实等优点。本文基于上海市往年 12345 热线投诉工单数据,客观评价医疗机构服务质量现状,并提出针对性建议以增强群众就医满意度、持续优化卫生健康工作。

患者就医评价是检验政府卫生健康管理工作的标尺。虽然医疗投诉是一种被动信息,带有合理和不合理的双重性,但其本质是患者维护健康权益的重要方式,能够反映对医疗质量和管理水平的认可程度,是群众对医疗机构医疗服务是否满意的直接反馈,也是医疗机构改善医疗服务质量的重要抓手。

一、资料与方法

研究涉及两部分数据。第一部分,热线数据。来自上海市 12320 卫生热线收集的 2015～2021 年直接拨打 12320 卫生热线或拨打 12345 公共服务热线后转接至卫生热线的投诉工单203 037 条;含 84 个字段(其中有效字段 53 个),包括区、分类、诉求内容总结、接入时间、地址、回复机构等。其中 2015 年仅 15 条,数据量过少暂不考虑,最终纳入 203 022 条投诉工单进入后续分析。第二部分,医疗机构数据。来自上海市卫生信息中心,包括在沪所有医疗机构及相关机构的基本信息数据库(2017～2020 年),包含 495 家各级各类医院等;字段包括机构名称、组织机构

基金项目：上海市卫生健康委员会政策研究课题"基于信访和热线数据的市级医疗机构服务质量评价研究"(课题编号：2022PH16)。
第一作者：王丹丹,女,博士生。
通讯作者：刘洪国,男,上海市卫生健康委员会信访办主任。
作者单位：复旦大学公共卫生学院(王丹丹、张天天、罗力),上海市卫生健康委员会(陈璐、翟振宇、陆超娣、刘洪国)。

代码、卫生机构类别、机构分类管理、当年总诊疗人次数等。

课题组前期基于系统论和结构-过程-结果,根据医疗服务提供的流程和特点,构建了基于患者体验视角的医疗服务质量评价理论模型,确定 14 个投诉类型;并引入卷积神经网络(convolutional neural network, CNN)构建了工单投诉类型自动归类分析系统,准确度达 89.95%。本研究基于该理论模型和系统,对 2016~2021 年上海市各医疗机构热线投诉情况进行比较分析。

二、研究结果

(一)医疗服务类工单总体情况

2016~2021 年上海市 12345 热线累计接入医疗服务类工单 103 542 条,占总接入量 51.00%。医疗服务类工单随年度呈快速增长态势,2021 年增至 5.8 万余条,其中非疫情相关类投诉 4.8 万余条,较 2017 年增长 316.5%;2017~2021 年均增长 44.4%。详见图 1。

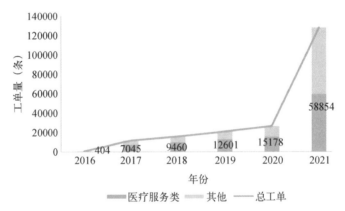

图 1　2016~2021 年上海市 12345 热线工单接入量总体情况

2021 年上海市医疗服务类工单中投诉类型排名前三的分别为专业能力(19.14%)、院内设施(16.77%)、服务可及(16.25%)。与往年相比,专业能力、服务态度的投诉占比有所增加;费用合理、药品短缺的投诉占比有所下降。详见表 1。

表 1　2016~2021 年上海市医疗服务类工单投诉类型分布情况(单位:条)

投诉类型	2016 年	2017 年	2018 年	2019 年	2020 年	2021 年
专业能力	56(2)	1 125(3)	1 667(2)	2 221(2)	2 134(3)	11 264(1)
院内设施	64(1)	1 207(1)	1 697(1)	2 399(1)	3 037(2)	9 872(2)
服务可及	45(5)	1 137(2)	1 483(3)	1 859(3)	3 151(1)	9 563(3)
服务态度	22(9)	362(8)	365(8)	338(8)	355(10)	8 483(4)
等待时间	46(4)	720(6)	986(6)	1 414(5)	1 439(5)	6 230(5)
费用合理	42(6)	823(4)	1 107(4)	1 666(4)	1 688(4)	5 142(6)

投诉类型	2016 年	2017 年	2018 年	2019 年	2020 年	2021 年
流程烦琐	25(8)	463(7)	640(7)	867(7)	1 099(7)	2 932(7)
药品短缺	52(3)	723(5)	1 055(5)	1 245(6)	1 407(6)	2 184(8)
非医院责任	26(7)	165(9)	168(9)	231(9)	358(9)	1 979(9)
发票开补	13(10)	113(10)	156(10)	217(10)	359(8)	678(10)
职业道德	8(11)	93(11)	39(12)	49(12)	46(12)	291(11)
医保报销	2(13)	71(12)	69(11)	71(11)	94(11)	208(12)
诊疗设备	3(12)	17(14)	9(14)	6(14)	2(14)	16(13)
药品质量	0(14)	26(13)	19(13)	18(13)	9(13)	12(14)
合计	404	7 045	9 460	12 601	15 178	58 854

注：括号内数字表示投诉类型排名。

（二）按医疗机构等级分析

不同级别医疗机构的投诉量差异较大，三级医疗机构最多。三级医疗机构在院内设施、服务态度、等待时间方面的投诉占比超全市平均水平；二级医疗机构在服务可及、等待时间、药品短缺方面的投诉占比超全市平均水平；未定级医疗机构在费用合理、专业能力的投诉占比远超全市平均水平。除一级医疗机构，其余级别医疗机构的每万诊疗人次投诉率逐年增加。详见表2~表4。

表 2　2016~2021 年上海市不同级别医疗机构投诉量分布（单位：条）

医疗机构	2016 年	2017 年	2018 年	2019 年	2020 年	2021 年
未定级医疗机构	14	318	503	760	734	2 010
一级医疗机构	2	2	3	8	7	23
二级医疗机构	85	1 523	1 989	2 536	3 140	14 361
三级医疗机构	303	5 201	6 960	9 297	11 289	42 457

表 3　2016~2021 年上海市不同级别医疗机构投诉类型分布（单位：%）

投诉类型	未定级医疗机构	一级医疗机构	二级医疗机构	三级医疗机构	平均
等待时间	2.70	2.22	10.67	10.85	10.46
发票开补	1.45	2.22	0.83	1.69	1.48
非医院责任	2.56	8.89	4.17	2.42	2.83
费用合理	29.22	8.89	8.01	9.67	10.11

续 表

投诉类型	未定级医疗机构	一级医疗机构	二级医疗机构	三级医疗机构	平均
服务可及	9.84	15.56	19.70	16.08	16.65
服务态度	4.89	6.67	8.25	10.28	9.59
流程烦琐	3.39	2.22	6.02	5.90	5.82
药品短缺	3.41	4.44	6.74	6.52	6.44
药品质量	0.05	0.00	0.07	0.09	0.08
医保报销	0.55	0.00	0.35	0.54	0.50
院内设施	11.75	28.89	17.19	18.12	17.65
诊疗设备	0.00	0.00	0.06	0.05	0.05
职业道德	0.74	0.00	0.55	0.48	0.51
专业能力	29.45	20.00	17.39	17.31	17.84
合计	100.00	100.00	100.00	100.00	100.00

表4 2017~2020年上海市不同级别医疗机构每万诊疗人次投诉率(单位:人/万人)

医 疗 机 构	2017 年	2018 年	2019 年	2020 年
三级医疗机构	0.62	0.74	1.16	1.40
二级医疗机构	0.36	0.47	0.61	0.90
一级医疗机构	0.19	1.69	0.48	0.37
未定级医疗机构	0.38	0.57	0.87	0.91

(三) 按医疗机构性质分析

各性质医疗机构的投诉量均逐年增加。投诉类型前三位基本一致:院内设施、专业能力、服务可及;综合医院的专业能力投诉占比最高,专科医院的服务可及投诉占比最高,中医医院和中西医结合医院则以院内设施占比最高。综合医院、专科医院、中医医院、中西医结合医院的每万诊疗人次投诉率逐年增加。详见表5~表7。

表5 2016~2021年上海市不同性质医疗机构投诉量分布(单位:人/万人)

医疗机构	2016 年	2017 年	2018 年	2019 年	2020 年	2021 年
中西医结合医院	12	189	260	405	469	2 001
中医医院	24	434	517	682	825	3 240

医疗机构	2016 年	2017 年	2018 年	2019 年	2020 年	2021 年
综合医院	280	5 047	6 691	8 857	10 363	42 126
专科医院	88	1 369	1 983	2 648	3 508	11 454
其他		6	9	9	13	33
合计	404	7 045	9 460	12 601	15 178	58 854

表 6　2016~2021 年上海市不同性质医疗机构投诉类型分布(单位:%)

投诉类型	中西医结合医院	中医医院	综合医院	专科医院	其　他
等待时间	9.23	9.37	10.82	9.72	7.55
发票开补	1.29	1.42	1.51	1.43	1.89
非医院责任	2.61	2.55	2.78	3.11	0.00
费用合理	11.54	10.28	9.83	10.80	18.87
服务可及	15.54	16.18	15.98	19.28	18.87
服务态度	8.93	11.18	9.74	8.75	5.66
流程烦琐	6.32	5.00	5.84	5.89	1.88
药品短缺	7.04	7.69	6.65	5.26	5.66
药品质量	0.15	0.49	0.05	0.06	0.00
医保报销	0.33	0.49	0.49	0.57	0.00
院内设施	19.66	17.74	17.44	18.00	16.98
诊疗设备	0.00	0.07	0.06	0.03	0.00
职业道德	0.48	0.87	0.52	0.37	0.00
专业能力	16.88	16.67	18.29	16.73	22.64
合计	100.00	100.00	100.00	100.00	100.00

表 7　2017~2020 年上海市不同性质医疗机构每万诊疗人次投诉率(单位:人/万人)

医 疗 机 构	2017 年	2018 年	2019 年	2020 年
中西医结合医院	0.28	0.36	0.59	0.78
中医医院	0.36	0.42	0.54	0.72
综合医院	0.56	0.67	1.04	1.24

续 表

医 疗 机 构	2017 年	2018 年	2019 年	2020 年
专科医院	0.67	0.92	1.23	1.87
其他	0.43	0.40	0.70	0.61

（四）医疗机构服务质量得分

课题组提出了一种医疗机构服务质量分值计算方法，可综合考虑诊疗人次、体现客户投诉杠杆比一般规律；同时，基于热线数据计算出各医疗机构服务质量得分后，可按机构特征、诊疗人次、投诉量等，得出各特征要素下的医疗机构美誉度排行榜。

具体方法为：① 基于不同投诉类型，予权重赋分。课题组认为，整个诊疗系统中所有子系统同等重要，子系统中所有要素同等重要，要素的所有特征也同等重要。即，诊疗流程中任意环节的任何要素及其特征，都会对患者的就诊体验造成风险。基于课题组前期研究构建的基于患者体验视角的医疗服务质量评价理论模型，按照 13 投诉类型（除非医院责任）在模型中出现的次数，予不同权重，并按满分 100 分进行标化赋分。② 计算各机构不同投诉类型得分。各投诉类型的权重赋分作为理论满分值，本年度或者近年平均总诊疗患者中、每千诊疗人次该投诉类型的出现量乘以其重要性（权重）作为扣分数，两者相减。③ 计算各机构服务质量总分。

2020 年上海市总诊疗人次排名前十的医疗机构服务质量分值及 2020 年上海市总投诉工单排名前十的医疗机构服务质量分值如表 8、表 9。上海中医药大学附属龙华医院和复旦大学附属中山医院服务质量分值最高，复旦大学附属华山医院和上海交通大学医学院附属仁济医院服务质量分值最高。

表 8 2020 年上海市总诊疗人次排名前十的医疗机构服务质量分值

机 构 情 况	2020 年总诊疗人次	总 分
A 医院，三级甲等，综合	3 981 504	96.45
B 医院，三级甲等，综合	3 973 895	94.34
C 医院，三级甲等，综合	3 787 481	93.35
D 医院，三级甲等，综合	3 455 401	94.01
E 医院，三级甲等，综合	3 450 395	94.63
F 医院，三级甲等，综合	3 398 325	94.21
G 医院，三级甲等，中医	3 386 672	96.66
H 医院，三级甲等，综合	3 334 715	93.68
I 医院，三级甲等，中医	3 258 838	95.74
J 医院，三级甲等，综合	3 117 973	93.69

表 9　2020 年上海市总投诉工单排名前十的医疗机构服务质量分值

机 构 情 况	2020 年总投诉量	总 分
C 医院,三级甲等,综合	593	93.35
B 医院,三级甲等,综合	569	94.34
H 医院,三级甲等,综合	554	93.68
D 医院,三级甲等,综合	534	94.01
E 医院,三级甲等,综合	525	94.63
J 医院,三级甲等,综合	468	93.69
K 医院,三级甲等,综合	444	90.77
L 医院,三级甲等,专科	414	92.72
F 医院,三级甲等,综合	394	94.21
M 医院,三级甲等,综合	324	94.46

三、讨论与建议

(一)建议卫生管理部门将热线投诉纳入医疗机构绩效考核

目前国内患者就医体验调查以问卷调查为主,目前使用较多的是中国医院住院患者体验和满意监测量表、国家卫生健康委员会"进一步改善医疗服务行动计划(2018—2020 年)问卷"。但这种主动收集意见的方式存在抽样局限性,且冗长量表易给患者带来不耐烦情绪,容易"随手填""不敢填",难以收集患者真实声音,继而无法转化成实际的、具有针对性的管理改善建议;而即便患者真实反馈了,大多数医院管理者对这类负面声音也多讳莫如深、将其放在医院对立面,只想尽快解决具体反馈的问题,却"不想"看到并弥补负面声音所反映的医院管理薄弱环节。长此以往,医院管理薄弱环节始终存在,患者就医体验得不到改善。

对于卫生管理部门而言,不能单纯以投诉总量高低来评价医疗服务质量。对于医疗机构而言,服务质量应与诊疗人次数量挂钩,并非投诉总量越低,对应医疗机构的服务质量越好;并非门急诊人次数量足够多,就可以淡化投诉量的影响。因此,医疗机构还是应该关注自身诊疗流程中的薄弱环节,有针对性地提升服务质量。同时,课题组建议善用患者投诉制度,将群众主动发起的热线投诉,纳入医疗机构和院长绩效考核指标体系,强化投诉源头治理,提升政府管理水平。

(二)建议推动第三方建立医疗机构美誉度排行榜

公共服务热线作为服务群众的重要平台,深受群众信任和期待,收集的是群众对医院服务是否满意的真实声音。基于 12345 热线数据和本研究提出的医疗机构服务质量分值计算方法,通过政府建立并定期发布美誉度排行榜,或政府推动有权威性、专业性的第三方机构建立并发布,可公开真实民意,体现政府重视程度;考虑机构特征、学科特点、诊疗人次,综合评价,引起医院重视;吸引群众关注,增强社会监督砝码。

(三) 建议卫生管理部门建立基于热线数据的医疗投诉监测预警系统

随着市民热线的宣传,12345 已成为群众寻医问药、表达诉求的重要沟通途径。2021 年上海市 12345 市民热线收到的非疫情相关医疗投诉有 4.8 万余条,较 2017 年增长 316.5%;2017~2021 年医疗类投诉年均增长 44.4%。这种趋势的出现,虽然能集成更多的群众就医体验声音,推动医疗机构围绕更精细化的新问题、屡次发生的老问题进行服务质量改进,但也对 12345 卫生热线处理能级和医疗机构处置效率提出了挑战。在有限的人力、时间下,群众需求来不及解决、危机隐患没时间发现的风险愈加凸显;然而在信息化进程的不断加深下,如不能及时、妥善处置好医疗投诉工单,可能会因为其他互联网或信息维权方式,继而给政府和医疗机构带来声誉风险和信任危机。因此,建议充分利用热线大数据,开发科学的投诉检测预警系统插件,嵌入到现有的 12345 热线工作平台,监控患者投诉波动,及时发现增长甚至爆发的苗头,将预警信息及早转给相应医院或区卫生行政管理部门,做好预防应对工作。

本课题组已构建了一种热线数据预警模型。利用先知预测时间序列模型,以上两个年度各月真实值预测下一年度各月投诉量。该模型已包含对趋势、季节性、假日等特征要素异常值的平衡,可在不知道底层模型细节的情况下调整参数且拟合速度快。课题组利用 2017~2021 年数据建立预警模型,通过 2020~2021 年数据预测 2022 年 1~6 月投诉工单总量及各投诉类型工单量,与 2022 年 1~6 月各月真实投诉内容比较。结果显示:各预测内容的趋势预测结果与真实情况完全一致;除服务态度、药品质量、诊疗设备,其余投诉类型的工单预测量及总工单预测量均落在预测结果可信区间内。该模型可辅助管理部门和医疗机构识别投诉发展趋势,提高管理部门感知,推动医疗机构加强质量改善,实现投诉管理关口前移。

上海市医疗投诉处理规范化建设现状及发展策略思考

于佳佳　　张亚彬　　张寅旭　　陈　璐

张震巍　　王小丽　　王令云　　刘洪国

【导读】　近年来,我国先后出台了多部医疗卫生法律规范,致力于实现科学预防和化解医疗纠纷,构建和谐医患关系。上海作为政策推动的先行者,率先颁行了国内首个规范医疗机构投诉处理的地方标准。文章将现有规范的落实投置于我国医疗卫生法律法规的大框架之下,着重从规范的落地角度,突出分析了医疗投诉体制的构建、医疗投诉中的医患沟通、医疗投诉中的处理要求与关联法规范的对接、医疗投诉与医疗纠纷处理的衔接,在上述各个问题点的分析上强调了针对违反要求行为的问责体制,从而为上海及其他地方在医疗投诉数量攀升背景下推动医疗投诉处理的规范化和贯彻落实提供参考。

一、研究背景和目的

近年来,在国家积极推动法治社会建设的过程中,患者的权利意识、监督意识、法律意识不断加强[1],在医疗服务出现不期后果时,会有很强的依法维权意识。然而,由于患者对医学的认识有限,容易对医疗机构的医疗需求和期望值"过高",一旦医疗服务无法达到患者的期待要求,就会使患者萌生"背叛感"。同时,由于医患之间信息的不对称,患者对于医疗服务及其效果的理解和医务人员的理解并不一致,继而引发患者对治疗过程合法性、合规性的强烈怀疑。以上种种原因均导致近年来我国的医疗投诉数量不断攀升。

医疗投诉表明了医患关系之间的裂痕已经出现,倘若在此阶段患者方的诉求不能得到充分回应,医患关系之间的裂痕会进一步加深,医患关系紧张的极端性爆发便是暴力伤医、医闹乃至职业医闹[2]。此类事件不仅严重扰乱医疗场所和公共场所秩序,而且其消极影响经媒体报道在社会层面发酵,让和谐医患关系的构建变得更加困难。

在此背景下,我国先后出台了《医疗纠纷预防和处理条例》(自 2018 年 10 月 1 日起施行)[3]、《医疗机构投诉管理办法》(自 2019 年 4 月 10 日起施行)[4],上海市出台地方标准《医疗机构投

第一作者:于佳佳,女,副教授。
通讯作者:刘洪国,男,上海市卫生健康委员会信访办主任。
作者单位:上海交通大学凯原法学院(于佳佳、张亚彬、张寅旭、王令云),上海市卫生健康委员会(陈璐、张震巍、王小丽、刘洪国)。

诉处理规范》(自 2021 年 4 月 1 日起施行)[5],以此加强医疗机构投诉管理,规范投诉处理程序,改善医疗服务,保障医疗安全和医患双方合法权益,维护正常医疗秩序。

但是,上述法规范的出台并未彻底解决实践中存在的问题。例如,怎样提高医患沟通成效;在医患双方无法协商一致的情况下,如何设计健全投诉与其他解决途径的衔接程序;如何完善监督和问责制度以增强相关责任人的履职动力;如何将《医疗机构投诉管理办法》的提示性规定与其他关联法律法规相衔接等。这些问题的妥善解决,能够使标准化、规范化的投诉处理工作得以贯彻落实,做好化解医患纠纷、消除隐患的"第一道防线"。不仅可以减少医疗纠纷的案件数量,而且对于重塑医患关系、保障双方合法权益具有重要意义。

二、医疗投诉管理及其落实

医疗投诉管理,是指患者就医疗服务行为、医疗管理、医疗质量安全等方面存在的问题向医疗机构反映情况、提出意见、建议或者投诉请求,医疗机构进行调查、处理和结果反馈的活动[4]。而医疗投诉管理能否得到落实的关键在于,如何让医患沟通实现且有成效,落实"以病人为中心"的服务理念,提高医患沟通能力。

(一) 投诉接待制和负责制

医疗投诉体制构建首当其冲的要求是,医疗机构应该安排专门的人员或部门来处理投诉,确保患者方至少能够找到一个投诉窗口。根据《医疗机构投诉管理办法》的要求:二级以上医疗机构应当设置专门的接待场所,室外悬挂明显标志,并写明投诉处理程序、接待时间、联系电话等信息;室内公开与投诉处理相关的信息,便于患者查询[4]。医疗机构应配备专职或兼职人员从事投诉处理工作,对其进行投诉接待培训。

根据国家卫生健康委、国家中医药管理局在 2021 年《医疗机构投诉接待处理"十应当"》中的要求,医疗机构应在投诉接待处理场所醒目位置公示"十应当",主动接受患者监督,督促其履行投诉接待和严格负责的义务。

在地方性规定中,例如,《江苏省常州市卫健委关于进一步畅通医疗投诉渠道的通知》(常卫医政〔2021〕158 号)对医疗投诉接待制度提出"一门电话接受投诉、一个部门受理投诉、一个专人负责处理投诉"的制度设计,要求医疗机构在显著位置公布投诉地点、处理程序、接待时间和联系方式,在门诊、急诊、病房等诊疗场所公布电话号码并实行投诉电话 24 小时值班制。

(二) 投诉受理和后续处理的步骤

诸多医疗投诉往往难以一蹴而就,需要分步骤进行。首先,要贯彻"首诉负责制"。患者向有关部门、科室投诉的,接待部门、人员应当热情接待,对于能够当场协调处理的,应当尽量当场协调解决;对于无法当场协调处理的,接待的部门或者科室应当主动将患者引导到投诉管理部门,不得推诿、搪塞[4]。这一要求的推动要重视对医疗机构及其人员进行专业性的培训,强化其以患者为本的投诉处理意识。

其次,在跟进处理阶段要强调处理得快速和及时。原则上,能够当场核查处理的,应当及时查明情况,确有差错的,当场向患者反馈结果;情况较复杂,需调查、核实的,或者涉及多个科室,需组织、协调相关部门共同研究的,应分别于接到投诉之日起 5 个或 10 个工作日内向患者反馈相关处理情况或者处理意见[5]。在地方规定中,如《江苏省常州市卫健委关于进一步畅通医疗投诉渠道的通知》将投诉处理的最长周期限定为一周,严禁因投诉处理不及时,把简单化的投诉问题扩大化、复杂化。

最后,为了确认细节、查明事实,要求医疗机构各部门在事实查明过程中协同配合,及时处理投诉。在上述过程中,为提高协同处理的效率,应该建立起医疗投诉档案制度,确保沟通过程留痕、结果有据可查[4]。

(三) 医患沟通的实现

在医患沟通中,日本的"5W1H 分析法"询问可供借鉴,即从原因、对象、地点、时间、人员、方法等六个方面确认患者方心中的事实、了解其诉求,避免使用患者方听不懂或容易产生误解的医学或法学用语[6]。此外,美国医疗机构在应对患者投诉时采用"开放性沟通模式",此模式有三个支柱"尊重患者方的知情同意权""提高医疗服务过程的透明度""面向患者方落实道歉政策"[7]。前两项要求在我国的法规范中已有体现,但我国实务采纳美国著名的道歉法应有所保留[8]。因为该法得以贯彻的重要配套制度设计在于,医务人员出于同情向患者方作出的道歉陈述不会成为不利于医疗方的证据。而在我国,医疗方轻易道歉可能激化患者方的敌对情绪,使效果适得其反。

在面向患者方说明医疗投诉的处理意见时,应确保处理意见的内部统一,重视传达程序的庄严郑重,把握和患者方谈赔偿金的时机和措辞,这一点在日本的医患沟通中获得了特别重视[6]。

另外,在美国,医疗投诉的最终处理是医、患、保险公司三方的事情。在大多数索赔型的医疗投诉案件中,保险公司的参与会成为医患之间谈判的润滑剂,起到积极的作用,这一点对于我国未来的医患投诉处理有启发意义。

三、医疗投诉和其他医疗纠纷处理程序的衔接

医疗投诉中,特别是涉及到医疗纠纷的医疗投诉,可能超出医疗机构自身解决能力。此时,医疗机构也应该抱有面向患者负责到底的态度,积极向患者告知其他医疗纠纷解决途径。

(一) 与其他医疗纠纷处理程序的衔接

首先,要明确医疗投诉处理的开端。医疗机构面对患者的所有投诉并非全盘接受的,对于患者方已经向人民法院起诉或申请第三方调解的、向卫生健康行政部门或信访部门反映并作出处理的或者已经涉及治安案件、刑事案件的,医疗机构的投诉管理部门应当不予处理。不过为了确保医疗投诉与其他处理程序的有效衔接,医疗机构应当向患者说明不予处理的情况,告知相关处理规定[4]。

其次,在医患自愿协商失败,患者方转向其他医疗纠纷处理程序的情况下,仅能在行政调解和司法诉讼中择一进行[9]。患者方对卫生健康行政部门的处理决定不服的,可以提起行政复议;

对于行政复议结果仍然有异议的,可以提起行政诉讼。

(二) 卫生健康行政部门的投诉处理

患者方通过医患双方自愿协商没有达成诉求的情况下,患者方会向卫生健康行政部门投诉医疗机构,要求卫生健康行政部门处理。在实践中,两类司法争议问题较为常见。

问题一是,哪一层级的卫生健康行政部门有管辖权。根据《医疗机构投诉管理办法》的相关规定,县级以上地方卫健主管部门负责本行政区域内医疗机构投诉管理工作的监督指导。因此,管辖权在县级以上地方卫生行政主管部门[4,9]。

问题二是,卫生健康行政部门如何处理当事人对医疗事故技术鉴定的异议。根据《医疗事故处理条例》的相关规定,当事人对首次医疗事故鉴定结论有异议,申请再次鉴定的,卫生健康行政部门应当在收到申请之日起 7 日内交由省、自治区、直辖市地方医学会组织再次鉴定;卫生健康行政部门经审核,发现医疗事故技术鉴定不符合本条例规定的,应当要求重新鉴定[9]。

四、针对医疗投诉的监督和问责制度

《医疗机构投诉管理办法》针对医疗投诉设置了监督和问责制度,增强责任人员的履职动力,促使相关制度得到贯彻落实。

(一) 卫生健康行政部门的监督指导职责

卫生健康行政部门要加强对本行政区域内医疗机构投诉管理工作的监督检查,加强日常管理和考评;应当收集、分析并反馈本行政区域医疗投诉及医疗纠纷相关信息,指导医疗机构改进工作,不断提高医疗服务质量[4]。对于其在医疗机构投诉管理工作中,未按规定履行职责,造成严重后果的,依法对直接负责的主管人员和其他直接责任人员给予处分;构成犯罪的,依法追究刑事责任[4]。

(二) 强化问责机制

《医疗机构投诉管理办法》设置了轻重层次不同的问责机制。对于违反《医疗机构投诉管理办法》相关要求的医疗机构和主管人员,卫生健康行政部门应依据情节和后果的严重程度,分别采取问责措施,轻则予以通报批评,对医疗机构主要负责人进行约谈;重则对医疗机构处以行政处罚,给予主管人员降职或撤职处分,对相关医务人员科处行政制裁甚至依法追究其刑事责任[4]。

对在医疗机构投诉管理中表现优秀、有效预防重大群体性事件或者其他严重后果发生的医疗机构及有关人员,卫生健康行政部门应当予以表扬[4]。

(三) 与医师考核制度的衔接

为加强对医师执业的管理,规范医师的执业行为,提高医师素质,保证医疗质量和医疗安全,我国实施医师定期考核制度。根据《医师法》中的相关规定,每三年为一个考核周期[10]。医疗机构应定期统计投诉情况,对所涉事项属于威胁到医疗质量和医疗安全的医疗过错或医疗事故的,与年终考核、医师定期考核、医德考评、评优评先等相挂钩[4]。

五、与医疗机构投诉处理相衔接的法规范

医疗机构投诉处理的诸多规定的落地需要与其他关联法律法规衔接在一起,才能更好实现。

(一)与信息公开相关法规范的衔接

信息公开意味着医疗服务更加透明,这有助于消解患者方的疑惑,增加医患之间的信任,对健康的医患关系构筑具有积极意义。因此,无论是国家层面还是地方层面的法规范以及政策性文件都赋予信息公开范围拓展的空间,以保障公众的生命权、知情权、参与权[11]。国家卫生健康委、国家中医药管理局和国家疾控局《关于印发医疗卫生机构信息公开管理办法的通知》(国卫办发〔2021〕43号)列举了应主动公开的信息,其中包括咨询及投诉方式。此外,为落实信息公开工作,该办法提出了配套性的监督管理措施,如医疗机构的定期报告、卫生健康行政部门的事前培训及事后考核和监管处罚等措施[12]。

(二)与医疗质量管理相关法规范的衔接

《医疗机构投诉管理办法》要求,医疗机构提高管理水平,加强医疗风险管理,优化服务流程,改善就诊环境,提高医疗服务质量,防范安全隐患,减少医疗纠纷及投诉。上述要求与《医疗事故处理条例》《医疗质量管理办法》《医疗纠纷预防和处理条例》中的规定相衔接。

当患者投诉事项所涉医疗纠纷属于重大医疗纠纷时,医疗机构应当按照规定向所在地县级以上地方卫生健康行政部门报告;卫生健康行政部门接到报告后,应当及时了解掌握情况,引导医患双方通过合法途径解决纠纷[4]。

(三)与舆情检测和应急处理相关规则的衔接

《医疗机构投诉管理办法》鼓励医疗机构加强舆情监测,及时掌握患者在其他渠道的诉求[4]。地方政府开始重视舆情监测,特别针对网络舆情突发事件应急预案提出要求。

在上海市,多部政府文件已经指出"舆情监测研判"的重要性。2022年《上海市人民政府关于做好本市当前和今后一个时期稳就业工作的意见》要求做好舆情监测研判,建立重大舆情沟通协调和应急处置机制[13]。中共上海市委网络安全和信息化委员会办公室/网络舆情和应急管理处承担着市舆情检测研判的任务。在构建上海市医疗健康领域的舆情检测和应对处理时,可着手抓如下几个方面:一是从收集整理到反馈回复的全链条工作机制;二是以小时为单位尽可能快速、及时反应和报告;三是卫生健康行政部门与其他部门之间形成多部门联动、协同的机制;四是明确奖惩制度和问责制度。

从技术层面上,以其链式数据结构加密的优势,遏制虚假舆情信息发布和传播、加强舆情信息安全与用户隐私保护[14],从而为突发事件网络舆情风险识别与感知的数据真实性和完整性提供技术保障[15]。

参 考 文 献

[1] 申卫星.医疗纠纷预防和处理条例：条文释义与法律适用.北京：中国法制出版社,2018：2.

[2] ［英］保罗·林斯利.医疗场所暴力防范.王岳,吴焱斌,译.北京：中译出版社,2021：2.

[3] 国务院.医疗纠纷预防和处理条例(中华人民共和国国务院令第 701 号),2018.

[4] 国家卫生健康委员会.医疗机构投诉管理办法(中华人民共和国国家卫生健康委员会令第 3 号),2019.

[5] 上海市市场监督管理局.医疗机构投诉处理规范(DB31/T 1274－2021),2021.

[6] 森山满.医療現場における法の対応の実務.東京：中央経済社,2012：38－40,123.

[7] SARAH I. PROSSER. The Open Communication Model：An Alternative Approach to Medical Errors. Ave Maria law review, 2018, 16(1)：62－83.

[8] 满洪杰.医疗道歉法与医疗纠纷解决机制的发展——美国经验与中国进路.当代法学,2017, 31(6)：89－98.

[9] 国务院.医疗事故处理条例(中华人民共和国国务院令第 351 号),2022.

[10] 全国人民代表大会常务委员会.医师法(中华人民共和国主席令第 94 号),2021.

[11] 高萍,李爱生.制度、传播与技术逻辑：新冠疫情背景下的政府信息公开.现代传播(中国传媒大学学报),2021,43(8)：125－130.

[12] 国家卫生健康委,国家中医药局,国家疾控局.医疗卫生机构信息公开管理办法(国卫办发〔2021〕43 号),2021.

[13] 上海市人民政府.关于做好本市当前和今后一个时期稳就业工作的意见(沪府规〔2019〕1 号), 2019.

[14] 郭苏琳,黄微,李吉.区块链技术在网络舆情风险管理体系的应用研究.图书情报工作,2020, 64(9)：19－26.

[15] 王林平,高宇.突发事件网络舆情风险演化规律及防控策略.吉首大学学报(社会科学版),2022, 43(4)：96－107.

医疗信息披露相关法律问题研究

张吉人　黄自耀　管晓薇

【导读】　文章拟通过热点事件"癌症治疗过度用药"引入，阐明文章界定"医疗信息披露"的含义。通过对目前卫生领域法律法规的梳理比对，结合医患关系纠纷的根源分析，提出适应我国目前医疗体系实际应用的信息披露规制建议。本文是探索型研究成果，相关论点有进一步完善和应用的空间。

一、事件引入及研究背景

2021 年 4 月 2 日，一位来自北京大学第三医院（以下简称"北医三院"）肿瘤内科的医生在知乎发帖，公开质疑同行"蓄意诱骗治疗"，导致"患者生存期明显缩短，家属花费了常规治疗 10 倍以上。"有媒体记者在实际采访研究过程中发现，超适应证使用抗肿瘤药物在肿瘤治疗中由来已久（学术定义上，"超适应证用药"是指医生用药超出了药品说明书的适应证范围。然而在临床上，"超适应证用药"的情况却并不少见）。该医生质疑的重点之一是一个在其看来不恰当的治疗方案——用卡培他滨、奥沙利铂、培美曲塞、安罗替尼及他莫昔芬等药物治疗胃癌患者。其认为，上述培美曲塞、安罗替尼、乳腺癌用药他莫昔芬等均属于超适应证用药，不应该用于胃癌病例的治疗。而在患者家属微博中提到的 3 万元一次的 NKT 细胞（natural killer T cell）免疫治疗，除了临床试验外，并没有被批准进入临床使用。

从本事件的根源来看，本质上是医疗单位与患者之间的信息不对称，即患者无法第一时间确知药物临床阶段、适应证使用状况等医疗专业信息；医疗单位也没有从源头和机制上重视医疗处置信息披露问题。本研究将从医疗信息披露在本研究中的语境意义、相关问题内涵，以及如何构建适应我国医疗进程发展的医疗信息披露机制进行探讨阐述，以期起到抛砖引玉的作用和效果。

二、本研究中"医疗信息披露"的定义及规则体系

乍看之下，"医疗信息披露"常与患者隐私权相联系，病人基本信息、诊疗记录等属于典型的

基金项目：上海市法学会卫生法学研究会重点课题"医疗信息披露相关法律问题研究"（课题编号：2021WF01）。

第一作者：张吉人，男，上海市高级人民法院副庭长，三级高级法官。

作者单位：上海市高级人民法院（张吉人、黄自耀），华东政法大学经济法学院（管晓薇）。

患者隐私范畴,医疗机构出于保护患者隐私的考虑,不向除患者以外的社会公众进行披露是目前的通行做法。但本研究所提到的"医疗信息披露"的价值取向是指对患者知情权的保护。医患关系中,患者有权知晓自身疾病进程、医疗方案的理论依据、医疗方案的可选性、药物使用的必要性以及适用性边界等。所以,医疗信息是一个信息体系,患者要求的披露范围,仅是向患者本人或者本人所授权知情的人士进行披露。

医疗信息既然有了信息披露的范围、信息披露的对象,以及信息披露的请求权基础(宪法保护的人身权中的健康权、民事合同中作为缔约一方所享有的知情权),那么就是一项具有法定意义的行为,其行为后果应当具备法律效果。

在具体做法上,医疗信息披露是系统问题,需要处理好处方开具信息披露、诊疗方案适当性信息披露、所有环节信息披露流程及范围控制等问题。医疗信息披露需要平衡患者的知情权保障(宪法健康权保障实现)和医疗人员、医疗单位的知识产权及履职安全保障。适当的医疗信息披露能够构建良好的医患关系,缓解医患矛盾,提升医疗机构声誉与口碑,使社会医患体系良性稳健运行。目前,医疗信息披露尚无成熟做法。

经过系统梳理发现,调整医疗法律关系的法律法规体系主要包括如下一些内容:《中华人民共和国民法典》《中华人民共和国行政诉讼法》《中华人民共和国基本医疗卫生与健康促进法》《关于对法医类鉴定与医疗事故技术鉴定关系问题的意见》(法工委复字〔2005〕29号)、《医疗机构管理条例》《医疗纠纷预防和处理条例》《医疗保障行政处罚程序暂行规定》(国家医疗保障局令第4号)、《中共中央 国务院关于深化医疗保障制度改革的意见》(中发〔2020〕5号)、《最高人民法院关于审理医疗损害责任纠纷案件适用法律若干问题的解释(2020修正)》(法释〔2020〕17号)等。

经过调研得知,患者对医疗信息的披露范围具有一定的期待,并且无论认知的程度如何,都能显现出信息类别获取意向的集中分布特征,如图1所示。

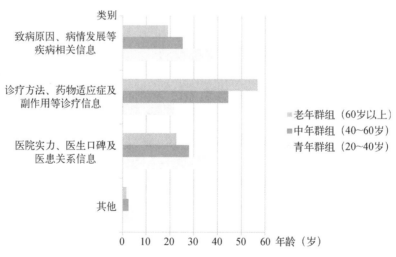

图1 不同年龄群组患者最期望获知的医疗信息分类图

三、医疗信息管理的基础理论研究的沿革及现状

目前,我国对医患关系调解主要的法律规定类型还是局限于行政法角度。医患纠纷产生的矛盾点多发,包括本研究所提及的医疗信息披露不均衡,而纯粹的行政法手段调整,对医患纠纷的整体解决效果甚微。就传统行政法视角而言,医疗信息披露会使行政机构占据主导地位并且可能扮演"一言堂"的角色[1]。

目前来看,如无医疗行业的突发事件(如本研究引述案例),医疗信息披露的问题将不会被单独重视。近年来,我国对医患关系领域的紧急事件处置已积累了有效经验,但法律法规中仍存在表述空泛、难以指导实践的问题。在特大城市、普通城市及下属区乡镇差异较大,在医疗信息披露问题所牵引出的矛盾应急处置的复杂性和难度等方面也存在差异较大的问题[2]。医疗机构(无论公立还是私立)在处理医患关系矛盾时,应当谨慎对待医疗信息披露未履责、医疗信息披露机制不健全等问题,形成"点""面"结合的信息披露合规管理常态。

就目前国内医疗信息披露的现状而言,主要是通过行政手段、自愿披露和行业组织三种途径来实现,以医疗机构自我披露为主,政府强制披露为辅,第三方组织披露较少。突出问题主要有:一是监管理念滞后、主体单一,医疗信息披露的整体性与系统性不足。当前医疗机构公开披露的信息主要为医院概况、工作动态、医政信息等,无法满足患者及特定公众越来越精细化的信息获取需求。二是披露内容过于专业,可及性不高,与患者需求存在一定差距。医疗信息不对称本质反映了医患双方医学知识的不对称,因此,医疗机构在日常工作中披露过于专业的指标(如抗菌药物使用强度、无菌手术切口感染率等),患者无法准确理解并合理使用相关信息,显示出医疗机构披露的医疗信息内容与患者的实际需求还有一定的差距[3]。三是监管规则不完善,缺乏规范化的披露标准,医疗机构对外披露动力不足。四是行业组织缺位,目前我国的医疗服务监管体系中,卫生行政部门仍是起主导作用的监管主体,而类似于医师协会、医院协会等行业自律组织的作用远未得到充分发挥。

经过调研发现,实践中医疗信息披露对于医患关系改善有一定的作用。患者对医疗机构信息披露满意度调查结果详见图2。

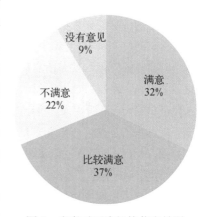

图2　患者对医疗机构信息披露满意度调查结果

四、医疗信息披露过程中需要注意的问题

(一)注意平衡医患关系中的角色价值观

在任何类型的社会关系处置中,公平公正和人权保障等现代法治的核心精神仍然应当保留,并进一步对医患关系各种情境下的具体问题及原则分级适用提出建议。

医疗信息披露关系到患者的知情权,同时也关系到医疗机构和医疗人员的知识产权以及个

人权益保障,还要兼顾在信息披露过程中的信息防泄露问题。患者通常都怀着急切的心情,迫切地想要了解自身的病程情况、用药方案以及疗效过程;医生在公立医院和民办医院工作时都需履行其医疗服务的职责。对于公立医院,医生履行事业单位的职责;对于民办医院,医生基于劳动合同履行职务合同期的职责。在此过程中的带有个性化治疗特色的诊疗方案是否应当予以披露也是一个值得探讨的问题,这些带有医师个性化风格的诊疗方案在实践中会涉及到知识产权如何确定的问题,在实践中应仔细辨别诊疗方案究竟是归属于医务人员自身的知识产权还是仅仅系履行诊疗职责的职务行为,从而确定是否应将所有的诊疗方案、用药方案、药物适用性情况披露给患者;有时候公立医院或私立医院基于各种因素,可能不愿意公开药品采购、比价和开药创收比等信息,民办医院在创收压力下,该问题显得更为严重[4]。种种因素交织,形成了多元化的价值取向。

(二) 关注个人信息保护,严防信息泄露

我国个人信息安全标准体系正在形成,但呈现出许多异化现象。医疗信息披露领域的个人信息运用就是一种“异化”。患者的个人信息既是医疗机构进行工作的素材基础,又是诊断全过程需要进行披露的客体,且披露对象范围不宜过大,披露的内容又要切合患者本身对病情的关注。对医疗信息的保障和监管处置要尤为谨慎,这既关系到个人权利的保护又关系到医疗机构的社会声誉以及技术便利性。

加强医疗信息披露,既是推动医患关系和谐发展的重要举措,也是推进医疗卫生行业治理体系和治理能力现代化的重要标志[5]。衡量医疗信息披露制度是否有效,关键取决于发布的信息是否嵌入到信息使用者和信息发布者的日常决策中并对其行为产生了影响[6]。如患者安全类的信息具有高感知价值,与患者决策相关性大,应当主动充分披露。医疗机构还可充分利用传统媒体和新媒体矩阵平台发布信息以增加可及性,采用文字描述与图表相结合的方式,增加披露内容的可视化,对专业性较强的指标,附以注解,提高信息的可理解性,从而提高患方嵌入程度,让需方真正“看得到”“听得懂”“能监管”[6]。

从对本市法院近三年受理的以卫生行政管理部门为被告的 189 件行政诉讼案件的分析来看,大部分案件是因原告在就医诊疗过程中与医疗机构发生纠纷后向卫生行政管理部门投诉引发,这也从侧面凸显了卫生行政管理部门在日常监管、执法调查和矛盾化解方面的重要作用。监管部门不仅要让医疗机构符合最低限度的监管要求,还要通过信息披露和患者赋权,将患方决策结果嵌入医方决策,促使其不断改进自身服务,从而形成管理闭环[7]。

政府应当预留部分经费对医疗事业单位进行专项支持,构建适应诊疗信息披露体系的软硬件设施[8-10]。

五、完善医疗信息披露机制的具体建议

一是贯彻落实《中华人民共和国个人信息保护法》《医疗纠纷预防和处理条例》《中华人民共和国民法典》等法律法规,完善常态信息沟通渠道、信息交互方式、诊疗信息披露必要性建档以及说明类操作规程,确保医患关系不因医疗信息披露导致矛盾升级加剧。

二是推动加强医疗卫生信息领域重要立法,健全医疗信息披露专项领域的法律法规体系。结合《中华人民共和国医师法》《关于对法医类鉴定与医疗事故技术鉴定关系问题的意见》等法律法规文件,努力构建系统完备、科学规范、实施有效的医疗信息披露、医患互动的法治保障体系。

三是鼓励民营医疗机构先行先试,在经费资源优渥、医疗队伍来源多样化、人才架构立体这一系列优势的前提下,尝试搭建一套业内普遍使用的医疗信息披露标准,为医患关系的处置、避免医患关系恶性事件的产生,以及政府相关政策的出台提供一定程度的支持。

四是政府进一步鼓励各医疗单位创新医疗信息披露概念的法制化宣传方式,不断深化细化卫生法普法工作,创新宣传方式,提高针对性和实效性。

参 考 文 献

［1］ 贺昱辰,张泽宇.政府治理现代化与公共卫生法治建设——中国行政法学研究会 2020 年年会综述.行政法学研究,2021,3：49－60.

［2］ 张健明.我国城市化进程中新二元结构问题研究.上海：上海交通大学出版社,2015：38.

［3］ 康岩芳.以人为本视角下的医患矛盾研究.太原：山西师范大学,2014.

［4］ 杨建萍.公立医院和私立医院：政府应当怎样管.现代经济信息(学术版),2008,6：113.

［5］ 国家卫生健康委.国家卫生健康委 2020 年度法治政府建设工作报告,2021.

［6］ 郭蕊.综合监管背景下构建医疗服务信息披露的制度框架和政策建议.中国行政管理,2020,5：133－139.

［7］ 卫生部卫生监督局,复旦大学卫生发展战略研究中心,卫生监督体系建设研究课题组.卫生监督体系三年建设情况评价研究报告.北京：人民卫生出版社,2008.

［8］ 上海市人民政府."健康上海 2030"规划纲要,2018.

［9］ 中共上海市委 上海市人民政府.中共上海市委、上海市人民政府关于加快建设具有全球影响力的科技创新中心的意见(沪委发〔2015〕7 号),2015.

［10］ 上海市人民政府.关于推进本市健康服务业高质量发展加快建设一流医学中心城市的若干意见(沪府发〔2018〕25 号),2018.

上海市协助对口支援地区发展
智慧医疗的策略研究

沙小苹　李晨倩　何国跃

【导读】　随着大数据、人工智能、物联网等技术的日渐成熟,智慧医疗飞速发展,形成医疗云服务数字化生态环境新局面。上海市对口支援西藏日喀则、新疆喀什、青海果洛、云南省等地区,智慧医疗发展存在"数字鸿沟"。文章回顾上海市在对口支援地区开展智慧医疗服务的工作,总结上海经验,通过空间演化分析和脉冲响应分析,结合不同对口支援地区特点,提出相应对策建议。

随着大数据、人工智能、物联网等新兴技术日趋成熟,数据成为新的生产要素,《国民经济和社会发展第十四个五年规划和2035年远景目标纲要》提出要"全面推进健康中国建设",并强调"把保障人民健康放在优先发展的战略位置"[1]。围绕此战略目标,国家发布了一系列政策,智慧医疗、医联体、互联网医院等进入高速发展阶段。上海市从1994年开始,探索通过远程医疗对口帮扶支援新疆、西藏、青海、云南、贵州等地区,发展至今,已形成了独具特色的"一横一纵一链一网"的上海智慧医疗帮扶模式,构成了覆盖面极广的网格化医疗对口支援新格局。

一、上海市对口支援地区智慧医疗服务现状

(一)横向结对共建("一横")

随着信息化技术的推进,为把上海的优质医疗资源逐步向基层辐射,上海在云南28家结对医院建立了沪滇卫生帮扶云平台,实现了对援滇医务人员远程考勤与工作监管,通过该云平台,实现远程会诊、远程门诊、远程影像诊断、业务数据统计等多项功能,实现了精准的"一对一"。此外,上海市闵行区13家社区卫生服务中心与新疆喀什地区泽普县13家乡镇卫生院结对,成立闵行-泽普基层医疗机构联合体,采用平行横向点对点的共建方式,利用当地信息化建设基础,借助互联网实现远程通信,进而开展远程会诊、远程医学教育、远程基础药物使用指导以及病理、超

基金项目：上海市卫生健康委员会卫生政策定向委托研究课题"云南省边境州基层医疗和公共卫生服务能力帮扶思路研究"（课题编号：2022HP13）。

第一作者：沙小苹，女，上海市卫生和健康发展研究中心（上海市医学科学技术情报研究所）副主任。

通讯作者：李晨倩，女，研究实习员。

作者单位：上海市卫生和健康发展研究中心（上海市医学科学技术情报研究所）（沙小苹、李晨倩），上海市卫生健康委员会（何国跃）。

声、影像、心电等远程医疗业务,最终建成医联体专用信息平台体系,实现居民健康档案和广义电子病历的信息共享[2]。

(二)纵向医疗联合体("一纵")

上海通过多年的帮扶实践,以两种方式帮助受援地区组建医疗联合体。一是以"受援市-上海后方"和"受援市-受援县"为 2 条区域联动主线,建立"上海-受援市-受援县-受援乡镇"联动的"1+1+X"型紧密医疗联合体模式,即以受援地区市人民医院为牵头单位,上通上海支援后方,下联县乡镇级医院以及社区卫生服务中心的综合医疗卫生体系,纵向整合医疗资源,使医疗资源进一步下沉到基层。二是实施以县医院为龙头,乡镇卫生院为枢纽,村卫生室为基础的县乡一体化管理,构建县、乡、村三级联动的县域医疗服务体系,实现医共体内人、财、物统一管理,以点带面,上下贯通。打造基层检查、上级诊断和区域互认的分级诊疗格局,形成资源共享、分工协作的紧密型县域医共体模式。

(三)医教协同服务链("一链")

基于国家卫生健康委和国家中医药管理局制定的《关于印发进一步改善医疗服务行动计划(2018-2020 年)的通知》(国卫医发〔2017〕73 号),上海积极落实"互联网+医疗健康"发展理念,通过"互联网+医教协同"的新模式,建立"医教一体,即时响应的远程医疗服务链",实现医学教育资源共享,定期组织远程培训、讲座与学分教育,将上海卫生系统的医疗理念与适宜技术扎实推广到受援地区。截至 2020 年,上海市为对口地区开展远程培训约 12 万余人次,涉及的培训项目有全科医师岗位培训、社区护理岗位培训、执业助理医师考前培训、继续医学教育项目、基层卫生适宜技术推广项目培训等,提高了受援县医疗服务水平。

(四)远程医疗协作网("一网")

以支援医院远程医疗平台为牵头单位,上海在受援地区建立互联网远程医学中心,并在基层卫生服务中心搭建远程服务站点,由此形成覆盖所有受援地区医院的远程医疗协作网络。上海支援团队依托白玉兰远程医学管理中心,整合上海市三级医院的优质资源,成立专家资源库,为所有受援地区公立医院建立区域远程医疗中心,打破时间、空间、地域限制,向乡镇卫生院提供远程会诊、影像诊断、心电诊断和检验质控等县乡一体的同质化服务,最终形成数据共享、互联互通、高效准确的分级诊疗联动体系。此外,随着第五代移动通信技术(5G)、人工智能(AI)、增强现实(AR)技术在远程医疗中应用的不断深化,在上海援建队伍的帮扶下,云南文山州县人民医院搭建了 5G 远程医疗服务平台,贵州遵义市习水县中医院与上海岳阳医院开展了 5G+AR 远程会诊,云南景谷县建立了远程视频中心,受援地区通过借助上述平台,提高了基层医疗服务水平和优质医疗资源的可及性,促进受援医院与上海医疗资源的共享和医疗服务的同质性。

二、上海市对口支援地区智慧医疗服务模式分析

本文就上海市对口支援地区信息化投入和医疗服务协调度、经济发展水平和居民健康水平

三者进行脉冲响应分析,从而掌握各受援地区智慧医疗服务模式的影响因素,提出改进上海市对口支援地区智慧医疗服务模式的精准化路径。

(一)西藏日喀则智慧医疗服务模式分析

对于西藏日喀则而言,智慧医疗和当地经济和健康水平之间互为正向影响关系(图1)。经济对信息化冲击的脉冲响应波动很大,为减小这种波动,使其形成稳定的相互促进关系,一方面应加大对西藏日喀则地区的经济投入,促进地区医疗资源积累和经济发展,最终使得居民有能力享受更高质量的医疗服务。另一方面,逐步增加政府对医疗卫生领域的投入,提高医疗卫生信息化水平,使得智慧医疗投入的增加和服务效率的提高能更好地满足居民对于提升健康水平的需要。

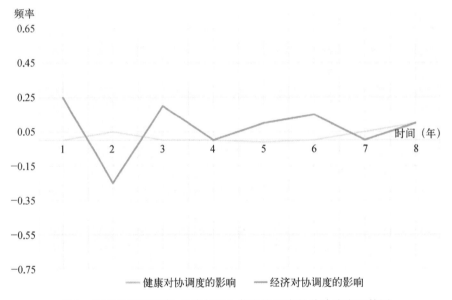

图1　西藏日喀则健康、经济与卫生信息协调度的脉冲响应函数图

(二)新疆喀什地区智慧医疗服务模式分析

对喀什地区来说,居民健康水平的提高以及经济的发展对智慧医疗进程没有推动作用(图2),除此之外,经济的发展还挤占了智慧医疗发展的部分资源。因而喀什地区当务之急是发展基础,对此,政府应在资金和政策上给予倾斜,在卫生信息化基础设施方面给予支持。同时,在对口支援的同时应注重保持平衡,尤其是对卫生和产业振兴的支持,应促使二者协调、健康发展。

(三)青海果洛州智慧医疗服务模式分析

对于果洛州来说,健康水平对智慧医疗的影响正负效应互相抵消(图3)。一方面,其医疗服务和信息化投入耦合协调度相对其他对口支援地区较高,可引进更为先进的智慧医疗服务,增加

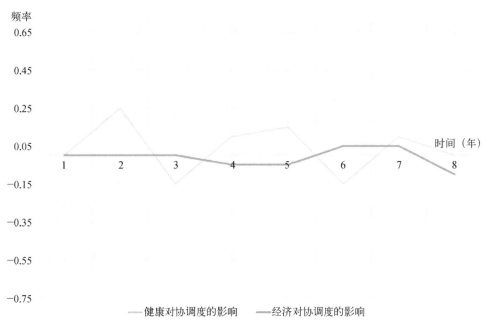

图 2　新疆喀什地区健康、经济与卫生信息协调度的脉冲响应函数图

移动医疗设备的投入,以满足居民日益增长的健康需求。另一方面,其医疗水平的发展滞后于经济水平的发展,需要加大医疗卫生的投入力度,重点是增加政府对医疗卫生领域的投入,提高医疗卫生支出占财政支出的比重,推进基层医疗机构软硬件建设,提升医疗卫生人员服务水平,推进智慧健康管理建设。

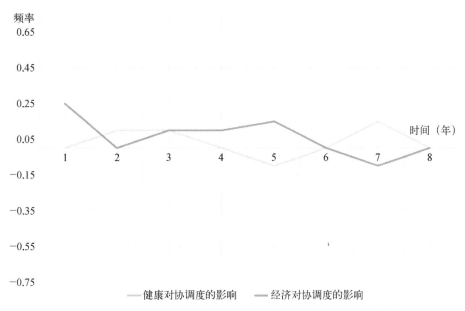

图 3　青海果洛州健康、经济与卫生信息协调度的脉冲响应函数图

（四）云南省智慧医疗服务模式分析

对云南省而言，健康水平对智慧医疗的影响更加明显（图4），故应大力完善卫生服务系统，提高卫生服务效率，促使其余居民健康协调发展，从而能服务于智慧医疗。在这过程中，应注重缩小城乡居民的健康差距，可在加强医联体和医共体信息化建设方面着手，缩小城乡卫生服务方面的差距，结合实际需求统筹卫生资源的分布，防止出现较大的结构性失衡。

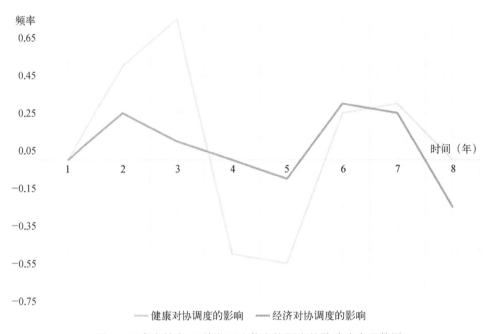

图4　云南省健康、经济与卫生信息协调度的脉冲响应函数图

（五）结论

上海对口青海、新疆、西藏和云南等地区智慧医疗发展为中游水平，与东部地区发展差异较为明显，需加快发展的追赶步伐，且从信息投入和医疗服务耦合协调度来看，各省市卫生信息化发展的差异呈边际递增趋势，即领先地区间卫生信息化发展的差异性较综合实力较弱的省市间差异性更为平缓。这说明领先省市间积累的先发优势正不断扩大，而后发省市的发展能动性有所不足，为此亟需予以重点支持和引导，避免在智慧医疗整体发展上出现鸿沟，影响其他方面的创新。因此，通过对口帮扶，能有效带动受援地区的智慧医疗水平，还可以通过溢出效应，带动受援地区周边的发展，促进智慧医疗水平均衡化发展，减少数字鸿沟。

从智慧医疗的影响因素分析结果来看，上海对口地区智慧医疗水平总体上呈现上升趋势，但受限于各地区政策支持、发展基础、经济水平、医疗服务水平和居民认知水平的不同，各地区的智慧医疗服务发展具有明显的个性化特征。在智慧医疗帮扶模式上，应该因地制宜，不能一刀切。例如，对口支援日喀则应积极支持市人民医院智慧医院建设，可以在智慧医院方面予以资金和硬件支持，有利于提高其智慧医院发展水平。对口支援喀什地区应在人员培训上下功夫，同时，喀什地区智慧医疗发展水平差异较大,还应按照填平补齐原则,为发展较薄弱地区完善基础设施设备。对口支援果洛州还应以硬件建设为主,支持其智慧医疗设备更新换代,此外,还需要重视受援医院的内生动力的提高,加强医务人员服务水平,提高医院绩效。对口支援云南一方面需要在加强远程诊疗协作,从而提高居民对智慧医疗服务的认可度;另一方面需要加强当地居民的健康素养,提供健康科普、互联网医疗咨询等服务。

三、上海市对口支援地区智慧医疗服务模式建议

(一)多方协同,推进健康治理能力现代化

深化智慧医疗一体化平台建设和应用,推动跨区域、跨层级、跨部门资源共享和业务协同。深化"五个一"服务帮扶行动,推进智慧医疗服务和管理标准化,制定促进对口地区智慧医疗实施方案。完善传染病、免疫规划、慢性病、地方病、精神卫生、老年人健康、妇幼健康、健康教育、伤害防控、突发公共卫生事件、环境卫生、监督执法、职业病、120急救、血液等业务领域信息化建设,实现信息系统互通共享和健康服务深度融合。推动数字化服务普惠应用,坚持传统服务方式与智能化服务创新并行,解决老年人"数字鸿沟"问题,提升智慧助老和老年人享受智能化服务便捷化服务水平,持续提升群众获得感。

(二)县乡互联,助力分级诊疗制度

数字化赋能县域医共体建设,建立覆盖医共体全流程卫生信息平台,推动区域数字化影像、心电、病理中心的建设,提高医疗服务的协调性、连贯性、整体性。推进"健康智慧乡村"建设,全面开展云诊室、云药房、数字家庭医生平台的应用。强化医疗联合体信息化支撑,确保医疗联合体内部信息互通共享、高效联动。提高常见病、多发病的基层首诊比例,实行分级诊疗,建立双向转诊机制,促进患者县域内就医。通过平台开展乡镇卫生院的远程会诊、培训工作,为县、乡、村医务人员开展远程病理诊断、远程医学影像诊断、远程会诊、远程病例讨论、远程教育(培训)、远程技术交流、远程手术演示等服务合作,在提高县乡医疗水平同时,促进基层医疗机构的可持续发展[3]。

(三)医防融合,提供全生命周期服务

拓展全生命周期健康服务应用场景,加快卫生健康数字化应用进程,把"互联网+"应用到医疗、医药、医保、健康管理等各领域、各环节。按照公共卫生信息化建设标准与规范,加强疾病预防控制信息化建设,依托现有信息平台和系统,建设涵盖传染病监测、慢性病及其危险因素监测、职业病及其危害因素、免疫规划、精神卫生、健康危害因素监测等业务应用系统的综合监测平台,实现各级各类医疗机构与疾病预防控制信息系统互通共享。围绕疫情防控和医疗救治开展科研攻关,在快速核酸检测、早期诊断与识别、流行病学调查及其效果评估等方面有新的突破。

参 考 文 献

[1] 黄奇帆.伟大复兴的关键阶段——学习《中华人民共和国国民经济和社会发展第十四个五年规

划和 2035 年远景目标纲要》的认识和体会. 人民论坛,2021(15)：6－10.

［2］沙小苹,李晨倩.远程医疗助力健康扶贫事业发展：以上海对口支援省市为例.中国卫生资源, 2020,23(6)：537－541.

［3］从紫薇.县域医疗中心推动家庭医生签约服务的主要路径和影响因素研究.广州：南方医科大 学,2018.

关于加强上海市卫生健康委委属单位新媒体建设的思考

潘明华　孙　平　黄　华　艾晓金

【导读】　随着科学的进步和先进技术的应用,新媒体迅速发展成为与传统媒体并驾齐驱的信息传播平台,并逐步成为网络意识形态的重要工作阵地和维护好意识形态安全的不可忽视的重要环节。文章通过梳理上海市卫生健康委直属单位(以下简称"委属单位")新媒体的工作实践,重点包括新媒体工作的组织领导、队伍建设、内容运营、舆情应对等方面内容,探索做好新媒体管理的有效路径,为委属单位规范、高效使用新媒体开展宣传,牢牢掌握网络意识形态工作主动权提供决策参考。

"新媒体"是利用数字、计算机、信息、网络、通信等技术,通过互联网、通信网等渠道,经由移动终端、数字终端等接收端载体,向用户提供多形态信息和服务的传播形态。本文中的"新媒体",特指当下与"传统媒体"相对应的,以成熟的数字和网络技术为支撑,已经在新闻和宣传领域广泛使用,具备多形态、广传播、实时性和交互性特征的媒体[1]。

一、研究背景和意义

(一)新媒体是媒体传播技术发展的时代产物

中文的"新媒体"一词是英文"New Media"的直接翻译。一般认为,"新媒体"作为传播媒介的一个专有术语,最早是由美国名叫 P. 戈尔德马克(Peter Carl Goldmark)的人提出来的。之后,时任美国传播政策总统特别委员会主席 E. 罗斯托(E. Rostow)在 1969 年向当时的美国总统尼克松提交的报告书中,也多处使用"New Media"(新媒体)一词。之后,"新媒体"一词开始在美国社会流行,并逐步流传到全世界,也逐渐成为全世界的热门话题[2]。

新媒体是相对于传统媒体而言的,是报刊、广播、电视等传统媒体以后发展起来的新的媒体形态。从媒体发生和发展的过程当中,我们可以看到新媒体是伴随着媒体技术发展在不断变化的。广播相对报纸是新媒体,电视相对广播是新媒体,网络相对电视是新媒体。今天我们所说

第一作者:潘明华,男,上海市卫生健康委员会二级调研员。
通讯作者:艾晓金,男,上海市卫生健康委员会新闻宣传处处长。
作者单位:上海市卫生健康委员会(潘明华、孙平、黄华、艾晓金)。

的新媒体通常是指建立在计算机信息处理技术基础之上，以移动终端和数字终端为主要载体的融合媒体形态。新媒体这个概念是不变的，但它的内涵是随着科学技术的发展不断发生变化的。

从全球范围看，新媒体已经成为这个时代的宠儿，在迅速发展的同时，也越来越多地影响着新闻宣传的传播格局。时至今日，越来越多的政府已经将新媒体纳入宣传工作全局统筹规划，各大媒体和新闻行业单位纷纷紧跟技术发展，创新方法手段，适应受众需求，积极迎接媒体传播的新趋势。一个拥有强大传播力、覆盖面、影响力的新型媒体时代正在变革中"破茧而出"。

（二）我国新媒体事业发展朝气蓬勃

党的十八大以来，习近平总书记在准确把握信息时代发展趋势的基础上，提出了以"先进技术为支撑、内容建设为根本"，推动传统媒体和新兴媒体深度融合的创新发展思路，并谋划出将我国建设成为网络强国的宏伟愿景，明确要求要掌握网络舆论战场主动权，要创新改进网上宣传，运用网络传播规律，要研究新媒体发展规律。习近平总书记不仅亲自担任中央网络安全和信息化领导小组组长，还在新年贺词中融入"网言网语"，多次通过新媒体与网民互动交流，向世界展现了开放包容、自信大气的"新媒体情怀"[3]。

目前我国高科技产业规模迅速扩大，涌现出字节跳动、腾讯等世界级企业，为媒体行业的发展奠定了雄厚的平台基础，新媒体事业已经走上高速发展阶段。突如其来的新冠肺炎疫情持续数年，使得民众线下交流受到一定程度阻碍，间接促使互联网应用和网络传播加快发展，以个人为中心的新媒体已经从边缘走向主流。2022年，中国网民规模超过10.5亿，人均每周上网时长近30个小时，通过手机获取信息的比例已经超过70%[4]。新媒体已经成为新闻宣传工作的重要阵地，也是党的舆论工作的主战场之一。

二、委属单位新媒体建设的基本情况

（一）发展现状

1. 政务新媒体建设稳步提升

上海市卫生健康委共有在册政务新媒体账号4个。"健康上海12320"微信公众号用户数57.7万，微博用户数86.7万；"上海卫生健康监督"微信公众号用户数8万余人，较上年（3.5万）增加超过一倍，年推送文章180余篇，单篇最高阅读量近12万人次；"青春医家"微信公众号覆盖行业近万名团员青年，年推送文章330余篇，总阅读量39万余人次，其中疫情期间帮助儿童群体就医相关推文阅读量近6万人次，获评"青春上海"影响力排行周冠军。"健康上海12320"微信公众号和微博（以下简称"双微"）作为上海市卫生健康委官方新媒体平台，由上海市健康促进中心维护运行，致力于满足广大人民群众日益增长的健康需求，向公众传播健康防病知识和公共卫生政策、法律法规，解答公众各种健康问题，传递疾病预防保健技术，引导公众健康行为，帮助人们建立科学健康的生活方式。今年以来，"双微"一手抓疫情防控，一手抓信息服务，权威发布政务信息，及时回应社会关注热点问题，主动服务市民健康信息需求，在疫情防控信息发布、卫生健康行业宣传、健康科普中发挥重要作用。疫情期间，"健康上海12320"微信公众号每日和"上海发布"平台同步发布本市疫情病例信息、医疗救治信息、出院病人信息,及时发布本市疫情风险地区调整、本土疫情流调等信息。大上海保卫战期间,微信公众号调整为一日三推,每日更新医疗机构门急诊停诊等服务信息,多层次、高密度发布官方权威信息,满足民众疫情防控和看病就医的信息需求。2022 年,"双微"年推送政务信息 1 200 余条,科普信息 900 余条,单篇最高点击量33.3 万人次,生产力和影响力稳步上升,在健康行业新媒体中发挥着引领作用。在上海市委网络安全和信息化委员会办公室、上海市人民政府新闻办公室联合发布的"上海政务新媒体影响力和传播力排行榜"中,"双微"连续 10 个月位列前三。

2. 不同单位新媒体平台发展参差不齐

截至目前,各委属单位开设新媒体账号数 1~8 个不等,共运营有各类账号 52 个,主要集中在微信、微博等头部新媒体平台。其中,微信公众号 32 个,占比超六成。短视频平台建设起步较晚,有 5 家单位在抖音、哔哩哔哩、小红书等主流短视频平台开设账号 14 个。从账号关注数来看,粉丝人数差异较大,较少的不足百人,较多的达到近 200 万人,过十万关注数的账号 6 个,占比 11%。根据上海市卫生健康委 2020 年度健康微信公众号分析情况,上海市疾控中心和上海市血液中心的微信公众号综合指数排名靠前,其中"上海疾控"微信公众号是除上海市卫生健康委官微外唯一达到五百万以上阅读量的账号,凭借超七百万的总阅读量获评当年"最热读"榜单第二名。总体来看,各委属单位重视做好宣传工作,积极跟进新媒体时代发展趋势,结合工作实际建设新媒体平台,新媒体账号有指定的部门和人员负责运营,发布内容主要围绕单位动态、党建活动、服务信息和健康科普等工作,基础功能完善,基本制度落实,常态运营稳定,未出现重大失误,未引发严重负面舆情,但受目标人群相对固定等因素影响,账号关注度、文章阅读量总体不高。

(二) 主要薄弱环节

1. 新媒体内容管理相关制度建设有待提升

根据"谁主管,谁负责""谁发布,谁负责"的原则,单位党、政组织承担所属新媒体账号的主体责任。一般情况下由一名分管副书记分工负责,宣传部门具体落实,业务(职能)部门配合。各委属单位基本上依照类似的层次构建了管理体系,能够依照"三审三校"基本要求,做好新媒体平台日常管理。但通过检查和调研,发现个别单位没有紧密结合本单位实际情况和自身工作特点细化新媒体内容管理制度,笼统地执行稿件发布的一般性程序,日常管理比较"粗放"。比如对重要信息和一般信息不区分或界定比较含糊,多由工作人员凭工作经验理解把握,缺乏重要和敏感信息发布风险评估机制;对新闻稿、通讯稿、科普稿、业务服务信息等不同类型内容的发布执行相似的审批流程,久而久之,容易导致审校制度逐步简化、弱化,埋下"表述错误""内容不当"等问题的风险隐患。

2. 新媒体平台运营没有构建完善的全流程闭环

"交互性"是新媒体区别于传统媒体的重要的特征,各新媒体平台均设计有互动功能。为深化宣传引导效力,形成传播闭环,网信工作部门也对"互动回应"提出了相关的要求。与"粉丝"就所发布内容进行留言互动,本身也是宣传手段的延续,是提升传播效力的重要途径,是掌握舆情动态的必要举措。缺乏及时、规范、有效、准确的互动,是委属单位新媒体工作一个比较具有代表性的薄弱环节。有的单位对发布的信息缺乏常态化的后续关注，"一发了之"；有的单位"以退为进"应对网民留言，对评论"开精选"，甚至"一关了之"，主动弱化了新媒体的"交互性"。舆情监测、评论跟踪等信息反馈环节的缺失导致新媒体内容运营无法形成"选题—生产—发布—反馈—研判"闭环，不但没有运用好新媒体的传播优势，反而可能使平台成为网络负面舆情的潜在风险点，使宣传工作陷入被动。

3. 新媒体工作人才队伍建设有待加强

宣传是一门专业化、综合性工作，对从业人员有一定的准入门槛。而当下承担广泛时代重任，并融合了多领域高新技术的新媒体宣传工作，对人才提出了新的更高的要求，不但要有基本的政治素养、文字功底、宣传理论，还要有学习能力和创新精神，更要具备"互联网"思维和"数字化"技能。然而在实际工作中，我们感到宣传资源向网络阵地倾斜的力度还不够大，宣传主力军还没有完全进入新战场。部分单位还没有积极、充分地做好对人才因素的调动，将新媒体平台简单划归为宣传部门，在人、财、物的投入上缺乏统筹布局；开展业务培训力度不大，研究不深，停留在用做传统宣传的思路和方法开展新媒体工作，逐步导致宣传人才队伍与新媒体发展要求脱节，极大限制了新媒体工作的开展。比较直观的反映就是账号运营多年，关注人数基本上无变化，甚至出现"死粉"沉积和"掉粉"等现象。个别单位为了弥补新媒体平台建设无人可用的窘境，采取"技术外包"的方式，把一部分新媒体运营工作委托给第三方专业公司完成，增加管理难度和运营成本。

三、原因分析

（一）思想认识缺位，对新媒体工作重要性的认识还不够

宣传阵地是意识形态工作的重要阵地，网络已然成为意识形态斗争最激烈的战场之一。部分领导干部和宣传干部存在一定程度的认识偏差，认为新媒体工作是补充不是主流，没有从维护网络意识形态安全的高度统筹推动新媒体建设，把新媒体视为宣传载体的简单扩展，满足于把橱窗和小报的内容换个地方发布，布置、推进、考评、研究等环节有待抓细抓实；没有充分认识到开展新媒体宣传是做好新时代思想政治工作的重要方式方法，是宣传工作举旗帜、聚民心、育新人、兴文化、展形象的新的重要阵地，必须主动占领，扎实守牢；没有选优配强工作队伍，停留于"兼任""兼职"，或安排给年轻同志负责，配套保障偏弱，工作逐渐被边缘化。

（二）责任意识偏弱，对新媒体运营的管理不细不严

新媒体虽"新"，但作用不新；"小编"虽"小"，但责任不小。有的单位没有完全将新媒体工作纳入领导班子意识形态主体责任和领导干部"一岗双责"范畴，分工不明，责任模糊，导致日常信息发布没有严格审校，重要内容发布没有领导把关，敏感事项发布没有风险研判，拿不准的问题没有及时汇报等种种管理问题。个别单位对新媒体工作党政齐抓共管的工作格局还没有完全形成，部门间权责交叉，各自为战，出现干部员工不知道新媒体工作是归属信息部门、党务部门还是宣传部门负责。有的单位管理责任链条没有打通，上热下冷逐级递减，存在只用不建、只用不管的现象，导致所属账号运营多年无起色，个别托管、共建账号多头管理，责任主体不清晰。

（三）学习研究不深入，开展工作的方式方法简单

新兴媒体、新兴技术的不断涌现，对我们做好宣传工作既是机遇，也是挑战。与时俱进，构建互联网思维、更新传播理念、研究媒体发展规律是做好宣传工作的"必考题"。不少领导干部和宣传干部忙于具体事务，一定程度上忽视了学习和研究，导致宣传平台进入了新媒体时代，头脑还停留在传统媒体时代，对新媒体发展规律、趋势、原理、技术一知半解，用传统的"单向"宣传经验指导新媒体建设，新办法不会用，老办法不管用，宣传效果打折扣。个别单位甚至潜意识里将网友摆到对立面，片面突出"舆情"负面影响，避之不及，新媒体平台逐步沦为工作负担。

四、推进委属单位新媒体建设的建议

（一）加强政治把关，坚持正确导向

第一，旗帜鲜明。必须高举思想旗帜，强化思想引领，切实以习近平新时代中国特色社会主义思想统领新媒体宣传工作全局，让党的声音通过新媒体"飞入寻常百姓家"。第二，弘扬正能量。引导人们树立正确的历史观、民族观、国家观、文化观，积极培育和践行社会主义核心价值观，培育积极健康、向上向善的网络文化，共同营造风清气正的网络空间。第三，以人为本。坚持人民至上宗旨，做到开门做宣传，宣传为人民。让新媒体工作有利于统一人员思想、推动事业发展；有利于展示成果和形象、营造良好干事创业环境；有利于团结干部群众、维护单位安全稳定。

（二）加强组织领导，构建工作格局

第一，提高思想认识。要从维护意识形态安全的高度看待做好新媒体工作的重要性和必要性，把新媒体平台作为网络意识形态工作的主要阵地，建好、用好、管好新媒体平台，增强新媒体宣传的权威性、导向性、公信力。要提升风险隐患意识，建立重要信息、敏感信息的分级分类标准和风险评估制度，必要时采取集体研究或报上级主管部门。第二，形成工作合力。以领导干部"一岗双责"和班子意识形态主体责任为牵引，构建党政主要领导总抓，分管领导主抓，宣传部门牵头，业务部门负责的多级协同合作架构，逐级落实"三审三校"制度，各司其职、各负其责，营造党政齐抓共管的新媒体建设环境。第三，纳入考核讲评。将新媒体工作作为宣传工作重要内容，纳入领导述职、部门考核、单位考评体系，做到年初有布置，年中有推进，年底有考评。对引发网络舆情的部门和个人，要建立问责机制；建立重大负面舆情"一票否决"制度，扎实守牢网络意识形态主阵地。

（三）加强制度建设，强化责任落实

第一，坚持"谁开设、谁主办""谁发布、谁负责"原则。严格执行《网络安全法》等国家和本市法律法规，建立健全安全管理制度、保密审查制度和应急预案，确保"上网不涉密，涉密不上网"，有效处置突发事件。第二，坚持分级分类审核原则。事先对内容发布的必要性进行审查，在此基础上，对信息是否敏感、发布时机是否适宜等进行评估，确认可以发布后，做到先审后发，明确审核主体、审核流程，确保信息的真实性、合法性、准确性和及时性。对可能引起社会公众高度关注的信息，须单位主要领导审定后方可发布。第三，坚持定期复查原则。切实加强新媒体账号管理

和内容监管。主要领导应及时查阅所发布的信息,发现问题,立即更正,如发现不符合规定的信息,要第一时间处理。

(四) 加强队伍建设,提高媒体素养

第一,把好选人关。宣传干部要政治托底,从具备良好思想素质、业务能力扎实,具备互联网思维和一定工作经验的干部中挑选,杜绝片面追求年轻化。探索跨界选人,尽力拓宽专业范围,积极打通人才流动渠道,选优配强新媒体宣传工作干部。第二,打通用人关。建立不同单位、部门宣传干部挂职、交流等制度;畅通晋升成长渠道,探索调整退出机制;加大优秀宣传干部表彰力度,积极营造宣传干部良好成长环境。第三,夯实培养关。完善分级分类宣传业务培训制度,构建多渠道知识更新学习平台。领导干部突出习近平总书记关于宣传思想工作的重要论述、互联网思维、媒体综合素养等内容培训,确保新媒体政治方向和整体发展。业务干部突出新知识、新技能和业务实操培训,提升新媒体宣传效力和舆情应对能力,推进新媒体工作融入日常,服务中心。

(五) 加强规律研究,提升传播效果

第一,注意内外有别。新媒体是面向公众开放的宣传平台,有其自身的传播环境、语境、规律和规范,要加强学习研究,发布内容不能简单套用内部宣传的指导理念、管理模式和表述风格,避免引发"低级红""高级黑"错误。第二,善用"网言网语"。主动适应新媒体宣传"去中心化"的特点,克服单向发布、以我为主的传播习惯,做到理论接地气、宣传讲故事、交流有风趣,多使用短小精干的文章,多开展平易近人、活泼生动的互动,有条件可以设计虚拟形象,拉近与受众的距离。第三,注重风险研判。覆盖广、传播快是一把双刃剑。要建立发布内容的风险研判机制,重要信息要研判,敏感信息要研判,拿不准的信息要研判,特殊时间要研判,重大活动要研判。要做好日常舆情监测,认真研判舆情线索,及时核实处置,线上线下协力,避免舆情失控发酵。视情建立本级网评员队伍。

新媒体的发展为做好宣传思想工作提供了一个宝贵的契机。可以说,谁掌握和运用好新媒体工具,谁就掌握了网络宣传的主动权。为此,一定要认真学习领会习近平总书记关于做好新媒体工作的重要指示精神,积极强化互联网思维,能用会用善用新媒体,抢占舆论宣传的制高点,为上海市卫生健康事业发展营造良好的舆论氛围。

参 考 文 献

[1] 公务员核心能力提升培训教材编写组.公务员核心能力提升培训教材.北京:中国言实出版社,2014.

[2] 曾来海.新媒体概论.南京:南京师范大学出版社,2015.

[3] 央视网.国平:央媒调研展现习近平"新媒体情怀". http://www. xinhuanet. com//politics/2016-02/20/c_128736762. htm. [2016 - 02 - 20].

[4] 中国互联网络信息中心.第50次中国互联网络发展状况统计报告. http://cnnic.cn/NMediaFile/2022/1020/MAIN16662586615125EJOL1VKDF. pdf. [2022 - 08 - 31].

上海市黄浦区卫生行政审批与
监督执法协同对策研究

席梓馨　林　兵　郭奕乐

【导读】　文章通过问卷调查及数据分析,对当前黄浦区卫生行政审批与监督执法协同现状进行分析,并汇总上海市各区县数据以探索协同对策研究。针对卫生行政审批与监督执法协同工作中存在的审管衔接不畅、信息平台建设不完善、社会信用体系建设滞后等问题,深入探究解决问题的对策和方法,强化事中事后监管,保障卫生行政审批与监督执法有效衔接,为政府科学决策提供依据,完善服务型政府制度建设,推动经济可持续发展。

随着卫生行政审批制度改革不断深化,省、市级卫生监督任务不断下沉,基层监管对象数量不断增加,卫生行政审批改革如何与"放""管"进行有效结合,通过优化行政审批与监管协同来解决权力下放后监管缺位的问题亟待解决。然而当前,卫生行政审批领域的相关研究主要集中在"放"的简政放权方面,对"放"与"管"的协同研究较少。作为其中的实践手段研究,行政审批与监督执法协同从而更好地解决实际问题,有利于增加改革背景下卫生监督工作的可行性和实效性,为审管协同研究添砖加瓦。

一、资料与方法

(一)资料来源

本研究的数据来源为:上海市、区两级共17家卫生健康监督机构作为调查对象,以问卷的调查形式获取相关数据信息17份。

(二)研究方法

事先制订调查问卷表,填写调查问卷,汇总各区卫生行政审批与执法监督协同工作情况以及与实地调研相结合的方法。使用excel建成数据库,并对数据进行整理和分析。

基金项目:国家卫生健康委卫生健康监督中心委托项目"放管服改革背景下卫生行政审批与监督执法协同对策研究"。
第一作者:席梓馨,女,科员。
作者单位:上海市黄浦区卫生健康委员会监督所(席梓馨、林兵、郭奕乐)。

二、调查结果

（一）卫生健康监督机构问卷调查内容及分析

本套调查问卷,严格依据研究内容和目标设计,共设计 32 道题,采取选择和简答两种形式进行。内容包括:卫生许可与卫生监督工作现状、衔接情况;信用体系建设;事中事后监管;队伍建设;工作经验及意见建议等五个方面的维度(表 1)。

表 1　2021 年上海市卫生健康监督机构调查问卷内容

调查内容	题目数量(个)	题目分布
卫生许可与卫生监督工作现状、衔接情况	13	第 1 题~第 13 题
信用体系建设	5	第 14 题~第 18 题
事中事后监管	8	第 19 题~第 26 题
队伍建设	4	第 27 题~第 30 题
工作经验及意见建议	2	第 31 题~第 32 题
总计	32	

我们对 17 份问卷的所有 32 道题目,均进行了归纳与统计,并分析其中选择题(第 1 题~第 30 题)的偏重选项,具体结果如下(详见下图 1~图 3,其中纵轴代表题目序号,横轴代表每道选择题最多选项的百分比,笔答结果未附)。

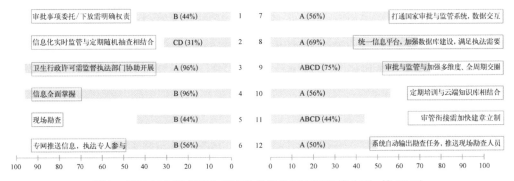

图 1　2021 年上海市卫生健康监督机构调查问卷第 1 题~第 12 题

图 2　2021 年上海市卫生健康监督机构调查问卷第 13 题~第 24 题

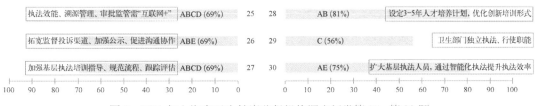

执法效能、溯源管理、审批监管需"互联网+"	ABCD (69%)	25	28	AB (81%)	设定3-5年人才培养计划, 优化创新培训形式
拓宽监督投诉渠道、加强公示、促进沟通协作	ABE (69%)	26	29	C (56%)	卫生部门独立执法、行使职能
加强基层执法培训指导、规范流程、跟踪评估	ABCD (69%)	27	30	AE (75%)	扩大基层执法人员, 通过智能化执法提升执法效率

图3　2021年上海市卫生健康监督机构调查问卷第25~第30题

（二）数据分析

在卫生许可与卫生监督工作现状、衔接情况方面,94%的调查对象认为监督执法部门参与行政许可工作主要目的是掌握被监管单位信息,71%的调查对象认为审管应使用统一平台并加强信息归集。对卫生行政许可工作需要监督执法部门协助开展更是100%认同。在信用体系建设方面,数据显示多管齐下加大处罚力度、监督情况纳入信用评价占比较高,分别为71%和81%。完善信用奖惩联动机制,发挥守信激励和失信惩戒的引导威慑力,可进一步减轻审批与监管的工作压力。对此,黄浦区卫生健康委监督所通过开展综合评审机制、优化告知承诺、加强信用平台双公示等措施,不断推进黄浦区卫生健康委社会信用体系建设。在事中事后监管方面,数据显示健全审管互通机制、智能化监管、完善备案抽查及建立信用制度占比较高,分别为71%、82%和82%,说明目前审管衔接工作仍存在部分问题。对此,黄浦区卫生健康委监督所通过开展协同会审、加强日常普法教育,并利用上海市黄浦区医疗卫生行业综合监管会商机制,不断加强部门间的信息互通和协调配合,促进审管互通。在队伍建设方面,数据显示创新培训方式、提高智能化监管占比较高,分别为81%和76%,说明基层卫生监督机构人员不足与工作量大的矛盾问题亟需解决。对此,黄浦区卫生健康委监督所不断优化人员结构,通过开展新进监督员"师带徒"项目、制定骨干及首席监督员"定向培养"计划,坚持以能力建设为核心,不断强化监督员队伍建设。

三、上海市黄浦区卫生行政审批与卫生监管衔接情况

上海市黄浦区卫生健康委监督所是上海市黄浦区卫生健康委所属的行政执法机构,其中卫生行政审批工作已进驻全区行政服务中心。为不断提高许可对监管的帮助,监管对许可的支持,该所不断探索审批与监管的正向与反向协同,通过构建行政审批和事中事后监管的协同机制、双向沟通协调机制等措施加强衔接,具体举措如下。

（一）依托"一网通办",构建线上线下深度融合服务体系

上海市全面实行"一网通办",打通不同部门的信息系统,群众只需操作一个办事系统,就能办成不同领域的事项。上海市黄浦区卫生健康委将12大项行政许可事项接入一网通办平台。坚持以"减环节、减材料、减时间、减跑动"为标准,实施"双减半"和两个免于提交,其中审批时限不断缩减,承诺审批时限缩减90%以上;不断扩展当场办结事项,做到当场办结率70%以上。护士变更注册、义诊活动备案、放射工作人员工作证审批纳入"无人干预自动办理"审批;公共场所卫生许可证(美容店、理发店)纳入联办事项,实现企业高频证照变更联办"一件事"。对于涉及

公共卫生、医疗执业等大项行政审批项目,通过网上平台、快递送达,实现"一网受理,只跑一次"。此外,依托"一网通办"政务服务开展"好差评"工作。黄浦区卫生许可审批窗口全覆盖张贴"好差评"二维码,落实"好差评"双机制,进一步加强企业群众对窗口办事差评及痛点问题的及时整改与反馈。

(二)细化组织架构,提升行政审批人员专业能力

采用"大条线+小综合"模式,按科室职能进行业务条线分类,专业化、细化业务流程。为不断提高卫生监督员综合业务能力,定期对各科室相近业务开展专题培训和专项学习,加强执法科室对行政许可要点条件内容的学习,增强行政审批人员对行政处罚、监督执法工作的培训。此外,制定骨干、首席监督员"定向培养"计划,设立省级、区级首席监督员后备人才库,充分发挥首席监督员的示范作用,积极开展工作经验分享研讨会。不断增强各业务科室之间的沟通协调,为后续审管的协同工作奠定基础。

(三)优化告知承诺,做好许可与监管标准衔接

在官方微信公众号设置许可信息专栏。将公共场所卫生许可证(住宿、沐浴、理发美容、游泳、足浴、商场、电影院、KTV)办理指南制作成专题微视频,更直观、生动地将国家卫生标准的要求告知申请人。做好审批前服务工作,明确办理具备的条件、标准和技术要求,不仅给相对人以更好的服务体验,也在一定程度上为许可、监管人员工作减负。可以说,告知的导向性和有效性极大提升了许可后监管的实效性。

(四)开展协同会审,建立双向沟通协调机制

在现场勘查环节时,开展协同会审,由审批人员与监督人员共同赴现场,给出专业意见,降低后续监督管理风险。如在公共场所卫生许可证新证现场勘查环节时,由所领导牵头、执法科室与审核许可服务科协同、专家参与,共同对重大项目采用协同会审制;在发放证时,采用告知承诺制;在发证后的许可后监管时,按照属地监管的原则,根据监管难度由审批人员与监督人员组队,进行追踪复查,切实提高监管效率。

(五)创新多种模式,构建综合评审机制

为进一步加强医疗机构规范化管理,该所对医疗机构的审批许可高度重视,严格准入,并创新评审机制:① 事前——政策专家准入评审机制。在立项前,组织开展专家准入评审,从政策导向、区域规划、设置指引、医疗机构资质、软硬件设施等角度开展全面严格审查,为后续监管减轻风险隐患。② 事中——根据医疗机构申请增设诊疗科目的风险性,选取不同举措。针对增设一般诊疗项目时,采取综合联合评审机制,由所长牵头,审核许可服务科、相关执法科室共同参与,除了就现场审核和申请材料审核外,将该医疗机构日常监督和运营情况纳入考核,包括被投诉举报次数、医疗机构不良积分等;针对增设麻醉科、美容外科等高风险诊疗科目时,采取高风险项目专家评审机制,在一般程序下,协同 3 名专家共同评审。③ 事后——发证前的联合会审机制。针对医疗机构后续审批,开展最终评审以确保项目安全落地。

四、上海市其他区经验措施

上海市卫生健康委不推动审管协同,加强事中事后监管,各区也针对各自的审管工作特点积极探索,形成了一些有效的工作经验:

上海市金山区卫生健康委监督所构建以信用为基础的新型监管审批协同机制,采用"信用+监管+审批"新模式。建立量化分级清单制度,结合线上巡查与线下核查,将监管情况和行政处罚情况纳入"信用信息共享平台"。实施"承诺—践诺—监诺"的告知承诺全闭环管理,对承诺不实的,依法惩戒。上海市松江区卫生健康委监督所创新"十分制"表单等监管模式。上海市青浦区卫生健康委监督所成立委行政审批服务领导小组,党政主要领导任组长,同时下设行政审批服务办公室,形成集成式管理模式,减少审批层级与签字环节。实施审批工作分级分类方案;借力区内质控、监督执法专家组,形成专家指导联审机制;借力基层监督协管力量,拓展点对点、个性化宣贯,提高行政审批工作效能。

五、意见建议

(一)建立健全信用约束机制,强化诚信体系建设

在"放管服"改革过程中,诚信体系的建立建设是"放"的关键一环。诚信体系是审批进程中的必然基础,需充分发挥诚信制度在告知承诺下确定对象、实施审批后监管中的作用。将卫生信用信息纳入社会统一的信用体系中,并赋予一定的参考价值,让失信惩戒措施警醒失信市场主体。例如,针对许可后监管、"双随机"抽检、日常监管中,发现有存在问题但不涉及行政处罚的单位,可进行反向协同举措,并进一步梳理整合此类单位,将其纳入被监督单位的信用体系,为后续行政许可延续、变更等审批环节提供参考。

(二)优化现有培训体系,加强队伍综合能力建设

综合执法队伍的建设是根本,专业高效的队伍是"管"的坚实保障。通过多样化的培训方式,打造具备专才与全才的综合人才队伍。在培训过程中,应注意综合培训,不断加强行政审批人员对行政处罚和行政检查工作的培训,加强执法科室对行政许可内容的学习培训。同时,在人力资源和路径上实现协同发展,畅通行政审批和监督执法人才的双向流通渠道,形成相对统一的审管执法队伍。

(三)加强信息化平台建设,推进各平台一体化

信息化平台是协同互通的纽带,智能化的数据平台让"服"精准高效。针对目前存在的信息平台重复建设问题,应进一步梳理现有的系统,统一系统建设、标准与应用。不断完善许可与处罚信息的衔接整合,运用区块链技术,畅通全国信用信息共享平台、国家企业信用信息公示系统等重要监管平台数据。针对重大项目,可建立卫生行政审批与监督执法专家库。对疑难或有争议的(重大)项目采用"双盲法",从专家库随机抽取专家,形成专家组来进行联合会审,共同提出

指导意见,确保项目的科学性、可行性。

(四)深入推进"互联网+监管",推动卫监体系高质量发展

"互联网+监管"是深化"放管服"的持续动力,是增加协同效应的有效途径。在后续的机制建设中,应进一步强化"电子证照"在卫生监管中的应用,提升数据监管许可同步传输效率。依托"互联网+监管"系统,对现有的"双随机、一公开"监管工作进行不断优化,制定双随机抽查工作方案,随机抽取检查对象,随机选派执法检查人员,录入抽查检查结果,对社会公开结果信息。此外,运用互联网、大数据等技术手段完善"智慧卫监"建设,运用"智慧卫监"从"点线面"全方位排摸风险并及时预警监管漏洞,综合运用信用、分类、风险、随机、协同等监管方式,完善事中事后监管体系,形成监管闭环,坚守卫生安全。

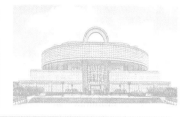

第五章

基层卫生

近年来，基层不断加强自身建设，推进卫生服务一体化，提高医疗卫生服务能力，为群众提供更加便捷、高效、优质的卫生服务。本章将从以下方面对基层卫生发展进行分析。首先，基层医疗卫生服务能力不断提升，基层卫生组织积极推进社区卫生服务综合评价，加强高质量社区卫生服务中心试点建设。其次，基层医疗卫生服务网络也在不断完善，优化服务流程，提高服务效率。随着互联网技术的不断发展，基层卫生组织也积极推进信息化医疗服务。此外，在体系和载体的建设同时，基层也在不断注重加强示范性社区康复中心建设，提高卫生服务人员的综合素质，在加强自身建设、推进卫生服务一体化、提高基层医疗卫生服务能力等方面不断努力，为广大患者提供更加便捷、高效、优质的卫生服务。相信在未来的发展中，基层卫生服务将会取得更加显著的成果。

上海市社区卫生服务综合评价

杨　超　汤真清　钟　姮　曹筱筱　张馨达

毕　媛　陈　斌　韩裕乐　何江江

【导读】　作为落实全国基层医疗卫生服务能力提升工程的重要措施之一,上海市社区卫生服务综合评价已连续开展8年。报告内容从区县和社区卫生服务机构两个层面,面向上海市共计16个区和245所社区卫生服务中心,从功能任务与资源配置、基本医疗服务、基本公共卫生服务、业务管理、综合管理以及满意度六个方面进行分析。评估社区卫生服务提升工程的实施效果,可为进一步做好制度保障、资源配置工作以及提高社区卫生服务质量提供依据,全面概述上海市社区卫生服务工作的开展情况。

本文通过评价上海市社区卫生服务中心的服务质量、运行机制、监管机制和补偿机制,推动建立以家庭医生服务为核心的社区卫生服务发展模式,为群众提供安全、有效、方便、价廉的社区卫生服务。

一、上海市社区卫生服务中心资源配置情况

(一) 机构布局

2021年,上海市参评社区卫生服务中心245所*,分中心88所,服务站824所,村卫生室1 174所。基层卫生机构业务用房面积共148.92万 m²(包含分中心面积,不包含服务站点和村卫生室面积),平均每所基层卫生机构业务用房面积为6 078.25 m²,万人口基层卫生机构业务用房面积为627.71 m²;社区卫生服务中心(含分中心)平均服务人口为7.42万人,服务站(含村卫生室)平均服务人口数为1.26万人;全市社区卫生服务中心财政补助投入为95.90亿元,占社区卫生服务中心总投入比重为33.55%。2021年上海市基层卫生机构布局情况见表1。

第一作者:杨超,男,上海市卫生健康委员会基层卫生处处长。

作者单位:上海市卫生健康委员会(杨超、钟姮),上海市卫生和健康发展研究中心(上海市医学科学技术情报研究所)(汤真清、何江江),上海市奉贤区西渡街道社区卫生服务中心(曹筱筱),上海市健康促进中心(张馨达、毕媛、韩裕乐),上海闵行区华漕镇社区卫生服务中心(陈斌)。

* 全市共有247所社区卫生服务中心,其中徐汇区天平街道社区卫生服务中心和湖南街道社区卫生服务中心合并填报,嘉定区金沙新城社区卫生服务中心和江桥镇社区卫生服务中心合并填报。

表 1 2021 年上海市基层卫生机构布局情况

行政区划	社区卫生服务中心(含分中心)平均服务人口(万人)	万人口业务用房面积(m²)	基层财政投入(亿元)	基层财政投入占比(%)
上海市	7.42	627.71	95.90	33.55
黄浦区	3.71	651.21	3.89	29.55
徐汇区	8.81	747.06	6.44	35.87
长宁区	6.94	515.90	2.29	20.05
静安区	6.14	507.75	4.48	28.17
普陀区	9.65	610.54	2.85	19.97
虹口区	5.53	593.15	1.71	15.43
杨浦区	10.02	431.56	3.25	21.16
闵行区	7.28	626.33	6.60	25.33
宝山区	10.65	429.20	7.91	37.69
嘉定区	6.38	358.99	6.94	38.66
浦东新区	7.75	639.31	19.15	35.34
金山区	5.04	881.23	4.87	47.67
松江区	8.44	754.79	7.90	45.59
青浦区	5.87	559.68	6.97	49.22
奉贤区	4.26	728.99	5.98	41.25
崇明区	1.91	1 634.64	4.66	41.42

(二) 床位设置

2021 年,上海市社区卫生服务中心实际开放床位共 15 907 张,较上一年度上升 0.28%(2020 年上海市床位数为 15 863 张);每千人口实际开放床位数 0.67 张。全市家庭病床共 8.20 万张,其中新建家庭病床 63 040 万张;每千人口家庭病床数 3.46 张,其中每千人口新建家庭病床数 2.66 张。具体见表 2。

表 2 2021 年上海市社区卫生服务中心床位设置情况(单位:张)

行政区划	实际开放床位数	新建家庭病床数	每千人口实际开放床位数	每千人口新建家庭病床数
上海市	15 907	63 040	0.67	2.66
黄浦区	832	3 105	1.40	5.23

行政区划	实际开放床位数	新建家庭病床数	每千人口实际开放床位数	每千人口新建家庭病床数
徐汇区	1 124	4 585	1.06	4.34
长宁区	583	3 282	0.84	4.73
静安区	599	4 272	0.61	4.35
普陀区	1 051	5 138	0.91	4.44
虹口区	106	5 076	0.15	7.06
杨浦区	555	2 722	0.43	2.09
闵行区	1 337	9 262	0.52	3.63
宝山区	462	5 011	0.23	2.48
嘉定区	1 145	3 255	0.72	2.04
浦东新区	3 070	9 088	0.56	1.65
金山区	666	1 779	0.83	2.20
松江区	1 677	2 074	0.95	1.17
青浦区	481	1 946	0.39	1.58
奉贤区	1 275	964	1.20	0.91
崇明区	944	1 481	1.41	2.22

（三）人员配置

2021 年,上海市社区卫生服务机构职工总数为 3.77 万人,其中卫生技术人员数 3.27 万人,执业(助理)医师 1.40 万人。其中,注册全科医师 9 323 人,较上一年度增长 6.12%(2020 年注册全科医师 8 785 人);乡村医生数 1 657 人,公共卫生医师 2 009 人,康复医师 304 人,药学专业人员 2 741 人,注册护士 12 395 人。2021 年上海市社区卫生服务中心人员配备情况见表 3。

表 3　2021 年上海市社区卫生服务中心人员配备情况(单位:人)

行政区划	每万人口卫生技术人员数	每万人口执业(助理)医师人员数	每万人口注册全科医师人员数	每万人口注册护士人员数
上海市	13.79	5.89	3.93	5.22
黄浦区	20.46	7.43	5.14	8.71
徐汇区	17.99	7.30	5.16	7.49
长宁区	15.80	6.18	4.24	6.96
静安区	17.53	6.90	4.92	7.38

续　表

行政区划	每万人口卫生技术人员数	每万人口执业（助理）医师人员数	每万人口注册全科医师人员数	每万人口注册护士人员数
普陀区	12.23	4.74	3.42	5.26
虹口区	15.64	6.52	4.41	5.89
杨浦区	11.19	4.61	3.57	4.48
闵行区	13.09	5.33	3.79	5.41
宝山区	11.63	4.66	3.04	5.23
嘉定区	13.86	6.50	4.34	4.87
浦东新区	11.08	5.24	3.74	3.71
金山区	16.07	7.73	4.75	5.03
松江区	14.45	5.81	3.30	5.47
青浦区	12.52	5.58	3.25	4.40
奉贤区	17.23	7.61	4.66	5.65
崇明区	23.11	9.96	4.81	7.25

二、上海市社区卫生服务中心医疗业务情况

（一）全科医师日均门诊量

2021年，上海市社区卫生服务中心门急诊量为6 967.54万人次（含分中心、服务站及村卫生室），较上一年度上升了0.73%（2020年为6 917.12万人次）。2021年上海市社区卫生服务中心全科医师日均门诊量见图1。

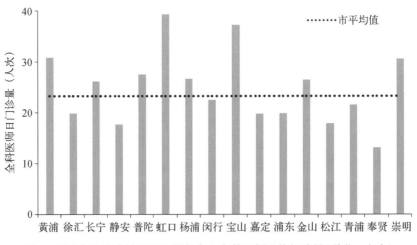

图1　2021年上海市社区卫生服务中心全科医师日均门诊量（单位：人次）

（二）床位使用率

2021 年,上海市社区卫生服务中心床位使用率为 72.73%,较上一年度下降 5.82 个百分点（2020 年为 78.55%）。详见表 4。

表 4　2021 年上海市社区卫生服务中心医疗服务量

行 政 区 划	门急诊量（人次）	床位总使用率（%）
上海市	69 675 405	72.73
黄浦区	2 806 638	91.16
徐汇区	3 737 989	86.28
长宁区	2 451 625	93.95
静安区	4 369 994	92.68
普陀区	3 871 692	90.42
虹口区	3 625 921	61.66
杨浦区	3 864 680	81.37
闵行区	7 255 595	76.48
宝山区	6 228 619	83.18
嘉定区	3 874 103	82.14
浦东新区	12 892 862	70.52
金山区	3 154 205	59.84
松江区	4 022 540	69.82
青浦区	2 545 582	45.82
奉贤区	2 293 772	55.30
崇明区	2 679 588	36.56

三、上海市社区卫生服务中心公共卫生服务情况

（一）重点人群健康管理

2021 年上海市健康档案建档率 88.21%,较上一年度提高 1.23 个百分点（2020 年为 86.98%）;老年人健康管理率 70.01%,较上一年度下降 4.60 个百分点（2020 年为 74.61%）;0~6 岁儿童健康管理率 99.52%,较上一年度提高了 0.84 个百分点（2020 年为 98.68%）。详见表 5。

表 5　2021 年上海市社区卫生服务中心重点人群健康管理率(单位：%)

行 政 区 划	健康档案建档率	老年人健康管理率	0~6 岁儿童健康管理率
上海市	88.21	70.01	99.52
黄浦区	95.32	76.59	99.25
徐汇区	81.76	75.29	99.85
长宁区	91.71	76.02	100.00
静安区	81.54	77.27	99.78
普陀区	93.94	71.38	100.00
虹口区	94.76	78.13	99.82
杨浦区	89.23	75.34	100.00
闵行区	80.16	54.76	98.81
宝山区	89.73	63.66	99.57
嘉定区	96.65	58.01	99.75
浦东新区	91.81	76.54	99.38
金山区	89.86	74.82	99.91
松江区	82.40	60.29	99.57
青浦区	86.34	60.21	99.75
奉贤区	84.86	76.27	99.84
崇明区	78.87	70.05	98.77

注：数据来源于国家基本公共卫生服务项目管理平台。

(二) 慢性病患者健康管理

2021 年上海市高血压规范管理率 83.53%，较上一年度下降 3.27 个百分点(2020 年为 86.80%)；2 型糖尿病规范管理率 80.85%，较上一年度下降 3.49 个百分点(2020 年为 84.34%)；肺结核患者规则服药率 97.83%，较上一年度下降 0.26 个百分点(2020 年为 98.09%)；严重精神障碍患者规范管理率 98.88%，较上一年度上升 0.66 个百分点(2020 年为 98.22%)。详见表 6。

表 6　2021 年上海市社区卫生服务中心慢性病患者健康管理率(单位：%)

行 政 区 划	高血压规范管理率	2 型糖尿病规范管理率	肺结核患者规则服药率	严重精神障碍患者规范管理率
上海市	83.53	80.85	97.83	98.88
黄浦区	73.88	49.03	99.29	99.50

行 政 区 划	高血压规范管理率	2 型糖尿病 规范管理率	肺结核患者 规则服药率	严重精神障碍 患者规范管理率
徐汇区	79.89	78.16	99.49	98.56
长宁区	89.99	88.24	100.00	99.32
静安区	85.04	82.40	99.57	99.45
普陀区	73.43	59.77	100.00	99.57
虹口区	76.56	62.93	98.98	99.43
杨浦区	86.86	83.34	100.00	99.57
闵行区	74.40	69.53	96.14	98.78
宝山区	89.35	86.68	98.40	99.16
嘉定区	80.24	78.53	97.55	98.88
浦东新区	87.33	92.92	95.20	97.63
金山区	94.98	94.07	98.90	99.38
松江区	82.53	75.88	98.40	99.72
青浦区	81.04	73.09	99.14	98.77
奉贤区	86.00	83.93	100.00	99.36
崇明区	82.92	80.43	100.00	99.79

注：数据来源于国家基本公共卫生服务项目管理平台。

四、上海市社区卫生服务中心签约服务情况

（一）家庭医生签约覆盖率

2021 年,上海市常住居民签约覆盖率为 35.90%,与上一年度持平(2020 年为 35.90%);重点人群签约覆盖率 76.62%,较上一年度上升 0.09 个百分点(2020 年为 76.53%);65 岁以上老年人签约覆盖率 83.04%,较上一年度下降 4.47 个百分点(2020 年为 87.51%)。详见表 7。

表 7　2021 年上海市社区卫生服务中心家庭医生签约覆盖率

行 政 区 划	签约人数(人)	常住居民签约覆盖率(%)	重点人群签约覆盖率(%)
上海市	8 642 696	35.90	76.62
黄浦区	203 791	34.35	40.99
徐汇区	374 670	35.45	65.64
长宁区	323 722	46.67	69.44

续　表

行 政 区 划	签约人数(人)	常住居民签约覆盖率(%)	重点人群签约覆盖率(%)
静安区	382 732	38.96	61.02
普陀区	454 802	39.26	72.18
虹口区	269 285	37.43	61.75
杨浦区	425 614	32.66	57.95
闵行区	851 102	33.39	90.46
宝山区	767 512	37.91	98.98
嘉定区	628 442	39.38	90.39
浦东新区	1 974 706	35.89	84.59
金山区	369 125	45.74	84.62
松江区	558 729	31.53	82.26
青浦区	400 297	32.46	86.94
奉贤区	357 519	33.58	83.54
崇明区	300 648	45.02	77.91

注:数据来源于上海市社区卫生综合改革云管理平台。

(二)签约居民就诊率

2021年,上海市签约医疗机构组合就诊率71.22%,较上一年度下降0.37个百分点(2020年为71.59%);签约社区就诊率45.11%,较上一年度下降3.50个百分点(2020年为48.61%);签约居民在全市社区卫生服务中心就诊率53.14%,较上一年度上升2.78个百分点(2020年为50.36%);签约居民基层就诊时在签约社区就诊比例为84.89%,较上一年度下降1.01个百分点(2020年为85.90%);组合外就诊开具延方比例14.47%,较上一年度降低4.90个百分点(2020年为19.37%),详见表8。

表8　2021年上海市社区卫生服务中心签约居民就诊率(单位:%)

行政区划	签约医疗机构组合内就诊率	签约社区就诊率	签约居民在全市社区卫生服务中心就诊率	签约居民基层就诊时在签约社区就诊比例	组合外就诊开具延方比例
上海市	71.22	45.11	53.14	84.89	14.47
黄浦区	67.89	42.35	53.92	78.55	15.44
徐汇区	71.25	42.59	51.03	83.45	13.67
长宁区	60.36	36.74	45.72	80.36	14.21
静安区	65.65	41.86	54.42	76.92	15.95

续　表

行政区划	签约医疗机构组合内就诊率	签约社区就诊率	签约居民在全市社区卫生服务中心就诊率	签约居民基层就诊时在签约社区就诊比例	组合外就诊开具延方比例
普陀区	65.46	39.44	48.92	80.62	15.25
虹口区	68.33	45.51	55.85	81.49	15.47
杨浦区	66.84	36.71	44.95	81.66	14.72
闵行区	74.87	49.35	57.03	86.54	12.89
宝山区	69.39	42.29	50.42	83.88	14.85
嘉定区	64.57	46.41	52.42	88.54	14.25
浦东新区	77.05	48.32	54.88	88.05	14.41
金山区	81.40	57.52	61.54	93.46	14.03
松江区	75.45	45.85	52.83	86.79	12.05
青浦区	66.29	35.26	42.84	82.31	12.81
奉贤区	73.10	55.73	63.83	87.31	15.52
崇明区	73.91	47.85	54.95	87.08	15.58

注：数据来源于上海市社区卫生综合改革云管理平台。

五、上海市社区卫生服务中心服务质量满意度及员工满意度情况

2021年上海市社区卫生服务中心服务质量满意度及员工满意度调查以拦截测评的形式开展，计划完成7 410个社区居民样本，2 470个员工样本，实际完成7 712个社区居民有效样本，2 622个员工有效样本，覆盖本市247家社区卫生服务中心。社区居民受访者对上海市社区卫生服务中心服务质量满意度评价总体结果见图2，上海市社区卫生服务中心员工满意度评价总体结果见图3。

结果发现：① 上海市受访居民对社区卫生服务的总体满意度为96.51分，达到优秀水平。其中家庭医生签约服务的满意度最高，达到98.22分，略高于基本公共卫生服务满意度（96.35分）和医疗服务满意度（96.31分），后两者得分基本持平。② 静安区和松江区居民对社区卫生服务评价最高，除杨浦区外，各区居民的评价差距不大。③ 七成以上的居民了解家庭医生签约服务，且该类居民中超七成签约家庭医生，并绝大多数知晓医生姓名。在了解家庭医生签约服务的受访居民中，已经签约家庭医生的占比为73.38%，占所有测评对象的56.08%。在签约人群中，97.27%能够说出签约家庭医生的名字。④ 绝大多数签约对象对签约服务满意，且受访社区居民对家庭医生签约服务的满意度较高，得分为98.22分。⑤ 社区卫生服务中心的基本服务受居民认可，门诊服务便捷性、开诊科室满足基本医疗需要进一步改善。⑥ 研究开发互联网+医疗/护理服务和家庭病床服务。⑦ 社区卫生服务中心员工的总体满意度达到优秀水平，各区满意度存在一定差异；全科医生满意度低于其他群体，保健因素总得分高于激励因素；建议优先改进职业发展和工作认同，继续提升薪酬福利。

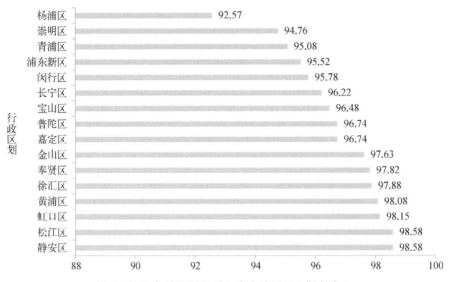

图 2　2021 年社区居民对上海市社区卫生服务中心
服务质量满意度评价总体结果(单位:分)

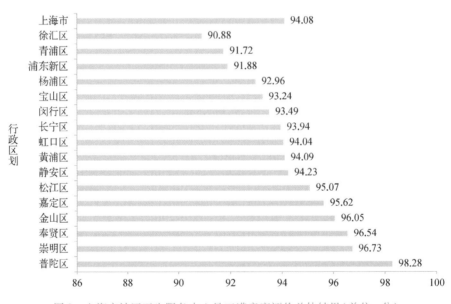

图 3　上海市社区卫生服务中心员工满意度评价总体结果(单位:分)

六、讨论和建议

(一)持续做好社区疫情防控,筑牢织密基层防控网底

在常态化疫情防控下,建议各社区卫生服务中心加强人员统筹配备,协同各条线力量,继续做好重点人员社区排查、隔离健康观察、社区健康监测、社区健康宣教、新冠疫苗接种、核酸检测等工作,切实落实社区疫情常态化防控措施。建议各级政府加强对社区卫生服务中心医务人员

关心关爱,落实对社区医务人员参与疫情防控工作的各项保障举措[1]。

统筹做好社区卫生健康服务,社区卫生服务中心是疫情防控的网底[2],但不能兜底,建议各所社区卫生服务中心紧密联系配合街道政府,发挥宣传动员能力,依靠人民群众,指导和引导辖区居民做好健康自我管理与疫情个人防护,减轻基层医务人员工作压力,方便社区卫生服务中心继续做好居民健康守门人,保障社区卫生服务中心门诊、住院等诊疗服务,预防接种、随访管理等基本和重大公共卫生服务平稳有序,确保疫情防控期间社区卫生服务连续、不间断,有效筑牢织密基层防控网底。

(二)优化社区卫生机构建设,夯实社区卫生服务网络

根据上海市社区卫生服务机构功能与建设指导标准,全市多所社区卫生服务中心存在面积不足、业务用房紧张、硬件设施陈旧老化等问题,这些问题在中心城区尤为突出,严重制约了基层卫生机构的发展。建议利用好社区卫生发展的窗口期,大力推进新一轮社区卫生服务机构标准化建设,落实各级政府责任,将社区升级建设纳入区政府实事工程和各街道政府的考核指标中,加快开展社区卫生服务机构新建与改建工程。根据本市公立医院高质量发展总体部署,结合国家优质服务基层行基本标准与社区医院建设标准,推进高质量社区卫生服务中心建设,打造标杆社区卫生服务中心。

对于短时间内改扩建困难的社区卫生服务中心,建议大力加强卫生服务站点或村卫生室的建设,对于建设情况不同的社区卫生服务站点和村卫生室需要采取不同的建设措施。新建的社区卫生服务站点和村卫生室,建议根据指导标准选址建设,紧密结合社区综合党群服务中心、为老服务中心等中心建设,依据地区人口密度及实际情况,建设集配药功能、中医、康复理疗、护理等功能为一体的高标准社区卫生服务站,不断提高基层社区服务可及性和服务能级[3];对于面积不足或者配套设施仍有提升空间的社区卫生服务站和村卫生室,根据实际情况,有条件的进行优化升级,条件不足的,建议下沉为健康服务点,优化社区卫生服务体系建设,夯实社区卫生服务网络。

(三)稳步扩大签约覆盖范围,做实做优所医签约服务

建议各所社区卫生服务中心发挥签约服务费激励作用,引导家庭医生重视签约工作,主动开展签约服务,根据签约对象的不同健康服务需求,探索分层分类的家庭医生签约服务工作指引,打造针对性的签约服务包,将家庭医生签约服务覆盖更多在职人群,满足不同人群家庭医生签约服务需求,在落实重点人群签约覆盖的基础上,优化签约人群结构。将签约服务从个人延伸到家庭,持续、稳步、有序地扩大签约覆盖率。

建议将签约服务和健康管理服务有机统一,利用信息化等手段,对签约居民进行个体化健康评估,根据健康评估结果提供针对性健康管理,提升签约服务针对性[4]。建议各区卫健委强化辖区内社区卫生服务中心与区域性医疗中心的资源对接,继续引导居民就诊下沉社区,做实有效签约服务,不断提高签约居民服务感受。

(四)加强社区卫生运营管理,发挥平台资源整合功能

随着财政收入的减少和药品带量采购的实施,社区卫生服务中心正面临着越来越大的运营

压力,建议各所社区卫生服务中心管理者树立社区卫生服务中心运营管理思维,以新发展理念引领社区卫生服务中心高质量,建议社区卫生服务中心推进将核心业务工作与运营管理工作深度融合,将现代管理理念、方法和技术融入运营管理的各个领域、层级和环节,提升运营管理精细化水平;坚持高质量发展和内涵建设,通过完善管理制度、再造业务流程、优化资源配置、强化分析评价等管理手段,将运营管理转化为价值创造,有效提升运营管理效益和投入产出效率。

建议各区根据辖区特点,整合企事业内设医疗机构、社会办全科诊所、智慧健康驿站、社会办健康管理机构等医疗卫生资源,鼓励探索医养结合、医体结合、医教结合等跨行业的整合型发展模式,探索整合各类社会资源的实施路径,形成可复制可推广的以社区为平台的资源整合机制,充分发挥社区卫生服务中心的资源整合平台功能,充实社区健康服务供给。

(五)优化社区健康服务功能,提升社区诊疗服务能力

建议各区加强社区卫生服务机构"健康管理中心""护理中心"与"康复中心"功能建设,提升社区重点专项服务能力,围绕骨质疏松、口腔、心理(精神)等居民需求较大的专科专病,依托相关专业机构与学会,在明确社区功能定位的基础上逐步在全市社区卫生服务中心推进实施。

在国家大力推进分级诊疗制度的大趋势、大背景下,引导适合的患者首诊在基层,提升基层医疗机构服务能力是首要也是必要工作[5]。基层医生诊疗水平和服务能力的提升是分级诊疗制度得以加速推进的重要环节[6]。家庭医生迫切需要提高部分常见专科疾病处理能力、鉴别诊断能力和早期识别转诊能力,建议各区大力开展岗位能力培训,提升家庭医生团队服务能力与效率。短时间内难以实现的可尝试引入临床决策支持系统(clinical decision support system, CDSS),借助大数据、人工智能(artificial intelligence, AI)等技术,为家庭医生诊疗全程提供实时决策支持。同时借力信息化力量,帮助基层医务人员在岗位实践过程中不断提升能力。解决基层诊疗能力、专科能力不足等问题,助力双向转诊制度落实。通过提升服务质量和水平,让居民享感受"互联网+医疗健康"带来的便利和实惠,增强居民信任度和感受度。

参 考 文 献

[1] 张静雅,汤真清,万和平,何碧玉,刘静静.新冠肺炎疫情期间社区医务人员社会支持情况分析.健康教育与健康促进,2021,16(5):446-449,532.

[2] 周海龙,田源,王涛,陆萍,吴世赞,仇燕青,何江江,张志敏,厉海洋,金莉莎,朱晓玲.基于区域医疗中心的公共卫生防控体系建设PEST-SWOT分析.检验医学与临床,2022,19(7):995-999.

[3] 姜扬.江苏省南通市石港镇农村社区治理问题和对策研究.上海交通大学,2016.

[4] 方一旭,丁波,李军海.家庭医生式医养结合模式的实践探索.医学理论与实践,2021,34(2):206,209-211.

[5] 张敏,刘刚,侯万里,夏俊杰,陈瑶,姜虹.医联体内双向转诊下转意愿及其影响因素研究.中国社会医学杂志,2021,38(4):396-401.

[6] 谢志岊,张扬文馨,杜进林.分级诊疗秩序为什么难以形成?——对医疗机构等级制与分级诊疗关系的分析.四川行政学院学报,2022(1):5-17.

上海市"优质服务基层行"
创建活动的实践与讨论

曹筱筱　杨　超　张天晔　钟　姮　刘　涛

王馥兰　陈　斌　张馨达　汤真清　何江江

【导读】　"优质服务基层行"是持续提升基层医疗卫生机构服务能力和改进服务质量的关键环节,是加强基层医疗卫生服务体系建设、加快建设分级诊疗体系的重大举措。上海市卫生健康委从 2019 年开始,从坚实组织架构、夯实工作制度、组建专家队伍、全面发展动员、强化责任落实等方面,持续扎实推进"优质服务基层行"创建活动,成效显著,医疗卫生服务质量持续改进,诊疗流程优化,群众就医体验进一步改善,医疗卫生服务能力进一步提高,形成了上海市特有的创建模式,创建数量和创建质量都居于全国前列。文章结合上海市三年来创建活动的主要做法及创建讨论展开,供参考指正。

为持续提升基层医疗卫生机构服务能力,改善服务质量,2018 年,《国家卫生健康委员会、国家中医药局关于开展"优质服务基层行"活动的通知》(国卫基层函〔2018〕195 号)发布,提出在全国范围内开展"优质服务基层行"创建活动。"优质服务基层行"是未来一个时期我国基层卫生健康服务管理的核心工作[1]。上海高度重视此项活动,将"优质服务基层行"作为提升社区卫生服务能级、评价社区卫生发展水平、传播社区卫生服务形象的重要载体,市、区、社区紧密协同,扎实高持续推进。上海市所有社区卫生服务中心全面开展"优质服务基层行"创建活动,通过三年的不懈努力,上海市社区卫生服务机构硬件设施不断完善、制度体系不断健全、人员素质不断提升,业务开展不断规范,服务质量不断提升,服务能力不断提高[2]。

一、上海市"优质服务基层行"创建基本情况

(一)达标情况

上海市参加"优质服务基层行"创建活动的社区卫生服务中心共 247 家,其中 2019 年达到国

第一作者:曹筱筱,女,上海市奉贤区西渡街道社区卫生服务中心副主任,主治医师。

作者单位:上海市奉贤区西渡街道社区卫生服务中心(曹筱筱),上海市卫生健康委员会(杨超、张天晔、钟姮),上海市宝山区友谊街道社区卫生服务中心(刘涛),上海市徐汇区枫林街道社区卫生服务中心(王馥兰),上海闵行区华漕镇社区卫生服务中心(陈斌),上海市健康促进中心(张馨达),上海市卫生和健康发展研究中心(上海市医学科学技术情报研究所)(汤真清、何江江)。

家推荐标准的有 97 家,2020 年达到国家推荐标准的有 166 家,2021 年达到国家推荐标准的有 206 家。截至 2021 年底共 206 家达到国家推荐标准,占上海市社区卫生服务中心总量的 83%,国家基本标准达标率 100%(图 1)。

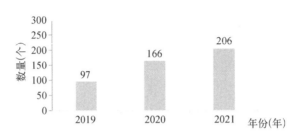

图 1　2019~2021 年社区卫生服务中心达到推荐标准数

(二) 创建主要成效

1. 整体效果

国家卫生健康委发布的 2018~2020 年全国社区卫生发展指数中,上海市连续三年列全国首位。在全国"优质服务基层行"活动中,上海市所有社区卫生服务中心均达到国家基本标准,截至 2021 年底共 206 家达到国家推荐标准,占全市社区卫生服务中心总量的 83%,位列全国首位。在历年全市十大服务行业满意度第三方测评中,社区卫生服务连续六年排名第一。

2. 具体成效

(1)"四个"推进,优化网络,创新模式。一是推进新一轮标准化建设。印发上海市社区卫生服务机构功能优化标准,推进新一轮机构建设,社区卫生服务中心平均面积从 4 371 m^2 增加到 6 078 m^2,按需配置 CT 等设备,为功能提升提供支撑。建成 238 家智慧健康驿站,实现街镇全覆盖。二是推进服务延伸功能社区。印发《上海市卫生健康委员会关于推进本市功能社区社区卫生服务的指导意见》,开展全市功能社区首批 24 家试点,将社区卫生服务延伸至学校、产业园区、办公楼宇、企事业单位、养老机构等区域。三是推进便民惠民健康服务。连续 16 年实施社区门诊诊查费减免;全面推行社区午间延时服务与双休日门诊,提供满足在职人群针对性的服务内容;在疫情防控期间,尤其是封控期间,社区卫生服务中心全面提供代配药、在线问诊、互联网配药等服务,确保家门口服务不间断。四是推进"互联网+"服务模式。推进社区互联网诊疗服务,实现线上签约、随访、复诊和费用结算,提升居民就医便捷与体验。

(2)"五大"特色,拓展功能,做实服务。一是建设三个中心。开展社区卫生服务中心"健康管理、康复、护理"三大中心建设。其中,社区康复中心率先推进,依托上海市委市政府为民办实事项目,2021 年、2022 年建成启用 91 家示范性社区康复中心,配置智能康复机器人等先进康复设备,延伸社区康复服务,打造现代化的家门口康复平台。二是做实签约服务。全市家庭医生"1+1+1"医疗机构组合累计签约超过 860 万人,其中老年人、儿童等重点人群签约率达到 77%,本地居民社区就诊比例近五成。研制重点人群、在职人群、在校学生等不同人群分层分类签约服务包。成立上海市家庭医生签约服务质控中心,依托信息化开展三级质控,提升服务质量。家庭医生签约服务已成为上海市创新社会治理的重要模式之一。三是强化全专结合。综合实施"全科+专科""专科+全科"、多点执业、执业加注等路径,在做强社区全科基础上,叠加儿科、康复、心理等专科服务。通过全科医生儿科专项培训模式,实现上海市社区儿科诊疗服务基本全覆盖。四是加强医防融合。率先实现糖尿病、高血压慢病患者"签管一致"。制定社区卫生服务中心"健康管理中心"服务标准,梳理健康评估内容,利用信息化整合各业务条线风险筛查、健康评估结果,试点为签约居民开展年度健康评估与针对性管理。五是提升综合服务。每年设立家庭病床近 8 万张,开展上门诊疗 80 万次。率先实现上海市安宁疗护服务全覆盖。实现与养老机构签约全覆盖,为住养老人每周上门提供服务,推进"医养结合"。积极培养"一专多能"护理人员,推广中心静脉输液等社区护理服务。2020 年疫情防控期间,在社区全面设立发热哨点诊室,跨前开展预检分诊,发挥"哨兵"功能。

(3)"四大"强化,完善机制,夯实保障。一是强化队伍建设。每万人全科医生达到 4.3 名,其中规范化培训医生占近 1/3。继率先实施社区卫生高级职称单列评审后,将社区高级职称比例提升至 17%。二是强化资源下沉。在"1+1+1"医疗机构组合签约的基础上,上海市社区卫生服务中心全面纳入医联体,上级医院人力、技术、专业等优质医疗资源向社区辐射。深化社区综合管理、预约诊疗、家庭医生签约管理和费用管理平台建设,推动检验检查结果互认。三是强化财政保障。全面实施社区卫生服务标化工作量体系,在收支两条线框架下,加强预算管理,优化财政补偿针对性与有效性,夯实政府保障托底责任。四是强化激励政策。实施家庭医生签约服务费激励政策,实现医保基金从成本支付转向价值支付。2018~2021 年累计拨付家庭医生签约服务费 24 亿元。经第三方评估,签约服务费实施三年来,高血压、糖尿病等慢性病签约居民并发症住院比例降低,住院费用增速明显低于非签约居民。

二、上海市"优质服务基层行"创建主要做法与经验

(一)建立坚实组织构架

协同上海市卫生和健康发展研究中心(上海市医学科学技术情报研究所)、上海市健康促进中心、上海市社区卫生协会等多方单位,共同建立上海"优质服务基层行"活动组织构架,负责全市"优质服务基层行"活动的技术指导、培训、复核、推广等工作。

(二)夯实工作制度保障

连续印发《关于开展上海市 2021 年"优质服务基层行"活动的通知》(沪卫基层便函〔2021〕8号),启动 2021 年"优质服务基层行"活动。通过建章立制、规范活动、有序推动、持续发力,各社区卫生服务机构制定优质服务基层行工作方案,发动部署,全员动员,促进活动有力有序开展。

(三)组建强大专家队伍

依托上海市社区卫生协会机构管理与评价专委会,组建市级专家组,由市级相关研究机构研究人员、市级医疗机构全科专家、高等院校教授、区级业务管理人员、社区业务管理人员、家庭医生等成员组成,涵盖研究、政策、管理、业务、实践等方面专业人员 30~40 人,严格专家准入资格,

每年复核评审前组织多次专项培训,评审后组织总结会议,确保专家评审规范、客观、高效。专家队伍分领域规范标准条款解读、细化服务能力提升及重点内容的指导和基层常见问题的解答,指导帮助基层增强培训效果和提升能力。

(四)全面结合综合评价

根据国家相关要求,上海市卫生健康委将国家"优质服务基层行"指标与上海市社区卫生服务综合评价指标体系进行了全面整合,实现了"一套指标集,一个数据库,一次评价,多元应用",并将有关指标纳入上海市卫生健康统计报表,实现数据采集的规范统一。同时,建设"上海市社区卫生综合管理信息系统",利用信息化手段推进数据采集自动、动态、客观,并综合展示、分析上海市社区卫生服务发展各个环节。

(五)组织发动全员参与

上海市卫生健康委高度重视"优质服务基层行"工作,召开专题会议部署推进,同时,广泛开展宣传,在上海人民广播电台两大品牌节目设立社区卫生服务节目专栏。广泛收集典型案例,上一年度共收集汇总了 150 余项典型案例,一方面报送给《健康报》,另一方面在上海本土的《大众卫生报》开展系列报道,加大基层风采宣传。每年 5 月 19 日世界家庭医生日,组织上海市范围内主题活动,在标志性建筑亮灯向社区卫生工作者们致敬。

(六)强化工作责任落实

要求各社区卫生服务机构建立一把手负总责的"优质服务基层行"工作领导小组,积极创建,扎实开展,以最好的精神风貌、最佳的院容院貌稳步推进"优质服务基层行"创建工作。此外,指定专人负责"优质服务基层行"工作,专人负责、专人管理、分工明确、职责清晰。以社区为单位,按照辖区基层医疗卫生机构基本标准、推荐标准达标率情况进行全市通报;对"优质服务基层行"活动总体实施效果突出、实现服务能力整体快速提升的区,优先推荐激励表彰。

三、上海市"优质服务基层行"创建讨论

社区卫生服务中心紧紧围绕社区卫生服务机构"服务型"与"专业性"的功能定位与特点,着力提升社区卫生服务能级,打造居民家门口的社区综合健康服务平台。通过三年"优质服务基层行"创建活动,虽然社区卫生服务建设取得了较好的成效,但部分地区的政府财政投入和机构设置及布局还有待提高和完善,上海市各区之间及各区内部存在发展不均衡的问题。同时通过创建活动也发现社区卫生服务中心在床位设置、口腔医疗服务等指标上存在一定欠缺,有进一步提升的空间。

"优质服务基层行"活动是近几年基层卫生重点工作之一,是一项持续性活动[3]。通过开展"优质服务基层行"达标创建活动,基层机构服务能力、服务质量得到显著提升和改善[4]。评审并不意味着活动的结束,对未开展或开展较少的医疗服务,要创造条件,提高医务人员的积极性,利用医联体优势,积极收治,逐步提升诊疗能力。同时社区管理者应积极提升管理理念,熟练运

用质量工具开展质控,提高质控内涵及质量。高度重视、全员参与、重视监管、持续发力,才能保证"优质服务基层行"活动效应的可持续性,才能提升基层医疗服务能力和改进服务质量,才能满足广大群众基本医疗卫生服务需求[5]。

下一步,上海将按照国家卫生健康委的部署。一方面,优化社区卫生服务机构布局,优化社区标准化建设,提升社区卫生服务机构能级,推进高质量社区卫生服务中心的建设。另一方面,聚焦提升社区卫生服务中心疾病诊疗与全生命周期健康管理能力,逐步建立科学、可持续的岗位能力提升机制。

参 考 文 献

[1] 张智,向元海,张勇.优质服务基层行:实现能力全面提升.中国卫生,2019,38(3):60-61.

[2] 韩文,班瑜,曾涛,等.广州市海珠区"优质服务基层行"创建活动的实践与体会.江苏卫生事业管理,2022,33(2):153-155.

[3] 高淑红.以"优质服务基层行"为抓手,全面提升服务能力.中国乡村医药,2020,27(17):79-80.

[4] 刘洁英."优质服务基层行"基层医院感染管理达标创建实践探索.中国农村卫生,2021,19(5):7-10.

[5] 朱萍,黄如萍,余松涛.以评促建持续发力——"优质服务基层行"活动创建经验与体会.中国农村卫生,2022,14(7):51-52.

上海市高质量社区卫生服务中心试点
建设遴选结果的分析与思考

单　敢　杨　超　张天晔　王　冬　钟　姮　陈　斌

【导读】 按照国家公立医院高质量发展总体部署和上海市公立医院高质量发展的实施方案,上海市在研究推进高质量医院发展政策时,把打造高质量社区卫生服务中心作为上海市促进高质量医院发展的一项重要特色举措,共同研究推进。根据《上海市高质量社区卫生服务中心建设评价标准(2022 版)》,各区自评申报,全市共 36 家社区卫生服务中心参加遴选。本文对 36 家遴选结果情况进行分析,发现高质量社区卫生服务中心试点建设单位存在的问题,针对这些问题提出一些政策建议,在市区层面多方合作政策支持下共同推进上海市首批 20 家试点建设单位完成建设目标。通过试点建设工作以点带面打造上海社区卫生服务发展引领标杆,打造"同质化、数字化、高质量"的家门口健康服务平台,优化医疗卫生资源配置,推动构建分级、高效的医疗卫生健康服务体系。

一、评价标准

根据上海市公立医院高质量发展实施方案,经过多次实地调研,会商研究制定了符合社区特点的上海市高质量社区卫生服务中心建设评价标准,作为遴选高质量社区卫生服务中心试点建设单位的遴选标准,也作为跟踪评估建设成效的评价标准。

1. 标准依据

2020 年国家印发了《国家卫生健康委关于全面推进社区医院建设工作的通知》(国卫基层发〔2020〕12 号)[1]文件,2021 年上海市印发了《关于推进上海市公立医院高质量发展的实施方案》[2]文件,为做好上海市社区医院与高质量社区卫生服务中心建设衔接工作,上海市卫生健康委基层健康处会同相关处室,以国家社区医院基本标准为基础,结合《上海市社区卫生服务机构功能与建设指导标准》[3]《国家优质服务基层行社区卫生服务中心服务能力评价指南》《上海市家庭医生签约服务关键绩效考核指标》等文件,并广泛征求各区卫生健康委、有关社区卫生服务中心、各区卫生健康委相关处室意见,起草了《上海市高质量社区卫生服务中心

第一作者:单敢,男,上海市杨浦区控江社区卫生服务中心副主任,副主任医师。
作者单位:上海市杨浦区控江社区卫生服务中心(单敢),上海市卫生健康委员会(杨超、张天晔、王冬、钟姮),上海闵行区华漕镇社区卫生服务中心(陈斌)。

建设评价标准(2022版)》。

2. 标准内容

共设置评价指标52项,其中19项高于国家卫生健康委要求,4项参照国家要求,29项体现上海特色,充分体现了遴选与试点标准的引领性、前瞻性。在本文中,对这52项指标都赋予了权重分值,总分100分,并细化了具体评分标准。共分4个维度,机构设置(9项)的分值权重占23%,主要评价社区卫生服务机构建筑面积,床位设置、业务开展、科室设置等;服务功能(21项)的分值权重占46%,主要评价门诊服务、住院服务、居家服务、医养结合服务、家庭医生签约服务、公共卫生服务、三大中心(健康管理中心、社区康复中心、社区护理中心)等;服务方式(6项)的分值权重占11%,主要评价分级诊疗和数字化建设等;服务支持(16项)的分值权重占20%,主要评价人员要求、电子人力资源管理(electronic human resource,EHR)等级、教学任务、科研任务、老年友善等。52项指标中,有4项根据城区、郊区设定了不同的评分标准,主要包括住院床位使用率、家庭病床建床率、签约居民社区就诊率、签约居民组合内就诊率,从而能更精准体现不同地域社区卫生服务的特点与导向。

二、结果分析

1. 总体情况

遴选标准共包含52项指标,总分100分(因考虑部分指标的前瞻性,健康管理中心、护理中心和儿童友善医院暂未正式启动建设,实际遴选标准总分为95分)。上海市36家申报单位平均得分71.48分,20家市级试点平均得分73.81分,16家区级试点平均得分68.58分。经过连续8年的上海市社区卫生服务综合评价工作,4年的国家"优质服务基层行"达标建设和2020年国家提出社区医院标准化建设的积累,上海市社区卫生服务中心整体水平得到明显提升,申报单位基本符合上海市高质量社区试点建设的要求。

2. 机构设置

机构设置(9项)主要评价社区卫生服务机构建筑面积、床位设置、业务开展、科室设置等,总分23分。从9项指标试点建设单位机构设置项目达标率(表1)可以看出,试点建设单位在提供社区基本医疗服务、公共卫生服务、医技辅助服务等方面和管理部门、其他辅助部门设置方面基本达到评价标准要求,但是在千人口建筑面积、千人口床位配置等硬件条件方面距离评价标准目标值还有很大差距。

表1 试点建设单位机构设置项目达标率

项 目	千人口建筑面积	千人口床位配置	基本医疗服务	专科诊疗服务	特色医疗服务	公共卫生服务	医技辅助服务	其他辅助部门	管理部门	总分
标准分值	3	2	2	4	1	5	2	2	2	23
平均分值	1.7	1.35	2	3	0.55	4.9	2	2	2	19.8
达标率(%)	56.67	67.5	100	75	55	98	100	100	100	86.09

3. 服务功能

服务功能(21项)主要评价门诊服务、住院服务、居家服务、医养结合服务、家庭医生签约服务、公共卫生服务、三大中心建设等,总分46分。从21项指标试点建设单位服务功能项目达标率(表2)可以看出,社区在提供社区诊疗病种数、门诊手术服务、中医药特色服务、药学服务、住院服务、家庭病床服务、医养结合服务、基本公共卫生服务、儿童和孕产妇健康管理等社区基本医疗和公共卫生服务工作方面基本达到评价标准要求。但是在住院床位使用率、家庭病床建床率、签约居民社区就诊率、签约居民组合内就诊率、居民电子健康档案和老年人健康管理等具体服务内涵方面距离评价标准还有很大的差距。另外,根据社区未来发展规划三大中心建设,目前仅启动了示范性社区康复中心建设工作,随着健康管理中心和社区护理中心建设方案的出台,试点建设单位将按照要求完成建设,试点周期内都可以达到评价标准要求。

表 2　试点建设单位服务功能项目达标率

项目	标准分值	平均分值	达标率(%)	项目	标准分值	平均分值	达标率(%)
社区诊疗病种数	2	1.9	95	医养结合服务	2	2	100
门诊手术服务	2	1.6	80	基本公共卫生服务	2	2	100
中医药特色服务	4	3.2	80	居民电子健康档案	3	1.3	43.33
药学服务	1	1	100	老年人健康管理	2	0.88	44
社区发热诊室	1	0.7	70	儿童健康管理	3	2.88	96
住院服务	2	1.8	90	孕产妇健康管理	2	1.85	92.5
住院床位使用率★	2	0.95	47.5	慢性病健康管理	4	3.1	77.5
家庭病床服务	1	1	100	健康管理中心	2	0	0
家庭病床建床率★	3	1.68	56	示范康复中心	2	1.3	65
签约居民社区就诊率★	2	0.95	47.5	社区护理中心	2	0	0
签约居民组合内就诊率★	2	1.55	77.5	总分	46	31.64	68.78

注:标★的指标为城区、郊区设定了不同的评分标准。

4. 服务方式

服务方式(6项)主要评价分级诊疗和数字化建设等,总分11分。从6项指标试点建设单位服务方式项目达标率(表3)可以看出,社区在医联体建设、分级诊疗资源协同、数字化便捷就医服务、远程诊疗服务方面基本达到评价标准要求。但是在第三方合作和"互联网+"社区医疗服务方面距离评价标准还有很大差距。

表3 试点建设单位服务方式项目达标率

项　　目	医联体建设	分级诊疗资源协同	第三方合作	数字化便捷就医服务	"互联网+"社区医疗服务	远程诊疗服务	总　　分
标准分值	2	2	2	1	2	2	11
平均分值	2	1.9	1.1	1	1.3	2	9.8
达标率(%)	100	95	55	100	65	100	89.09

5. 服务支持

服务支持(16项)主要评价人员要求、电子人力资源管理(electronic human resource，EHR)等级评审、教学任务、科研任务、环境友善等，总分20分。从16项指标试点建设单位服务支持项目达标率(表4)可以看出，服务支持方面距离评价标准整体情况较差，主要是人员配置方面，目前社区仅儿童保健和妇女保健工作人员配备达标，其他卫技人员配比、医护人员配比、编制数量、全科医师(含中医)、公共卫生医师、中医医师的平均分值距离评价标准都有很大差距，其中达标率最低的是医护人员配比，目前仅达到评价标准要求的10%。其他EHR等级评审、教学任务、科研任务距离评价标准也有较大差距，需要进一步提升。在环境友善方面，老年和儿童示范建设等待市级建设标准方案出台，按照建设进度推进建设达到标准要求。

表4 试点建设单位服务支持项目达标率

项　　目	标准分值	平均分值	达标率(%)	项　　目	标准分值	平均分值	达标率(%)
卫技人员配比	1	0.53	53	临床药师	1	0.83	83
医护人员配比	1	0.1	10	妇女保健工作人员	1	1	100
编制数量	1	0.58	58	儿童保健工作人员	1	1	100
高级职称岗位比例	1	0.83	83	EHR等级评审	1	0.75	75
床位人员配置	1	0.78	78	教学任务	2	1.1	55
临床科室医师	1	0.95	95	科研任务	2	1.49	74.5
全科医师(含中医)	1	0.73	73	环境友善	2	0.5	25
公共卫生医师	1	0.53	53	总分	20	12.62	62.9
中医医师	2	0.92	46				

三、存在问题

此次参与申报高质量社区卫生服务中心试点建设单位均是经过各区自评择优推荐，申报单位前置条件是达到"优质服务基层行"国家推荐标准，并达到国家社区医院标准，总体基础较好，但仍存在以下问题。

1. 硬件条件需要改善

2020 年新的上海市社区卫生服务机构功能与建设指导标准出台,对建筑面积和床位设置提出了新的要求,千人口建筑面积不低于 80 平方米,高质量社区卫生服务中心达标的千人口建筑面积不低于 100 平方米。床位设置达到每千人口 1~1.5 张,至少设置 100 张。随着社区卫生服务能力不断提升,功能不断拓展,如三大中心建设、专科门诊医疗服务、CT 和胃肠镜功能的开展都需要硬件条件的支撑,但目前没有相应的场地,无法进行社区卫生服务功能的拓展和内涵的提升。

2. 服务内涵需要加强

随着国家对传统中医药的服务能力越来越重视,高质量社区卫生服务中心提出了海派传承工作室、社区中医特色诊疗服务品牌数、中医医联体内人员双聘数等要求。社区作为疫情防控第一道防线,上海市社区哨点功能虽已全覆盖,但根据国家发热诊室标准的要求,社区发热诊室建设功能需要进一步完善。上海自 2015 年新一轮社区卫生服务综合改革启动"1+1+1"签约以来,签约居民组合内就诊率和社区就诊率不断提升,随着国家高质量家庭医生签约服务方案的出台,上海市需要继续探索外部支撑机制,提升家庭医生签约率和签约后组合内就诊率、社区就诊率等高质量指标,提高签约居民的满意度。

3. 人才引进需要保障

疫情发生以来,社区始终奋战在一线,除了保障正常医疗服务工作外还承担了隔离点管理、核酸采样、密接转运、居家隔离人员健康监测和医疗保障服务等大量疫情防控任务。社区人员本就短缺,疫情防控期间所有社区人员都是超负荷工作。高质量试点建设对社区卫生服务功能提出了新要求,对人员配置提出更高标准,需要提高卫技人员配比、医护比和高级职称岗位配比。经过多年全科医生规范化培养和转岗培训,每万人口全科医生配置数有了一定程度的提升,但距离标准要求还有差距。公共卫生医生配置距离标准要求差距较大,医护比距离标准要求差距最大,人才培养和引进还有很大的缺口需要弥补。

4. 信息化建设需要提升

随着信息技术的发展,互联网医疗的需求越来越大,特别是疫情期间,"互联网+"诊疗配药作用更加凸显出来。目前 20 家市级试点建设单位仅 6 家注册社区互联网医院,可以提供互联网诊疗服务;EHR 等级评审 20 家市级试点建设单位,其中 12 家达到 5 级评审要求。目前社区各业务条线数据比较分散,系统之间数据不连通,导致社区卫生服务数据整合存在一定困难,家庭医生签约服务率、慢性病管理率和老年人健康管理率提升困难,制约了社区卫生的发展,社区信息化能力亟待提升。

四、政策建议

1. 财政资金保障

建议市级财政或医改经费中,对 20 家高质量社区卫生服务中心试点建设单位在试点建设周期内给予专项经费支持,用于试点建设单位开展业务培训、能力提升、设备配置、资源整合与服务宣传等。区级财政方面全面保障市级试点建设单位硬件建设,通过规划改造或者增设分中心确保试点建设单位场地面积达到标准要求。根据试点建设单位辖区居民医疗需求和自身发展特色医疗服务,保障配备 CT、肺功能、胃肠镜、血液净化等设备的采购资金。加大区级财政补助力度,对试点建设单位在试点建设周期内给予专项经费支持。在收支两条线管理构架下,推进基于试点建设单位标化工作量的财政补偿机制。

2. 人事薪酬支持

市级层面按照"两个允许"(允许医疗卫生机构突破现行事业单位工资调控水平,允许医疗服务收入扣除成本并按规定提取各项基金后主要用于人员奖励)精神,合理确定试点建设单位薪酬水平和薪酬总量,并加大倾斜支持力度。允许试点建设单位参照"一类保障、二类管理"总体原则,探索多元收入机制,对医务人员通过多点执业等方式参与第三方服务的,可按劳获得相应劳务补偿。允许试点建设单位探索整合第三方服务资源,提升服务能级。合理核定中高级职称比例配置,对试点建设单位率先探索按照核定编制基数来核定中高级职称比例,打破社区人才引进制约,吸引更多的优秀人才加入社区卫生服务。区级层面合理核定人员编制,根据"每万人口全科医生数≥4.5 名,医护比达到 1∶1.5"的试点目标,结合试点建设单位服务功能拓展、床位增加等情况,对试点建设单位合理核定人员编制。设立试点建设单位经费补助政策,用于紧缺、高层次社区卫生专业技术人才的补助,吸引人才并稳定社区卫生专业人才队伍,为社区可持续高质量发展提供有力支撑。

3. 医保政策支撑

支持试点建设单位拓展诊疗服务功能,在达到相应条件的基础上,允许试点建设单位探索开展部分原限定在二、三级医院开展的检查项目或治疗用药。对试点建设单位运用新技术开展医保目录外服务项目的,给予医保支付补偿支持。根据试点建设单位诊疗服务功能拓展、病床服务增加等情况,对试点建设单位核定医保总额时给予一定增量。支持试点建设单位率先开展社区医保支付方式改革,如门诊按人头支付、安宁疗护按单元支付等,通过医保政策支持,激发高质量社区开展新项目的动力,提升高质量社区服务内涵。

4. 大学院校参与

有关院校与试点建设单位加强对接协作机制,支持将条件成熟的试点建设单位作为大学附属社区卫生服务中心,在人才培养、教学、科研论文等方面提供更多支持和便利。支持试点建设单位参与全科规范化培训社区教学和硕士培养带教,推动社区科研能力和带教能力提升,推动社区医务人员职业发展。

5. 其他保障政策

充分发挥区域性医疗中心作用,对试点建设单位拓展服务功能,尤其是加强专科诊疗服务给予技术、资源支撑与服务协同。安排专科医生定期到社区开展带教门诊,支持试点建设单位全科医生等医务人员到区域性医疗中心轮岗培训或多点执业。支持试点建设单位提升信息化水平,实现互联网诊疗服务方式,助力社区"互联网+"医疗健康服务,促进社区各业务条线互联互通、数据整合。

参 考 文 献

[1] 国家卫生健康委.国家卫生健康委关于全面推进社区医院建设工作的通知(国卫基层发〔2020〕

12 号). 2020.

[2] 上海市人民政府办公厅. 上海市人民政府办公厅印发《关于推进上海市公立医院高质量发展的实施方案》的通知(沪府办发〔2021〕31 号). 2021.

[3] 上海市卫生健康委员会, 上海市发展和改革委员会, 上海市住房和城乡建设管理委员会, 等. 关于印发《上海市社区卫生服务机构功能与建设指导标准》的通知(沪卫规〔2020〕11 号). 2020.

上海市社区健康管理中心建设策略与路径研究

万和平　毕　媛　张雪艳　陈　斌
张静雅　杨　超　张天晔　丁　园

【导读】　社区健康管理中心作为《上海市卫生健康发展"十四五"规划》提出打造的社区"三个中心"(康复中心、护理中心与健康管理中心)之一,推动社区卫生服务从以治病为中心转向以健康为中心,为社区居民提供"医防管融合"的生命全周期、健康全过程的整合型健康服务,目前正开展社区健康管理中心建设试点的前期准备工作。本文基于文献梳理、问卷调研、多方座谈,梳理了社区健康管理的研究背景,阐明了国内外社区健康管理的发展现状。根据上海的实际情况,分析现阶段社区健康管理存在的主要问题与难点,并提出推进策略和方法,同时提出配套的政策建议。

一、研究背景

健康管理旨在调动个体、群体及整个社会的积极性,有效地利用有限的资源来达到最大的健康效果。社区健康管理是面向全人群,关注重点人群,利用社区有限的资源为社区居民提供体检、建档、评估分类和健康干预。健康中国战略指出,发展方式要从以治病为中心转向以健康为中心。国家《"十四五"国民健康规划》提出,要坚持以基层为重点,提高基层防病治病和健康管理能力;强调推动预防、治疗、护理和康复的有机衔接,形成"病前主动防,病后科学管,跟踪服务不间断"的一体化健康管理服务。《上海市卫生健康发展"十四五"规划》提出打造社区康复中心、护理中心与健康管理中心,强化医防融合、全专结合的全生命周期健康服务。构建家庭医生制度是上海新医改核心目标之一,只有切实将家庭医生签约服务做实做优,有效发挥家庭医生健康守门人的作用,让签约居民"不生病、晚生病和生小病",才能真正从源头上节约医保资金,推动基层卫生机构服务内涵、服务模式、发展方式、运行机制和补偿方式等向"以健康为中心"的价值医疗转变,以切实的政策效果实现家庭医生制度的可持续发展。本文基于前期的文献梳理、问

基金项目:上海市卫生健康委员会卫生健康政策研究课题项目"上海市社区健康管理中心建设策略与路径研究"(项目编号:2022HP18)。
第一作者:万和平,男,上海市健康促进中心社区卫生管理部主任。
通讯作者:丁园,女,上海市健康促进中心副主任。
作者单位:上海市健康促进中心(万和平、毕媛、张雪艳、丁园),上海市闵行区华漕社区卫生服务中心(陈斌),上海市卫生健康委员会(张静雅、杨超、张天晔)。

卷调研和多方座谈形成报告,以期为上海市社区健康管理的工作推进提供政策参考。

二、国内外社区健康管理发展现状

(一) 国外发展现状

国外社区健康管理发展过程中,美国、芬兰、日本等国形成了较为典型的发展模式。美国健康管理模式最大的特点是保险公司与医疗机构合作,对参保人进行直接的健康管理,费用主要由保险公司筹集。芬兰以北卡累利阿省为代表,其科学合理的理论支撑、多样有效的干预措施、社区人员的广泛参与、多部门的通力协作是取得显著成效的关键。日本的社区健康管理是面向全人群实施健康体检、癌症筛查、生活方式及行为干预,对重点人群如慢性病潜在患病人群、老年人群开展特定服务[1]。英国以家庭医生为主,联合公共卫生服务、社会照顾机构等对社区居民进行健康宣教和健康促进。澳大利亚形成了以同伴支持理论、认知理论和自我效能理论为基础的社区支持,提高了居民的自我健康管理意识和技能。

(二) 国内发展现状

中国现有的健康管理模式主要包括:与保险公司结合;依附大型公立及私立医疗机构、健康管理公司;依托社区卫生服务中心发展的健康管理。1997 年,《中共中央、国务院关于卫生改革与发展的决定》做出决定,要"改革城市卫生服务体系,积极发展社区卫生服务,逐步形成功能合理、方便群众的卫生服务网络"。目前,国内形成了以厦门三师共管模式、北京昌平模式、上海静安中医模式等为代表的以慢性病防治为导向的社区健康管理模式和以 PDCA[即计划(plan)、执行(do)、检查(check)、处理(action)]循环理论、"4CH8"模式为代表的以全人群全生命周期为导向的社区健康管理模式[2]。

(三) 上海市社区健康管理现况

基于上海市 248 家社区卫生服务中心的问卷调研和对部分社区卫生服务中心主任、家庭医生的深入访谈,了解上海市社区健康管理的发展现状。

1. 社区健康管理资源情况

人力资源方面,上海市社区每万人口注册全科医师数为 3.93 人,每万人口家庭医生数为 2.61 人。场所方面,近九成社区设立健康管理场所,主要为智慧健康驿站和体检中心。开设健康管理门诊的社区超过半数,其中多为与全科门诊整合,独立开设的有 29 家。设施设备方面,各社区均配备身高体重仪、血压血糖仪,同时很多社区另配备了眼底照相机、中医四诊仪、国民体质自检自测设备及健康自评等智能化设备。合作方面,近三年内有三成社区与三甲医院、市/区疾控等机构开展过健康管理合作,主要内容包括眼健康管理、慢病筛查、联合门诊等。

2. 健康信息采集

主要依托基本公共卫生项目开展,各业务条线均有相应的生产系统,但由于建设涉及多个厂家,健康信息尚不能完全互联互通,采集方式以人工采集为主,自动抓取为辅。不同地区由于信息化基础、财政投入和重视程度不同,信息化程度亦有所差别。从各区来看,静安区、闵行区的信息化程度相对较高;从各业务条线来看,老年人健康体检系统、新慢病一体化系统信息化程度相对较高。

3. 健康评估

各社区针对重点人群开展的健康评估内容主要依据国家或上海市相应的工作规范制定;部分社区结合自身工作基础、本社区居民特点及各生命周期重点问题等,拓宽了评估内容。然而,健康评估报告反馈率除老年人达到近九成外,儿童、孕产妇和慢性病患者均未达到半数。

4. 健康干预

老年人和慢性病患者社区健康管理服务的主要提供者为签约家庭医生,儿童和孕产妇则为有全科资质的儿保或妇保医生。健康干预的主要方式有健康咨询和指导、中医药指导、健康科普信息推送、疾病筛查和管理、转诊等。目前,超半数社区对健康管理对象开展健康干预效果评价。

三、存在的问题与难点

(一) 服务流程方面

健康信息采集、健康风险评估和健康干预是健康管理公认的三部曲,基于本市社区卫生服务机构健康管理服务现况调查和质性研究,在服务流程上存在如下问题与不足。

1. 健康信息采集:信息系统间存在壁垒,数据质量参差不齐

目前,社区健康管理服务多以项目化的形式开展而非基于全人视角。上海市各社区卫生服务中心普遍拥有大量信息化生产系统,但基本上都是垂直"信息化烟囱",无法实现数据的联通共享。同时,由于各业务条线的数据来源与质控多元、缺乏统一的标准,导致数据质量总体不高,以部分公共卫生服务项目为甚。

2. 健康风险评估:缺少科学有效的工具或模型

健康管理在我国发展时间较短,目前健康风险评估主要是疾病相关评估量表,缺少涵盖生理、心理及行为生活方式等人的整体健康、普遍适用且科学有效的工具或模型。上海社区卫生服务中健康风险评估也是项目化,未实现基于全人视角的整合。

3. 健康干预:缺乏简单有效的干预监测手段,干预对象坚持难

健康干预是健康管理落地见效的关键,其中除疾病管理外更核心的是对健康危险因素中不良行为和生活方式的管理。但现实中很难落实有效健康干预,一方面,一般人很难做到并坚持改变不良行为和生活方式;另一方面,当前监测健康干预过程与效果普遍缺乏简便有效的手段,难以形成正向反馈激励。

(二) 供需协同方面

1. 供方:"医防不融合",家庭医生数量短缺和能力不适应

社区卫生服务中心作为社区健康管理服务主阵地,普遍存在"医防不融合"现象,且健康管理多以项目化形式开展,未形成全流程、全生命周期服务,未实现闭环管理。家庭医生是社区健康管理服务提供主体,但上海目前每万人口拥有家庭医生仅 2.61 人,与世界卫生组织和世界家庭医生组织共同建议的至少每万人口 5 人仍有较大差距[3]。同时,目前我国家庭医生的培养过

程中更注重"治"而非"防",家庭医生的服务理念和服务技能尚不适应社区健康管理服务要求,急需培训并在实践中提升。

2. 需方:居民健康管理理念不强、配合度不高

健康管理要取得实效离不开需方居民的参与配合。目前,居民尚未很好建立"自己是自身健康第一责任人"的理念,相对于疾病治疗的刚需,健康管理是"软需求"且见效慢,导致居民健康管理的参与度和配合度都较低。

(三) 工作机制方面

1. 收费、支付机制亟须改革

目前,健康管理服务尚未纳入医保收费目录,医保的支付方式仍以按项目支付为主,难以体现供方服务价值并建立激励机制。

2. 市场化资源整合机制亟待建立

随着居民生活水平的不断提高,个性化的健康管理服务需求不断增加。但社区卫生服务中心平台限于"收支两条线管理"和"绩效工资制度",难以通过市场化机制实现对所需市场资源的有效整合,制约了居民健康管理服务尤其是个性化健康管理服务的有效供给。

3. 考核评价导向作用尚未形成

当前社区卫生服务中心的收入主要由补偿医疗服务的医保收入和补充公卫服务的公共卫生经费组成,上海各区对社区卫生服务机构的运营均有不同程度要求,导致社区平台的考核分配主要集中在有经费补偿的医疗和公卫业务上,健康管理在社区标化工作量中占比较低;加上社区健康管理服务本身尚不成熟,健康干预留痕、效果评价均存在一定难度,导致未能有效建立健康管理服务的考核评价分配机制,难以发挥考核评价的导向作用。

四、建设策略与路径

(一) 建设策略

1. 以生命周期为主线

以人为本,从治病为中心向以健康为中心转变,针对各生命周期的主要健康问题,确定相应的健康管理内容,推动基层卫生健康服务关口前移,实施"医-防-管"融合的一体化健康服务,有效落实家庭医生签约居民健康守门人功能。

2. 以科技手段为支撑

社区健康管理中心建设应以科技手段为支撑,从信息采集到健康评估到干预留痕,再到居民参与互动,提高工作效率,赋能家庭医生。当前,最紧要的是打破社区平台上各垂直信息系统间壁垒,以人为单元,实现健康数据的整合共享。

3. 以闭环形成为持续

打造社区健康管理服务"三个闭环",即服务流程闭环(健康信息采集、健康评估、健康干预以及干预后效果跟踪评价)、生命周期闭环(贯穿儿童、学生、成人、老人的全生命周期)、供需协同闭环(家庭医生、居民共同参与,协同互动),推进社区健康管理落地见效和持续改进。

4. 以场景打造为显示

以社区健康管理中心建设为契机,推广应用大数据、人工智能、区块链、物联网等新兴技术,实现健康数据互联互通,打造社区数字化、智能化健康管理功能平台;同时,以人为本,建设聚焦健康问题管理,医(生)居(民)共同参与的共享式、预约化、标准化的健康管理门诊,打造兼具"科技+人文"显示度的健康管理服务场景。

5. 以循序渐进为原则

试点起步,逐步推广。试点阶段,考虑健康管理服务数据的可及性和服务主体的明确性,选择先从签约居民入手,从已经开展的医疗、公卫服务整合协同做起,逐步拓展服务内涵。在试点入轨基础上,逐步在健康管理技术、健康信息化联通、健康评估模型构建、健康干预方式探索、服务模式与机制创新,劳动价值补偿等方面形成突破,形成可复制可推广的社区健康管理服务新模式。

6. 以机制建立为保障

基于社区卫生服务中心平台定位,以社区健康管理中心建设为契机,改革创新政府对基层卫生管理、运行、补偿等机制,推动社区卫生服务高质量内涵式发展。同时,引入并发挥市场机制作用,整合市场资源,满足社区居民多元健康需求。

(二) 建设路径

1. 制订社区健康管理服务规范

以社区既有医疗和公卫业务为基础,兼顾健康服务数据的可获得性、质量及家庭医生可负担性,研制社区健康管理服务的基本健康评估包和拓展评估包,制订《关于开展本市社区健康管理中心试点工作的通知》。

2. 建立信息化系统

基于社区健康管理服务规范和健康评估基本包,建立完善社区健康管理服务社区层面的生产系统和市、区级层面的管理系统,以信息化支撑、质控社区健康管理服务的落地见效。

3. 开展建设试点

试点社区基于健康管理"三部曲"(健康信息采集、健康风险评估和健康干预),以信息化为依托,以《关于开展本市社区健康管理中心试点工作的通知》为依据,完成规定动作(基本评估包),并结合社区实际选择为自选动作(1 个及以上拓展评估包),开展建设试点。

4. 总结推广

基于 PDCA 循环对社区健康管理中心建设试点进行动态监测、跟踪评价,鼓励探索与创新,总结好的做法与经验,分析存在问题与不足,推动试点走深走实并推广。

五、政策建议

(一) 加强信息化整合,提升数据质量

通过打破各业务条线信息系统之间的壁垒,进行数据归集。在市级层面出台统一的社区健康管理业务规范和数据接口规范,区级层面根据要求搭建统一的社区健康管理工作平台。以签约居民为单位,将社区内部分散在十余个系统中的碎片化健康信息整合,外部逐步与健康信息网、实有人口库、第三方健康体检机构的数据接轨,实现内部外部数据共享,支撑一体化健康管理工作开展。持续提升健康档案建档率和建档质量,对已有的健康档案进行数据治理,为后续的利用提供保障。依托信息化手段对社区健康管理工作开展质控,使社区健康管理向精细化、科学化转变[4]。

(二)强化健康管理学科建设

抓住国家"健康优先发展战略"契机,强化健康管理学科建设与发展,支持与鼓励健康管理技术研究,探索建立符合中国国民实际的整体健康风险评估的工具与模型;同时,为满足居民多样化、个性化健康管理需求,打造政府、社会、市场参与,供方、需方和支付方协同的健康管理服务产业生态,通过学科建设与产业发展的良性互动,推动我国健康管理服务高质量发展,助力健康中国建设。

(三)加强以全科医生为主基层卫生人才队伍建设

家庭医生签约服务为社区健康管理的开展提供了良好的模式基础。在提升全科医生培养数量的同时,更要注重全科医生"医防管一体化整合型"服务理念和技能的培训,提升家庭医生的岗位胜任力,培养"医防管"融合的复合型人才。

(四)宣传落实"居民是自身健康的第一责任人"理念

加大宣传力度和引导,积极营造以健康为导向的社会环境,将健康融入万策,推行健康的生活方式,充分调动居民自我健康管理的积极性,构建社会健康共建共治共享的新格局。

(五)建立以健康产出为导向的激励、支付与考评机制

急需以健康产出为导出,落实习近平总书记提出的"两个允许"精神,推动建立社区卫生机构"一类保障、二类管理"的运行机制、从按服务项目转向按健康产出的医保按价值支付机制和基于健康结果的考核评价机制。

参 考 文 献

[1] 汪紫彤,范阳东.日本社区健康管理发展现状及对我国的启示.中国全科医学,2022,25(4):393-400.

[2] 隋梦芸,叶迎风,苏锦英,等.国内外社区健康管理模式研究.医学与社会,2020,33(4):51-55.

[3] 刘畅畅.农村家庭签约医生岗位胜任力指标体系构建与实证研究.武汉:华中科技大学,2020.

[4] 汤真清,李潇骁,钟姮,等.上海市基层医疗卫生服务现状分析.中国卫生资源,2018,21(5):428-432.

上海安宁疗护服务综合评价
指标体系构建及应用研究

许艺帆　张惠文　楚天舒　李水静

张天晔　杨　超　荆丽梅　许铁峰

【导读】 在上海市全面试点推进安宁疗护服务阶段,结合国家相关文件要求亟须构建一套科学评价指标体系,为综合评价试点机构安宁疗护服务质量和效果提供科学工具,为安宁疗护服务高质量可持续发展提供系统支撑。基于此,文章综合运用文献评阅、主题框架分析、德尔菲专家咨询法、层次分析法等,系统梳理8套国际和5套国内评价指标框架,参考我国和上海市安宁疗护实际情况,构建一套基于"结构-过程-结果"框架的适用于中观机构层面评价的安宁疗护服务综合评价指标体系,并赋予指标权重,为量化评价和比较不同试点机构、不同区域间安宁疗护服务质量和效果提供科学依据。

一、研究背景及意义

　　安宁疗护是"以人为本"的综合健康服务体系的重要组成部分,注重提升临终患者全人、全程、全方位、全生命周期"最后一公里"的生命质量和尊严,是目前世界各国共同促进社会文明进步和文化软实力提升的重要民生议题[1],已纳入健康中国战略和医疗服务制度设计。2017年、2019年我国推进全国安宁疗护工作试点,服务覆盖广度和内容提供深度不断拓展,初步建立以基层医疗卫生机构为主体的安宁疗护服务体系[2]。全国推进安宁疗护试点文件明确提出,要对试点机构安宁疗护服务的质量和效果进行评价[3]。在此背景下,迫切需要通过科学方法建立一套适用于我国实际情况的安宁疗护服务综合评价指标体系。

　　本文通过文献评阅,梳理国际安宁疗护组织联盟和相关专家在学术研究中提到的成熟评价指标框架和体系,适当参考国家及上海市相关评价要求,遴选并适当转化部分指标使

基金项目:上海市科学技术委员会软科学研究项目"上海安宁疗护服务发展综合监测评价的理论和实证研究"(项目编号:23692112700);上海市自然科学基金项目"基于健康整合理念的安宁疗护服务的定价策略与支付改革研究"(项目编号:22ZR1461400);美国中华医学基金会公开竞标项目(CMB-OC Grant number 20-386);教育部人文社会科学研究规划基金资助项目"健康中国背景下我国医务人员安宁疗护行为测量和培训需求研究"(项目编号:20YJAZH045);上海市哲学社会科学规划课题"老龄化背景下上海市安宁疗护服务系统评价及完善对策研究"(课题编号:2019BGL032)。
第一作者:许艺帆,女,硕士研究生。
通讯作者:荆丽梅,女,研究员。
作者单位:上海中医药大学公共健康学院(许艺帆、张惠文、楚天舒、荆丽梅、许铁峰),上海市卫生健康委员会(李水静、张天晔、杨超)。

其更适合中观机构层面评价,经过两轮德尔菲法专家咨询,基于"结构-过程-结果"框架构建了一套适用于中观层面的安宁疗护服务综合评价指标体系,结合层次分析法赋予指标权重,为量化评价和比较不同试点机构、不同区域间安宁疗护服务质量和效果提供科学测量工具,为促进安宁疗护高质量、可持续发展提供科学依据。

二、指标体系构建

(一)指标体系框架确立

系统参考世界卫生组织公共卫生模型(public health model,PHM)及战略指标[4-5]、美国国家共识项目(national consensus project,NCP)[6-7]和美国国家质量论坛(national quality forum,NQF)评价框架[8-11]、意大利安宁疗护质量指标体系(Italian quality indicators,IQI)[12]、英国经济学人智库死亡质量指数(quality of death index,QDI)评价框架[13]、西班牙纳瓦拉大学文化与社会研究所(Institute for Culture and Society,ICS)[14-15]、英国国家健康与临床卓越研究所(National Institute for Health and Care Excellence,NICE)中观指标[16],以及世界卫生组织2021年最新评价体系[17]8套国际较为成熟的重点框架,以及我国国家试点和上海市质量评价[18]、综合医院评价[19]、社区评价[20]、临终护理评价[21]等5套应用广泛的指标体系,从中遴选指标并转化使之适用于中观层面评价,初步构建包含187项指标的安宁疗护评价指标池集。

基于"结构-过程-结果"框架,结合对3位安宁疗护管理和实践专家的定性访谈拟定初步的一、二、三、四级评价指标体系和内容,确定将政策保障、资源配置、服务提供、药物使用、教育培训、道德伦理、患者负担、满意度、科研作为9个二级指标,并制定三级指标24个、四级指标79个,梳理形成安宁疗护服务综合评价指标体系初稿。

(二)指标体系构建和完善

对15位在安宁疗护科研教学、行政管理、临床服务等相关领域工作的专家和学者展开两轮德尔菲法专家咨询进一步完善评价框架和指标。科学研制专家咨询表,邮件函询安宁疗护科研教学、行政管理、临床服务等相关领域工作的专家和学者,采用1~9分对初步构建的四级指标体系的相关性、可测量性、可行性三个维度进行打分,分值越高表明该标准越重要,并对指标的名称、含义、顺序等提出修改建议。

(三)指标体系具体内容

根据统计分析结果,并结合专家对指标体系提出的建议,修改完善指标体系,最终构建的上海安宁疗护服务综合评价指标体系包括政策保障、服务提供、患者负担等9个二级指标,机构制度保障、服务数量、次均费用等25个三级指标,纳入机构发展规划或重点工作、安宁疗护出院患者人数及人均医药费用等81个四级指标[22],具体内容见表1。

表 1　上海安宁疗护服务综合评价指标体系

一级指标	二级指标	三　级　指　标	四　级　指　标
结构	政策保障	机构制度保障	安宁疗护纳入机构发展规划或重点工作
			有安宁疗护工作规范和人员岗位职责
			建立安宁疗护质量控制管理制度
			建立安宁疗护专项考核激励制度
			建立安宁疗护转介制度
		科室设置	注册临终关怀科
			设置临终关怀(安宁疗护)科
	资源配置	床位设置	每万死亡人口住院安宁疗护床位总数
			每万死亡人口居家安宁疗护建床数
			每万现患肿瘤患者住院安宁疗护床位总数
			每万现患肿瘤患者居家安宁疗护建床总数
			每万死亡人口安宁疗护护士数
			每万现患肿瘤患者安宁疗护护士数
		人员配备	安宁疗护团队医护比
			安宁疗护床护比
			安宁疗护床位药师比
			安宁疗护床位康复医师比
			安宁疗护床位社会工作者比
			安宁疗护床位营养师比
			安宁疗护床位心理咨询师比
			安宁疗护床位志愿者比
		资金支持	安宁疗护收入财政拨款占比
过程	服务提供	服务数量	安宁疗护出院患者人数
			安宁疗护出院患者人数占比
			安宁疗护出院老年患者(60岁及以上)人数占比
			出院安宁疗护转介(转上)患者占比
			出院安宁疗护转介(转下)患者占比
			安宁疗护建立家庭病床数
			安宁疗护家庭病床建床数占比
			安宁疗护门诊服务人次

一级指标	二级指标	三级指标	四级指标
过程	服务提供	多学科护理计划	有多学科护理计划及其操作标准和流程
			入院首日进行生存期评估的患者比例
			居家建床首日进行生存期评估的患者比例
			入院首日进行需求评估的患者比例
			居家建床首日进行需求评估的患者比例
			入院首日进行功能状态评估的患者比例
		症状管理	居家建床首日进行功能状态评估的患者比例
			入院首日进行疼痛评估的患者比例
			居家建床首日进行疼痛评估的患者比例
			评估为中重度疼痛的患者24小时内接受治疗的比例
			入院首日进行呼吸困难评估的患者比例
			居家建床首日进行呼吸困难评估的患者比例
			评估为呼吸困难的患者24小时内接受治疗的比例
			入院首日进行心理评估的患者比例
		心理支持	居家建床首日进行心理评估的患者比例
			为患者家属提供哀伤辅导的比例
		临终期护理	对住院患者家属进行临终期体征及症状教育的比例
			对居家患者家属进行临终期体征及症状教育的比例
			为患者及其家属介绍安宁疗护服务
		服务可及性	提供24小时安宁疗护服务
			提供安宁疗护信息交流平台
		服务收入	安宁疗护收入占比
		服务效率	安宁疗护床位使用率
			安宁疗护床位周转次数
		服务时长	安宁疗护出院患者平均住院日
			安宁疗护居家患者平均建床天数
	药物使用	镇痛类药物使用	提供弱阿片类药物种类
			提供强阿片类药物种类
			安宁疗护出院患者人均弱阿片类药物消耗量
			安宁疗护出院患者人均强阿片类药物消耗量
			患者人均弱阿片类药物消耗量(居家)
			患者人均强阿片类药物消耗量(居家)

续 表

一级指标	二级指标	三级指标	四级指标
过程	药物使用	药占比	安宁疗护业务收入药占比
			安宁疗护业务收入镇痛类药物占比
			安宁疗护药品收入镇痛类药物占比
	教育培训	员工培训	安宁疗护团队持证上岗人员占比
		公众教育	面向患者、家属和照护者开展安宁疗护教育
			面向社会公众普及安宁疗护教育
	道德伦理	知情同意	患者本人签署知情同意书的比例
		共同决策	安宁住院患者家属与安宁疗护团队开展家庭会议的比例
			安宁居家患者家属与安宁疗护团队开展家庭会议的比例
结果	患者负担	次均费用	安宁疗护出院患者人均医药费用
			安宁疗护出院患者床日医药费用
			安宁疗护居家患者次均医药费用
		自付比例	安宁疗护出院患者自付占比
			安宁疗护居家患者自付占比
	满意度	需方满意度	安宁疗护出院患者或家属满意度
			安宁疗护居家撤床患者或家属满意度
		供方满意度	安宁疗护医务人员满意度
	科研	项目和论文	主持安宁疗护科研项目数量(区卫生健康委及以上级别)
			发表有关安宁疗护的科研论文数量

(四)赋予指标权重

结合层次分析法,采用 Santy 的 1~9 标度法邀请专家就同一级指标的重要程度进行两两比较打分,量化确定各维度相关指标的权重系数,综合计算得到上海安宁疗护服务综合评价指标体系各维度指标的具体权重系数(表 2)。

表 2　上海安宁疗护服务综合评价指标权重(一级和二级指标)

一级指标	一级指标权重	二级指标	二级指标权重
结构	0.38	政策保障	0.14
		资源配置	0.24
过程	0.30	服务提供	0.13
		药物使用	0.06

一 级 指 标	一级指标权重	二 级 指 标	二级指标权重
过程	0.30	教育培训	0.06
		道德伦理	0.05
		患者负担	0.15
结果	0.32	满意度	0.14
		科研	0.03

三、应用思考

本文通过系统综述、德尔菲法及层次分析法,完成了一套适用于中观层面评价的安宁疗护服务综合评价指标体系(包含 3 个一级指标、9 个二级指标、25 个三级指标和 81 个四级指标)的理论构建,指标体系具有较高的科学性和合理性,各级指标的权重分配也与世界卫生组织的 PHM模型和 ICS 框架等重点关注维度一致,契合我国和上海安宁疗护现阶段发展特点,能够为支撑试点地区和试点机构安宁疗护服务质量和效果评价提供科学依据。

指标体系的科学性需要通过实践运用进行验证和完善,实证评价试点区域和试点机构的安宁疗护服务质量。短期而言,通过不同区域和机构评价的横断面数据进行横向比较,分析查找各机构安宁疗护服务发展中的主要问题和瓶颈,提出完善和提升当前安宁疗护服务质量的意见和建议;长期而言,通过多年的评价数据序列积累进行纵向比较,总结分析安宁疗护质量改进过程中的经验和问题,为安宁疗护服务的规范化和可持续发展提供科学依据。

参 考 文 献

[1] WHO. Integrating palliative care and symptom relief into primary health care: a WHO guide for planners, implementers and managers. Geneva: World Health Organization, 2018.

[2] XU Y F, JING L M, LI X Y, et al. Hospice and palliative care services development in Shanghai. Open Acc J Comp & Alt Med, 2021, 3(3): 375 - 377.

[3] 国家卫生健康委办公厅. 国家卫生健康委办公厅关于开展第二批安宁疗护试点工作的通知(国卫办老龄函〔2019〕483 号). 2020.

[4] STJERNSWÄRD J, FOLEY K M, FERRIS F D. The public health strategy for palliative care. J Pain Symptom Manage. 2007, 33(5): 486 - 493.

[5] RHEE J Y, LUYIRIKA E, NAMISANGO E, et al. APCA atlas of palliative care in Africa. IAHPC Press, 2017.

[6] NATIONAL CONSENSUS PROJECT. National Consensus Project for Quality Palliative Care (2009) Clinical practice guidelines for quality palliative care. http://www. nationalconsensusproject. org [2021 - 10 - 18].

［7］ FERRELL B R. Overview of the domains of variables relevant to end-of-life care. J Palliat Med, 2005, 8（Suppl 1）: S22 – 29.

［8］ FERRELL B, CONNOR S R, CORDES A, et al. The national agenda for quality palliative care: the National Consensus Project and the National Quality Forum. J Pain Symptom Manage, 2007, 33（6）: 737 – 744.

［9］ PASMAN H R, BRANDT H E, DELIENS L, et al. Quality indicators for palliative care: a systematic review. J Pain Symptom Manage, 2009, 38（1）: 145 – 156.

［10］ BAKITAS M, BISHOP M F, CARON P, et al. Developing successful models of cancer palliative care services. Semin Oncol Nurs, 2010, 26（4）: 266 – 284.

［11］ DY S M, KILEY K B, AST K, et al. Measuring what matters: top-ranked quality indicators for hospice and palliative care from the American Academy of Hospice and Palliative Medicine and Hospice and Palliative Nurses Association. J Pain Symptom Manage, 2015, 49（4）: 773 – 781.

［12］ D'ANGELO D, MASTROIANNI C, VELLONE E, et al. Palliative care quality indicators in Italy. What do we evaluate? Support Care Cancer, 2012, 20（9）: 1983 – 1989.

［13］ Economist Intelligence Unit. The 2015 Quality of Death Index: Ranking palliative care across the world. A report by The Economist Intelligence Unit. https://impact. econ-asia. com/perspectives/ healthcare/2015-quality-death-index［2022 – 10 – 18］.

［14］ ARIAS-CASAIS N, GARRALDA E, RHEE J Y, et al. EAPC Atlas of Palliative Care in Europe 2019. Vilvoorde: EAPC Press, 2019.

［15］ Arias-Casais N, Garralda E, López-Fidalgo J, et al. Brief manual health indicators monitoring global palliative care development. Houston: IAHPC Press, 2019.

［16］ NICE. End of life care for adults: service delivery. London: National Institute for Health and Care Excellence（UK）, 2019.

［17］ WHO. Assessing the development of palliative care worldwide: a set of actionable indicators. Geneva: World Health Organization, 2021.

［18］ 荆丽梅,成雯郁,舒之群,等.上海市安宁疗护试点机构服务质量评价//上海市卫生政策研究年度报告（2018）.北京:科学出版社,2019:283 – 291.

［19］ 诸海燕,孙彩萍,张宇平,等.综合性医院安宁疗护模式的实施与效果评价.中国护理管理,2016, 16（6）: 832 – 835.

［20］ 荆丽梅,刘红炜,刘坤,等.上海市社区卫生服务中心舒缓疗护项目投入与产出效果评价研究.中国全科医学,2016,19（34）: 4178 – 4182.

［21］ 杨洪菊,杨晓雯,杨朝霞,等.肿瘤患者临终关怀护理质量评价指标体系的构建.中华护理杂志, 2018,53（12）: 1487 – 1491.

［22］ 张惠文,荆丽梅,许艺帆,等.基于层次分析法的安宁疗护服务综合评价指标体系权重分析.中国卫生政策研究,2023,16（1）: 52 – 59.

基于信息化支撑的整合式社区
慢性病健康管理模式探索与实践

程旻娜　张　晟　隋梦芸　郑　杨　顾　凯

王玉恒　严青华　黎衍云　应晓华　施　燕　付　晨

【导读】　鉴于国内现有慢性病管理模式存在机构功能定位不清、技术支持不足、信息化不充分等问题，文章提出将"以人为核心"的整合式健康管理理念融入我国社区慢性病管理，探讨构建基于信息化支撑的整合式社区慢性病健康管理模式的内涵和做法，通过信息技术应用，创新实现社区慢性病健康管理技术整合、数据整合和服务整合，精准高效地实现"以人为中心"、多病种、全周期的筛查、诊断、治疗、干预、随访管理、健康促进等一体化的社区慢性病综合防治服务。上海市应用该模式为 197.51 万居民提供整合式社区健康管理服务。基于信息化支撑的整合式社区慢性病健康管理模式有助于实现"以人为中心"的整合式慢性病健康管理，有待开展中长期防治效果以及经济学的评估，为我国慢性病防治事业发展提供参考经验。

一、模式背景

（一）我国慢性非传染性疾病管理进展

慢性非传染性疾病（以下简称慢性病）是全球主要死亡原因和疾病负担。全球前 10 位主要死因中的 7 种均为慢性病[1]，慢性病占全球死亡人数的 74%。中国慢性病患者约有 3 亿人，心血管疾病、糖尿病患者人数位列世界第一[2]，慢性病逐渐成为威胁我国居民健康、影响国家经济社会发展的重大公共卫生问题。

随着《国务院办公厅关于印发深化医药卫生体制改革 2022 年重点工作任务的通知》（国办发〔2022〕14 号）、《中国防治慢性病中长期规划（2017—2025 年）》《"健康中国 2030"规划纲要》等政策出台，我国逐步明确建立疾病预防控制机构、医院和基层医疗卫生机构分工协作、优势互

基金项目：上海市加强公共卫生体系建设三年行动计划（2020~2022 年）（项目编号：GWV-7）；上海市公共卫生体系建设三年行动计划学科建设项目（项目编号：GWV-10.1-XK05）；上海市加强公共卫生体系建设三年行动计划（2020~2022 年）公共卫生重点学科建设项目（项目编号：GWV-10.1-XK16）。

第一作者：程旻娜，女，主任医师。

共同第一作者：张晟，女，医师。

通讯作者：付晨，男，研究员；施燕，女，主任医师。

作者单位：上海市疾病预防控制中心（程旻娜、张晟、隋梦芸、郑杨、顾凯、王玉恒、严青华、黎衍云、施燕、付晨），复旦大学公共卫生学院（应晓华）。

本文已被《上海预防医学》录用。

补的防治结合合作机制,加强医防合作,推进慢性病防、治、管整体融合发展,推动促进以治病为中心向以健康为中心转变,提高人民健康水平。

近年来,互联网、物联网、5G、可穿戴设备等现代化信息手段快速发展,推动了医疗领域的数字化改革创新。《国务院办公厅关于促进和规范健康医疗大数据应用发展的指导意见》(国办发〔2016〕47号)、《全国基层医疗卫生机构信息化建设标准与规范(试行)》等政策规范出台,奠定了基层慢病管理信息化建设基础。

(二)基于信息化支撑的整合式社区慢性病健康管理模式建立的必要性

现阶段国外经典的慢性病管理模式框架主要有三种,分别为慢性病照护模式(chronic care model,CCM)[3]、慢性病自我管理计划模式(chronic disease self-management program,CDSMP)和创新性慢性病照护框架(the innovative care for chronic conditions framework,ICCC)[4]。随着信息化技术推进及我国南方多地的实践经验积累,符合我国国情的整合式慢病管理模式正起步,但亟待完善和论述。

基于此,本文分析整合式社区慢性病健康管理模式的主要内涵,整合的内容、方式及其实现路径,为基于信息化支撑的整合式社区慢性病健康管理模式的推广提供借鉴。

(三)国内外现有慢性病管理模式

20世纪末,发达国家开发了许多经典的慢性病管理理论模型[5],在全球范围内率先建立慢性病健康管理模式理论框架[6-8]。我国南方地区也积极开展了模式实践探索[9-11](表1)。

表1　各地区典型慢性病管理模式内容及特点

模式名称	管理对象	管理内容	优缺点
凯撒医疗模式(美国)	付费会员	统一医疗信息管理系统,由家庭医生负责会员基本医疗、健康管理及转诊;专科医生接受转诊并转介住院治疗至凯撒基金医院	会员预付款制度保障医疗机构"以健康管理为中心";信息系统使全科和专科医生联系紧密,不同层级的医务人员之间协作高效
北卡累利阿项目(芬兰)	高血压人群	基于社区,对心血管病相关的危险行为和生活方式进行综合干预,改变人群危险因素谱;颁布政策法规创造健康的环境,调动社区资源,引导人们建立健康生活方式	强调流行病学监测,定期完善慢性病防控策略与措施;重视相关法律政策的开发,政策干预有力
"三师共管"家庭医生签约服务模式(福建厦门)	慢性病患者	专科医生根据慢性病患者的情况制定治疗和干预方案,全科医生实施方案并根据数据进行监控,健康管理师负责与患者进行沟通,进行健康宣教	"医""防"有机结合,推动医院、社区、疾控三方联动;初步实现数据共享整合,实现医疗卫生资源互联互通
罗湖模式(广东深圳)	罗湖居民(老年或慢性病患者为主)	区属医院和社康中心,成立一体化紧密型的医院集团,开展临床技术、医疗机构、区域中心、诊疗功能、认知规范等五个维度的整合,建立整合式慢性病医疗服务	医保支付方式由原先"保疾病"转变为"保健康",医院由原本"重医疗"转变为"重健康管理",多方推动以人为中心的健康管理模式

（四）我国实现整合式社区慢性病健康管理模式的障碍和瓶颈

1. 机构功能定位和职责不清

医疗机构、疾病预防控制机构和基层卫生服务机构间，以及机构内部的医疗服务、公共卫生服务尚未融合[12]。疾病预防控制机构未充分获取体检、临床等来源的数据，难以做到全生命周期监测；医疗机构重治轻管，患者转诊至上级医院后，原有管理不再延续；基层医疗机构开展慢性病管理[13]，重数量轻质量，效果不佳，满意度低。

2. 技术支持能力不足

作为慢性病综合防治体系的网底，基层医疗卫生机构缺乏针对性的健康管理工作流程规范，社区难以向"以人为核心"的健康管理转变。社区面临共病患者重复管理、防治条线间信息共享不充分、多头考核指标存在差异等问题[14]。

3. 数字化、智慧化、信息化不充分

我国慢性病信息建设"孤岛化"问题仍然存在[15-16]，无法进行跨区域即时传输，疾病预防控制机构、医院和基层医疗卫生机构间多系统、多平台数据利用率低，服务数据无法"以人为中心"汇聚；另外，基层医疗卫生机构开展慢性病管理需大量重复询问、手工录入，数据信息缺乏统一标准[17]，导致数据采集流于形式、信息质量低下[18]。

二、将"以人为核心"的整合式健康管理理念融入社区慢性病管理实践

（一）"以人为核心"整合式健康管理理念的内涵

面对不断加重的慢性病防治需求，WHO 发布 *Innovative Care for Chronic Conditions*[5]，将整合服务定为慢性病管理框架核心策略。研究表明，整合服务没有统一的理论框架和方法[19]，其定义存在多样性。本文提出整合式健康管理是一种基于整体医学观的服务模式（图 1），应用信息新技术，创新实现社区慢性病健康管理技术整合、数据整合和服务整合，精准高效地实现"以人为核心"、多病种、全周期的筛查、诊断、治疗、干预、随访管理、健康促进等一体化的社区慢性病综合防治服务。

1. 核心理念

整合式健康管理指通过技术、数据、服务层面的"三整合"，实现"以人为中心"的全程健康管理。技术整合是模式的基础，指对多种常见慢性病的防控技术进行整合；数据整合是模式的关键，指以居民健康档案为基础，将体检、公共卫生、医疗等多来源的数据进行整合，形成覆盖全生命周期的健康档案；服务整合是模式的核心，指横向整合提供多种慢性病的健康管理服务，纵向整合实现居民健康服务在居民、不同部门和机构间协同。服务整合只有以服务标准统一、服务结果精准为前提，才能实现有效整合。

2. 服务提供主体和参与主体

社区卫生服务中心是慢性病健康管理服务提供的主体，服务队伍由家庭医生、医生助理、护理人员构成。第三方公司通过设立服务机构、输出服务人员、服务项目等多种方式以市场参与健康管理服务。居民作为自身健康的第一责任人进行自主管理。

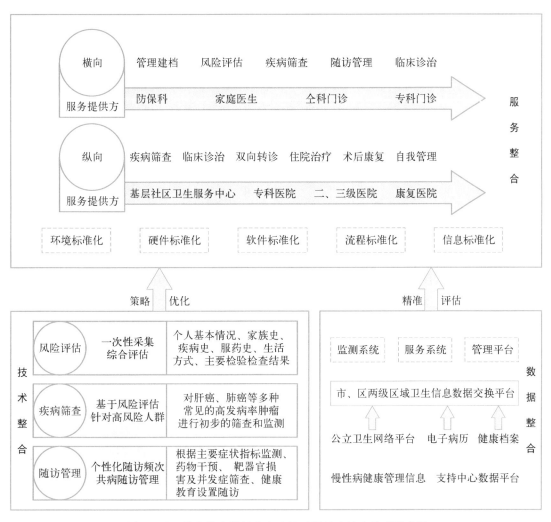

图 1　基于信息化支撑的整合式社区慢性病健康管理模式图

3. 基础支撑条件

完善区域卫生信息平台、医疗服务与公共卫生管理等信息系统、健康档案和电子病历基础资源库,系统和平台覆盖所有医疗机构、互联互通、共享协同。

4. 服务内容

针对全人群的慢性病相关危险因素信息登记,开展针对性和普及性的健康教育,进行综合的健康风险评估,为高危人群开展定期筛查,对慢性病患者进行定期随访管理和评估、双向转诊,指导居民利用 APP 等工具开展自主管理。

(二)构建基于信息化支撑的整合式社区慢性病健康管理模式的做法

本文开展的基于信息化支撑的整合式社区慢性病健康管理模式的应用实践具体做法如下。

1. 按照健康管理服务框架,开展多种疾病防治技术整合

出台综合性的社区慢性病健康管理工作规范,明确各级医疗机构承担的常见慢性病防治职

责,理清机构间的服务流和数据流,形成"以人为单位"的慢性病综合风险评估、疾病联合筛查以及共病随访流程,为社区开展健康管理提供了明确技术指导。

2. 以精准化测量服务为基础,开展部门间、机构间服务整合

首先通过实施精准化测量服务,统一部门和机构间的服务标准。研制出台诊室血压、末梢血糖、简易肺功能、身高体重等指标测量(检查)环境、硬件、软件、流程、信息等标准;开发人工智能语音随访采集话术和技术[20]。前期研究提示,标准化技术试点社区疾病防治效率远远高于常规工作模式社区[21],服务成效快速有效提升。

其次,在社区设置慢性病健康管理支持中心,开辟独立区域,针对多种慢性病,应用标准化测量(检查)技术,开展慢性病健康管理。

3. 开展多平台、多来源的数据整合和应用

在跨区域的卫生数据平台、电子病历和健康档案基础数据库、网络平台等卫生信息系统基础上,进一步强化健康管理数据整合,从监测、服务、管理三个层面加强数据的整合应用。

在监测层面,形成大数据支撑下的监测评估-健康服务-数字管理的慢性病综合服务闭环管理;在服务层面,通过实时共享利用二、三级医疗机构诊疗数据,形成"数据驱动的整合式全程管理服务";在管理层面,构建慢性病综合管理指标体系[22],建设慢性病云管理平台。对慢性病综合管理服务的开展情况、实施进度、质量和防治效果等进行大数据质控和动态精准评估。

(三)模式建立架构

政府部门通过出台政策为推动精准化测量服务提供支持保障。市区疾病预防控制机构负责技术指导,联合临床专业技术机构,定期组织培训和人员考核,定期对整合模式下支持中心服务进行实施过程评估、效果评估和居民满意度评估,根据评估结果及时调整优化服务流程。社区卫生服务中心负责建设与管理社区慢性病健康管理支持中心,落实相关人员参与支持中心日常服务与管理,主要提供规范健康信息采集、健康风险评估、疾病筛查、疾病监测、健康教育、综合干预服务。工作人员应经过培训,考核后持证上岗,定期评估。

(四)模式实践成效

截至 2022 年 3 月,系统覆盖 16 个区、240 家社区,为 197.51 万居民建立健康档案并进行综合风险评估,对 149.29 万高风险对象进行健康教育和筛查,为 181.65 万患者进行随访管理。截至 2021 年底,全市推送二、三级医疗机构相关诊疗信息 650 余万次,追踪慢性病筛查对象确诊结局 16 余万次;疑似疾病人群定位 322.66 万人次。设立 3 家市级示范社区慢性病健康管理支持中心,为 26 万居民提供健康管理标准化服务,并提供线上 APP 查询服务 40 万人次。89 家社区具备了健康管理标准测量技术应用能力,血压、血糖等监测指标异常检出率较常规同期提高了10%~20%。

三、讨论

基于信息化支撑的整合式社区慢性病健康管理模式糅合了整合式健康管理概念与数字化信

息技术,在参考西方慢性病管理模式基础上,构建适合我国慢性病防控现状的新模式,较目前国内现有模式适用地区范围更广、数据共享更高效。但目前,新模式仍在发展初期,与美国、芬兰等地较早开展的慢性病管理模式应用相比,在对相关法律、政策的开发上相对薄弱,并且西方模式往往涉及多个部门,引入社会多方力量,如保险机构、社会照顾机构、残疾机构等,新模式推进应用过程中仍面临以下新问题。

第一,模式亟需完善的政策保障体系。政府需进一步加大政策支持和制度保障。从规划纲要、标准规范、专项行动等多个层面,全方位给予政策支持,并且纳入医院高质量发展、家庭医生签约服务等考核体系。

第二,模式缺乏切实有效的激励机制。拟考虑调整人财物投入结构,扩大社区健康管理人员队伍,加大对信息化等适宜技术的经费投入,推动绩效向新的服务模式倾斜。

第三,模式尚未形成可靠的长期运行机制。建议建立服务收费机制,对新模式的服务设立收费项目,由居民自愿购买优质服务,社区实现慢性病服务盈利,同时依托第三方,进一步扩大服务覆盖面、服务项目。

随着新冠疫情进入常态防控,保护老年慢性病人群是传染病和慢性病防治的共同目标,对高效的慢性病健康管理模式的需求日益紧迫。信息化支撑的整合式社区慢性病健康管理模式在疫情期间获得了良好的成效,有待开展中长期防治效果以及经济学的评估,为我国慢性病防治事业发展提供参考经验。

参 考 文 献

[1] World Health Organization. World health statistics 2019:monitoring health for the SDGs, sustainable development goals. Geneva:WHO, 2021.

[2] 王燕逍翔,白建军,宇传华.基于全球视角的中国心血管病疾病负担现状及趋势.公共卫生与预防医学,2021,32(6):6-11.

[3] WAGNER E H. Chronic disease management:what will it take to improve care for chronic illness?. Effective clinical practice:ECP, 1998, 1(1):2-4.

[4] PRUITT S D. Innovative Care for Chronic Conditions—Global Report, 2002.

[5] 叶恬恬,赵允伍,王晓松,等.基于"主动健康"理念的社区慢性病管理模式研究.卫生经济研究,2021, 38(8):45-48.

[6] 梁园园,江洁,杨金侠,等.美国凯撒医疗集团服务模式对我国医联体建设的启示.卫生经济研究,2020,37(11):30-32.

[7] 金彩红.芬兰健康管理模式的经验.中国卫生资源,2007(6):312-313.

[8] 田娜,付朝伟,徐望红,等.芬兰慢性病防控成功案例分析及启示.中国初级卫生保健,2013,27(2):35-37.

[9] 杨叔禹,陈粮.慢病先行 三师共管分级诊疗改革让群众得实惠——厦门市推进分级诊疗改革探索之路.现代医院管理,2016,14(4):1,2-6.

[10] 隋梦芸,叶迎风,苏锦英,等.国内外社区健康管理模式研究.医学与社会,2020,33(4):51-55.

[11] WANG X, SUN X, GONG F, et al. The Luohu model:a template for integrated urban healthcare

systems in China. Int J Integr Care, 2018, 18(4): 3.

［12］曾光.论公共卫生和疾病预防控制系统改革.中国应急管理科学,2020(3):4-8.

［13］黄文鸳,李申生,吴克明,等.家庭医师制下社区慢性病管理工作的探讨.上海预防医学,2014, 26(8):436-439.

［14］马晓骏,龚玮华,朱美红,等.上海市虹口区社区慢性病管理体系发展现状与困境质性研究.中华全科医师杂志,2021, 20(7):781-785.

［15］陆国咪,钟闽.慢性病综合防控信息共建共享机制建设探析.中国公共卫生管理,2014, 30(4): 39,521-522.

［16］刘润友,杨长虹,李羚,等.四川省基层医疗卫生机构公共卫生信息化建设现状研究.中国全科医学,2021, 24(28):3584-3589.

［17］何凡,吴萃,徐悦,等.基于多来源数据的上海市宝山区重点慢性病健康管理数据的质量分析.上海预防医学,2020, 32(7):577-581.

［18］陈多,李芬,朱碧帆,等.基于大数据的智慧信息管理平台在社区健康管理中的应用进展.中国卫生资源,2021, 24(6):725-729.

［19］袁浩文,杨莉.国内外整合医疗理论、实践及效果评价.中国循证医学杂志,2020, 20(5):585-592.

［20］王思源,周峰,高俊岭,等.人工智能电话随访在高血压随访管理中的应用.中国慢性病预防与控制,2021, 29(11):817-820.

［21］严青华,俞捷,王玉恒,等.应用诊室血压标准化测量模式对社区35岁及以上人群首诊测量血压的效果评价.中华预防医学杂志,2020(4):416-419.

［22］张夏芸,杨沁平,王玉恒,等.上海市慢性病防治公共管理指标体系研究与构建.中国卫生资源,2021, 24(6):719-724.

黄浦区高质量社区卫生服务中心的
建设实践与对策思考

金　迎　陈荔萍　蔡黄婕

【导读】　公立医院发展质量直接关系人民群众能否享受到满意的医疗卫生服务,推动公立医院高质量发展是新时代公立医院改革发展的必然要求,也是当前卫生健康行业研究的重点课题。本文对黄浦区打浦桥街道社区卫生服务中心近年来高质量发展实践探索进行了总结,进一步分析了高质量社区卫生服务中心建设发展的资源要素、面临的问题及挑战,提出要加强政策协同、推动"医教研管"能力持续提升、发挥信息化支撑作用、党建引领凝聚高质量发展精神内核等建议,为优化高质量社区卫生服务中心建设发展和实现路径提供参考。

　　2021 年 6 月以来,国家相继印发《国务院办公厅关于推动公立医院高质量发展的意见》(国办发〔2021〕18 号)、《公立医院高质量发展促进行动(2021—2025 年)》(国办发〔2021〕18 号)和《关于抓好推动公立医院高质量发展意见落实的通知》(国办发〔2021〕18 号),明确了公立医院高质量发展的要求、目标、举措和评价体系,标志着公立医院建设发展进入了战略转型期,高质量发展成为重要课题。2022 年,上海市打浦桥街道社区卫生服务中心(以下简称"中心")成功入选上海市公立医院高质量发展试点名单,本文基于建设实践,分析高质量社区卫生服务中心发展的资源要素、面临的问题以及存在的挑战,并提出了一些建议与对策,为高质量社区卫生服务中心的建设发展,提供借鉴和参考。

一、研究背景

(一) 社区卫生服务中心高质量发展的时代背景

　　随着我国经济的发展和人口年龄结构的变化,人民群众的卫生健康需求已经发生了根本性变化,在量上,就诊需求快速释放;在质上,老百姓需要综合性、连续性、全方位、全生命周期的高品质健康卫生服务,这些医疗服务需求单靠二级及以上医院去解决和满足已不现实。近十年来,

基金项目:2021 年度上海市卫生健康委员会卫生行业临床研究专项计划面上项目"基于区域人群健康画像的社区医疗服务精准供给研究"(项目编号:202150029)。
第一作者:金迎,女,副主任医师。
通讯作者:陈荔萍,女,主治医师。
作者单位:上海市黄浦区打浦桥街道社区卫生服务中心(金迎、陈荔萍、蔡黄婕)。

基层医疗事业迎来了大踏步、跨越式的发展,社区卫生服务中心和家庭医生作为居民的"健康守门人",不断提升服务能力和水平,满足居民日益增长的医疗卫生服务需求。但基层医疗卫生服务能力基础相对薄弱,需要进一步强优势、补短板,引领高质量建设发展,方能进一步优化基层医疗卫生资源配置,深化内涵建设,提质增效赋能,夯实社区健康服务网底,筑牢社区疫情防控网底。

(二)打浦桥高质量社区卫生服务中心建设实践

1. 坚持党建引领,提升队伍"精、气、神"

中心坚持将全面从严治党摆在首位,严格落实党组织领导下的院长负责制,充分发挥党支部把方向、管大局、做决策、促改革、保落实的领导作用,全面落实公立医院党建工作重点任务,全面推进思想、组织、制度和作风建设,坚持党建引领促进各项工作提质增效,不断提升社区卫生服务能级,为推动中心高质量发展提供坚强保障。

2. 构建优质高效的整合型医疗服务体

中心依托上海交通大学医学院附属瑞金医院卢湾分院医联体,整合市区级优质医疗资源,不断提升中心医疗水平,强化服务理念,持续推进高质量家庭医生签约服务。打造示范性社区健康管理中心、社区康复中心、社区护理中心(以下简称"三中心"),建设中医药特色示范社区卫生服务站,提升中心服务能级。强化中心医疗服务能力,开设魏氏伤科、心内科、高血压科、内分泌科、呼吸科、五官科、儿科、皮肤科全专联合门诊,上级医疗机构资深专家巡回坐诊,并推进"双签约"制度落实,把优质医疗资源请到社区,让居民就近就可以享受到优质高效的医疗服务。中心也非常注重医学人才培养及队伍建设,3名全科医师入选上海市"医苑新星"人才培养计划,2名中医医生入选上海市"师带徒"项目,1名中医医生成为上海中医药大学附属曙光医院内分泌科双聘人员,2名全科医生入选黄浦区青年医学人才培养项目。

3. 以科研为内驱力,引领产学研一体化发展新趋势

近年来,中心科研成果质量不断提升。近3年,共发表论文106篇,其中以第一作者或通讯作者发表核心期刊13篇、SCI 4篇,立项市、区级科研项目14项,获得国家实用新型专利3项。中心应用医疗废物处置监督追溯系统,利用信息化技术对医疗废物收集数据实施监控和闭环管理,让医疗废物收运处置流程更加规范化、标准化、科学化。中心医生处方权授予由信息系统控制,执行动态管理,加入区域合理用药处方监管平台,设置处方前置审核软件,结合人工审核系统,对医生开具的处方进行实时审查。

4. 建设健康和谐的公立医院新文化

中心作为上海市健康科普基地,打造"智慧科普家族",通过个性化、智慧化、全程化服务模式,充分发挥社区健康教育与健康促进作用。推出"打浦慧医疗"智能平台,开启家庭医生直播间、线上问诊、健康咨询、科普宣教等服务。为更好服务楼宇白领,智慧医疗团队在打浦桥日月光商务楼,每周为楼宇白领提供医疗咨询、中医药适宜技术、健康讲座、代配药等服务,使他们成为健康关怀的受益者和健康生活理念的传播者。"打浦慧医疗"智慧社区管理项目入选上海市卫生健康系统第四批"创新医疗服务品牌评选活动"。

二、高质量社区卫生服务中心建设面临的问题及挑战

(一)高质量发展相关的配套政策需完善细化

1. 财政补助收入偏低

2021 年中心财政补助收入占总收入的比例仅为 36.2%,社区卫生服务中心是实行收支两条线的全额拨款单位,由中心事业收入全额上缴财政后,财政再下拨。一旦因疫情、改扩建、居民动拆迁等各种因素导致事业收入减少,就会陷入困境,使得日常人员支出无法得到保障,运营支付困难。

2. 编制额度限制影响机构可持续发展

按照《上海市高质量社区卫生服务中心建设评价标准(2022 版)》,高级职称岗位比例、床位人员配置、全科医师人数、公共卫生医师人数等都有量化的指标标准,中心改扩建后,床位数增加两倍,但受缩编影响,编制额度减少近 50%,导致无法招录和配备足量的医护卫技人员,影响住院病房的运营和业务开展。同时,在常态化疫情防控中,社区卫生服务中心基本公共卫生任务、疫情防控任务加重,均需要保障用人需求[1],目前的编制数无法满足需求。此外,财政补助与事业编制相对应,编制额度大幅下降,较大影响了职工的薪酬和福利待遇,使得基层医务人员获得感下降,也影响了医疗队伍人才的稳定性。

3. 诊疗技术和用药限制影响高质量医疗服务供给

社区卫生服务中心提档升级,开展的新项目、新技术增多,但相关的医保支付、收费价格、药品配备等政策环境还不够协同、配套。如一些社区有能力开展的康复理疗等诊疗项目仍被限制只能在二、三级医院开展,一些基层适宜的手术药品、儿童药品、专科药品配置受限。目前社区非基本药物品种额度由 20% 降至 10%,且部分药品划出医保支付范畴,而很多新入医保的药大多是非基本药物。

(二)基层医疗服务能力和质量有待提高

1. 高质量发展所需的适宜人才仍缺乏

为满足新时期群众多元化卫生健康需求,社区卫生服务中心要在基本医疗服务的基础上,开展专科诊治服务、特色医疗服务和社区适宜手术服务,但目前缺乏外科、妇产科、口腔科、儿科、影像、精神心理等相匹配的专业人才,导致拓展诊疗项目受限。人才与技术的缺乏,不仅影响社区的医疗服务供给,也会影响分级诊疗体系的建设。

2. 医疗质量安全管理面临挑战

社区卫生服务中心临床特色诊疗项目、住院服务乃至手术项目的开展与增多,相应的医疗风险也增加了,医疗质量安全管理任务加重并面临严峻挑战。在高质量发展进程中,需要实现医疗技术水平和医疗质量管理的双提升。

(三)信息化建设支撑能力仍有不足

目前,不同区域、不同级别医疗机构之间居民的健康及诊疗数据仍未能实现互联互通,影响

了远程诊疗、影像检验报告读取、上下转诊等服务。居民的健康档案信息也只在建档的社区卫生服务中心留存和使用,医疗机构间不能调阅、更新和管理,流动人口的健康信息更是难以统计和追踪,这些都对持续、稳定地向居民提供健康管理服务造成了阻碍。

三、政策建议

在高质量发展的新阶段,社区卫生服务中心要立足国家重大战略部署以及人民群众对卫生健康的需求,根据自身特点、区域定位,结合服务能力水平、人才学科现状、管理体系、信息化水平等基础性要素,通盘考虑勾勒高质量发展的逻辑路径,明确重点领域和关键环节,找到高质量的发展坐标[2-3]。

(一)加强相关部门政策协同,促进可持续发展

积极协同卫生健康、人社、编办、财政、医保等部门,明确对高质量社区卫生服务中心建设相配套的资源支撑和政策措施落地。

1. 加大财政保障力度

社区卫生服务中心是公益性的医疗卫生机构,业务用房建设、设施设备配置、信息化完善、人才招聘和使用都离不开投入保障,如果单靠自身难以得到保障,因此各级财政的补偿水平和优惠政策不仅不能降低,而是应该增加。

2. 建立编制动态调整机制

社区卫生服务中心通过合理核定岗位数量,能自主确定岗位总量和岗位标准,完善医疗技术人员的岗位设置。基于既有政策标准,由区编办核定调整,放宽编制数和编制控制数的使用年限。

3. 完善绩效工资分配激励机制

强化绩效导向,提高绩效工资总额,增加奖励性绩效。贯彻落实"允许医疗卫生机构突破现行事业单位工资调控水平,允许医疗服务收入扣除成本并按规定提取各项基金后主要用于人员奖励"的精神,建立科学合理、优绩优酬的绩效薪酬考核制度,激发职工干事创业活力[4]。

4. 适当放宽技术准入和用药目录

随着社区卫生服务中心诊疗能力的提高,医保部门应该放宽项目技术准入和扩大医保用药目录,并实现医保基金支付给社区医院的比例与参保人员在社区医院就医的比例保持同步增长。建议依托医联体内上下联动、资源共享优势,采取药品采购目录衔接,统一用药目录[5]。

(二)积极主动作为,推动"医教研管"能力持续提升

1. 统筹优质资源,提升医疗质量水平

一方面,"强基层"必须"强医疗",要利用医联体建设的良好时机,借助区域卫生资源优势,通过上级医院帮助基层建设特色专科、开展联合病房、扶持新技术,专家下基层坐诊、带教等提升基层医疗服务能力[6]。同时,通过"全+专"诊疗技术以及"双签约"工作的开展,家庭医生服务不再是家庭医生一个人在工作,有上级专家的支撑与参与,有助于形成具有品牌吸引力的家庭医生

团队服务。

另一方面,要深化"三中心"建设内涵,根据社区实际需求,扩充完善健康管理中心、社区康复中心、社区护理中心的服务项目,并形成一套可操作、可复制、可推广的标准化上海"三中心"服务和管理模式。

2. 加强社区适宜人才的培养和激励

人才队伍是医疗机构能力提升的核心要素和发展的生命线,要"外学"与"内育"相结合,鼓励全科医生或家庭医生团队,聚焦基层需求,实施新技术新业务培育计划,给予2~3年周期的孵化支持,优先支持设备购置、人员培训和技术推广。同时要进行面向护理、康复、药事、医技等专业人员新技术、新设备应用的培训,提高基层医务人员的总体职业素养。还要加大引进和培养公共卫生专业人才的力度,做好公共卫生专业人才、应急管理人才的培训和储备。

3. 加强全科医学学科建设

学科建设直接体现着医疗机构的整体医疗水平、学术地位和综合竞争力,需要医疗、教学、科研三者协调发展,相互协同,相互促进。基层医疗机构普遍存在学科结构松散、学科专业不细的问题,导致基层医院学科建设无特色,因此,在坚定全科服务理念的同时,做好"全+专"发展规划,培养特色诊疗技术项目,吸引患者就医。教学相长,教学过程既是对学生的培养过程,也是促使带教师资认真梳理理论知识、总结临床经验、提高业务技能的过程。而科研水平的高低决定了医疗机构的学术水平和学科影响力,基层的科学研究应突出需求导向,注重成果转化应用。

4. 加强医疗质量安全管理

严格落实《社区医院医疗质量安全核心制度要点(试行)》,不断完善医疗质量安全管理组织体系、诊疗规范体系,提高管理的科学化、精细化程度。加强培训力度,提高医疗质量安全管理与执行的意识。同时要依托信息化建设促进医疗质量安全管理,从病历质量、合理用药、危急值管理、医院感染智能预警、手术安全管理、质量安全考核等重点环节出发,通过全流程闭环管理和临床决策支持、事中智能提醒等方面,不断提升质量安全管理水平和效率。

5. 提升信息化水平

加快推进信息平台建设,与区域卫生健康信息系统全面联通,发挥信息化技术在医疗服务、科学研究、综合管理等方面的支撑作用。建设涵盖基本医疗、基本公共卫生、家庭医生签约、居民电子健康档案的医疗信息化体系,打通数据孤岛,建立信息共享,实现患者的精准有效管理,提高基层卫生健康服务的便捷化、智能化水平[7],让数据"多跑路",让患者"少跑腿"[8]。

(三)文化铸魂,凝聚高质量发展精神内核

以党建引领医院文化建设,形成"以职工为核心,以患者为中心"的文化理念,打造健康至上的行业文化。公立医院高质量发展是一项全局性、系统性改革,需要充分发挥文化在高质量发展中的涵育功能,与刚性制度形成良性互动。强化医德医风,提升以人文关怀为重点的服务文化;选树先进典型,培育以优秀模范为标杆的榜样文化;坚持群众路线,营造以员工成长为基石的关怀文化;拓宽活动载体,搭建以党建活动为特色的品牌文化[9]。

四、结语

公立医院高质量发展是一种以质量和效益为价值取向的新发展理念[10],其核心内涵是以人民健康为中心,通过从规模扩张型转向提质增效型、从粗放管理转向精细管理,最终实现医疗质量与管理效率等多方面的全面提升,满足人民群众多层次、多样化、全方位、全生命周期的健康服务需求。面对新时代的机遇和挑战,社区卫生服务中心要找准发展着力点,增强凝聚力和竞争力,实现高水平建设、高质量发展、高标准保障,在推动全国公立医院高质量发展中发挥社区应有的使命担当。

参 考 文 献

[1] 徐群,庞玉成.新冠病毒肺炎疫情下社区医院公共卫生人力资源配置.滨州医学院学报,2020,43(5):377-380.

[2] 李玲,江宇.如何实现公立医院高质量发展.中国党政干部论坛,2021(5):71-74.

[3] 刘也良,王祎然,王依依.公立医院高质量发展路在何方.中国卫生,2021(6):77.

[4] 周静.论社区卫生服务中心人才流失的原因与应对策略.知识经济,2020(1):60-61.

[5] 李曼,吴敏,倪明明,等.儿科医联体中基层医疗机构的儿童药品短缺问题分析与改进措施.药学与临床研究,2022,30(2):187-189.

[6] 秦江梅.紧密型县域医共体怎样强基层.中国卫生,2021(9):37-39.

[7] 杜本峰,郝昕.我国卫生健康服务体系的发展改革与建设路径.郑州大学学报(哲学社会科学版),2021,54(2):39-43.

[8] 陈稳,胡豫,张义丹,等.高质量发展视角下医疗联合体建设的实践与思考.中国医院管理,2022,42(8):13-15.

[9] 陈翔,张媛,杨芳.党建引领医院文化建设的路径探析.现代医院,2022,22(6):858-860,863.

[10] 王人颢,韩林,陈雪,等.大型公立医院高质量发展的理论体系与实践路径探讨.中国医院管理,2020,40(8):80-82,85.

示范性社区康复中心建设实践探索

魏　魏　金　迎　李立强　冯媛媛

【导读】　作为上海市为民办实事项目,2021 年上海市建成首批 46 家示范性社区康复中心,2022 年又建成 45 家示范性社区康复中心,全市高质量社区康复体系日渐完善。黄浦区打浦桥街道社区卫生服务中心作为首批首家通过验收的示范性社区康复中心,其探索实践具有一定的代表性,在社区康复中心软硬件建设、人才培养、四级康复网络建设、康复科普等方面积累了一些经验,具备一定的借鉴价值。

一、项目建设背景

2015 年中国失能、半失能的 60 岁以上人口数已达 4 063 万人,预计到 2024 年我国需康复治疗的老年患者数将逾 6 000 万。近年来康复事业蓬勃发展,但仍难以满足日益增长的康复需求,基于康复对象行动不便和需要长期系统治疗的特点,发展社区康复具有巨大的价值。

目前社区康复亟须提升,北京市抽样调查 18 家社区卫生服务中心康复医疗平均面积 151.24 m^2,康复设备数量总计 313 台,10 万元以下的 293 台[1]。既往上海市社区康复开展项目主要为物理因子治疗和传统康复治疗,康复评定、作业治疗、认知治疗开展较少[2]。

2021 年上海市提出建设示范性社区康复中心,截至 2022 年 11 月,已经成功建成 91 家示范性社区康复中心,满足社区居民高品质康复需求。

黄浦区打浦桥街道社区卫生服务中心积极响应,作为首批建设单位,结合社区高质量发展工作要求,建立四级智慧康复网络,打造居民“家门口”的社区康复平台。

二、项目建设实践

(一)提供同质化的康复诊疗服务

有研究认为,分级诊疗成功与否的关键取决于基层医疗的发展状况,而要提高基层医疗的整

基金项目:上海市卫生健康委员会卫生健康政策研究课题“基于供给侧和需求侧视角的社区居家康复激励机制研究”(课题编号:2022HP45)。
第一作者:魏魏,男,副主任医师。
通讯作者:金迎,女,副主任医师。
作者单位:上海市黄浦区卫生事务管理中心(魏魏、李立强),上海市黄浦区打浦桥街道社区卫生服务中心(金迎、冯媛媛)。
本文已发表于《中国全科医学》2022 年第 25 卷第 32 期。

体水平则必须解决四个核心问题：一是激发基层医疗的活力,促使其提供更多服务;二是基层医疗有实力满足群众就医需求;三是群众心甘情愿留在基层首诊;四是为基层医疗出台相应的配套支持政策[3]。

因此,示范性社区康复中心需要提供与上级医院同水平的康复服务,患者在家门口就可以接受到所需的康复服务,进而把患者留在社区。在康复理念上,要从既往的被动训练、间断性康复、以缓解症状为康复目标的模式转变成主动训练、系统康复、以功能恢复提升社会生活参与度为康复目标的现代康复模式。

1. 硬件设施建设

社区康复能力的提升离不开康复场地设备的配套支撑,中心在建设过程中提前规划设计,将中西医康复门诊归于同一楼层,无缝衔接,打造一站式中西医康复门诊部,治疗区域总面积达842 m²。康复门诊设立物理因子治疗、运动治疗、作业治疗、语言治疗、感统治疗、高频治疗等各个区域,配置完善各类康复设备,相关诊室建设符合专业要求;在中医康复服务区广泛开展针灸、拔罐、熏蒸、推拿等一系列服务,患者在此可以根据病情需要获得全方位的康复治疗服务。

建设智能康复平台,引入智能康复设备如平衡评估与训练系统、上肢康复机器人、下肢康复机器人、踝关节康复机器人、上下肢主被动训练系统等,广泛应用于神经损伤、老年病、骨科术后等各类患者,开展基于循证路径的系统康复治疗。

在康复门诊楼上设立标准化康复病区,面积834 m²,50张康复病床,配置天轨、助浴系统等全套康复设备;利用楼层露台因地制宜设计步道,住院患者可以至室外开展康复训练。住院康复患者和门诊康复患者形成按需治疗,有序流动。

在四个服务站点设立康复治疗室,康复治疗面积约150 m²,全天候驻扎康复治疗师,可上门服务,满足常见病种康复需求,并为无法走出家门的患者开展初始康复治疗,让康复服务真正深入社区家庭。

2. 人才队伍建设

目前社区康复人才较为紧缺,尤其是康复医师存在较大缺口,近年来上海通过多种途径培养社区康复医师并取得一定的效果。

本中心在上级康复医联体单位的帮助下,不断夯实康复人才队伍。中心康复科医师至上海交通大学医学院附属瑞金医院康复科全脱产进修2年,回到中心后带领康复科全面开展各项康复业务,促进科室能力的提高。康复治疗师定期至上海市瑞金康复医院进行业务培训,掌握相关康复技术能力;招募康复社工全职参与康复科日常工作。邀请上级医院康复科主任担任本中心康复科顾问,上级康复医师定期来中心指导工作,在日常诊疗过程中开展患者双向转诊、全程管理。

近年累计培养全职康复医师3名,康复治疗师10名,具有康复资质的全科医师19名,康复护士5名,全职康复社工1名。中心康复科获得区扶植项目1项,市、区级康复课题各1项,2022年荣获上海市重点工程实事立功竞赛优秀团队奖。

3. 康复能力建设

中心康复医师依托智能康复设备的评估与训练系统,在疾病的早、中、晚各阶段制定针对性的康复治疗计划,运用中西医结合的康复手段,提升康复治疗的效果。秉承智能化、系统化的康复理念,搭建起一个涵盖神经康复、骨科康复、心肺康复、老年慢病等为主的临床智能康复治疗平台。

在保留原有物理治疗、中医药适宜技术的基础上,广泛开展运动疗法、作业疗法,引进冲击波治疗、悬吊系统等新项目。随着康复中心的建成,社区康复的适宜人群和病种不断拓展,中心整体康复业务量较以往提升 1 倍以上,尤其是运动康复治疗人群显著扩大,盆底肌康复、儿童康复、疼痛治疗管理等项目不断开拓,规范化、系统化的社区康复诊疗体系日益完善。

(二) 建设便捷的四级康复服务网络

社区康复最大优势在于便捷,很多家庭难以承受在康复专科医院长期治疗的经济和照护负担,对于行动不便的患者而言获得早期、系统、便捷的康复训练可以极大地提升长期生活质量,康复专科医院的医疗资源也需要服务更多急难重症康复患者。

通过社区康复中心建设,依托康复专科医联体,推进三级医院-二级康复医院-社区卫生服务中心-居家四级康复网络建设,形成更为有序、便捷、高效的康复体系。

1. 二、三级康复医院发挥引领作用

二、三级康复医院承担着引领康复学科整体发展、探索先进康复技术、救治疑难康复病例、培养康复人才的重任,通过四级康复网络建设可以发挥良好的协同作用。

一方面,上级医院稳定期的康复患者需要及时下转社区,社区也有大量亟须上转的患者。另一方面仍有大量需要早期、系统康复的患者未被纳入康复诊疗体系,错失最佳治疗时机。随着示范性社区康复中心的建成,各级医院康复能力的接近,根据患者病程不同阶段,规范化康复治疗方案有望随着患者在不同医院间延续开展。由二、三级康复医院牵头,联合区域内多家社区康复中心,开展全程、系统、便捷的康复治疗,康复患者可持续获得高质量康复服务,确保了康复治疗的效果;各社区康复中心可发挥康复体系基层网底作用,及时筛查并进行分流转诊;多中心多层级的诊疗体系也将有力促进康复学科医教研能力的发展。

2. 社区康复门诊病房发挥节点作用

以中心康复科门诊及病房为核心节点,既可以对日常康复患者开展系统评估和治疗,承接稳定期、恢复期患者的康复治疗,也可为上级康复医院转诊疑难杂症患者,使患者在康复体系间流动,享受连续性康复治疗。

社区康复门诊和康复病房可以产生良好的互动效果,很多患者不同阶段需要不同的康复治疗方案,很多家属也不具有全天候陪同就诊的时间,致使不少患者中断治疗。通过门诊和病房的协同可以有效提高患者治疗的便捷度,而一定体量的就诊患者是保障康复科相关业务长远发展的必要基础。

3. 社区站点、居家康复发挥网底作用

很多的社区居民受限于行动不便或社会支持不足,无法进行康复门诊或住院治疗,在最需要康复干预的阶段未进行规范治疗,错失了功能恢复的良好时机,居家康复有效发挥了作用,筑牢了康复网底。

在中心康复科统一管理下,四个服务站有全天候康复治疗师进行康复治疗,康复治疗师在不同康复岗位间轮转可顺畅地将中心康复服务延伸到服务站点和居民家中。

居家康复服务项目包括物理因子治疗、运动康复、作业治疗、中医适宜技术等多种康复项目。在服务形式上既可以在站点提供康复服务,对于无法出门的患者,可以由康复治疗师上门进行居家康复。充分利用家庭环境进行转移、如厕、进食、洗漱等日常生活能力训练,开展肌肉力量、心肺耐力等运动康复。在居家康复实践过程中,有不少原本无望恢复的患者通过一段时间的居家康复治疗,社会生活参与度明显提高,很多的社区患者重新走出家门。

随着四级康复网络的建设,中心的康复工作得到上海教育电视台、上海新闻广播电台等多家媒体的采访报道。2021年7月,中心"以智能康复为核心,建立四级智慧康复网络,打造家门口康复服务平台"荣获第四届"上海医改十大创新举措"。

(三) 开展康复科普宣教和构建社工服务体系

在适合阶段及时开展康复治疗,可以产生事半功倍的效果,重视康复的科普宣传,把高质量的社区康复服务及时送到有需要的居民手中可有效提升社区康复中心的作用。

在示范性社区康复中心建设和运行过程中,中心成功创建"上海市健康科普文化基地",通过各类媒体平台开展康复健康科普活动,定期推送微信科普文章、开设康复课堂直播间、社区康复体验等活动,宣传康复理念。积极拓展康复人群,为办公楼宇、机关单位开展功能社区建设。关心弱势群体,为老年人群、残疾儿童、行动不便人群提供更加细致的康复服务。通过一系列的宣传,很多社区居民、楼宇白领慕名前来,并获得了满意的治疗效果。

中心康复团队充分发挥康复社工的作用,为每位患者配备专属康复治疗小组,线上线下相结合,提供全程、全面的康复治疗。由康复社工牵头组建健康俱乐部,分享病患间的治疗心得,定期开展形式丰富的活动,赋予枯燥的康复治疗趣味性,提升患者长期规范治疗的信心。

三、项目建设启示

(一) 提升基层医疗服务能力是留住患者的关键

通过示范性社区康复中心建设,基层的康复能力得到了显著的进步,很多患者把离家更近更便捷的社区康复作为他们的首选。通过大量社区康复病例的实践和各类康复设备的使用,社区康复医师和康复技师的业务能力得到不断的提升,进而赢得患者更多的信任。基于社区康复人群相对固定的特点,经过一段时间的积累,形成较为稳定的医患关系,结合社区家庭医生签约工作,可以产生相互促进的良好效果。

(二) 加大基层康复的政策支持力度

随着基层康复设备和治疗项目的提升,不少康复项目技术含量和设备成本也在不断变化,势必需要相关政策给予及时的引导和支持,促进新康复项目的推广使用。

发挥社区康复便捷的优势,需要深入患者所在社区和家庭,以居家康复为例,一方面满足了很多家庭迫切的康复需求,另一方面也花费了康复人员额外的人力成本,如何平衡和兼顾双方的需求是促进此类项目长久开展的关键。

（三）建设智能康复分级诊疗网络日益成熟

随着社区智能康复设备普及,康复诊疗同质化能力提高,各级医院间康复数据互联互通日益成熟。建立以患者为核心,搭建三级医院-二级医院-社区-家庭一体化的康复管理系统,可以完成患者建档、信息采集、健康评估、双向转诊、数据统计等一系列工作,从而形成上下转诊便捷、信息互通互联的智能康复分级诊疗网络。

与此同时,随着互联网医院的不断建设推进,智能康复分级诊疗网络可嵌入互联网医院服务体系,行动不便的患者可以在社区或居家就顺利获得各级医院康复医师的诊断、评估、转诊等服务,进一步提升四级康复网络的服务效能,并将为患者的全生命周期健康管理提供一个全新的服务模式。

参 考 文 献

[1] 谢红志,郭勇,董继革.北京市社区康复资源与服务开展情况调查分析——基于北京市大兴区康复专科医联体18个社区的调研.中国老年保健医学,2019,6(17),8-11.

[2] 曹晓红,方圆,周益众,等.上海市社区康复医学现状调查与对策.中国康复医学杂志,2016,31(8):908-910.

[3] 吕果,冀杨,袁克虹,等.当前分级诊疗的现状、困境及对策分析.中国医院,2020,24(10):4-7.

典型国家社区居家康复首诊评估相关要素实施进展

张明辉　郭丽君　胡玉红　季　盈　孙　炜　鲍　勇　朱爱勇

【导读】　如何合理开展首诊评估将是社区居家康复首要解决的问题。重视老年人首诊评估,可为居家失能老年人提供更优质的家庭病床、巡诊等社区居家医疗服务。本文通过对国内外现有的社区居家康复首诊评估构成要素的分析,发现各国(地区)在首诊评估的受理机构、评估机构、评估人员(团队)、评定系统的差异,探讨我国社区居家康复在首诊评估方面存在的不足,顺应国家政策的引导,为社区居家康复发展提供合理建议。

2021 年国家卫生健康委等 8 部门联合印发《关于加快推进康复医疗工作发展意见的通知》(国卫医发〔2021〕19 号),提出积极发展居家康复,鼓励医疗机构通过"互联网+"、家庭病床、上门巡诊等方式将康复医疗服务延伸至社区和居家,健全完善覆盖全人群和全生命周期的康复医疗服务体系。2019 年发布的《关于建立完善老年健康服务体系的指导意见》(国卫老龄发〔2019〕61 号),提出重视老年人综合评估工作,鼓励医疗卫生机构为居家失能老年人提供家庭病床、巡诊等上门医疗服务。在《上海市卫生健康发展"十四五"规划》中将"健全长期护理保障,优化统一需求评估制度,完善评估标准和规范"作为卫生服务发展的主要任务。由此可见,社区居家康复首诊评估工作是建立完善居家医疗服务体系的首要问题。本文通过对国内外现有的社区居家康复首诊评估构成要素的整合分析,以期发现目前我国社区居家康复服务存在的不足,为国内社区居家康复服务发展提供合理建议。

一、首诊评估相关概念

(一) 首诊服务

首诊服务,又称为第一线服务,是患者寻求医疗卫生服务最先接触、最常利用的医疗保健服务,当居民有健康问题时,将基层医疗卫生机构和全科医生作为进入卫生保健系统的入口[1]。

基金项目:国家重点研发计划"主动健康和老龄化科技应对"重点专项项目 2020 年度第二批项目"健康管理综合服务应用示范"(项目编号:2020YFC2006400);上海健康医学院护理与健康管理学院学科团队建设项目"社区居家老年保障体系研究团队"(项目编号:22HGXKTD001)。
第一作者:张明辉,男,硕士研究生。
通讯作者:郭丽君,女,教授。
作者单位:上海健康医学院护理与健康管理学院、上海中医药大学研究生院(张明辉、郭丽君、胡玉红、朱爱勇),上海健康医学院护理与健康管理学院(季盈),上海交通大学健康传播发展中心、上海交通大学中国城市治理研究院、上海交通大学行业研究院(孙炜、鲍勇)。

（二）首诊评估

首诊评估,是指医疗机构在为居民进行首诊服务时,对其疾病情况、身心状况、健康需求等进行的全面评估。包括询问既往疾病及现在的健康情况、生活习惯、查体、必要的化验、影像检查,以及医生认为有助于判定服务对象的身体状况的其他项目[2]。

（三）康复服务首诊评估

康复服务首诊评估,一般是指对患者的首次康复功能评定,是指收集评定对象的病史和相关资料,确定患者是否存在功能障碍,对功能障碍的相关因素进行客观分析,进行诊断和制定康复治疗计划的过程[3]。评估内容包括对人体器官和系统功能的评定、对个体生活自理和生活质量、工作和社会活动能力方面的评定[4]。

（四）居家康复服务首诊评估

2020 年国家卫生健康委《关于加强老年人居家医疗服务工作的通知》(国卫办医发〔2020〕24号)中,指出医疗机构在提供居家医疗服务前应当对申请者进行首诊,结合本单位医疗服务能力,对其疾病情况、身心状况、健康需求等进行全面评估。经评估认为可以提供居家医疗服务的,可派出本机构具备相应资质和技术能力的医务人员提供相关医疗服务[5]。

二、首诊评估相关要素

社区居家康复首诊评估相关要素主要涵盖受理机构及评估机构,评估人员及评估内容,首诊评估信息系统等几个方面,针对各个国家及地区的相关要素的不同点完成整合分析。

（一）受理机构及评估机构

1. 中国

由于我国各地的基层首诊制度是"引导性"而非"强制性"的,患者及医保资金仍被医疗资源更好的大医院"虹吸"[6]。所以目前我国居民居家康复首诊评估的申请,既可交由社区事务中心,再转接医疗机构派遣人员上门服务,患者也可直接去不同类型的医疗机构进行首诊。而对于不具备评估能力的机构,可委托具备合法资质、有评估能力的相关医院、护理院等医疗机构或其他专业机构承担相关评估工作[7]。上海市老年照护统一需求评估首先需由申请人通过就近街镇社区事务受理服务中心申请,经审核对符合申请条件的予以受理[8]。此外,上海市长宁区医保部门将长期护理保险评估与家庭医生的健康管理工作相结合,将评估申请单位由社区事务中心迁移到了社区卫生服务中心,由专业医疗人员为老年人做健康评估[9]。

2. 日本

日本的长期照护服务中有上门居家康复服务,有服务需求者首先必须到其居住地的市町村等政府部门提出长期照护申请,并由设立在市町村的政府机构负责评估,通过主治医生意见、长期照护认证委员会的资格审查方可进行照护等级认定,进而根据不同等级提供机构服务、居家服务、地域密集型服务或照护预防服务[10-11]。

3. 美国

美国的居家康复主要是老年人全包式护理计划（program of all-inclusive care for the elderly, PACE）中的家庭康复服务（home health & home care services），是以失能、半失能和有医护服务需求的社区老年人作为服务对象[12]。它由申请者直接向居住地区提供服务的 PACE 组织申请[13]。由 PACE 日间照顾中心负责评估，PACE 承办单位设立有日间照顾中心，自设或有合约医疗机构，会为居民提供各式居家与机构长期照顾服务[14]。

（二）评估人员及评估内容

1. 中国

我国规定的评估人员是由医疗机构内经过省级护理服务需求评估专业培训并考核合格的人员（包括医师、护士等医务人员）担任。每次至少由 2 名评估人员（至少有 1 名医师）共同完成评估[7]。评估内容包括老年人能力评估标准表、老年综合征罹患情况、护理需求等级评定表、护理服务需求评定表、护理服务项目建议清单[7]。其中老年人能力评估标准表包括日常生活活动能力（15 项）、精神状态与社会参与能力（8 项）、感知觉与沟通能力（4 项）。而上海市的评估人员是指具备相关专业技术背景，由评估机构聘用，经全市统一培训合格后专兼职人员。评估人员按照专业技术背景，分为 A、B 两类。A 类评估员指具有养老服务、医疗护理或社会工作等实际工作经验，且具有中专及以上学历人员。B 类评估员指取得执业医师或执业助理医师资格人员[15]。该标准的健康评估等级由自理能力和疾病轻重两个部分的得分值决定[16]，其中自理能力部分包含日常生活活动能力（20 项）、工具性日常生活活动能力（8 项）、认知能力（8 项）、日常生活中的基本判断能力（6 项）和情绪精神症状（9 项），后三类共计 23 项。而疾病评估为 12 项，现场状况评估为 5 项。上海市家庭病床评估工作由医师进行，评定工作规定"康复评定须由 3 名以上专业人员开展，至少包含 2 个评估项目；两次评定间隔时间不短于 14 天"[17]，评定工作除了病史和体格检查，还包括躯体功能、作业、言语、心理功能及社会环境等多方评定内容，所以评定还需康复治疗组整体介入。

2. 日本

日本在进行居家康复服务前，先由市町村的认定调查员对申请者进行身心状况调查初步判断；再由保健、医疗和保险方面的专业人员组成的长期护理认证审查委员会根据初步判定结果和主治医生的书面意见等进行二次判定。根据判定结果，确定服务计划以及长期照护保险的给付比例[18]。评估内容通常包括身体机能的起居动作（13 项）、生活机能（12 项）、认知机能（9 项）、精神和行为伤害（15 项）、社会生活适应性（6 项）、过去 14 天接受的特殊治疗（12 项）6 个维度共计 67 项评估内容[19]。而在照护等级确定后，在进行居家服务前，日本还会进行康复小组会议评估，制定康复治疗计划书[20]。计划书中包括兴趣评估表 46 项，具体的评估文书及项目解释都有很详细的规定[21]。

3. 美国

美国 PACE 模式评估是由社区多学科服务小组（the PACE interdisciplinary team, IDT）为老年人提供服务[12]。团队通常包括有医师、治疗师、护士、社会工作者、护工、司机等[22]。IDT 小组会对服务对象首先进行一项全面的评估,医师将会询问病史并进行体格检查、功能评估;社会工作者将全面了解申请者和家属的需求,根据这些结果为服务对象制订个体化的医疗保健方案[12]。美国 PACE 模式建立了一套囊括疾病史、社会心理、生活方式等问题的评估体系,内容包括对服务对象所有医疗、功能、心理、社会、生活方式和价值观问题的全面审查[13]。美国应用于上门医疗服务的是家庭照护评估工具(International Resident Assessment Instruments Home Care, Inter RAI - HC)[23-24],评估内容包括认知能力(5 项)、沟通与视觉(4 项)、情绪与行为(3 项)、社会心理健康(3 项)、功能状态(7 项)、自控力(4 项)、疾病诊断(6 项)、健康状况(9 项)、口腔与营养状况(4 项)、皮肤状况(7 项)、药物(3 项)、治疗和进程(5 项)、社会支持(4 项)、居家环境(4 项)[25]。

(三)首诊评估信息系统

1. 中国

目前国内已有很多高校、医院建立起了医院康复信息管理系统。通过该系统加强了沟通协调能力,对患者的评估信息进行了全面的记录,极大地提高了卫生服务效率。上海市规定长期护理保险定点评估机构应配备符合上海市长期护理保险信息联网和管理要求的计算机管理系统,并有相应的管理和操作人员[8]。统一需求评估的申请、受理、评估、服务、结算、监管等相关工作,均通过信息系统实施。定点评估机构会将评估人员信息申报至市医保中心,由市医保中心纳入信息化管理。而评估对象的信息,是由定点评估机构组织评估人员上门完成评估调查后,通过长期护理保险信息系统的评估计分软件对评估调查记录给予综合计分评级,最后将评估结果录入长期护理保险信息系统[8,15]。

2. 日本

日本居家康复事业所收集的康复计划书等信息采用门诊和家庭康复质量评估数据收集项目"VISIT"情报系统(monitoring & eValuation for rehabIlitation ServIces for long-Term care)管理,老年人的状况和护理内容等信息采用"CHASE"情报系统(care, health status & events)管理[26]。2021年,日本开始采用科学照护情报系统 LIFE(long-term care Information system for evidence)管理系统,探索将 CHASE - VISIT 一体化管理[27]。

3. 美国

美国的国际化居民评估工具(International Resident Assessment Instruments, Inter RAI)是一套针对老年人的完整健康评估体系,包括长期照护评估、家庭照护评估、辅助生活评估等 20 余套评估工具[24]。可兼容评估多种类型照护设施环境下的老年人状态,属于"第三代"国际老年综合评估工具,强调老年人在不同照护设施间转诊时评估信息的衔接。美国 PACE 协会(National PACE Association, NPA)建立了记录潜在符合 PACE 服务资格人口的交互式地图。对目前美国国内各州已开展的 PACE 州区、人数、赔付情况做了详尽的可视化记录[28]。另外,美国居家照护采用的电子信息系统是家庭护理评估最小数据集(minimum date set for home care, MDS - HC)[25,29],该系统可以为老年人建立长期照护的电子信息档案,通过分析评估内容,明确老年人目前现存的及潜在的健康问题,给出针对具体问题的照护计划指导[30-31]。计算老年人对服务资源的需求程度与付费的等级,预测老年人对卫生资源的使用情况[25]。

三、首诊评估中存在的问题

（一）基层社区卫生服务机构首诊评估能力不足

国内的卫生服务体系中，面向社区提供居家康复服务的机构是基层社区卫生服务机构[32-33]。由于长期以来我国基层医疗卫生机构在医疗设施、医疗水平、机构规模等方面都相对薄弱，首诊评估能力显著不足[34]。基层机构接受和应用新型评估系统的能力较差，社区民众对于基层医疗机构的服务能力不信任，转向大型医疗机构进行医疗。服务群体流失与基层卫生机构的评估能力减弱形成恶性循环。

（二）多学科评估团队数量不足

目前国内老年人综合评估是由评估机构派遣一位医师、一位卫生服务相关人员进行评估。日本的上门居家康复服务评估由设立在市町村的政府机构负责[10-11]。美国则由日间照顾中心的IDT小组对老年人进行评估[22]。在基层卫生工作中，人员短缺或缺乏专业的评估团队，容易发生误诊、漏诊等问题。在师亚等关于长期照护分级的质性访谈中，多数专家都提出评估工作涉及面较广，应由医学团队共同承担，团队成员至少应包括医生、护士、康复师、营养师等[35]。但目前国内长期护理保险仍在试点推进，老年人综合评估人才少，难以满足日益增长的需求，多数基层的卫生服务机构也没有实力提供多学科人才团队共同参与评估工作。

（三）首诊评估内容有待丰富

如何选择较为基础的、符合大众需求的统一评估内容进行评定，是康复首诊评估的重中之重。本文将我国 2021 年《老年人能力评估规范（征求意见稿）》、上海市 2019 年《老年照护统一需求评估规范》与日本《要介護認定調査票》、美国《家庭照护评估工具 Inter RAI - HC》以及中国台湾地区《照顧管理評估量表》评估内容进行对比分析，分别根据身体机能和日常生活活动能力、感知觉和认知、精神行为症状、健康相关、社会参与及环境、照护者情况 6 个维度，发现我国的评估内容存在的不足之处，尤其在表述分类、评级标准等方面存在很大差异。

四、政策建议

（一）增设评估受理机构，建立规范化的老年人首诊评估中心，提高基层评估能力

各区县的社区事务管理中心、社区居委会、社区卫生服务中心（服务站）、街道养老服务中心、社区居家养老服务机构都应设立老年人养老服务需求评估申请受理窗口。由社区事务管理中心的工作人员初步进行资格审查（经济筛查）和养老服务需求评估（确定失能失智等级）。包括了解申请者的年龄、户籍、经济状况及养老服务需求评估等。再由老年人首诊评估中心的医师、社工师以及作业治疗师、物理治疗师等共同组成专业评估团队，到老年人家中对老年人进行评估。

（二）扩充评估团队成员种类，提高评估团队的服务质量及服务水平

2020 年，国家人力资源和社会保障部发布了《国家职业技能标准——老年人能力评估师》为评估专业人才制定了相应的工作规范标准。2021 年，清华大学和中国老年保健协会开办了国际老年卫生评估师培训班，为居家老年人的综合评估工作提供了极大的助力。但培训的评估人员主要为医师、护理人员。而上门康复首诊评估团队不仅要有医师、护理人员，还应有康复治疗师等，凸显治疗师的物理治疗、作业治疗、言语听觉治疗等方面专业性及对口性。评估的标准也应由基础的日常生活自理能力评定进一步拓展到认知等方面。制定上门康复首诊评估行业统一标准，规范医养结合上门康复工作，尽可能在长期护理服务中加入康复治疗服务项目，使之由单一的居家护理拓展为对老年人全方位的整体照护。

（三）进一步论证首诊评估标准，采用科学适用的统一首诊评估内容

我国目前多数评估工具还停留在国际综合老年评估"第一代"及"第二代"水平，通过本文的对比分析后，发现评估内容相比于日、美等国还有很大提升空间，无论是在评估项目的广度，或是在具体评估项目的深度，还是有很多需要考虑和学习的地方。由于日本长期照护保险广泛普及，上门居家康复服务体系较为完善，相应的评估方案也较为全面。我国关于需求筛选、自理能力评估项目，以及环境因素的考量方面都是可以借鉴的。

（四）在长期照顾保险制度中增设居家康复项目，丰富长期护理保险服务内容

发达国家的长期照顾保险制度是集医疗、预防、保健、康复于一体，它是一个综合管理制度，其上门康复服务与其长期照护服务紧密联系在一起。而国内自 2016 年开展长期护理服务试点以来，上海地区的长期护理服务项目仍局限于基本生活照料和常用护理服务内容，对于物理治疗、作业治疗，或者是传统康复服务尚未涉及[36]。但其评估所采用的老年人统一照护需求评估内容却一定程度上能够适用于对有上门康复需求的老年人的综合评估工作。所以在之后的服务发展中，应在长期照顾护理服务中加入康复治疗的内容，逐步完善长期照护体系。

（五）建立统一的信息管理系统，加快推动居家康复首诊评估发展进程

美国、日本等国家的居家康复服务，对于老年人的综合评估信息管理都有相应的工具。国内部分长期护理保险先行试点地区（如上海）也有统一的管理系统，但是其未应用于上门康复服务中。2019 年，在中国社会保障学会医保专委会的领导下，励建安等基于国际功能、残疾和健康分类理论建立了一套包含 8 个功能领域、20 个评估项目的老年人失能评估量表，并建立了相应的手机评估软件 APP，评估耗时少、质量高，具备良好的临床可行性[37]。2020 年上海市《关于加强本市老年照护统一需求评估机构行业管理的通知》（沪卫老龄〔2019〕4 号）中提出，建立基于健康云信息平台、长期护理保险信息系统和养老服务信息系统的数据共享机制，加快实现各部门监管信息的互联互通和统一应用[38]。所以探索建立统一的、可应用于上门居家康复的信息管理系统工作还需进一步推进。

参考文献

［ 1 ］ 匡莉,LI L,梅洁.全科医疗核心特征功能、高绩效作用机制及其政策涵义.中国卫生政策研究,2016,9(1)：2－10.

［ 2 ］ 和睦家医疗.私人家庭医生首诊评估.https://homehealth.ufh.com.cn/zh/our-services/family-medical-care/［2022－9－30］.

［ 3 ］ 张泓.康复评定学.北京：中国中医药出版社,2017.

［ 4 ］ 全国卫生专业技术资格考试用书编写专家委员会.2021康复医学与治疗技术.北京：人民卫生出版社,2021.

［ 5 ］ 国家卫生健康委.《关于加强老年人居家医疗服务工作的通知》政策解读.http://www.nhc.gov.cn/yzygj/s7652ms/202012/6df97b2565a3424b9048a6dcd99d4422.shtml［2020－12－29］.

［ 6 ］ 申曙光,张勃.分级诊疗、基层首诊与基层医疗卫生机构建设.学海,2016(2)：48－57.

［ 7 ］ 国家卫生健康委员会.《关于开展老年护理需求评估和规范服务工作的通知》.http://www.nhc.gov.cn/yzygj/s7653/201908/426ace6022b747ceba12fd7f0384e3e0.shtml［2019－08－26］.

［ 8 ］ 上海市人力资源和社会保障局.关于印发《上海市老年照护统一需求评估办理流程和协议管理实施细则(试行)》的通知.http://rsj.sh.gov.cn/tylbx_17284_17284/20200617/t0035_1390123.html［2018－01－05］.

［ 9 ］ 上海市人民政府.上海探索长护险评估升级 优化流程、数字赋能,更加科学规范.https://www.shanghai.gov.cn/nw4411/20210121/129fc2e6d3a7435599fdd77b83541e99.html［2021－01－21］.

［10］ 周泽纯,罗桢妮,刘俊荣.公共政策视域下日本介护保险制度对我国的启示.护理研究,2019,33(22)：3997－4001.

［11］ 厚生労働省.介護保険制度の概要.https://www.mhlw.go.jp/content/000801559.pdf［2021－05－30］.

［12］ 杨晓娟,丁汉升,杜丽侠.美国老年人全面照护服务模式及其启示.中国卫生资源,2016,19(04)：354－357.

［13］ National PACE Association. PACE FAQs. https://www.npaonline.org/start-pace-program/understanding-pace-model-care［2022－9－30］.

［14］ 衛生福利部.長期照顧十年計畫2.0(106～115年)(核定本).https://www.mohw.gov.tw/dl-46355-2d5102fb-23c8-49c8-9462-c4bfeb376d92.html［2016－12－30］.

［15］ 上海市人民政府.关于印发《上海市老年照护统一需求评估及服务管理办法》的通知.https://www.shanghai.gov.cn/nw43203/20200824/0001-43203_55034.html［2018－01－05］.

［16］ 上海市卫生健康委员会.关于印发《上海市老年照护统一需求评估标准(试行)2.0版》的通知.http://wsjkw.sh.gov.cn/gjhztgahz/20191220/4ee7499b3f2f4fa699a1b04880404d93.html.

［17］ 上海市卫生健康委员会.关于印发《上海市家庭病床服务办法》的通知.http://wsjkw.sh.gov.cn/jcws1/20191224/7ea979d1c11c45f2a266a240f199261b.html［2019－12－23］.

［18］ 厚生労働省.要介護認定に係る制度の概要.https://www.mhlw.go.jp/topics/kaigo/nintei/gaiyo1.html［2022－9－30］.

［19］ 厚生労働省.認定調査員テキスト2009改訂版(令和3年4月改訂).https://www.mhlw.go.jp/stf/seisakunitsuite/bunya/hukushi_kaigo/kaigo_koureisha/nintei/index.html［2021－04－20］.

[20] PT-OT-ST. NET. 医療・介護リハビリテーション計画書の共通化へ. https://www.pt-ot-st.net/index.php/topics/detail/1224 [2021－04－20].

[21] 全国老人保健施設協会.リハビリテーションマネジメント加算等に関する基本的な考え方並びにリハビリテーション計画書等の事務処理手順及び様式例の提示について. https://www.roken.or.jp/archives/17785 [2019－10－28].

[22] CMS. GOV. Programs of All-Inclusive Care for the Elderly (PACE) Manual. Chapter 8－IDT, Assessment & Care Planning. https://www.cms.gov/Regulations-and-Guidance/Guidance/Manuals/Internet-Only-Manuals-IOMs-Items/CMS019036 [2011－06－09].

[23] WAGNER A, SCHAFFERT R, MÖCKLI N, et al. Home care quality indicators based on the Resident Assessment Instrument-Home Care (RAI-HC)：a systematic review. BMC health services research, 2020, 20(1)：1－12.

[24] 张天程,徐筱婧媛,陈小垒,等.上门医疗服务质量评估工具研究进展.中华全科医师杂志,2021, 20(03)：383－387.

[25] 田家利,刘宇,张素,等.家庭护理评估量表的汉化和信效度检验.中华护理杂志,2019,54(02)：199－205.

[26] 厚生労働省.科学的介護の推進、介護関連DB等の更なる利活用等. https://www.mhlw.go.jp/content/12300000/000560216.pdf [2019－10－28].

[27] 全国老人保健施設協会.別添_3LIFEの利用について(利用申請について). https://www.roken.or.jp/archives/24039 [2022－09－30].

[28] NATIONAL PACE ASSOCIATION. Interactive Map of Potential PACE-Eligible Populations. https://www.npaonline.org/member-resources/strategic-initiatives/pace2-0/interactive-map-potential-pace-eligible-populations [2020－04－24].

[29] 李芳,李靖,龙艳芳,等.国外养老服务综合评估工具的应用现状与启示.护理研究,2020, 34(09)：1546－1551.

[30] 李婉玲,崔丽萍,冯晓芳.InterRAI-HC评估及护理干预对老年慢性病病人长期照护质量的影响. 护理研究,2021,35(20)：3627－3631.

[31] 冯晓玉,吕思漫,倪翠萍,等.老年患者出院计划评估工具的研究进展.中国全科医学,2021, 24(15)：1972－1977.

[32] 解凤民,李晨,刘佩,等.上海市医疗机构康复服务开展现状.中国卫生资源,2016,19(03)：195－198,208.

[33] 上海市卫生健康委员会.关于印发《上海市社区卫生服务机构功能与建设指导标准》的通知. http://wsjkw.sh.gov.cn/zcfg2/20200821/5ff26ab290c2475d89cd21b28ed7d0c7.html [2020－08－21].

[34] 李华,徐英奇.分级诊疗对居民健康的影响——以基层首诊为核心的实证检验.社会科学辑刊, 2020(04)：122－134.

[35] 师亚,王秀华,杨琛,等.老年长期照护分级评估人员及流程的定性研究.护理学杂志,2018, 33(20)：74－77.

[36] 上海市医疗保障局.上海市长期护理保险社区居家和养老机构护理服务规程(试行). http://ybj.sh.gov.cn/qtwj/20210108/5788843716bb45a3ba89fa025cf60eb5.html [2020－12－25].

［37］ 励建安,刘守国. 以功能改善为核心的医疗保险和长护险评价与支付思路. 中国医疗保险, 2021(3): 24-28.

［38］ 上海市卫生健康委员会. 关于加强本市老年照护统一需求评估机构行业管理的通知. http:// wsjkw. sh. gov. cn/gjhztgahz/20200108/1600be0f9d694d339a9d0cee0f24d0bf. html ［2020-01-08］.

第六章

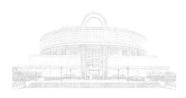

学科和人才队伍建设是"健康中国"和"健康上海"的重要内容。本章选编了上海市医院科研能力建设，药学人员、"全科+X"医学人才、疾病预防控制系统专业技术人员等人才队伍建设，医院教学研究，卫生健康行业青年人才培养等相关文章。《2021年度上海市38家三级医院科研竞争力分析》《2021年度上海市区级医院科研竞争力分析》从科研竞争力总得分、强势学科及弱势学科情况、国家级科研项目等方面分析了2021年上海市三甲医院和区级医院的科研竞争力。《2022年上海市医疗机构药学人员队伍现状调查》分析了上海市药师队伍配置现状及存在的问题，提出应保证药师数量，提升质量，加强培训力度。《上海市构建高水平"全科+X"医学人才培养体系的路径及策略建议》提出了上海市高质量培养全科医学人才队伍的策略建议。《上海市疾病预防控制系统专业技术人员科研能力现状及提升策略》分析了上海市疾病预防控制系统专业技术人员的科研能力现状，并提出了切实可行的科研能力提升策略，以期进一步提升疾控体系科研能力。《新时代肿瘤专科医院医学教育研究论文发展现状与思考》提出促进医院教学研究的举措，以助力教学成果培育和公立医院绩效考核。《上海市卫生健康行业青年人才培养思路的探讨》梳理了上海市卫生健康行业人才培养工作现况，提出了推进人才培养的建设性意见。

医学科技创新与人才发展

2021 年度上海市 38 家 三级医院科研竞争力分析

朱婷婷　牛玉宏　李　娜　丁汉升

高　红　钱文卉　金春林

【导读】　上海市三级医院科研竞争力评价是上海市卫生和健康发展研究中心联合上海市卫生健康委员会科技教育处开展的一项针对上海市公立三级甲等医院科研发展状况的评价工作。该评价工作始于 2013 年,以"德尔菲法"建立评价体系。该评价体系全部采用客观指标以评估医院科技创新研究的真实情况,帮助决策者发现医院发展中的特色优势及存在的问题,为夯实科研实力、提升科研综合能力提供指引和参考。文章对 2021 年度上海市 38 家三级医院的科研竞争实力进行了系统分析及评价。

科学技术评价作为科技管理的重要手段和工作,在推动科技事业发展、促进资源优化配置、提高创新力和科技水平等方面发挥了重要作用。上海市市级公立医院承担着临床、科研、教学三大任务,其科研水平对医学发展具有强大的内驱力和深远的影响力,在公立医院科研高质量发展中担任着不可替代的领军地位。公正客观地评价医院科研竞争实力,不仅可为政府对医疗机构进行宏观管理提供参考,同时也有助于各医疗机构管理者了解自身科研实力及同行相对水平,为其在今后的工作中能够发挥优势、改进劣势提供科学依据。因此,本文采用客观的评价指标体系,对上海市 38 家三级医院的科研竞争力进行评价研究,为医院及管理部门的科研管理决策提供客观优质的数据支持。

一、评价对象

本次参与评价的三级医院共计 38 家(包括 34 家三甲医院和 4 家专科医院),具体名单见表 1。

基金项目:上海市医院协会医院管理研究基金课题"高质量发展形势下上海市三甲医院科研效率评价研究"(课题编号:Q2022056);上海市卫生健康委员会卫生健康政策研究课题"关于完善上海医疗卫生机构科研竞争力评价的研究"(课题编号:2021HP88)。
第一作者:朱婷婷,女,研究实习员。
通讯作者:牛玉宏,女,研究员,上海市卫生和健康发展研究中心(上海市医学科学技术情报研究所)科研管理事务部主任。
作者单位:上海市卫生和健康发展研究中心(上海市医学科学技术情报研究所)(朱婷婷、牛玉宏、李娜、丁汉升、金春林),上海市卫生健康委员会(高红、钱文卉)。

表1 2021年上海市纳入科研竞争力评价三级医院名单

类　别	医　院
复旦大学附属医院	复旦大学附属中山医院(以下简称"中山医院")
	复旦大学附属华山医院(以下简称"华山医院")
	复旦大学附属儿科医院(以下简称"儿科医院")
	复旦大学附属眼耳鼻喉科医院(以下简称"眼耳鼻喉科医院")
	复旦大学附属妇产科医院(以下简称"妇产科医院")
	复旦大学附属肿瘤医院(以下简称"肿瘤医院")
	华东医院
	上海市公共卫生临床中心(以下简称"公卫中心")
	上海市口腔医院(以下简称"市口腔医院")
上海交通大学医学院附属医院	上海交通大学医学院附属瑞金医院(以下简称"瑞金医院")
	上海交通大学医学院附属仁济医院(以下简称"仁济医院")
	上海交通大学医学院附属第九人民医院(以下简称"市九医院")
	上海市第六人民医院(以下简称"市六医院")
	上海交通大学医学院附属新华医院(以下简称"新华医院")
	上海交通大学医学院附属上海儿童医学中心(以下简称"儿童医学中心")
	上海市儿童医院(以下简称"儿童医院")
	上海市第一人民医院(以下简称"市一医院")
	上海市精神卫生中心(以下简称"精卫中心")
	上海市胸科医院(以下简称"胸科医院")
	中国福利会国际和平妇幼保健院(以下简称"国妇婴")
海军军医大学附属医院	海军军医大学第一附属医院(以下简称"长海医院")
	海军军医大学第二附属医院(以下简称"长征医院")
	海军军医大学第三附属医院(以下简称"东方肝胆")
同济大学附属医院	上海市同济医院(以下简称"同济医院")
	上海市第十人民医院(以下简称"市十医院")
	同济大学附属口腔医院(以下简称"同济口腔")
	上海市肺科医院(以下简称"肺科医院")
	上海市东方医院(以下简称"东方医院")
	上海市第一妇婴保健院(以下简称"市一妇婴")
	上海市皮肤病医院(以下简称"皮肤病医院")

续 表

类 别	医 院
上海中医药大学附属医院	上海中医药大学附属龙华医院(以下简称"龙华医院")
	上海中医药大学附属曙光医院(以下简称"曙光医院")
	上海中医药大学附属岳阳中西医结合医院(以下简称"岳阳医院")
	上海市中医医院(以下简称"市中医院")
	上海市宝山区中西医结合医院(以下简称"宝山中西医")
	上海市光华中西医结合医院(以下简称"光华中西医")
	上海市中西医结合医院(以下简称"市中西医结合")
其他	上海市眼病防治中心(以下简称"眼病防治中心")

二、评价方法

(一)评价指标及权重

本文遵循权威性和公平性的原则,采用"德尔菲法"建立评价指标体系。指标体系分为投入和产出两个维度的一级指标。投入指标包括人力资源、科研项目、人才培养计划、科研基地和学科建设项目;产出指标包括产权性产出和各类奖项,具体见表2。

表2　2021年上海市三级医院评价指标及权重

一级指标	一级权重	二级指标	二级权重
投入	0.4	人力资源	0.15
		科研项目	0.50
		人才培养计划、科研基地、学科建设项目	0.35
产出	0.6	产权性产出	0.67
		各类奖项	0.33

(二)评价指标调整说明

与去年相比,依据国家导向并经询多方意见,2021年度的评价指标体系有所调整。主要遵循以下几个调整原则:① 科研产出优于投入;② 动态指标(人力资源、科研项目、产权性产出、各类奖项)优于累积指标(人才培养计划、科研基地、学科建设项目);③ 累积指标减重处理;④ 学科建设项目只计入最新一轮评估结果;⑤ 人才培养计划赋值按年份衰减。

三、医院综合实力得分情况

（一）2021 年度上海市三级医院科研竞争力得分排名

2021 年,上海市三级医院中综合实力得分第一名是中山医院、第二名是瑞金医院、第三名是仁济医院,名列其后的七名医院分别为市九医院、华山医院、市六医院、市一医院、肿瘤医院、新华医院、市十医院。具体排名及得分情况见图 1。

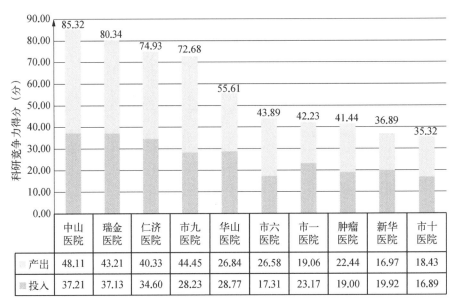

	中山医院	瑞金医院	仁济医院	市九医院	华山医院	市六医院	市一医院	肿瘤医院	新华医院	市十医院
产出	48.11	43.21	40.33	44.45	26.84	26.58	19.06	22.44	16.97	18.43
投入	37.21	37.13	34.60	28.23	28.77	17.31	23.17	19.00	19.92	16.89

图 1　2021 年上海市三级医院科研竞争力得分排名(前十名)

专科类医院中,中医类三甲医院(4 家)排名第一为曙光医院、第二为龙华医院、第三为岳阳医院、第四名为市中医院,相较前一年,曙光医院上升一名;在投入产出比上,除市中医院存在较大幅度波动外,其他三家医院均保持相对稳定态势。儿科类三甲医院(3 家)排名第一为儿科医院,第二为儿童医学中心,第三为儿童医院,与前两年的排名保持一致,除儿科医院外,其他两家医院的投入产出比均有所下降。妇产科类三甲医院排名第一为市一妇婴,第二为妇产科医院,第三为国妇婴,除妇产科医院外,其他两家医院的投入产出比均有所下降,科研竞争力得分排名具体见表 3~5。

表 3　2021 年上海市中医类三甲医院科研竞争力总得分排名

医　院	总得分(分)	投入得分(分)	产出得分(分)	投入产出比	上一年度投入产出比
曙光医院	17.40	9.50	7.90	0.83	0.88
龙华医院	15.49	9.68	5.81	0.60	0.52

医　院	总得分(分)	投入得分(分)	产出得分(分)	投入产出比	上一年度 投入产出比
岳阳医院	9.64	5.42	4.22	0.78	0.82
市中医院	5.52	3.93	1.59	0.40	0.94

表4　2021年上海市儿科类三甲医院科研竞争力总得分排名

医　院	总得分(分)	投入得分(分)	产出得分(分)	投入产出比	上一年度 投入产出比
儿科医院	22.42	10.73	11.69	1.09	0.74
儿童医学中心	15.18	7.45	7.73	1.04	1.28
儿童医院	9.04	4.39	4.65	1.06	1.17

表5　2021年上海市妇产科类三甲医院科研竞争力总得分排名

医　院	总得分(分)	投入得分(分)	产出得分(分)	投入产出比	上一年度 投入产出比
市一妇婴	13.78	7.85	5.93	0.76	1.43
妇产科医院	12.84	7.89	4.95	0.63	0.63
国妇婴	5.64	1.99	3.65	1.83	2.34

(二) 近五年上海市三级医院科研竞争力排名的动态变化

总体来说,2017~2021年位居前十名的医院相对比较稳定,中山医院、瑞金医院、仁济医院、市九医院和华山医院依然稳居前五名。值得注意的是,中山医院近几年排名连续处于第一、二位,2019年仅以0.81分之差位居第三名,2020年以猛烈势头追赶以绝对优势得分拔得头筹,在2021年的排名中依然展现了强大的科研实力。仁济医院首次超过市九医院,跃居第三名。市一医院作为新型潜力黑马,首次跻身前十(表6)。

表6　2017~2021年上海市三级医院科研竞争力总得分排名(前十名)

年份	第一名	第二名	第三名	第四名	第五名	第六名	第七名	第八名	第九名	第十名
2021	中山医院	瑞金医院	仁济医院	市九医院	华山医院	市六医院	市一医院	肿瘤医院	新华医院	市十医院
2020	中山医院	瑞金医院	市九医院	仁济医院	华山医院	长海医院	市六医院	新华医院	长征医院	市十医院 东方医院
2019	瑞金医院	市九医院	中山医院	仁济医院	华山医院	市六医院	长海医院	东方医院	新华医院	肿瘤医院

续　表

年份	第一名	第二名	第三名	第四名	第五名	第六名	第七名	第八名	第九名	第十名
2018	中山医院	市九医院 瑞金医院	仁济医院	华山医院	长海医院	长征医院	市六医院	肿瘤医院	新华医院	东方医院
2017	瑞金医院	中山医院	市九医院	仁济医院	华山医院	长海医院	新华医院	市六医院	长征医院	肿瘤医院

四、各学科综合实力得分情况分析

（一）各学科情况

本文对 2021 年上海市 38 家三级医院 1 097 个学科的科研竞争力分值进行计算,并按照不同学科对得分前五名的医院进行排名（表 7~11）。

表 7　2021 年上海市三级医院学科排名前五名情况（一）

排名	肿瘤学	口腔医学	心血管病学	骨外科学	血液病学	眼科学	内分泌病学	整形外科学	神经外科学
1	肿瘤医院	市九医院	中山医院	市六医院	瑞金医院	眼耳鼻喉科医院	瑞金医院	市九医院	华山医院
2	仁济医院	市口腔医院	瑞金医院	长征医院	同济医院	市一医院	市六医院	中山医院	仁济医院
3	中山医院	同济口腔	东方医院	市九医院	市一医院	市九医院	中山医院	眼耳鼻喉科医院	瑞金医院
4	肺科医院	中山医院	新华医院	华山医院	华山医院	眼病防治中心	市十医院	长海医院	长征医院
5	东方医院	仁济医院	仁济医院	瑞金医院	市十医院	市十医院	市九医院	市六医院	新华医院

表 8　2021 年上海市三级医院学科排名前五名情况（二）

排名	感染性疾病学	普通外科学	耳鼻咽喉科学	精神病学	消化病学	呼吸病学	神经病学	皮肤病学	泌尿外科学
1	华山医院	仁济医院	眼耳鼻喉科医院	精卫中心	长海医院	中山医院	华山医院	皮肤病医院	仁济医院
2	公卫中心	瑞金医院	市九医院	同济医院	仁济医院	瑞金医院	瑞金医院	华山医院	市六医院
3	瑞金医院	中山医院	市六医院	市十医院	中山医院	肺科医院	中山医院	新华医院	市一医院
4	市六医院	东方肝胆	新华医院	华山医院	东方医院	胸科医院	东方医院	瑞金医院	长海医院
5	新华医院	新华医院	市一医院	—	市一医院	东方医院	同济医院	市十医院	中山医院

表 9　2021 年上海市三级医院学科排名前五名情况(三)

排名	临床放射学	胸外科学	心血管外科学	风湿病学	医学影像学	超声医学	麻醉学	肾脏病学	病理学
1	肿瘤医院	肺科医院	东方医院	仁济医院	华山医院	市十医院	仁济医院	中山医院	肿瘤医院
2	中山医院	中山医院	中山医院	瑞金医院	中山医院	市六医院	中山医院	华山医院	中山医院
3	胸科医院	胸科医院	瑞金医院	中山医院	市六医院	中山医院	新华医院	瑞金医院	市十医院
4	瑞金医院	长海医院	仁济医院	长征医院	市九医院	市一医院	市六医院	仁济医院	同济医院
5	长海医院	新华医院	长征医院	华山医院	仁济医院	肿瘤医院	市九医院	长征医院	长海医院

表 10　2021 年上海市三级医院学科排名前五名情况(四)

排名	针灸学	急诊医学	药剂学	实验诊断学	重症医学	核医学	老年医学	护理学	康复医学
1	岳阳医院	中山医院	仁济医院	东方医院	中山医院	仁济医院	华东医院	中山医院	华山医院
2	市中医院	东方医院	市十医院	华山医院	瑞金医院	中山医院	新华医院	市一妇婴	市九医院
3	曙光医院	瑞金医院	新华医院	市十医院	东方医院	肿瘤医院	市六医院	市十医院	瑞金医院
4	宝山中西医	市一医院	皮肤病医院	瑞金医院	仁济医院	市十医院	瑞金医院	新华医院	华东医院
5	市一医院	市六医院	中山医院	中山医院	华山医院	瑞金医院	华山医院	华山医院	长征医院

表 11　2021 年上海市三级医院学科排名前五名情况(五)

排名	医学心理学	器官移植外科学	按摩推拿学	全科医学	营养学	健康管理	输血医学
1	新华医院	新华医院	岳阳医院	中山医院	新华医院	东方医院	长海医院
2	精卫中心	长征医院	市中医院	东方医院	仁济医院	长海医院	市十医院
3	中山医院	东方肝胆	曙光医院	仁济医院	华东医院	龙华医院	市六医院
4	东方医院	长海医院	华东医院	新华医院	妇产科医院	市十医院	瑞金医院
5	仁济医院	—	市一医院	市九医院	瑞金医院	仁济医院	新华医院

(二)中医类医院学科排名情况

本文涉及的 4 家中医类医院(包括龙华医院、曙光医院、岳阳医院、市中医院)在 2021 年各学科的科研竞争力分值按照不同学科得分情况排名,见表 12~15。

表 12　2021年上海市中医类医院学科排名情况(一)

排名	肿瘤学	消化病学	骨外科学	普通外科学	针灸学	心血管病学	皮肤病学	肾脏病学	妇产科学
1	龙华医院	曙光医院	曙光医院	龙华医院	岳阳医院	曙光医院	岳阳医院	曙光医院	岳阳医院
2	曙光医院	龙华医院	龙华医院	曙光医院	市中医院	市中医院	曙光医院	岳阳医院	曙光医院
3	岳阳医院	市中医院	岳阳医院	岳阳医院	曙光医院	岳阳医院	龙华医院	市中医院	龙华医院
4	市中医院	岳阳医院	市中医院	市中医院	龙华医院	龙华医院	—	—	市中医院

表 13　2021年上海市中医类医院学科排名情况(二)

排名	呼吸病学	按摩推拿学	内分泌病学	神经病学	儿科学	急诊医学	药剂学	泌尿外科学	血液病学
1	龙华医院	岳阳医院	岳阳医院	曙光医院	龙华医院	曙光医院	曙光医院	龙华医院	市中医院
2	曙光医院	市中医院	曙光医院	市中医院	市中医院	岳阳医院	龙华医院	岳阳医院	曙光医院
3	岳阳医院	曙光医院	市中医院	岳阳医院	曙光医院	市中医院	岳阳医院	曙光医院	岳阳医院
4	市中医院	龙华医院	—	—	岳阳医院	—	市中医院	—	—

表 14　2021年上海市中医类医院学科排名情况(三)

排名	耳鼻咽喉科学	风湿病学	康复医学	护理学	眼科学	医学影像学	实验诊断学	胸外科学	麻醉学
1	曙光医院	岳阳医院	岳阳医院	曙光医院	龙华医院	曙光医院	市中医院	曙光医院	岳阳医院
2	市中医院	市中医院	曙光医院	市中医院	曙光医院	岳阳医院	龙华医院	岳阳医院	曙光医院
3	岳阳医院	曙光医院	龙华医院	龙华医院	市中医院	市中医院	曙光医院	龙华医院	市中医院
4	龙华医院	—	市中医院	岳阳医院	岳阳医院	龙华医院	岳阳医院	—	龙华医院

表 15　2021年上海市中医类医院学科排名情况(四)

排名	治未病科	病理学	超声医学	老年医学	健康管理	神经外科学	营养学	口腔医学
1	岳阳医院	岳阳医院	曙光医院	市中医院	龙华医院	曙光医院	曙光医院	曙光医院
2	市中医院	曙光医院	龙华医院	曙光医院	曙光医院	龙华医院	龙华医院	龙华医院
3	曙光医院	市中医院	市中医院	岳阳医院	市中医院	岳阳医院	岳阳医院	市中医院
4	—	龙华医院	岳阳医院					岳阳医院

（三）儿科类医院学科排名情况

本文涉及的 3 家儿科类医院(包括儿科医院、儿童医院、儿童医学中心)在 2021 年各学科的科研竞争力分值按照不同学科得分情况排名,见表 16~19。

表 16　2021 年上海市儿科类医院学科排名情况(一)

排名	胸外科学	肾脏病学	心血管病学	普通外科学	耳鼻咽喉科学	实验诊断学	感染性疾病学
1	儿童医学中心	儿科医院	儿科医院	儿科医院	儿童医院	儿童医学中心	儿科医院
2	儿童医院	儿童医院	儿童医学中心	儿童医院	儿童医学中心	儿童医院	儿童医学中心
3	—	儿童医学中心	儿童医院	儿童医学中心	儿科医院	儿科医院	—

表 17　2021 年上海市儿科类医院学科排名情况(二)

排名	血液病学	呼吸病学	重症医学	消化病学	医学影像学	内分泌病学	神经病学	风湿病学
1	儿童医学中心	儿科医院	儿科医院	儿科医院	儿童医学中心	儿科医院	儿科医院	儿科医院
2	儿科医院	儿童医院	儿童医院	儿童医院	儿科医院	儿童医院	儿童医院	儿童医学中心
3	儿童医院	儿童医学中心	儿童医学中心	儿童医学中心	儿童医院	儿童医学中心	儿童医学中心	—

表 18　2021 年上海市儿科类医院学科排名情况(三)

排名	麻醉学	泌尿外科学	中医学	药剂学	护理学	神经外科学	骨外科学	眼科学
1	儿童医学中心	儿童医院	儿童医院	儿科医院	儿科医院	儿科医院	儿科医院	儿童医院
2	儿童医院	儿童医学中心	儿科医院	儿童医院	儿童医院	儿童医院	儿童医院	儿科医院
3	儿科医院	儿科医院	儿童医学中心	儿童医学中心	儿童医学中心	儿童医学中心	儿童医学中心	儿童医学中心

表 19　2021 年上海市儿科类医院学科排名情况(四)

排名	营养学	皮肤病学	病理学	康复医学	超声医学	核医学	口腔医学
1	儿童医学中心	儿童医院	儿科医院	儿科医院	儿科医院	儿科医院	儿童医院
2	儿科医院	儿科医院	儿童医学中心	儿童医院	儿童医院	儿童医院	儿科医院
3	儿童医院	儿童医学中心	儿童医院	—	—	—	—

五、部分重要指标情况分析

(一)国家级科研项目

2021 年上海市 38 家三级医院获得国家重点研发计划项目共计 60 项,较 2020 年增加 12 项;国家自然科学基金重大项目、重点项目、重大研究计划项目共计 39 项,较 2020 年增加 9 项;国家自然科学基金项目共计 1 531 项,较 2020 年增加 124 项,获得国家自然科学基金项目数排名前十的医院见表 20。

表 20 2021 年上海市三级医院获得国家自然科学基金项目数前十名情况

排　名	医　院	数量(项)
1	仁济医院	145
2	瑞金医院	133
3	中山医院	131
4	市九医院	113
5	华山医院	105
6	市一医院	89
7	市十医院	79
8	新华医院	77
9	肿瘤医院	75
10	市六医院	72

(二)论文发表情况

2021 年上海市 38 家三级医院发表 SCI 论文共计 11 606 篇,较 2020 年增加 1 609 篇;篇均影响因子为 6.239 分,较 2020 年增长 0.986 分,说明三级医院发表的 SCI 论文无论从数量还是质量上都有明显的上升。SCI 论文累计影响因子排名前十的医院,见表 21。

表 21 2021 年上海市三级医院 SCI 论文发表前十名情况

排　名	医　院	收录数(篇)	总影响因子(分)
1	中山医院	1 037	6 851.07
2	仁济医院	880	6 724.70
3	市九医院	955	6 067.67

排　　名	医　　院	收录数（篇）	总影响因子（分）
4	瑞金医院	907	6 033.67
5	华山医院	734	4 518.24
6	肿瘤医院	539	3 917.64
7	市六医院	533	3 439.40
8	新华医院	541	3 301.11
9	市十医院	433	2 816.92
10	市一医院	524	2 772.18

（三）专利情况分析

2021 年上海市三级医院发明专利授权专利共计 448 项,其中专利合作条约（Patent Cooperation Treaty，PCT）发明专利授权 7 项,国内发明专利授权 441 项;总数较 2020 年增加 162 项。2021 年共有 23 家医院实现专利转化,共计 197 项,其中发明专利 132 项,实用新型专利 65 项;相较于 2020 年,实现专利转化的医院增加 2 家,转化总数增加 52 项。发明专利授权前十名医院和专利转化医院,见表 22、表 23。

表 22　2021 年上海市三级医院发明专利授权数量前十名医院情况

排　　名	医　　院	数量（项）
1	市九医院	62
2	市一医院	30
	东方医院	30
3	中山医院	29
4	瑞金医院	28
5	市六医院	25
6	华山医院	21
	长海医院	21
7	仁济医院	17
	市十医院	17
	曙光医院	17
8	长征医院	15

排　名	医　院	数量(项)
9	眼耳鼻喉科医院	14
	岳阳医院	14
10	龙华医院	12

表 23　2021 年上海市三级医院实现专利转化医院情况

医　院	发明专利转化数(项)	实用新型专利转化数(项)	合计(项)
中山医院	45	32	77
市九医院	19	5	24
华山医院	13	3	16
瑞金医院	11	1	12
市一妇婴	2	8	10
市六医院	6	1	7
眼耳鼻喉科医院	2	4	6
市一医院	6	0	6
市十医院	2	3	5
东方医院	4	0	4
公卫中心	1	3	4
长征医院	1	3	4
肿瘤医院	3	0	3
仁济医院	3	0	3
精卫中心	3	0	3
岳阳医院	3	0	3
同济医院	2	1	3
儿童医院	2	0	2
儿科医院	1	0	1
肺科医院	0	1	1
皮肤病医院	1	0	1
龙华医院	1	0	1

续　表

医　　院	发明专利转化数（项）	实用新型专利转化数（项）	合计（项）
曙光医院	1	0	1
合计	132	65	197

（四）获奖情况分析

2021 年上海市三级医院获得中华医学科技奖共计 15 项，其中二等奖 5 项、三等奖 8 项、卫生管理奖 1 项、医学科学技术普及奖 1 项；上海医学科技奖共计 62 项，其中一等奖 7 项、二等奖 18 项、三等奖 28 项、青年奖 5 项、成果推广奖 4 项。

六、分析与讨论

上海市医学科研竞争力评价分析工作自 2013 年启动，至今已走过第九个年头。经过多年验证，指标体系受到广泛认可，本次评价在原有框架的基础上优化了各指标间的逻辑关系，使评价结果更加科学客观。

从 2021 年度的相关科研数据来看，上海市 38 家三级医院的科研竞争实力排名呈现"你追我赶"的激烈态势，中山医院、瑞金医院、仁济医院、市九医院和华山医院依旧处于医院科研竞争力第一方阵，难分伯仲。近五年来市一医院今年首次进入前十排名，实力不容小觑。在重要指标上，科研项目获得数、论文发表数、专利授权及转化数均较往年有所增加，科研实力呈现稳步提升的态势。但医院间的科研实力存在一定差异，排名靠前的多数是综合性医院。此外，就学科而言，仍然存在医院之间及医院内部发展不均衡的情况；医院的科研平台建设、人才培养及科研奖励获得等方面均有较大的发展空间。鉴于以上问题，提出如下建议。

（一）夯实科研实力，助推医院发展

上海市三级医院在整个上海市乃至全国的医学科研发展中占据重要位置，立足于"十四五"时期关于公立医院高质量发展的要求，就是要以学科建设、人才培养、技术创新、成果转化等高质量为引领，以推动实现科研成果高质量、促进医院整体高质量发展及满足人民群众医疗需求为目标，不断学习政策要求、更新管理理念、完善政策制度、改善工作态度、优化流程与模式、有效整合新资源、提升科研评价效果等，实现科研工作的提质增效，激发科研创新活力与动力。

（二）优化发展规划，促进学科建设

学科建设是医院发展的核心引领，是促进科研高质量发展的总抓手，只有持续强化学科建设，才能更好带动全局工作。学科发展参差不齐是大多数三甲医院面临的学科发展瓶颈，学科建设依托人才，只有充分建设学科团队，提升学科团队的质量，才能有良好的学科建设成效。医院科研管理部门需要以主动管理的理念，以开拓创新思维面向国际视野、国家政策导向、医学发展与技术创新最前沿,运用科学的方法,制定具有长远指导意义又切实可行的学科发展规划,与此同时以院校或院府协作,以及其他各种合理举措,充分发挥各类资源作用,加快医院学科建设。

(三)构筑科研平台,保障科研发展

医学科研的根本是解决临床问题,尤其是亟须突破的关键核心技术。为此,医院可以通过国家重点研发计划支持,构筑临床研究平台为开展前瞻性、多中心和高质量的临床研究助力;同时建设医院科研信息平台挖掘医疗数据的科学研究价值,推动临床研究深入开展。高质量建设医院科研平台,为高水平的科研发展保驾护航。

(四)创新人才培养机制,增强科研竞争力

科研人才是医院科研的核心竞争力。医院应在"尊重医学人才发展规律"的策略指导下,从人才培养规划和人才培养基金等方面,构建全周期、全方位科研人才培养体系。一方面通过博士后计划培养青年高层次创新型人才,实行课题组负责人制度优化科研团队;另一方面为打破学科界限推动跨学科研究,实行学术骨干联合聘任制,同时设置新体制教研系列职位吸引和汇聚世界一流人才,使科研人才队伍向"优秀学术带头人+优秀中青年科研人才+科研人才梯队+博士后"的结构转变。为营造良好成长环境和科学合理的晋升路径,落实激励与约束机制,通过提供相关课题资助基金,有效解决科研人才尤其是青年科研人员项目资金短缺问题。

(五)科研成果有效转化,树立学术影响力

科研成果管理主要涵盖成果申报、奖励、应用和推广等内容。科研管理人员作为管理活动的实施主体,一方面,需对医院科研成果这一领域的政策方针、法律法规和学科知识综合掌握;另一方面,还需在工作中运用新方法、新工具,对科研成果的管理做到系统全面。通过建立符合医院发展特色的科技成果转化平台,从专利申请、评估、转化各方面为临床研发人员提供服务,形成既懂医疗市场需求又懂医学技术的专家库,在专利申请和评估阶段给予专业性的指导,避免过度理论化的问题。此外,医院还可以通过举办各类大型论坛、会议、培训等活动,积极为医疗机构、企业界和投资机构搭建医、药、械、研、学的交流平台,宣讲展示医学科研成果,有效增加成果转化机会。

2021年度上海市区级医院科研竞争力分析

李 娜 牛玉宏 朱婷婷 丁汉升 钱文卉 高 红 金春林

【导读】 科研竞争力评价项目是上海市卫生和健康发展研究中心(上海市医学科学技术情报研究所)[以下简称"中心(所)"]联合上海市卫生健康委员会科技教育处为加强科研评价和管理而开展的延续性项目。自2013年起,中心(所)每年运用科研竞争力评价体系评估本市各级医院的科研竞争力情况;医院和学科间的横向对比,以及随时间变化的动态对比分析,为各级科研管理部门了解医院科研综合能力、学科建设水平、特色优势及存在问题提供了详尽的数据参考依据。

公立医院高质量发展对区级医院科研管理提出了更高的要求,其中的重要环节——科研评价需要更加专业、客观和准确。自2013年起,中心(所)每年运用科研竞争力评价体系对上海市医院的整体科研实力及不同学科的科研竞争力进行评价,为各医院及政府科研管理部门提供了重要参考。随着各类政策的不断落地及科研评价工作的不断推进,上海市医院科研管理的质量有所提升。为顺应外界政策环境、医院发展趋势的不断变化,科研竞争力评价指标应随之进行动态调整。因此,根据以往8年的工作总结,并在广泛调研并结合各方专家意见的基础上,对现有科研竞争力评价指标体系作进一步完善,并运用完善后的科研竞争力评价指标体系对上海市区级医院的科研状况进行更加精准、客观、动态的评估,可便于管理部门更好地掌握上海市区级医院的整体科研状况。

一、指标体系

基于原有上海市医学科研竞争力评价指标体系,结合文献综述、利益相关者调查、专家咨询、对比分析等适当增减相关指标,对基于层次分析法获得的权重结构作相应调整,得到完善后的上海市医学科研竞争力评价体系,并检验其信度和效度。

具体指标体系分为投入和产出2个一级指标。投入包括人力资源、科研项目、人才培养计

第一作者:李娜,女,工程师,科员。

通讯作者:金春林,男,研究员,上海市卫生和健康发展研究中心(上海市医学科学技术情报研究所)主任。

作者单位:上海市卫生和健康发展研究中心(上海市医学科学技术情报研究所)(李娜、牛玉宏、朱婷婷、丁汉升、金春林),上海市卫生健康委员会(钱文卉、高红)。

划、科研基地与学科建设;产出分为产权性产出和奖励。

(一) 投入

1. 人力资源

人力资源指标细分为获得博士学位的职工数、具有高级职称的职工数、院士数、留学归国人员数、中华医学会学术任职数、中华口腔医学会学术任职数、中华中医药学会学术任职数、中国中西医结合学会学术任职数、上海市医学会学术任职数、上海市口腔医学会学术任职数、上海市中医药学会学术任职数、上海市中西医结合学会学术任职数等三级指标。

2. 科研项目

科研项目细分为国家级科研项目、省部级科研项目、厅局级科研项目等三级指标。

3. 人才培养计划

人才培养计划细分为国家级人才项目、省部级人才项目、厅局级人才项目等三级指标。

4. 科研基地与学科建设

科研基地细分为国家级学科建设项目/基地与工程中心、省部级学科建设项目/基地与工程中心、厅局级学科建设项目/基地与工程中心等三级指标。

(二) 产出

科研产出方面从产权性产出和奖励两方面进行衡量和评价。

1. 产权性产出

产权性产出包括论文和专利。本文将论文数量和质量都引入评价指标。专利通过专利授权数和专利转化数2个指标衡量。

2. 奖励

奖励包括获奖科研项目和人才奖励。获奖科研项目包括国际奖项、国家级奖励、上海市级奖励、中华医学会奖励、上海医学会奖励等指标。人才奖励包括国家卫生健康委"有突出贡献中青年专家"、陈嘉庚奖、何梁何利奖、上海青年科技英才、上海科技精英、上海市科技功臣及自然科学牡丹奖等指标。

二、数据来源

纳入本次评价的医院共30家,其中三级乙等医院16家、二级甲等医院14家,见表1。

表1 2021年纳入科研竞争力评价的上海区级医院

区　域	医　　　院	等　级
宝山区	上海市宝山区吴淞中心医院(以下简称"吴淞医院")	二级甲等
	上海市宝山区仁和医院(以下简称"仁和医院")	二级甲等

区　域	医　　院	等　级
崇明区	上海交通大学医学院附属新华医院崇明分院(以下简称"新华崇明")	三级乙等
奉贤区	上海市奉贤区中心医院(以下简称"奉中心")	三级乙等
嘉定区	上海市嘉定区中心医院(以下简称"嘉中心")	二级甲等
金山区	复旦大学附属金山医院(以下简称"金山医院")	三级乙等
	上海市第六人民医院金山分院(以下简称"金中心")	二级甲等
闵行区	上海市闵行区中心医院(以下简称"闵中心")	三级乙等
	上海市第五人民医院(以下简称"五院")	三级乙等
青浦区	复旦大学附属中山医院青浦分院(以下简称"青中心")	三级乙等
松江区	上海市松江区中心医院(以下简称"松中心")	三级乙等
浦东新区	上海市浦东医院(以下简称"浦东医院")	三级乙等
	上海市浦东新区人民医院(以下简称"浦人民")	三级乙等
	上海市浦东新区公利医院(以下简称"公利医院")	三级乙等
	上海市浦东新区周浦医院(以下简称"周浦医院")	三级乙等
	上海市浦东新区浦南医院(以下简称"浦南医院")	二级甲等
长宁区	上海市同仁医院(以下简称"同仁医院")	三级乙等
虹口区	上海市第四人民医院(以下简称"四院")	二级甲等
黄浦区	上海交通大学医学院附属瑞金医院卢湾分院(以下简称"瑞金卢湾")	二级甲等
	上海交通大学医学院附属第九人民医院黄浦分院(以下简称"九院黄浦")	二级甲等
静安区	上海市静安区中心医院(以下简称"静中心")	三级乙等
	上海市静安区市北医院 (以下简称"市北医院")	二级甲等
	上海市静安区闸北中心医院(以下简称"闸中心")	二级甲等
普陀区	上海市普陀区中心医院(以下简称"普中心")	三级乙等
	上海市普陀区人民医院(以下简称"普人民")	二级甲等
	上海市普陀区利群医院 (以下简称"利群医院")	二级甲等
徐汇区	上海市徐汇区中心医院(以下简称"徐中心")	三级乙等
	上海市第八人民医院(以下简称"八院")	二级甲等
杨浦区	上海市杨浦区中心医院(以下简称"杨中心")	三级乙等
	上海市杨浦区市东医院(以下简称"市东医院")	二级甲等

三、2021 年上海市区级医院综合实力得分情况

上海市 30 家区级医院中,投入产出综合实力得分第一名是同仁医院,名列其后的 9 家医院及得分情况见图 1。

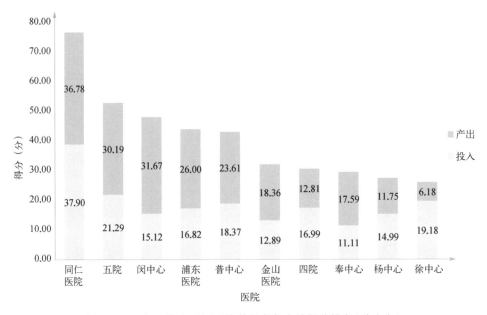

图 1　2021 年上海市区级医院科研竞争力总得分排名(前十名)

四、各学科综合实力得分情况

将各医院科室按照教育部的学科分类合并处理,统一标准化后计算科研竞争力分值,部分学科排名前五名的医院及得分见表 2。数据显示,在区级医院中,胃肠病学、神经病学、普通外科学、心血管病学、儿科学等学科的科研能力相对较强;重症医学、病理学、老年医学、核医学、风湿病学与自体免疫病学等学科的科研实力相对较弱,是医院未来需要重点督促和扶持的学科。此外,口腔医学、营养学、核医学、风湿病学与自体免疫病等弱势学科除了人力资源外,其他指标得分几乎为0,故涉及上述学科的医院均不纳入前五名排名,并在表 2 内标注“除人力资源外几乎不得分”。

表 2　2021 年上海市部分学科排名前五名的区级医院(单位:分)

学 科	第一名		第二名		第三名		第四名		第五名	
	医院	得分	医院	得分	医院	得分	医院	得分	医院	得分
胃肠病学	同仁医院	52.57	闵中心	22.17	松中心	12.46	静中心	7.39	浦东医院	6.88
神经病学	四院	37.98	闵中心	12.56	公利医院	11.62	杨中心	9.80	同仁医院	9.66

学 科	第一名		第二名		第三名		第四名		第五名	
	医院	得分	医院	得分	医院	得分	医院	得分	医院	得分
普通外科学	闵中心	33.96	浦东医院	31.09	同仁医院	26.40	奉中心	20.52	普中心	18.68
心血管病学	徐中心	29.17	普中心	25.89	周浦医院	13.19	同仁医院	12.66	五院	10.65
儿科学	同仁医院	23.87	金山医院	5.44	徐中心	1.77	浦人民	1.62	市东医院	1.54
肿瘤学	浦东医院	22.65	金山医院	17.28	周浦医院	7.56	同仁医院	7.45	普中心	4.04
药剂学	浦东医院	21.53	同仁医院	10.16	奉中心	9.83	五院	5.48	闵中心	4.80
血液病学	同仁医院	20.36	闸中心	9.93	闵中心	2.75	五院	2.74	青中心	2.11
妇产科学	奉中心	20.09	同仁医院	12.99	吴淞医院	6.65	五院	5.97	闵中心	5.96
泌尿外科学	五院	19.71	公利医院	14.89	静中心	6.91	浦东医院	6.86	同仁医院	5.52
呼吸病学	五院	18.92	青中心	9.26	普中心	8.79	徐中心	8.70	静中心	7.73
骨外科学	浦东医院	18.87	杨中心	16.70	周浦医院	16.11	五院	15.71	同仁医院	11.88
麻醉学	四院	18.27	同仁医院	15.78	公利医院	11.38	吴淞医院	7.80	松中心	5.64
实验诊断学	奉中心	17.72	普人民	15.77	同仁医院	8.99	浦东医院	8.37	松中心	7.03
内分泌病学与代谢病学	五院	17.46	浦东医院	14.33	周浦医院	12.83	奉中心	11.52	普中心	10.88
急诊医学	闵中心	15.27	浦人民	14.67	松中心	7.14	普中心	6.75	金山医院	6.24
全科医学	同仁医院	15.23	杨中心	10.93	五院	2.09	公利医院	1.17	松中心	0.93
中医学	金山医院	14.21	普人民	6.61	普中心	6.25	公利医院	4.43	九院黄浦	4.41
医学影像学	金山医院	13.68	同仁医院	10.27	松中心	6.63	五院	5.89	周浦医院	3.96
康复医学	徐中心	13.42	周浦医院	6.38	普人民	5.21	新华崇明	2.50	四院	2.04
肾脏病学	同仁医院	11.30	青中心	10.28	普中心	8.25	浦东医院	6.71	闸中心	6.50
胸外科学	同仁医院	8.13	青中心	3.11	周浦医院	2.40	闵中心	2.05	新华崇明	1.54
眼科学	杨中心	8.11	市北医院	5.52	周浦医院	4.15	同仁医院	2.32	普中心	2.18
耳鼻咽喉科学	公利医院	8.11	同仁医院	2.05	普中心	1.82	金山医院	1.63	五院	1.30
临床放射学	瑞金卢湾	7.38	同仁医院	4.92	公利医院	1.23	奉中心	1.22	九院黄浦	0.61
神经外科学	普人民	6.91	浦南医院	5.61	闵中心	5.24	同仁医院	3.60	浦人民	2.31
口腔医学	闵中心	6.81	五院	2.74	徐中心	2.61	浦人民	1.58	除人力资源外几乎不得分	
护理学	闵中心	5.26	同仁医院	3.76	杨中心	2.79	浦东医院	2.73	奉中心	2.64
营养学	普人民	5.20	奉中心	1.83	徐中心	1.54	除人力资源外几乎不得分			

学　科	第一名		第二名		第三名		第四名		第五名	
	医院	得分	医院	得分	医院	得分	医院	得分	医院	得分
皮肤病学	闵中心	4.69	同仁医院	3.84	周浦医院	3.34	浦人民	1.97	四院	1.40
感染性疾病学	普中心	4.25	五院	3.57	松中心	2.27	同仁医院	2.09	金山医院	1.29
重症医学	闵中心	3.39	静中心	3.22	五院	2.15	市东医院	2.02	公利医院	1.34
病理学	五院	3.29	浦东医院	1.63	浦人民	1.45	金中心 闵中心	1.41	嘉中心	1.38
老年医学	闵中心	3.21	徐中心	3.16	杨中心	2.98	普中心	2.40	市北医院	2.12
核医学	浦东医院	2.10	四院	0.71			除人力资源外几乎不得分			
风湿病学与自体免疫病学	同仁医院	1.70	普人民	0.97			除人力资源外几乎不得分			

五、部分重要指标情况

（一）国家级科研项目

获得国家重点研发计划方面,同仁医院的儿科学、徐中心的心血管病学分别有 1 项项目获得国家重点研发计划资助。在国家自然科学基金项目方面,四院获得 1 项重点项目,其余均为面上和青年项目。2021 年上海市区级医院获得国家自然科学基金项目共 74 项,比 2020 年增加了 17 项,见表 3。

表 3　2021 年上海市区级医院获得国家自然科学基金项目的整体情况(单位：项)

单　位	重点项目	面上项目	青年项目	专项基金项目	合　计
同仁医院	0	9	8	1	18
四院	1	1	5	0	7
闵中心	0	4	3	0	7
浦东医院	0	4	2	1	7
五院	0	5	0	0	5
周浦医院	0	1	3	0	4
公利医院	0	3	0	0	3
浦人民	0	2	1	0	3
普中心	0	2	1	0	3

单　位	重点项目	面上项目	青年项目	专项基金项目	合　计
金山医院	0	1	2	0	3
普人民	0	1	2	0	3
杨中心	0	1	2	0	3
奉中心	0	1	1	0	2
新华崇明	0	1	1	0	2
静中心	0	0	2	0	2
嘉中心	0	0	1	0	1
瑞金卢湾	0	0	1	0	1
总计	1	36	35	2	74

（二）论文发表情况

1.《科学引文索引》(*Science Citation Index*, SCI) 论文发表情况

2021 年度上海市区级医院发表 SCI 论文共 1 121 篇,比 2020 年增加了 113 篇。其中,发表 SCI 论文最多的是同仁医院,共计 134 篇。在 SCI 论文的单篇影响因子方面,单篇影响因子在 40~70 分的论文共计 3 篇、30~39 分的共计 5 篇、20~29 分的共计 6 篇,见表 4、表 5。

表 4　2021 年上海市区级医院 SCI 论文发表情况(前十名)

排　名	单　　位	总影响因子	SCI 收录数量(篇)
1	同仁医院	892.460	134
2	浦东医院	668.508	81
3	闵中心	579.351	111
4	五院	563.997	97
5	奉中心	393.397	57
6	四院	342.027	46
7	金山医院	300.054	68
8	周浦医院	278.386	66
9	杨中心	234.893	49
10	普中心	225.886	47

表 5　2021 年上海市区级医院 SCI 高影响因子论文单位排名

单　位	科　室	篇　数	总篇数	单篇影响因子
浦东医院	肿瘤科	1	1	69.50
五院	呼吸与危重症医学科	1	1	46.30
浦东医院	内分泌科	1	1	40.71
奉中心	药剂科	1		32.09
	检验科	1	3	32.09
	内分泌代谢科	1		30.08
四院	内分泌代谢科	1	1	38.08
五院	中心实验室	1	1	38.08
同仁医院	普外科	1	2	23.66
	消化内科	1		23.17
浦东医院	普外科	1	1	25.83
静中心	呼吸内科	1	1	25.48
四院	脑功能与人工智能转化研究所	1	1	24.80
金山医院	肿瘤科	1	1	20.12

2. 中文核心论文发表情况

2021 年度上海市区级医院发表中文核心期刊论文共 1 322 篇。其中,发表中文核心论文最多的是浦东医院,共计 87 篇;其次为普陀区中心医院、新华医院崇明分院,分别发表 84、80 篇,见表 6。

表 6　2021 年上海市区级医院中文核心期刊论文发表情况(前十名)

排　名	单　位	中文核心期刊论文数量(篇)
1	浦东医院	87
2	普中心	84
3	新华崇明	80
4	杨中心	79
5	五院	73
6	周浦医院	60
	青中心	60
7	同仁医院	59
8	公利医院	58

排　名	单　位	中文核心期刊论文数量（篇）
9	嘉中心	55
10	闵中心	53

（三）专利情况分析

在专利授权方面，2021 年上海市区级医院授权发明专利为 44 项，比 2020 年增加了 23 项。其中，发明专利最多的是金山医院，为 7 项。在专利转化方面，2021 年上海市区级医院中有 5 家医院成功实施转化，专利转化数量为 11 项（发明专利转化 3 项、实用新型专利转化 8 项），比 2020 年增加了 2 项，呈现上升趋势，见表 7、表 8。

表 7　2021 年上海市区级医院国内发明专利授权数

单　位	数量（项）
金山医院	11
普人民	7
松中心	5
同仁医院	4
五院	3
市东医院	3
奉中心	2
普中心	2
仁和医院	2
杨中心	2
浦东医院	1
吴淞医院	1
公利医院	1

表 8　2021 年上海市区级医院国内专利转化情况

转化类型	单　位	科　室	转化数量
发明专利	五院	骨科	1
	奉中心	普通外科	1
	周浦医院	皮肤科	1

续　表

转化类型	单位	科　室	转化数量
实用新型专利	闵中心	口腔科	2
		内镜中心	1
		妇产科	1
		骨科	1
		护理部	1
	五院	骨科	1
	静中心	手及上肢外科	1

（四）获奖情况分析

2021 年上海市区级医院各类科研项目获奖共 11 项,比 2020 年减少 3 项(表 9)。30 家医院均没有获得人才奖项,说明区级医院相对缺乏高端人才。

表 9　2021 年上海市区级医院获得成果奖励情况

奖项类别	奖项级别	数量(个)	获奖单位[数量(个)]
上海市医学科技奖	三等奖	6	五院(2)
			闵中心(1)
			新华崇明(1)
			同仁医院(1)
			闸中心(1)
	二等奖	1	普中心(1)
上海中医药科技奖	三等奖	1	公利医院(1)
	科技成果推广奖	1	普中心(1)
上海中西医结合科技奖	三等奖	2	普中心(2)
总　计		11	

六、分析与讨论

从 2021 年度的科研相关数据来看,上海市 30 家区级医院科研竞争力较以往有一定进步。对比分析科研竞争力得分排名前五位的区级医院的得分发现,第一名(同仁医院)的科研竞争力总得分与第二名(五院)相差 23.1 分,第二名(五院)的得分与第五名(普中心)相差 9.51 分,说明区内或各区之间医院科研竞争力水平层次不齐。

从投入指标来看,大部分区级医院承担的科研项目数量较少,层次不高。虽然区级医院每年在 SCI 论文发表数量上都有所提升,但篇均影响因子仍处于较低水平,说明 SCI 论文发表质量仍有欠缺。从产出指标来看,区级医院在成果转化、获得科研成果奖励等方面能力较弱。在成果转化方面,虽然区级医院的专利转化数量较以往有所增加,但总体转化数量偏低,在 30 家区级医院中只有 5 家区级医院成果实施成功转化,总数仅有 11 项。在科研成果奖励方面,区级医院获得各类科研项目仅 11 项,比 2020 年少了 3 项,由此可反映区级医院对现有的科研成果没有进行系统性的归纳总结;同时,在医院内部也缺少高层次人才培养和引进,没能够有效地利用科研创新研究平台,进行"产学研医"融合,鉴于上述问题,提出如下建议。

一是加强科研成果系统梳理,完善学科布局。医院今后想要获得更多高层次项目,就需要对现有论文产出做一个系统性归纳总结,设计规划重点研究方向,按照该研究方向,有针对性地发表高质量 SCI 论文,并集中优势力量,寻找新的突破口,根据学科特色申报更高层次科研项目,而后遵照坚持学科特色、补短板、发挥优势、差异发展的原则分类分层指导发展。

二是加强临床研究人员能力培养。无论是高质量 SCI 论文发表,还是高层次科研项目申报,成功的关键因素依然是人才队伍建设。只有加强人才队伍培养,才能更有力地促进学科发展。建议医院可以利用现有科研平台和新型智库,打造一支在临床工作的专职从事科学研究的人才队伍,专职科研队伍与一线医生密切配合开展研究工作,不仅可以缓解临床学科科研人手不足的问题,还能加速解决来自医疗卫生实际工作中的科学问题,并将基础研究的成果更快运用于临床,促进转化医学工作发展,加大前瞻性、创新性的产出。

三是优化临床研究人才评价和激励机制。对承担临床研究工作的医疗卫生机构,适当提升其高级职称结构比例,优化临床研究岗位结构比例。进一步完善临床研究人才评价体系,优化临床研究职称评定制度,保障临床研究类人员职称晋升通道。把临床研究工作和取得的成果纳入各类人才评价和绩效考核体系。

四是有效利用现有科研平台,推动"产学研医"融合。医院需要进一步利用现有科研平台,加强与研究机构、大学研究院等协调配合,聚焦地区居民的健康需求,钻研关键核心技术,集智联合攻关,提高区域临床诊疗能力和科研水平。

2022 年上海市医疗机构
药学人员队伍现状调查

倪元峰　黄静琳　戴秋霞　金春林

胡嘉浩　刘宇晗　李　芬　衣承东

【导读】　加强药师队伍建设是全面建立优质高效医疗卫生服务体系的必然要求。文章对 2022 年上海市 16 个辖区内药学人员的基本特征进行了研究,以了解上海市药师队伍配置现状及存在的问题,并与 2020 年开展的上海市药学人员现状调查进行比较,分析上海市药学人员结构、质量变化,为促进上海市药学人才队伍和药学服务的高质量发展提供参考。研究发现,药师队伍建设举措初见成效,但仍有提升空间。各地区应进一步保证药学人员配备数量,全面提高药学人员队伍素质,持续加强临床药师培训力度。

2018 年,国家卫生健康委和国家中医药管理局联合印发了《关于加快药学服务高质量发展的意见》(国卫医发〔2018〕45 号)[1],强调了药学服务需要适应新形势的迫切性及药学服务和药师队伍的重要性。当前,药师在诊疗活动中的职能已从传统的照方发药,拓展到指导合理用药、药物咨询、不良反应监测、药学监护等全过程、多方位的服务[2],这是满足当前药学服务高质量发展的需求的必然发展;同时药师职能回归本位亦有利于促进临床合理用药,保证患者的用药安全。但职能转变也对药学人员自身的专业素质提出了更高的要求。上海市历来重视药学人才培养与药学服务高质量发展。2021 年印发的《2021 年上海市药政管理工作要点》中明确提出:"建立健全本市临床药学人才队伍培养体系,逐步培养一批优秀青年药师骨干、杰出青年药学人才、顶级临床药学专家"[3]。为建设一支高质量、高素质、满足现代药学服务需求的药学人员队伍,上海市卫生健康委深入开展了一系列培训教育、培训项目,同时组织开展了各类药学专题学习班、报告讲座等活动。为了解目前上海市药学人才队伍建设实际情况与建设成效,本文对 2022 年上海市各级各类医疗机构药学人员进行全面调研,对全市医疗机构药学人员队伍现状进行了分析,并与 2020 年药学人员调研结果进行比对分析,以期为进一步提升上海市药学人员队伍质量及药学服务水平提供参考。

基金项目:上海市卫生健康委员会政策研究课题"本市医疗机构药学人员能力建设情况调查"(课题编号:22Y02004)。

第一作者:倪元峰,男,上海市卫生健康委员会药政管理处处长。

通讯作者:衣承东,男,上海市卫生健康委员会一级巡视员。

作者单位:上海市卫生健康委员会(倪元峰、黄静琳、戴秋霞、衣承东),上海市卫生和健康发展研究中心(上海市医学科学技术情报研究所)(金春林、胡嘉浩、刘宇晗、李芬)。

一、调查对象与方法

（一）调查对象

研究的调查对象为上海市 16 个辖区内的各市级医院、区属公立医疗机构（包括区属医院和社区卫生服务中心）及民营医院的药学人员。调查所涉及的药学人员是指取得药学专业技术职称并从事药学工作的专业技术人员。

（二）调查内容与方法

采用自行设计的《2022 年上海市医疗机构药学人员信息调查表》，调查表的内容包括药学人员性别、年龄、专业、学历、职称等。填报机构涵盖上海市 16 个辖区内的市级医院、区属医院、社区卫生服务中心和民营医院。

（三）数据质量控制

研究对于 2022 年调查所得原始数据进行质量控制。原始数据中重复填报的 6 名药学人员的相关信息进行剔除。对于药学人员年龄等明显不合常理及错误的 68 条原始数据进行剔除。剩余有效数据 10 560 条。以同样的清洗标准得到 2020 年调查数据中的 10 525 条有效数据。

（四）数据分析

通过 Excel 2019 建立上海市药学人员数据库，并进行数据的初步清洗与整理，利用 SPSS 22.0 统计分析软件对上海市药学人员队伍的性别、年龄、专业、学历、职称等进行描述性统计。对于市级医院、区属公立医疗机构、民营医院间药学人员的结构、分布差异采用卡方检验进行分析。

二、研究结果

（一）药学人员数量分布情况

2020 年调查的医疗机构总数为 599 个（包括市属医院 35 个，区属公立医疗机构 382 个，民营医院 182 个），2022 年调查的医疗机构总数为 609 个（包括市属医院 33 个，区属公立医疗机构 379 个，民营医院 197 个）。区属公立医疗机构药学人员占比最高，2 年均超 55%，民营医院药学人员占比最低，2 年均为 10% 左右；区属公立医疗机构中，近郊区药学人员数量最多，2 年分别为 22.8%、23.3%，远郊区药学人员数量最少，占比分别为 13.6%、13.9%。2020 年和 2022 年上海市医疗机构药学人员数量分布情况见表 1。

表1　2020年和2022年上海市医疗机构药学人员数量分布情况

机 构 属 性	2020年	2022年
	药学人员人数(人)/占比(%)	药学人员人数(人)/占比(%)
市级医院	3 546/33.7	3 545/33.6
区属公立医疗机构	5 933/56.4	5 962/56.4
其中:中心城区	2 099/20.0	2 031/19.2
近郊区	2 400/22.8	2 465/23.3
远郊区	1 434/13.6	1 466/13.9
其中:社区卫生服务中心	2 790/26.5	2 816/26.7
民营医院	1 046/9.9	1 053/10.0
总计	10 525/100.0	10 560/100.0

(二)药学人员人口学基本情况

2020年与2022年调查结果均显示药学人员中女性占比超70%,男性占比分别仅为28.2%、27.7%。从不同等级医疗机构及不同区域上看,女性药学人员的比例均高于男性且存在统计学差异。2020年和2022年上海市医疗机构药学人员性别分布情况见表2。

2020年与2022年的调查结果显示药学人员的平均年龄分别为(38.32±8.867)岁、(37.59±8.740)岁,30~40岁的人员占比均最高,分别为49.2%、48.6%。2020年和2022年上海市医疗机构药学人员年龄分布情况见表3。

表2　2020年和2022年上海市医疗机构药学人员性别分布情况

机 构 属 性	2020年		2022年	
	男(人)/占比(%)	女(人)/占比(%)	男(人)/占比(%)	女(人)/占比(%)
市级医院	1 042/29.4	2 504/70.6	1 049/29.6	2 496/70.4
区属公立医疗机构	1 599/27.0	4 334/73.0	1 566/26.3	4 396/73.7
其中:中心城区	610/29.1	1 489/70.9	588/29.0	1 443/71.0
近郊区	624/26.0	1 776/74.0	617/25.0	1 848/75.0
远郊区	365/25.5	1 069/74.5	361/24.6	1 105/75.4
其中:社区卫生服务中心	737/26.4	2 053/73.6	731/26.0	2 085/74.0
民营医院	326/31.2	720/68.8	307/29.2	746/70.8
总计	2 967/28.2	7 558/71.8	2 922/27.7	7 638/72.3
	$\chi^2 = 11.57, P < 0.01$		$\chi^2 = 13.56, P < 0.01$	

表 3　2020 年和 2022 年上海市医疗机构药学人员年龄分布情况

机构属性	2020 年					2022 年				
	20~<30岁(人)/占比(%)	30~<40岁(人)/占比(%)	40~<50岁(人)/占比(%)	50~<60岁(人)/占比(%)	≥60岁(人)/占比(%)	20~<30岁(人)/占比(%)	30~<40岁(人)/占比(%)	40~<50岁(人)/占比(%)	50~<60岁(人)/占比(%)	≥60岁(人)/占比(%)
市级医院	443/12.5	1 848/52.1	778/21.9	450/12.7	27/0.8	494/13.9	1 851/52.3	759/21.4	430/12.1	11/0.3
区属公立医疗机构	910/15.3	2 935/49.5	1 344/22.7	701/11.8	43/0.7	1 032/17.2	2 925/49.1	1 342/22.5	659/11.1	4/0.1
其中：中心城区	310/14.8	1 082/51.5	395/18.8	296/14.1	16/0.8	299/14.7	1 059/52.3	395/19.4	275/13.5	3/0.1
近郊区	359/15.0	1 168/48.7	606/25.3	254/10.6	13/0.4	440/17.8	1 179/47.8	608/24.7	238/9.7	0/0.0
远郊区	241/16.8	685/47.8	343/23.9	151/10.5	14/1.0	293/20.0	687/46.9	339/23.1	146/10.0	1/0.0
其中：社区卫生服务中心	393/14.1	1 417/50.9	693/24.8	269/9.6	18/0.6	427/15.2	1 436/51.0	701/24.9	251/8.9	1/0.0
民营医院	210/20.1	400/38.2	164/15.7	132/12.6	140/13.4	331/31.4	359/34.1	128/12.1	126/12.0	109/10.4
总计	1 563/14.9	5 183/49.2	2 286/21.7	1 283/12.2	210/2.0	1 857/17.6	5 135/48.6	2 229/21.1	1 215/11.5	124/1.2
	$\chi^2 = 841.82, P < 0.01$					$\chi^2 = 1\,085.45, P < 0.01$				

（三）药学人员在编情况

与 2020 年相比,2022 年药学人员在编率有所提升,2020 年为 70.5%、2022 年为 71.5%。区属公立医疗机构中在编药学人员占比最高,2020 年为 75.2%、2022 年为 76.8%。其中,远郊区的区属公立医疗机构中在编药学人员占比最高,2020 年为 84.1%、2022 年为 83.6%。2020 年和 2022 年上海市医疗机构药学人员编制情况见表 4。

表 4　2020 年和 2022 年上海市医疗机构药学人员编制情况

机 构 属 性	2020 年		2022 年	
	有编制(人)/占比(%)	无编制(人)/占比(%)	有编制(人)/占比(%)	无编制(人)/占比(%)
市级医院	2 216/62.5	1 330/37.5	2 217/62.5	1 328/37.5
区属公立医疗机构	4 464/75.2	1 469/24.8	4 579/76.8	1 383/23.2

续　表

机构属性	2020 年		2022 年	
	有编制（人）/占比（%）	无编制（人）/占比（%）	有编制（人）/占比（%）	无编制（人）/占比（%）
其中：中心城区	1 568/74.7	531/25.3	1 587/78.1	444/21.9
近郊区	1 690/70.4	710/29.6	1 766/71.6	699/28.4
远郊区	1 206/84.1	228/15.9	1 226/83.6	240/16.4
其中：社区卫生服务中心	2 158/77.3	632/22.7	2 262/80.3	554/19.7
总计	6 680/70.5	2 799/29.5	6 796/71.5	2 711/28.5
	$\chi^2 = 173.31, P < 0.01$		$\chi^2 = 221.90, P < 0.01$	

（四）药学人员工作年限情况

工作年限为 10~<20 年间的药学人员占比最高，2020 年与 2022 年分别为 35.1%、33.9%。从机构类别看，市级医院药学人员工作时间在 10~<20 年间的比例最高。民营医院药学人员工作时间在 5 年以下的比例最高，2020 年占比达到 64.9%，并且 2022 年继续上升至 76.8%。2020 年与 2022 年上海市医疗机构药学人员工作年限分布情况具有统计学差异，详见表5。

表5　2020 年和 2022 年上海市医疗机构药学人员工作年限情况

机构属性	2020 年				2022 年			
	<5 年（人）/占比（%）	5~<10 年（人）/占比（%）	10~<20 年（人）/占比（%）	≥20 年（人）/占比（%）	<5 年（人）/占比（%）	5~<10 年（人）/占比（%）	10~<20 年（人）/占比（%）	≥20 年（人）/占比（%）
市级医院	469/13.2	708/20.0	1 458/41.1	911/25.7	568/16.0	658/18.6	1 451/40.9	868/24.5
区属公立医疗机构	1 001/16.9	1 449/24.4	2 138/36.0	1 345/22.7	1 247/20.9	1 352/22.7	2 062/34.6	1 301/21.8
其中：中心城区	309/14.7	572/27.3	791/37.7	427/20.3	358/17.6	512/25.2	752/37.1	409/20.1
近郊区	461/19.2	548/22.8	869/36.2	522/21.8	592/24.0	528/21.4	833/33.8	512/20.8
远郊区	231/16.1	329/22.9	478/33.4	396/27.6	297/20.3	312/21.3	477/32.5	380/25.9
其中：社区卫生服务中心	463/16.6	672/24.1	1 098/39.3	557/20.0	567/20.1	614/21.8	1 076/38.2	559/19.9
民营医院	679/64.9	229/21.9	102/9.8	36/3.4	808/76.8	153/14.5	71/6.7	21/2.0
总计	2 149/20.4	2 386/22.7	3 698/35.1	2 292/21.8	2 623/24.8	2 163/20.5	3 584/33.9	2 190/20.8
	$\chi^2 = 1 578.30, P < 0.01$				$\chi^2 = 1 815.18, P < 0.01$			

（五）药学人员专业情况

2020 年和 2022 年的调查结果显示药学人员的专业普遍是药学、药剂学、药事管理、临床药学等药学类专业，这一专业类别的人员占比在各属性医疗机构中均为 80% 左右。中药学类专业的人员占比其次，其他包括公共管理、临床医学等专业在内的人员占比均不足 5%。2020 年和 2022 年上海市医疗机构药学人员专业情况见表 6。

表 6　2020 年和 2022 年上海市医疗机构药学人员专业情况

机构属性	2020 年			2022 年		
	药学类（人）/占比（%）	中药学类（人）/占比（%）	其他（人）/占比（%）	药学类（人）/占比（%）	中药学类（人）/占比（%）	其他（人）/占比（%）
市级医院	2 774/78.3	625/17.6	147/4.1	2 782/78.5	626/17.7	137/3.8
区属公立医疗机构	4 759/80.2	895/15.1	279/4.7	4 822/80.9	898/15.1	242/4.0
其中：中心城区	1 675/79.8	348/16.6	76/3.6	1 647/81.1	336/16.5	48/2.4
近郊区	1 982/82.6	316/13.2	102/4.2	2 034/82.5	339/13.8	92/3.7
远郊区	1 102/76.8	231/16.2	101/7.0	1 141/77.8	223/15.2	102/7.0
其中：社区卫生服务中心	2 315/83.0	337/12.1	138/4.9	2 353/83.6	341/12.1	122/4.3
民营医院	864/82.6	136/13.0	46/4.4	879/83.5	140/13.3	34/3.2
总计	8 397/79.8	1 656/15.7	472/4.5	8 483/80.3	1 664/15.8	413/3.9
	$\chi^2 = 18.41, P < 0.01$			$\chi^2 = 18.65, P < 0.01$		

（六）药学人员学历情况

从整体来看，药学人员学历以本科为主，2020 年与 2022 年的占比分别高达 61.5%、64.3%；硕士及以上学历的药学人员占比均不足 10%。但大专及以下学历的比例有所降低，2020 年占比 29.2%，而 2022 年时降至 25.8%。从机构属性来看，硕士及以上学历的药学人员占比以市级医院最高，两年分别为 17.3%、18.4%，民营医院占比最低，两年分别为 2.5%、2.9%。区属公立医疗机构中，药学人员学历本科占比以远郊区最高，同时两年间占比有所增加，大专及以下学历的药学人员占比最高的地区是中心城区。2020 年和 2022 年上海市医疗机构药学人员学历情况具有统计学差异，详见表 7。

表 7　2020 年和 2022 年上海市医疗机构药学人员学历情况

机构属性	2020 年				2022 年			
	中专及以下（人）/占比（%）	大专（人）/占比（%）	本科（人）/占比（%）	硕士及以上（人）/占比（%）	中专及以下（人）/占比（%）	大专（人）/占比（%）	本科（人）/占比（%）	硕士及以上（人）/占比（%）
市级医院	267/7.5	704/19.9	1 960/55.3	615/17.3	173/4.9	728/20.5	1 992/56.2	652/18.4
区属公立医疗机构	292/4.9	1 251/21.1	4 052/68.3	338/5.7	216/3.6	1 082/18.1	4 298/72.2	366/6.1

机构属性	2020 年				2022 年			
	中专及以下（人）/占比（%）	大专（人）/占比（%）	本科（人）/占比（%）	硕士及以上（人）/占比（%）	中专及以下（人）/占比（%）	大专（人）/占比（%）	本科（人）/占比（%）	硕士及以上（人）/占比（%）
其中：中心城区	124/5.9	447/21.3	1 398/66.6	130/6.2	99/4.9	399/19.6	1 414/69.6	119/5.9
近郊区	106/4.4	487/20.3	1 651/68.8	156/6.5	67/2.7	423/17.2	1 795/72.8	180/7.3
远郊区	62/4.3	317/22.2	1 003/69.9	52/3.6	50/3.4	260/17.7	1 089/74.3	67/4.6
其中：社区卫生服务中心	147/5.3	640/22.9	1 978/70.9	25/0.9	99/3.5	556/19.7	2 140/76.1	21/0.7
民营医院	167/16.0	391/37.4	462/44.1	26/2.5	143/13.6	385/36.6	494/46.9	31/2.9
总计	726/6.9	2 346/22.3	6 474/61.5	979/9.3	532/5.0	2 195/20.8	6 784/64.3	1 049/9.9
	$\chi^2=780.14,P<0.01$				$\chi^2=858.21,P<0.01$			

（七）药学人员职称分布情况

初级（药士、药师）药学人员在整体的药学人员队伍中占比过半，其中以药师最多，2020 年与 2022 年的药师占比分别为 46.2%、44.8%，各类机构高级职称的人员占比均未超过 6%。从机构属性来看市级医院高级职称的人员占比最高，区属公立医疗机构中级职称的人员占比最高，民营医院初级职称的人员占比最高。2020 年和 2022 年上海市医疗机构药学人员职称分布情况见表 8。

表 8　2020 年和 2022 年上海市医疗机构药学人员职称分布情况

机构属性	2020 年						2022 年					
	药士（人）/占比（%）	药师（人）/占比（%）	主管药师（人）/占比（%）	副主任药师（人）/占比（%）	主任药师（人）/占比（%）	其他（人）/占比（%）	药士（人）/占比（%）	药师（人）/占比（%）	主管药师（人）/占比（%）	副主任药师（人）/占比（%）	主任药师（人）/占比（%）	其他（人）/占比（%）
市级医院	330/9.3	1 733/48.9	1 170/33.0	127/3.6	58/1.6	128/3.6	311/8.8	1 666/47.0	1 316/37.1	144/4.1	68/1.9	40/1.1
区属公立医疗机构	910/15.3	2 637/44.5	2 072/34.9	142/2.4	44/0.7	128/2.2	674/11.3	2 563/43.0	2 445/41.0	178/3.0	54/0.9	48/0.8
其中：中心城区	285/13.6	992/47.3	712/33.9	53/2.5	17/0.8	40/1.9	198/9.7	965/47.6	780/38.4	61/3.0	19/0.9	8/0.4
近郊区	352/14.6	1 041/43.4	858/35.8	62/2.5	21/0.9	66/2.8	251/10.2	1 060/43.0	1 033/41.9	72/2.9	28/1.1	21/0.9
远郊区	273/19.0	604/42.1	502/35.1	27/1.9	6/0.4	22/1.5	225/15.3	538/36.7	632/43.1	45/3.1	7/0.5	19/1.3

机 构 属 性	2020 年						2022 年					
	药士（人）/占比（%）	药师（人）/占比（%）	主管药师（人）/占比（%）	副主任药师（人）/占比（%）	主任药师（人）/占比（%）	其他（人）/占比（%）	药士（人）/占比（%）	药师（人）/占比（%）	主管药师（人）/占比（%）	副主任药师（人）/占比（%）	主任药师（人）/占比（%）	其他（人）/占比（%）
其中：社区卫生服务中心	515/18.4	1 272/45.6	903/32.4	35/1.3	6/0.2	59/2.1	416/14.8	1 211/43.0	1 089/38.7	66/2.3	5/0.2	29/1.0
民营医院	232/22.2	483/46.2	278/26.6	19/1.7	6/0.6	28/2.7	228/21.7	494/46.9	286/27.2	29/2.8	4/0.4	12/1.0
总计	1 472/14.0	4 853/46.2	3 520/33.4	288/2.7	108/1.0	284/2.7	1 213/11.5	4 723/44.8	4 047/38.3	351/3.3	126/1.2	100/0.9
	$\chi^2=193.76, P<0.01$						$\chi^2=211.05, P<0.01$					

（八）药学人员职责情况

总体来看,医疗机构中占比最多的是调剂药师,但 2022 年与 2020 年相比,调剂药师的占比从 43.7% 下降至 39.9%。临床药师占比从 2020 年的 16.3% 上升至 2022 年的 17.6%。从机构属性来看,区属公立医疗机构临床药师占比最高,其中,社区卫生服务中心药学人员中临床药师的占比从 2020 年的 17.8% 上升至 2022 年的 21.5%;市级医院和区属公立医疗机构中调剂药师的占比较高,民营医院中审方药师占比最高。2020 年和 2022 年上海市医疗机构药学人员职责分布情况见表9。

表 9　2020 年和 2022 年上海市医疗机构药学人员职责分布情况

机 构 属 性	2020 年				2022 年			
	临床药师（人）/占比（%）	审方药师（人）/占比（%）	调剂药师（人）/占比（%）	其他（人）/占比（%）	临床药师（人）/占比（%）	审方药师（人）/占比（%）	调剂药师（人）/占比（%）	其他（人）/占比（%）
市级医院	499/14.1	852/24.0	1 777/50.1	418/11.8	572/16.1	1 034/29.2	1 648/46.5	291/8.2
区属公立医疗机构	1 066/18.0	2017/34.0	2 420/40.8	430/7.2	1 169/19.6	2 069/34.7	2 220/37.2	504/8.5
其中：中心城区	391/18.6	697/33.2	843/40.2	168/8.0	402/19.8	685/33.7	782/38.5	162/8.0
近郊区	413/17.2	800/33.3	1 027/42.8	160/6.7	458/18.6	842/34.2	945/38.3	220/8.9
远郊区	262/18.3	520/36.3	550/38.4	102/7.0	309/21.1	542/37.0	493/33.6	122/8.3
其中：社区卫生服务中心	497/17.8	882/31.6	1 199/43.0	212/7.6	606/21.5	1 041/37.0	938/33.3	231/8.2
民营医院	155/14.8	417/39.9	401/38.3	73/7.0	117/11.1	471/44.7	349/33.2	116/11.0
总计	1 720/16.3	3 286/31.2	4 598/43.7	921/8.8	1 858/17.6	3 574/33.9	4 217/39.9	911/8.6
	$\chi^2=228.94, P<0.01$				$\chi^2=173.30, P<0.01$			

（九）药学人员参与临床药师培训情况

2022 年收集的 10 560 名药学人员信息中，有 2 257 人参加了临床药师培训，参加培训的人员占比为 21.4%。从机构属性看，区属公立医疗机构的药学人员参加培训的比例最高，为 23.5%；民营医院的药学人员参加培训的比例最低，为 14.2%。

参加临床药师培训的药学人员中，有 2 066 人提供了培训发证单位信息。药学人员主要参加由上海市社会团体和全国性社会团体组织的培训，两者占比之和超过 90%。从机构属性来看，区属公立医疗机构药学人员接受来自上海市社会团体的培训比例最高，为 82.1%；民营医院最低，仅为 41.5%。市级医院药学人员接受全国性社会团体的培训比例最高，为 40.8%；区属公立医疗机构最低，为 13.3%。2022 年上海市医疗机构药学人员参加临床药师培训及发证单位分布情况见表 10、表 11。

表 10　2022 年上海市医疗机构药学人员参加临床药师培训情况

机　构　属　性	已参加（人）/占比（%）	未参加（人）/占比（%）
市级医院	704/19.9	2 841/80.1
区属公立医疗机构	1 404/23.5	4 558/76.5
其中：中心城区	472/23.2	1 559/76.8
近郊区	596/24.2	1 869/75.8
远郊区	336/22.9	1 130/77.1
其中：社区卫生服务中心	736/26.1	2 080/73.9
民营医院	149/14.2	904/85.8
总计	2 257/21.4	8 303/78.6
	$\chi^2 = 54.32, P < 0.01$	

表 11　2022 年上海市医疗机构药学人员培训发证单位分布情况

机　构　属　性	上海市社会团体（人）/占比（%）	全国性社会团体（人）/占比（%）	其他（人）/占比（%）
市级医院	309/57.3	220/40.8	10/1.9
区属公立医疗机构	1 133/82.1	183/13.3	64/4.6
其中：中心城区	367/80.0	61/13.2	31/6.8
近郊区	460/78.5	94/16.0	32/5.5
远郊区	306/91.3	28/8.4	1/0.3
其中：社区卫生服务中心	609/84.2	81/11.2	33/4.6

机 构 属 性	上海市社会团体(人)/ 占比(%)	全国性社会团体(人)/ 占比(%)	其他(人)/ 占比(%)
民营医院	61/41.5	37/25.2	49/33.3
总计	1 503/72.7	440/21.3	123/6.0
	$\chi^2 = 397.57, P < 0.01$		

三、主要发现与建议

(一) 药学人员数量不足,配置不平衡

2022 年调查显示,药学人员数量与上海市当年卫生技术人员数量[4](2022 年卫生技术人员数量为模型预测)之比为 4.13%。目前该占比仍未达到《医疗机构药事管理规定》[5]中规定的8%。但这种情况并非上海市独有,广东、浙江两省的相关研究表明,药学人员占卫生专业技术人员的比例亦未达到国家要求,但略高于上海。本文建议国家层面应当进一步出台相应政策加强药学人员培养[6-7]。

与 2020 年调查结果[8]一致的是,上海市医疗机构药学人员中区属公立医疗机构的占比仍过半,其中,近郊区药学人员占比为 23.3%,中心城区药学人员以 19.2%的占比次之,远郊区药学人员数量以 13.9%的占比居末位,地区间配置不均衡较为显著。但中心城区药学人员占比呈下降趋势,在 2020 年占比为 20.0%的基础上,下降了 0.8%,近郊区的药学人员占比上升了 0.5%,远郊区涨幅为 0.3%,中心城区的药学人员数量有进一步分散的趋势,而其他区域的药学人员占比均出现较小增幅。同时,上海市药学人员的年龄结构方面仍是以 30~39 岁为主,新进药学人员补充不足的情况依然存在。本文建议各级医疗机构加强药学人员引进,保证药学人员配备数量,同时进一步加强各级医疗机构间的结对帮扶工作,以提升药学工作的质量和水平。

(二) 药学人员素质提升,但仍有待提高

相较 2020 年的调查,2022 年的调查结果显示上海市的药学人员在学历、职称结构方面略有优化,大专及以下的药学人员占比减少;同时,具有高级职称的药学人员占比也有一定提升。但从整体来看仍是以初、中级职称的药学人员为主。相较于经济发达的兄弟省市,上海市药学人员队伍整体学历更高,但中、高级职称比例低于广东、江苏两省[6-7]。本文建议从政策层面进一步为药学人员的学习和进修创造条件,通过绩效激励、在职培养等方式促进药学人员提升药学服务专业技术能力,在职称评定上予以一定倾斜。

(三) 临床药师数量仍然匮乏,相关培训应继续加强

目前药学人员的职责正处在从"以保障药品供应为中心"向"在保障药品供应的基础上,以重点加强药学专业技术服务、参与临床用药为中心"转变的关键时期[9]。随着新药不断应用于临床,一些潜在的用药隐患也逐渐增多,临床药师在提高患者用药安全、促进临床合理用药中发挥

着越来越重要的作用。自2016年起,上海市率先实行了社区临床药师培训,并逐步拓展至上海市医疗机构临床药师专业能力提升项目,面向二级、三级医院及社区卫生服务中心,积极培养各专业方向的临床药师[10]。培训项目开展的效果在2022年的调查中得到了体现,与2020年调查结果相比,临床药师占比整体出现了1.3%的涨幅,可见相关培训有一定成效。2020~2022年,尽管受疫情影响,上海市有关部门、学(协)会及培训基地仍有序开展了临床药师在职规范化培训,培训内容亦从高发病种的药物治疗学等专业知识延伸到用药交代、用药咨询等专业技能,同时加强考核,以期全方位提升药学人员的能力。本文建议进一步丰富临床药学培训项目的维度和内容,加大培训力度,使培训覆盖到更多的药学人员,加快赋能药学人员,拓宽药学服务范围,促进药学服务的转型。

参 考 文 献

[1] 国家卫生健康委,国家中医药管理局.关于加快药学服务高质量发展的意见(国卫医发〔2018〕45号),2018.

[2] 杨柳.药学人员在药学服务中的作用.自我保健,2022(9):296-298.

[3] 上海市卫生健康委员会.关于印发《2021年上海市药政管理工作要点》的通知(沪卫药政〔2021〕5号),2021.

[4] 上海市统计局.统计年鉴.https://tjj.sh.gov.cn/tjnj/index.html[2022-10-27].

[5] 国家中医药管理局.医疗机构药事管理规定(卫医政发〔2011〕11号),2011.

[6] 李庆南,柯妙璇,林晓吟,等.粤东地区医疗机构药学学科建设现状与对策.广东药科大学学报,2020,36(3):397-402.

[7] 赵林钢,黄蓉,谭喜莹,等.江苏省二级及以上医疗机构中药师人力资源调查分析.药学与临床研究.2019,27(2):157-160.

[8] 吴文辉,朱晶,曹宇,等.上海市医疗机构药学人员队伍现状.中国卫生资源,2021,24(5):586-591.

[9] 国家中医药管理局.关于加强药事管理转变药学服务模式的通知(国卫办医发〔2017〕26号),2017.

[10] 王燕,李桂花,马云鹏,等.上海市社区临床药师规范化培训实践与体会.药学教育,2019,35(5):53-56.

上海市构建高水平"全科+X"医学
人才培养体系的路径及策略建议

唐红梅　杜学礼　蔡巧玲　高　红　王　莉　李晨蕾

【导读】　在抗击新冠病毒感染疫情中,全科医生队伍对取得疫情防控阶段性胜利发挥了巨大作用,但也暴露出许多问题和短板。文章在回顾全科医学人才培养和能力评定现状、分析存在问题的基础上,通过对高水平"全科+X"医学人才的功能定位与能力特质进行"画像",提出了上海市高水平"全科+X"医学人才高地建设的具体路径策略建议,旨在为进一步优化全科医生的培养体系、构筑本市高水平全科医学人才高地、赋能全科医学人才队伍的高质量发展提供参考。

一、引言

党的二十大报告提出要"推进健康中国建设,把保障人民健康放在优先发展的战略位置"。[1]全科医生是社区居民健康的"守门人",全科医生的能力状态直接决定了基层医疗卫生的服务水平。随着社会经济快速发展和人口老龄化程度的加剧,人民群众对卫生健康需求的不断增长与卫生健康服务供给不平衡不充分之间的矛盾日益突显,亟须对全科医学人才培养的内涵进行升华。

2020年4月,上海印发《关于完善重大疫情防控体制机制健全公共卫生应急管理体系的若干意见》,提出至2025年重大疫情和突发公共卫生事件的应对能力需达到国际一流水准,成为全球公共卫生最安全城市之一的目标[2]。社区作为疫情防控的一线,是外防输入、内防扩散最有效的阵地[3]。作为广大市民健康守门人的全科医生,既是抗击疫情的"守门人",更是贯彻落实健康中国、健康上海战略的重要医学人才力量。但由于我国全科医学起步晚,全科医学人才的培养体系还不够完善,全科医学人才的培养质量与市民群众的期盼还有一定差距。

2020年,《国务院办公厅关于加快医学教育创新发展的指导意见》(国办发〔2020〕34号),文件指出要"加大全科医学人才培养力度""加快高水平公共卫生人才培养体系建设"[4]。2021年1月,上海市人民政府办公厅印发《关于本市加快医学教育创新发展的实施意见》的通知(沪府办〔2021〕5号),提出要结合上海"五个中心"建设和具有世界影响力的社会主义现代化国际大都

第一作者:唐红梅,女,研究员,博士生导师,上海健康医学院党委副书记、副院长。
作者单位:上海健康医学院(唐红梅、杜学礼、蔡巧玲、王莉、李晨蕾),上海市卫生健康委员会(高红)。

市建设的发展定位,加快本市医学教育创新发展[5]。基于现状、面向未来,对高水平"全科+X"医学人才的能力评价体系及培养模式进行研究,对能够表征高质量全科医学人才的"X"模块的内涵与特质进行探讨,对构建和实现高水平"全科+X"医学人才高地进行探索,具有很强的必要性和现实意义。

二、上海市全科医学人才培养模式及能力评定的探索

经过多年的努力,上海市的全科医生队伍基本建立,全科医学教育体系、职称聘任方式、岗位责任与激励机制也逐步稳定。但面对市民对高质量基层卫生服务的期盼,上海市全科医学人才的培养模式仍需优化、能力水平仍有较大提升空间。

(一)上海市全科医学人才的培养模式现状

当前,具有上海地域特色的,医学院校教育、住院医师规范化培训、继续医学教育三阶段有机衔接的全科医师培养体系已初步建立,政策制度逐步完善、培养模式基本稳定。在院校全科教育培养阶段,上海率先在国内建立实施"5+3"医学人才培养模式,形成了临床专业研究生入学招生与住院医师招录相结合、研究生培养与住院医师规范化培训相结合、学位授予标准与临床医师准入标准相结合的模式。2018年,上海市教委、卫生计生委又在上海健康医学院挂牌成立了"上海市全科医学教育与研究中心",旨在整合利用上海市医学教育和医疗卫生资源,构建在全国具有引领作用的全科医学人才培养模式。在全科医师规范化培训阶段,上海市在2010年将全科医师培训纳入全市住院医师规培计划一并实施,开展临床培训基地与社区教学基地合作共建,颁布了相应管理办法、培训内容与标准、基地认定标准、招生实施办法、考核实施办法等文件,兼顾了全科医生培养的同质化和规模化。在全科继续医学教育阶段,2001年原上海市卫生局成立了"上海市全科医学教育培训中心",组织实施全科医师继续教育培训工作,分批次、分步骤鼓励有关专科医师参加全科医师转岗培训,对培训合格者,经核实确认符合条件的,可在原注册执业范围基础上增加全科医学专业执业范围,允许其提供全科医疗服务。2015年以来已举办形式多样、内容贴近社区卫生服务需要的国家级继续医学教育学习班近百项[6-7]。

(二)全科医生能力评价的研究与实践

当前,国内尚未形成统一的全科医生能力评价标准和系统规范的评价方法。从国内对全科医生能力评价的研究情况来看,目前对全科医生能力评价研究的方向主要集中于岗位胜任力评价、综合服务能力评价、临床应诊能力评价等方面,如陆志敏等在基本医疗服务能力、基本公共卫生服务能力、人文执业能力、人际交往能力、教育学习能力、综合管理能力6个方面梳理出了14个全科医生岗位胜任力指标[8]。张利平等构建了含3个维度(基本素质、理论知识、业务履行)、20个指标的全科医生胜任力指标体系[9]。韩颖等建立了包含基本医疗、基本公共卫生、人文执业、教育学习4个一级指标的全科医生岗位胜任力评价体系[10]。王海棠、杜兆辉等构建了包含全科理论知识(theory)、全科临床技能(skill)、全科人文素养(humanity)3个维度的"全科医生能力评价分级THS立方体模型"[11-14]。该模型从全科医生最常见工作场景、最贴近社区居民的医

疗服务开始,逐步增加技能的种类和难度,形成评价阶梯,可以显示出同等能力层级的全科医生的执业能力优势项目和劣势项目,为下一步开展精准的能力提升提供依据和指导方向。

现阶段对全科医生能力评定方法主要有:① 机构自行考核。该模式是当前全科医生能力评价的主要方式,由机构根据现有制度框架对全科医生能力进行评价,形式主要包括"三基"考试、技能大赛、专项评比、医德医风考核、满意度测评、先进个人评选等。② 医师绩效考核。该模式主要用来评价医师的工作业绩,方法主要包括目标管理法、平衡计分卡法、关键指标法、360°绩效考核方法等。通过考核评价全科医生的服务能力,配合相应的激励政策,从薪酬体现全科医生服务能力的不同。③ 医师职称评聘。职称是衡量全科医师业务能力和综合素质的重要指标,但其对全科医生能力评价的作用有限。2018年1月,《国务院办公厅关于改革完善全科医生培养与使用激励机制的意见》(国办发〔2018〕3号)明确提出基层全科医生参加中级职称考试或申报高级职称时,对论文、科研不做硬性规定,外语成绩可不作申报条件,侧重对临床工作能力的评价。④ 医师定期考核。我国从2008年开始医师定期考核,每2年实施1次。根据原卫生部的《医师定期考核管理办法》,考核评价的内容主要包括医师的职业道德、工作成绩及业务水平等。

这些实践与研究,为上海市全科医生能力评定的工作开展和研究提供了经验借鉴和思路启迪,但这些实践与研究或是还处于理论研究阶段,或是覆盖面不足、权威性不够。因此,亟须建立符合上海市实际、覆盖面广、区分度高、可操作性强,能为全科医生队伍发展和能力提高起到指引作用的评定体系。

三、上海市全科医学人才培养与能力评定的主要问题

结合上海市全科医学人才培养模式和能力评定实践,主要存在以下5个问题。

(一)院校教育的内涵有待扩充与拓展

从全科医学人才的培养路径看,虽然以"5+3"一体化人才培养模式为主,但仍存在培养方式不同、培养年限不统一、培养的内容不一致等问题。从全科医学人才的培养内涵看,现阶段全科医学人才的培养,主要是围绕全科医生完成社区卫生服务工作所需要的能力而开展,如专业知识和技能、沟通能力等,而对如人工智能的熟练应用能力、突发公共卫生事件的应急处置与管理能力、科研与管理能力塑造、卫生经济类交叉学科等内容较少触及,亟须通过培养模式的优化来赋能,以及完善的能力评定体系来迭代提升全科医生的综合水平。

(二)毕业后教育和继续教育的有效性缺乏抓手

目前,全科医生完成住院医师规范化培训后,是由所工作的医疗机构进行考核,存在由于缺乏统一的岗位胜任力要求而带来的评价目标、评价方法、评价策略不一致等问题。对于继续教育的评价主要是通过继续教育学分、等级考试、职称评审等方式来操作,均已形成了较为成熟的体系。此外,这些评估的结果是静态、横断面式的,对于全科医生能力的拾遗补阙与持续提升,缺少针对性,也缺乏有效抓手。

（三）全科医学人才的激励机制有待健全

全科医生规范化培训为提升全科医生的培养质量提供了制度保障。但仍有诸多全科医生反馈,对收入低、业务能力得不到提高表示不满意;接受过全科规范化培训与未接受规范化培训的医师相比,在职称晋升、福利待遇等多方面亦未体现出优势。因此,须进一步健全完善激励机制,以促使全科医生提高服务效率和质量,调动全科医生的工作积极性。

（四）全科医学人才的培养质量距离市民期盼仍有差距

经过多年的努力,上海市全科医生队伍的数量已大大增加。根据上海市卫生健康委发布的数据,截至 2021 年 12 月,上海市共有全科医生 10 676 人,按常住人口（第七次人口普查）统计每万人口全科医生 4.3 人,已比较接近"至 2030 年,本市需实现每万名常住人口拥有 5 名全科医生"的发展目标;同时,经规范化培训的全科医生,在临床技能、沟通能力、人文素养等方面也有了显著提升。但全科医生培养的质量距离市民对高质量健康服务的期盼还有差距,如在此次疫情防控过程中,部分全科医生在健康宣教、全程健康管理、科研素养等方面仍存在短板。因此,全科医学人才的培养模式仍需优化、能力水平仍有较大提升空间。

（五）高水平全科医学人才的能力评价体系亟待建立

全科医学人才能力的持续、全面提升与进阶,需要有科学、有效的高水平全科医学人才能力评价体系指挥棒来甄别与引领。但当前关于全科医学人才的能力评价方法,仍主要沿用传统的医师能力评价方法,这些方法确实展现了一定的效用,却也存在诸多的缺陷与不足,如测评方法与标准的不统一,难以形成科学规范、成熟稳定的全科医学人才能力评价体系,也不足以体现出高水平全科医学人才的特质。

四、高水平"全科+X"医学人才培养体系的构建策略及路径建议

高水平全科医生的功能定位,决定了我们应该采取什么样的全科医学人才培养模式,决定了医学院校和培训机构应该培养具有何种能力的全科医生。

（一）凝练高水平全科医学人才的功能定位和能力特质

鉴于当前疫情防控形势依然严峻、信息技术飞速发展、新业态不断涌现,故可从三个视角对高水平"全科+X"医学人才的功能定位进行"画像":一是随着上海市人口老龄化的加剧、居民疾病谱的变化和对慢性病防控的日趋重视等,这对上海市全科医学人才培养的数量与质量均提出了更高要求;二是卫生健康事业发展、全科医学人才培养须同国家和城市整体发展战略紧密相连,急需高素质、高水平全科医生来满足人民群众日益增长的高品质健康服务需求;三是上海提出到2025 年,在重大疫情和突发公共卫生事件的应对能力达到国际一流水准,成为全球公共卫生最安全城市之一,这为高水平全科医学人才培养提供了丰富内涵。

全科医学人才的能力特质应该与时俱进。那么当前的高水平全科医学人才应该具有哪些能

力特质呢？研究团队认为,高水平全科医学人才不仅应具备为市民提供全生命周期健康管理的服务技能,同时也应具有城市发展观、公共卫生管理视角、科学探索精神与人文情怀等内涵的全面素质,要在其功能定位中赋予"X"功能,"X"意味着可变可扩展,代表了无限可能,是体现高水平全科医学人才的核心特色要素,如公共卫生、预防医学、人工智能应用等方面的知识储备和能力培养。

(二)高水平"全科+X"医学人才培养体系的路径优化建议

结合高水平"全科+X"医学人才的功能定位、能力特质,对相应人才培养模式的优化完善的建议如下。

1. 建立具有"全科医学+X"特点的临床医学院校教育培养路径

当前,全科医学属于临床医学的二级学科。经过 5 年的院校教育,强化了全科医生的临床医学技能、人文关怀精神等,也为高水平"全科+X"医学人才培养筑牢了基础。但除了这些基础课程与核心专业课程之外,还应该适当提高诸如医工结合、医疗资源管理、健康科普、人工智能等特色"X"课程的比重。建议进一步优化全科医学人才培养体系,注重学科交叉合作,吸纳医、工、经、管等多学科背景人才,要将这些特色"X"课程有机融入当前院校教育模式,在注重临床技能、人文素养的同时,兼顾特色"X"课程的实践学习,从而形成具有"全科+X"特点的高水平全科医学人才院校教育培养路径。

2. 探索高水平"全科+X"医学人才规范化培训创新型路径

全科医生规范化培训是通过在培训基地的临床轮转、理论学习及技能操练,为全科医学生将来成为一名合格的全科医生做好充分准备,故目前的规范化培训集中于全科医学为主的二级学科训练。对于高水平"全科+X"医学人才而言,建议在规范化培训阶段,探索"5+X+3"的复合型人才培养新模式,即在现有临床医学专业 5 年制本科学习基础上加入 X 年(1~2 年)专业能力培养,形成"一专多能"的复合型人才培养模式,利用现有医学人才培养平台在短期内培养一批"会防又可治、同质且有异"的医学专业人才,为高水平"全科+X"医学人才培养搭起"高架路"。

3. 完善在岗全科医学人才培养路径

全科医学人才的能力进阶与提升永无止境。目前在岗全科医生以继续教育或学历教育为主。对于高水平全科医学人才的在职培养,"X"又代表着能力的迭代提升。面对未来的新条件、新变化、新发展、新形势,在岗全科医生可通过该能力测评工具,清晰知晓自身的短板与不足,并在继续教育阶段利用"X"特色的内容来赋能自己,对自身的基础能力拾遗补阙,从而引导和推动自身不断发展。

(三)高水平"全科+X"医学人才能力评定的构建策略

1. 建立高水平"全科+X"医学人才能力评定体系

根据国家全科医生规范化培训大纲要求,结合高水平"全科+X"医学人才的能力特质,制定具有开放性、动态性的高水平"全科+X"医学人才能力评价分级指标体系和测评工具,以客观、标准、系统、有效地评价全科医学人才的能力水平,旨在为全科医学人才能力的"拾遗补阙"提供针对性指导,持续推动全科医学人才能力的迭代提升。研究团队依托上海市全科医学教育和研究中心,结合我国的实际情况和城市发展需求,设计构建了上海市全科医生执业能力评价体系和评价方案。该能力评价体系既包括基础理论知识、临床操作技能、人文社会素养、科研、教育等模块[9-11],同时还有管理学、卫生法学、卫生经济学等"X"特色项目模块,并且通过可视化的信息技术手段,以三维立体的方式记录全科医生的评定结果,清晰标记评定对象在三维空间所处的位置(寓意其各项能力的强弱),可提供个性化评定结论和针对性的意见指导。

2. 高水平"全科+X"医学人才能力评定体系的试行及评价结果运用

对于高水平全科医学人才的能力评价,应在确保全科医学"六位一体"基本服务内容落实的基础上,通过形成性评价和结果性评价相结合的方式,来推动全科医学人才的不断自我修正与提高。建议结合上海市医改工作进展,积极研究推动细化认定与申报条件、发布评定标准、建立信息化平台、构建能力评定试题库、遴选临床技能考试基地、组建考官队伍等工作,同时选择部分社区卫生服务中心开展试点、检验成效、积累经验、形成样板、逐步推广。

高水平"全科+X"医学人才的评价结果,可以在人才使用、职称晋升、教育培训等多场景进行应用,如 ① 可用于上海市在职全科医师执业能力的分级评定,评定结果可作为行业主管部门评定全科医生卫生服务能力的参考,并据此进行医师归类划分,进行"星级医师"授牌,亦可为社区居民根据医师星级水平择优签约提供参考;② 构建执业能力评价与现行职称评价相融合的发展体系,将评定结果作为职称晋升和评优评先的重要依据;③ 利用评定结果来科学核定高水平"全科+X"医学人才队伍的高级职称比例结构及编制数量等;④ 为全科医生的绩效考核与激励分配提供依据。

基层医疗卫生服务机构是我国健康服务体系的"网底"。用更高的标准、更开阔的视野、更长远的眼光,构建一体化的高水平"全科+X"医学人才培养模式与能力评定体系,不仅有利于上海市集聚高水平全科医学人才、推动基层卫生和全科医学高质量发展,同时也是为健康上海战略的实施、为上海打造高层次全科医学人才高地奠定坚实基础,更是贯彻"实施科教兴国战略""把各方面优秀人才集聚到党和人民事业中来"的有力举措[1]。

参 考 文 献

[1] 新华社.习近平:高举中国特色社会主义伟大旗帜 为全面建设社会主义现代化国家而团结奋斗——在中国共产党第二十次全国代表大会上的报告.http://www. gov. cn/xinwen/2022-10/25/content_5721685. htm[2020-09-18].

[2] 上海市人民政府新闻办公室.关于完善重大疫情防控体制机制健全公共卫生应急管理体系的若干意见.http://www. shio. gov. cn/TrueCMS/shxwbgs/2022n_10y. html[2021-12-10].

[3] 国家健康卫生委员会.关于加强新型冠状病毒感染的肺炎疫情社区防控工作的通知.http://www. nhc. gov. cn/jws/s7874/202001/0165523421f840af816a580f260d4406. shtml[2020-09-18].

[4] 国务院办公厅.国务院办公厅关于加快医学教育创新发展的指导意见(国办发〔2020〕34号),2020.

[5] 上海市人民政府办公厅.上海市人民政府办公厅印发《关于本市加快医学教育创新发展的实施意见》的通知(沪府办〔2021〕5号),2021.

［6］张畅,陶琨,朱文洁,等.上海市全科医学发展历史与现状分析.中国毕业后医学教育,2019,3(5):391－395,434.

［7］杨辉,韩建军,许岩丽.中国全科医生队伍建设的发展、挑战与展望.中国全科医学,2019,22(19):2267－2279.

［8］陆志敏,陆泞.全科医生岗位胜任力指标的探索性分析.中国全科医学,2019,22(28):3495-3500.

［9］张利平,郑文贵,李望晨,等.多属性决策技术在全科医生核心胜任力综合评价中的应用研究.中国卫生事业管理,2016,33(2):137－141.

［10］韩颖,王晶,郑建中,等.全科医生岗位胜任力评价指标体系的构建研究.中国全科医学,2017,20(1):15－20.

［11］王海棠,李娅玲,刘平阳,等.全科医生能力评价分级指标体系及TSH模型的构建.中国全科医学,2021,24(16):2077－2084.

［12］李娅玲,杜兆辉.社区卫生服务中心全科医生能力培养模式探索与实践.上海预防医学,2019,31(3):228－231.

［13］陆萍,戈园园,钱志龙,等.基于岗位胜任力的家庭医生综合能力考评办法开发研究.中国全科医学,2020,23(28):3561－3568.

［14］潘莹,陈宇荦,王朝昕,等.基于人才培养的上海市某区全科医生综合能力评价研究.中国全科医学,2020,23(25):3230－3233.

上海市疾病预防控制系统专业技术人员科研能力现状及提升策略

胡逸欢　何　蓉　庄　宇　祖　平　操　仪

张伊人　吴立梦　刘　览　邵岑怡　肖　萍

【导读】　目的：了解上海市疾病预防控制（以下简称"疾控"）系统专业技术人员的科研能力现状，并提出切实可行的科研能力提升策略，以期进一步提升疾控体系科研能力、激发科研活力。方法：对上海市、区两级疾控中心 634 名专业技术人员进行问卷调查，了解其科研能力、科研过程中存在的问题及需求等。结果：43.38% 的受访者在近 5 年以课题负责人身份申报过科研课题，申报次数中位数为 2 次，其中获批立项次数的中位数为 1 次。60.09% 的受访者在近 5 年以第一作者身份发表过论文，发表篇数中位数为 2 篇。大多数调查对象认为自己科研能力一般，对各类科研培训的需求较高。结论：疾控机构专业技术人员的科研能力有待提高，科研培训需求较大。需落实导师带教制度，厘清科研和业务工作的关系，加强科研合作和资源共享机制，建立健全科学合理的考核和激励机制，优化管理流程，进一步营造科研氛围、提升科研能力、释放科研活力。

随着新冠病毒感染的暴发，公共卫生体系再一次受到广泛关注。2020 年 3 月 2 日，习近平总书记在北京考察新冠肺炎防控科研攻关工作时强调，人类同疾病较量最有力的武器就是科学技术，人类战胜大灾大疫离不开科学发展和技术创新。要把新冠肺炎防控科研攻关作为一项重大而紧迫的任务，综合多学科力量，统一领导、协同推进，在坚持科学性、确保安全性的基础上加快研发进度，尽快攻克疫情防控的重点难点问题，为打赢疫情防控的人民战争、总体战、阻击战提供强大科技支撑[1]。由此可见，科研能力提升是公共卫生体系建设中至关重要的一环。现拟通过调查疾控机构专业技术人员的科研能力现状，提出切实可行的科研能力提升策略，以期进一步提升疾控体系科研能力、激发科研活力。

第一作者：胡逸欢，女，助理研究员，硕士。

通讯作者：肖萍，女，主任医师，上海市疾病预防控制中心副主任。

作者单位：上海市疾病预防控制中心（胡逸欢、何蓉、庄宇、祖平、操仪、张伊人、吴立梦、刘览、邵岑怡、肖萍）。

本文已发表于《中国卫生资源》2022 年第 26 卷第 1 期。

一、对象与方法

（一）研究对象

采用方便抽样法，以上海市、区两级疾控中心的专业技术人员为研究对象，通过网络发放电子问卷，共收集到调查问卷 634 份。

（二）调查方法

调查方法采用自行设计的"上海疾控体系专业技术人员科研能力及其影响因素调研问卷"。该问卷在研制过程中多次经专家指导、修改，形成最终的调查问卷。调查内容涉及：① 受调查者的基本情况，包括性别、年龄、岗位、学历、职称、工作年限；② 科研能力调查，包括课题申报和获批情况、论文发表情况、科研能力自评（"很差"为 1 分、"较差"为 2 分、"一般"为 3 分、"较好"为 4 分、"很好"为 5 分，将各项科研能力的自评分相加得到科研综合能力评分）等；③ 科研需求调查，包括在科研实践过程中遇到的困难、科研经费使用中的问题、培训需求（"不需要"为 1 分、"可有可无"为 2 分、"需要"为 3 分、"非常需要"为 4 分，将各项科研培训需求得分相加得到科研培训需求综合得分）、政策偏好等[2-4]。2020 年 8～10 月进行问卷调查。

（三）统计学分析

核查问卷后，采用 Excel 2010 建立数据库，采用 SPSS 22.0 统计软件对资料进行统计分析。经正态性检验，本文中的连续变量均不服从正态分布，故采用中位数、四分位数进行描述；分类变量采用频数、构成比进行描述，采用 Mann-Whitney U 检验和 Kruskal-Wallis H 非参数检验进行分析。检验水准 $\alpha = 0.05$。

二、结果

（一）一般人口学特征

此次受调查的 634 名疾控机构专业技术人员的年龄在 21～60 岁，中位数为 35 岁；女性较多；工作岗位为业务科室的人数较多；学历为大学本科的较多；职称级别为中级的最多，在疾控机构工作 6 年以下，以及 11≤工作年限<21 的人数较多（表 1）。

表 1　调查对象的一般人口学特征（$n = 634$）

人口学特征		人　数	占比（%）
性别	男	202	31.86
	女	432	68.14

续　表

人口学特征		人　数	占比(%)
岗位	行政处	82	12.93
	业务科室	378	59.63
	实验室	174	27.44
学历	大专及以下	24	3.79
	大学本科	304	47.94
	硕士研究生	273	43.06
	博士研究生	33	5.21
职称	初级及以下	242	38.17
	中级	254	40.06
	副高级	112	17.67
	正高级	26	4.10
工作年限/年	工作年限<6	218	34.38
	6≤工作年限<11	110	17.35
	11≤工作年限<21	217	34.23
	工作年限≥21	89	14.04
工作单位级别	市级	296	46.69
	区级	338	53.31

（二）科研能力

1. 课题申报

275 名受访者(占 43.38%)在近 5 年以课题负责人身份申报过科研课题,申报次数中位数为 2 次、最大值为 20 次,获批立项次数的中位数为 1 次、最大值为 5 次。排在前 3 位的课题申报动力分别是"对业务工作有帮助""职称晋升需要"和"提升个人学术地位和声望"。被问及申报课题未获立项的原因时,56.36%的课题申报人认为是"选题问题",其次是"外部竞争过于激烈"(占 40.00%)、"标书撰写问题"(占 32.36%)。近 5 年未申报过课题的 359 名受访者中,妨碍其申报课题的首要原因为"没有科研思路",其次为"没有时间做科研""资源条件欠缺"等(表 2)。

表 2　调查对象申报课题的动力和阻力

项　　目		人　数	占比(%)
动力(n=275)	对业务工作有帮助	201	73.09
	职称晋升需要	178	64.73

续　表

项　　目	人　数	占比(%)
动力(n=275)　　提升个人学术地位和声望	89	32.36
个人兴趣	85	30.91
单位考核要求	61	22.18
同辈压力	50	18.18
获得经费资助	48	17.45
科研氛围浓郁	39	14.18
激励政策作用	24	8.73
阻力(n=359)　　没有科研思路	156	43.45
没有时间做科研	139	38.72
资源条件欠缺(如设备、数据、人员团队等)	114	31.75
缺少带教和指导	113	31.48
科研设计有困难	73	20.33
科研氛围不足	54	15.04
对科研有畏难情绪	48	13.37
撰写标书有困难	45	12.53
没有科研兴趣	45	12.53
觉得没有必要做科研	17	4.74
组织沟通能力欠缺	14	3.90
没有科研思路	156	43.45

2. 论文撰写

381名受访者(占60.09%)在近5年以第一作者身份发表过论文,发表论文篇数中位数为2篇、最大值为62篇,在核心期刊发表论文篇数中位数为1篇。论文撰写动力主要是"职称晋升需要""对业务工作有帮助",与申报课题的动力相似。近5年未撰写论文的253名受访者中,妨碍其撰写论文的首要原因为"缺乏数据或素材",其次为"没有写作思路""没有时间撰写论文"等(表3)。

表3　调查对象撰写论文的动力和阻力

项　　目	人　数	占比(%)
动力(n=381)　　职称晋升需要	259	67.98
对业务工作有帮助	220	57.74
单位考核要求	114	29.92

续　表

项　　目		人　数	占比(%)
动力(*n*=381)	个人兴趣	103	27.03
	提升个人学术地位和声望	99	25.98
	同辈压力	43	11.29
	激励政策作用	36	9.45
	学术氛围浓郁	33	8.66
阻力(*n*=253)	缺乏数据或素材	96	37.94
	没有写作思路	94	37.15
	没有时间撰写论文	83	32.81
	缺少带教和指导	64	25.30
	对写论文有畏难情绪	46	18.18
	撰写论文有困难	42	16.60
	对写论文没有兴趣	40	15.81
	学术氛围不足	34	13.44
	英语表达有困难	24	9.49
	觉得没有必要发表论文	19	7.51

3. 科研能力自评

受访者科研能力自评情况为：每项科研能力选择"一般"的人数最多。"SCI 论文撰写""科研专利申请""科研奖项申报"及"科研成果转化"方面，较多人自评为"很差"和"较差"；"组织沟通能力""科研伦理规范"及"数据收集整理"方面，较多人自评为"较好"和"很好"(表4)。

表4　调查对象科研能力自评情况

科研能力	人数[占比(%)]				
	很差	较差	一般	较好	很好
文献检索遴选与管理	12(1.89)	46(7.26)	352(55.52)	204(32.18)	20(3.15)
科研选题与方法设计	18(2.84)	79(12.46)	375(59.15)	144(22.71)	18(2.84)
科研标书撰写	21(3.31)	79(12.46)	386(60.88)	136(21.45)	12(1.89)
数据收集整理	12(1.89)	52(8.20)	329(51.89)	212(33.44)	29(4.57)
组织沟通能力	12(1.89)	31(4.89)	326(51.42)	232(36.59)	33(5.21)
科研伦理规范	14(2.21)	44(6.94)	331(52.21)	209(32.97)	36(5.68)
数据统计分析	17(2.68)	65(10.25)	335(52.84)	190(29.97)	27(4.26)

科 研 能 力	人数［占比（%）］				
	很　差	较　差	一　般	较　好	很　好
科研论文撰写	15（2.37）	56（8.83）	359（56.62）	189（29.81）	15（2.37）
SCIa 论文撰写	98（15.46）	178（28.08）	284（44.79）	69（10.88）	5（0.79）
科研经费使用	26（4.10）	100（15.77）	341（53.79）	150（23.66）	17（2.68）
PPTb 制作与汇报	16（2.52）	51（8.04）	368（58.04）	182（28.71）	17（2.68）
研究报告撰写	19（3.00）	66（10.41）	359（56.62）	178（28.08）	12（1.89）
科研成果转化	59（9.31）	141（22.24）	358（56.47）	72（11.36）	4（0.63）
科研专利申请	83（13.09）	183（28.86）	313（49.37）	53（8.36）	2（0.32）
科研奖项申报	77（12.15）	186（29.34）	312（49.21）	58（9.15）	1（0.16）

注：a.《科学引文索引》（Science Citation Index）；b. 图形演示文稿（PowerPoint）。

（三）科研需求

1. 科研培训需求

绝大多数受访者每项培训内容都选择了"需要"或"非常需要"，其中培训需求最高是"学术热点交流"，其次为"数据统计分析""标书撰写技巧""论文撰写及投稿技巧"（表5）。

表 5　调查对象的科研培训需求

培 训 内 容	人数［占比（%）］			
	不需要	可有可无	需要	非常需要
申报项目途径介绍	23（3.63）	71（11.20）	392（61.83）	148（23.34）
科研选题与方法设计	19（3.00）	41（6.47）	390（61.51）	184（29.02）
文献检索遴选与管理	29（4.57）	77（12.15）	389（61.36）	139（21.92）
标书撰写技巧	15（2.37）	40（6.31）	388（61.20）	191（30.13）
学术热点交流	15（2.37）	29（4.57）	414（65.30）	176（27.76）
组织沟通技巧	18（2.84）	74（11.67）	409（64.51）	133（20.98）
科研流程介绍（包括立项、中期、结题等）	18（2.84）	74（11.67）	390（61.51）	152（23.97）
科研伦理的规范与审查	14（2.21）	72（11.36）	395（62.30）	153（24.13）
科研经费使用	15（2.37）	63（9.94）	418（65.93）	138（21.77）

续　表

培 训 内 容	人数[占比(%)]			
	不需要	可有可无	需要	非常需要
数据统计分析	12(1.89)	40(6.31)	391(61.67)	191(30.13)
论文撰写及投稿技巧	13(2.05)	43(6.78)	391(61.67)	187(29.50)
PPT 制作及汇报技巧	16(2.52)	62(9.78)	404(63.72)	152(23.97)
奖项/知识产权/专利申请/成果转化	12(1.89)	51(8.04)	379(59.78)	192(30.28)

比较不同人群科研综合评分和科研培训需求得分发现：学历越高的人员,科研能力自评分越高($X^2=94.537,P<0.001$);不同职称人员的自评分差异具有统计学意义($X^2=48.882,P<0.001$);市级机构人员的自评分高于区级机构人员($Z=-2.191,P=0.028$)。不同学历、不同工作年限人员的科研培训需求差异具有统计学意义(分别为$X^2=13.471,P=0.004$;$X^2=11.687,P=0.009$),见表6。

表 6　不同人群的自评科研能力比较及科研培训需求比较

人 口 学 特 征		科 研 能 力			科 研 培 训 需 求		
		平均自评分(分)	Z值/X^2值	P值	平均需求得分(分)	Z值/X^2值	P值
学历	大专及以下	207.29			204.75		
	本科	255.29	94.537	<0.001	315.82	13.471	0.004
	硕士研究生	379.92			333.81		
	博士研究生	454.35			280.09		
职称	初级及以下	330.82			328.94		
	中级	264.08	48.882	<0.001	315.10	2.546	0.467
	副高级	380.52			297.11		
	正高级	443.96			322.29		
工作年限(年)	工作年限<6	336.27			336.50		
	6≤工作年限<11	312.65	4.898	0.179	337.32	11.687	0.009
	11≤工作年限<21	313.41			309.30		
	工作年限≥21	287.49			266.45		
工作单位级别	市级	334.47	-2.191	0.028	309.58	-1.051	0.293
	区级	302.64			324.43		

人口学特征		科 研 能 力			科研培训需求		
		平均自评分(分)	Z值/χ^2值	P值	平均需求得分(分)	Z值/χ^2值	P值
近5年是否以课题负责人身份申报过课题	是,已中标	371.40			323.72		
	是,未中标	354.18	38.108	<0.001	304.54	0.590	0.745
	否	278.52			315.3		
近5年是否以第一作者身份发表过论文	是	363.38	-7.767	<0.001	320.48	-0.518	0.604
	否	248.41			313.02		

2. 科研实践过程中遇到的困难

81.39%的受访者表示"日常工作繁忙,时间精力有限",55.84%的受访者认为"缺乏必要的指导和协助",49.68%的受访者认为"跨部门数据和资料共享有难度",其他问题按照选择人数由多到少排序依次为"缺乏必要的资源,如设备、人员等""科研氛围不够,缺少支持""激励力度不够,影响积极性"等。

3. 科研经费使用中的问题

科研经费使用过程中最大的问题为"预算申请、报销、调整等程序烦琐",选择人数占55.36%;其次是"不了解经费使用相关要求"(占36.28%),其他问题按选择人数由多到少排序依次为"经费到账晚,影响经费使用""购买物资时间周期长,影响课题正常开展""经费额度不足,影响研究实施""实际支出与项目预算不匹配",以及"在研和结余经费执行缓慢,执行率低"。

4. 政策偏好

对于未来的科研政策,受访者最支持的是"资源共享机制",选择人数占71.77%。其次为"导师带教制"(占66.25%)、"设立科研专员"(占64.83%)。"科研目标考核制"选择人数占比最低,仅为26.81%。

三、讨论与建议

(一)科研能力有待提高,科研培训需求较大

目前,大部分专业技术人员的科研能力自评结果为"一般";同时,科研人员对培训的需求很大,培训内容需涵盖科研全过程,需要定期开展相关培训。针对新进员工、非卫生专业技术人员等不同人群及不同级别的课题,还可开展具有针对性的一般培训、专题培训、内部交流;各部门也可根据各自的学科特点,鼓励部门内的科研骨干分享经验,定期组织学术沙龙、学术交流等活动[5]。

(二)落实导师带教制度,营造浓郁科研氛围

很多科研人员,尤其是年轻的科研人员,对导师带教的需求很大。55.84%的受访者认为目

前缺乏必要的指导和协助,66.25%的受访者表示支持导师带教制度。因此,可梳理出各专业领域的学科带头人和科研骨干人才,构建起结构合理的人才梯队,并将带教工作纳入高级职称人员绩效评估体系,鼓励其在课题申报、项目实施、数据分析、报告撰写等各环节为初级科研人员提供指导和帮助。重大科研项目获批立项后,课题负责人可根据研究内容适当划分出一些子课题,给不同级别的专业技术人员以实践锻炼的机会,营造"干中学、学中干"的浓厚科研氛围[6]。

(三)厘清科研和业务工作的关系,促使业务科研双丰收

目前,疾控机构的常规业务工作十分繁杂,要兼顾业务工作和科研工作确实存在一定的困难。81.39%的受访者表示"日常工作繁忙,时间精力有限",在一定程度上阻碍了科研人员申报课题和撰写论文。科研工作与业务工作既有关联、又有区别,科研工作往往来源于业务工作、又高于常规工作。建议各部门在年初制定工作计划时协调好科研和业务工作的时间分配和人员安排,如部门内人手紧张,可按需聘用科研辅助人员;可根据专业技术人员的实际能力和个人意愿,适当向业务岗或科研岗倾斜,尽可能地做到人尽其才、优势互补,使科研工作和常规工作的效率最大化[7]。

(四)加强科研合作和资源共享机制

数据和资源是课题申报和论文撰写的基础,近5年未发表论文的科研人员中,有37.94%是因为缺乏数据或素材,49.68%的受访者认为目前"跨部门数据和资料共享有难度",46.69%的受访者认为科研实践过程中"缺乏必要的资源,如设备、人员等",71.77%的受访者希望在未来能建立起"资源共享机制"。的确,如今的科学研究工作愈发注重跨领域、跨学科的融合,故加强不同学科之间的合作,从不同维度进行研究探索是未来的趋势和方向。在单位内部打破部门壁垒,建立起物资、数据等资源共享机制,是加强合作的第一步。跨部门组建科研团队,汇聚各学科的骨干人才,整合优势力量,有利于申报和完成更高层次的课题。

此外,积极与高校和科研院所等外部机构构建深层次、高水平的深度合作平台,在继续教育、资源共享、人才交流、科研教学等方面开展合作,打造出强强联合、互利共赢的新局面[8]。

(五)建立健全科学合理的考核和激励机制

调查结果显示,28.39%的受访者认为目前的激励力度不够,影响科研的积极性,支持科研目标考核制的仅占26.81%。科学合理的考核和激励机制有助于激发人员的科研热情,而不仅仅是为了完成任务被动地进行科研工作。因此,在设置考核激励机制时,应以鼓励为主,而非惩戒,从而激励专业技术人员自主自愿地从事科研工作;应该充分考虑岗位内容和性质,个性化地设置考核指标,考核指标应注重质量,而非仅仅关注数量;进一步加大奖励力度和奖励范围,鼓励专业技术人员申报课题、撰写论文、成果转化等[9]。

(六)优化管理流程,释放科研活力

2019年3月,上海市就进一步深化科技体制机制改革,增强科技创新中心策源能力提出了一系列意见,包括"优化人才培养机制""完善科研项目经费管理"等。习近平总书记在科学家座谈

会上也提到"要加快科技管理职能转变,把更多精力从分钱、分物、定项目转到定战略、定方针、定政策和创造环境、搞好服务上来。"

由此可见,加快科研管理改革、简化优化管理流程是大势所趋,也是切实解决疾控机构科研人员困难的有效途径。在目前的科研实践过程中,55.36%的受访者认为"预算申请、报销、调整等程序烦琐",28.39%的受访者认为"购买物资时间周期长,影响课题正常开展",科研管理急需一系列改进措施。例如,可尝试建立学术助理和财务助理制度,有助于将科研人员从烦琐的流程中解放出来,集中精力从事科研工作;赋予课题负责人及科研人员更多的自主决策权,在不改变研究方向和降低考核指标的前提下,允许研究人员中途调整研究方案和技术路线;进一步简化科研预算编制要求,科研人员可根据研发活动的实际需要编制预算,开支科目不设比例限制;简化购买科研仪器设备的采购流程,对科研急需的设备、耗材,可简化或逐步取消招投标程序,采用特事特办、随到随办的采购机制,缩短采购周期。多项措施并举,一定能更好地服务科研人员,进一步激发科研活力[10]。

四、局限性

(一) 科研能力自评标准有待完善

本文中的科研能力自评依据科研人员的主观判断,缺乏客观统一的打分标准,可能会影响结果的客观性和准确性。在后续研究中,拟设立客观统一的评价标准,以增加科研能力评分的客观性和一致性。

(二) 未统计以通讯作者身份发表的论文

本文仅统计了近5年以第一作者身份发表论文的情况,未统计以通讯作者身份发表论文的情况,可能低估了高级职称人员的科研业绩。在后续研究中,拟将这部分数据加以补充,进一步完善科研能力评价的科学性和准确性。

(三) 研究范围有待扩大,研究方法有待深化

本文聚焦上海市、区两级疾控机构的科研人员能力现状,研究方法为横断面调查,属于初步探索。在后续研究中,拟扩大研究范围,将不同省市疾控机构的科研人员纳入比较范围,并进一步进行科研能力影响因素研究。

参 考 文 献

[1] 人民日报评论员.为打赢疫情防控阻击战提供强大科技支撑.人民日报,2020-03-04(1).

[2] 宋律,曹秀菁,陈广信,等.安徽省市级以上疾控机构专业技术人员科研意愿调查.安徽预防医学杂志,2018,24(3):192-196,228.

[3] 卢耀勤,田恬,刘德振,等.疾控机构科研能力影响因素分析.医学动物防制,2016,32(12):1344-1346,1349.

［ 4 ］钟文明.深圳市疾病预防控制机构能力建设综合评价研究.武汉：华中科技大学,2008.

［ 5 ］韩梅.中医临床科研人员培训方案以及科研能力评价指标体系研究.北京：北京中医药大学,2014.

［ 6 ］刘爽.湖南省三甲医院科研工作现状调查研究.衡阳：南华大学,2019.

［ 7 ］冒小鸥.浅谈基层疾控人员科研能力建设的现状与对策.中外医学研究,2011,9(20)：146.

［ 8 ］廖娜,郭俊杰,邓锴,等.区县疾控中心科技论文分析及管理对策.职业卫生与病伤,2012,27(2)：97－100.

［ 9 ］宋律,陈广信.疾病预防控制机构科研能力建设思路探析.安徽预防医学杂志,2013,19(4)：288－290.

［10］黄伊蕴.广东省人民医院科研工作的问题与对策研究.广州：华南理工大学,2016.

新时代肿瘤专科医院医学教育
研究论文发展现状与思考

何　珂

【导读】　为了解国内肿瘤专科医院的医学教育研究现状,文章采用了文献计量法和主题分析法,初步分析了国内肿瘤专科医院近五年(2017~2021年)医学教育中文论文发表数量、机构区域和文献来源情况。通过选择10所肿瘤专科医院医学教育论文发表数量、质量、作者等指标及研究领域与教育阶段进行分析与比较,基于分析结果展开讨论,提出通过"高度重视医院评价方式改革、积极发挥区域高校平台优势、着力创新专科医院教研评估、统筹强化师资培训激励措施"等举措,为实现推动"结果与过程性评价并重、医教协同资源共建共享、医教期刊论文量质提升、医院教学研究跨越发展"等效果,力争在公立医院绩效考核、教学成果培育方面实现双突破。

2020年,《国务院办公厅关于加快医学教育创新发展的指导意见》(国办发〔2020〕34号)指出,面对疫情提出的新挑战、实施健康中国战略的新任务、世界医学发展的新要求。我国医学教育还存在人才培养结构亟须优化、培养质量亟待提高、医药创新能力有待提升等问题。全面提高人才培养质量是医学教育的核心任务,深化教育教学改革将为新时期加快医学教育创新发展提供可持续的发展动力,为推进健康中国建设、保障人民健康提供强有力的人才保障。高校附属医院在医学教育教学改革中扮演着重要角色,但也存在教育教学理念相对滞后、机制体制不够完善、内容方法陈旧单一、改革实践意识相对薄弱等问题。近年来,以高校附属医院为主体的公立医院立足医学教育改革,从自身实际出发,积极探索创新医学人才培养的方式方法,并取得了一定的教学研究成果和改革成效。为了解近五年(2017~2021年)国内肿瘤专科医院的医学教育研究现状,本文采用了文献计量法和主题分析法,初步分析了该类专科医院医学教育相关的中文论文的发表情况,并基于分析结果展开讨论,进而提出提升我国肿瘤专科医院医学教育研究的相关建议。

基金项目:2022年教育部产学合作协同育人项目"信息化背景下高校附属医院课程思政体系建设的探索与创新"(项目编号:220802999233245);2022年全国学校共青团研究中心课题研究资助项目"高校共青团'校地共建、区域联建'研究生志愿服务机制研究——以附属医院为例"(项目编号:2022ZYLX02);2021年度上海市高等教育学会规划研究课题"新时代高校附属医院全口径师资培训和教学绩效评价改革研究"(课题编号:Y1-03);2021年中华医学会医学教育分会毕业后医学教育学组/继续医学教育学组教育管理立项课题"教学联合体模式下住培跨院轮转质控体系研究"(课题编号:21BY002);2022年度复旦大学上海医学院医学人文和思政调研课题"高校附属医院全口径导学关系现状调研及改善路径"(课题编号:SYSZ202208)。
第一作者:何珂,男,助理研究员。
作者单位:复旦大学附属肿瘤医院教学与学生工作部/课程思政教学研究中心(何珂)。

一、对象及方法

（一）研究对象

本文选取国内肿瘤专科医院(未纳入综合医院肿瘤科)作为研究对象。于 2021 年 12 月 1 日在中国知网中使用"引文检索"中"来源文献检索"的高级检索功能,以作者单位含"肿瘤"进行模糊检索,以论文主题和关键词为主要检索单位,通过限制学科类别,获取肿瘤专科医院 2017~2021 年发表的医学教育中文期刊论文数据。剔除重复、主题无关、第一作者非肿瘤专科医院等无效文献后,共得到有效文献 422 篇,其中,CSSCI、北大核心、CSCD 等核心期刊文献共 54 篇。

（二）研究方法

1. 文献计量法

使用 NoteExpress 3.2 和 Excel 2019 软件统计、分析有效文献的发文总数、文献引用数、核心期刊数等数据,明确主要分布特征。

2. 主题分析法

将有效文献论文题目、摘要、关键词及部分原文的内容进行关键词词频分析,并剔除"医学教育""医学生"等无意义的关键词,得到全国肿瘤专科医院的高频关键词排序。组建包括临床医学、公共事业管理等专业人员构成的 3 人编码小组,围绕高频关键词,采用人工编码方式进行领域与教育阶段的划分,得到所感兴趣的 10 所机构的主要研究领域与教育阶段排序。

二、研究结果

（一）近五年全国肿瘤专科医院医学教育论文发表的数量趋势、区域分布和来源分布

2017~2021 年(截至 2021 年 12 月 1 日,下同),对纳入统计的 422 篇文献按照年份进行划分,全国肿瘤专科医院发表的医学教育论文数量基本稳定,且整体呈现上升趋势(图 1)。根据《国务院办公厅关于加强三级公立医院绩效考核工作的意见》(国办发〔2019〕4 号)中"三级公立医院绩效考核指标"的要求,已明确将"发表教学论文的数量"作为第 49 项"医院承担培养医学

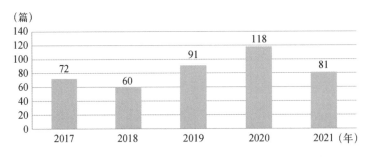

图 1　2017~2021 年全国肿瘤专科医院发表医学教育论文数量

人才的工作成效"的指标之一[1],这对医院提升教学论文数量可能起到了推动作用。

为进一步了解国内各区域肿瘤专科医院发表医学教育论文的能力,对纳入统计的 422 篇医学教育论文与 45 所论文发表医院按照东北、华北、华东、华南、华中、西北、西南等七大地区划分,并在华东地区中将长三角地区单列进行分析。在各区域发表医学教育论文的肿瘤专科医院中,华东地区的医院数量最多,共有 16 所,其中长三角地区肿瘤专科医院占主导地位。而在论文发表数量上,华南地区发表的医学教育论文最多,华东地区次之,华中最少,其他地区则相对均衡。按照区域内机构平均发文量进行比较,东北地区最多,平均 18 篇;华东地区最少,平均 4.31 篇,其中长三角区域发文量明显高于非长三角区域。上述数据,说明华东地区特别是长三角地区医学教育论文发表的医院数量较多,但单个医院发表论文数量较少,可能受区域有利因素影响为主;而东北地区、华南地区等区域医学教育论文发表的医院数量较少,而单个医院发表论文数量较多,可能受医院和所属高校有利因素影响。

为进一步了解国内各区域肿瘤专科医院医学教育论文发表期刊情况,对纳入统计的 422 篇医学教育论文的来源期刊进行分析,总计发表在 165 种学术期刊,排名前 7 位的分别为《中国继续医学教育》《世界最新医学信息文摘》《卫生职业教育》《教育教学论坛》《中国卫生产业》《继续医学教育》《临床医药文献电子杂志》,占发表期刊总数比例均在 2% 以上,但均非 CSSCI、北大核心、CSCD 等核心期刊;其他 158 种期刊合计占比 72%,单刊占比均不超过 2%,其中包括《中国卫生资源》《中国肿瘤》《中国医院管理》等 26 种 CSSCI、北大核心、CSCD 核心期刊,占发表期刊总数比例为 15.76%。上述分析数据提示医学教育论文发表在 CSSCI、北大核心、CSCD 等核心期刊占比较低,可能有肿瘤专科医院医学教育论文水平有待提高的原因,但不可忽视的是全国医药教育类学术期刊纳入 CSSCI、北大核心、CSCD 等核心期刊较少,可供医学教育论文发表的教育、医学或医院管理类核心期刊中每期医学教育篇幅较少,录用和发表周期较长,可能造成作者不易选择核心期刊发表医学教育论文。

(二) 国内部分肿瘤专科医院医学教育论文发表情况分析

基于对全国肿瘤专科医院医学教育论文发表情况的初步分析,再结合全国医院医学教育论文发表的整体情况,才能对肿瘤专科医院所处位置具有比较清晰的认识。目前,国内较为权威的是中华医学会医学教育分会、中国高等教育学会医学教育专业委员会对全国医药院校及其附属医院每年医学教育论文的发表数量统计,即将当年正式出版的医药教育类学术期刊中所发表的全部医学教育论文发表单位列入统计机构,将当年发表论文 3 篇以上医学教育论文的单位纳入统计排名机构。根据《中国医药院校医学教育论文发表数量排名》(2017~2019 年)的数据分析,2017 年,前 100 名中有 8 所专科医院,无肿瘤专科医院;2018 年,前 100 名中有 3 所专科医院,其中 1 所为肿瘤专科医院;2019 年,前 100 所机构中有 11 所专科医院,其中 3 所为肿瘤专科医院[2-4]。因此,以上述统计方法来看,发表医学教育论文的医院以综合性医院为主,专科医院在该领域表现出明显不足,而这三年里出现在排名中的专科医院又以儿童、口腔专科医院为主(2%~7%),肿瘤专科医院占比更少(0~3%),但进入前 100 名排名的医院是逐年增长的,并且将历年纳入排名的肿瘤专科医院与在本文研究方法下所获得的数据进行同期对比,发现存在一致性。因此,为更好地分析全国肿瘤专科医院中各医院医学教育论文的发表情况,根据医学教育论文发表数量和国内影响力选取 10 所代表医院(简称 A1~A5,T1 ~T5),使用本文的研究方法对其进行深入分析。

1. 国内部分肿瘤专科医院医学教育论文发表相关情况分析

基于对 A1~A5 和 T1~T5 的医学教育论文的整体梳理,从其总发文量、总被引量、篇均被引量、核心期刊数、第一作者数、核心作者数进行分析,结果见表 1*。

表 1 2017~2021 年国内部分肿瘤专科医院医学教育论文发表相关情况

医院名称	发文总量(篇)	总被引量(次)	篇均被引量(次)	核心期刊数[篇(%)]	第一作者总数(位)	核心作者数[位(%)]
A1	78	231	2.96	1(1.28)	73	5(6.85)
A2	52	75	1.44	4(7.69)	36	8(22.22)
A3	47	83	1.77	0(0)	36	7(19.44)
A4	34	64	1.88	0(0)	33	1(3.03)
A5	23	129	5.61	13(56.52)	20	3(15.00)
T1	12	13	1.08	4(33.33)	10	2(20.00)
T2	16	54	3.38	3(18.75)	6	4(66.67)
T3	14	30	2.14	6(42.86)	12	2(16.67)
T4	16	41	2.56	1(6.25)	12	2(16.67)
T5	17	16	0.94	7(41.18)	12	3(25.00)

在发文总量上 A1 ~ A5 高于 T1 ~ T5,同时总被引量比较呈现相同结果。但是在篇均被引量上,这种差距被缩小,甚至有所逆转,表现为 A5>T2>A1>T4>T3>A4>A3>A2>T1>T5。A5 机构的篇均被引量最高,其次是 T2、A1,显示上述三所医院的论文具有较强的参考价值。在核心期刊百分比上,A5 机构最高,达到了 56.52%,T1 ~ T5 总体高于 A1 ~ A4,在一定程度上显示 T1 ~ T5 论文质量相对较高。A1、A3、A4 发文数量虽然较高,但核心期刊数不超过 1。

在第一作者总数上,A1 ~ A5 高于 T1 ~ T5。其中 T2 的第一作者总数最少,仅有 6 位。但与其他 4 所 T 标医院相比,发表的论文数量没有显著差异,说明该医院的论文仅由较少的作者进行发表,在核心作者数占比上可以清晰地得到印证,T2 医院的核心作者占比为 66.67%,远高于其他九所机构。其中 A1 医院与 A4 医院的核心作者占比低于 10%,说明其第一作者相对分布更为广泛。

2. 国内部分肿瘤专科医院医学教育论文主要研究领域和教育阶段分析

基于对 A1 ~ A5 和 T1 ~ T5 的近五年发表医学教育论文的论文题目、摘要、关键词及部分原文的内容,通过主题分析法,针对其研究领域与教育阶段进行组合标记,并将各医院发表文章数前5 位进行排序。研究领域主要指所主要研究对象的专业领域,如临床、护理、公卫、药学、综合等,教育阶段主要指院校医学教育、毕业后医学教育、继续医学教育,也包括越来越受到重视的思政

* 根据普莱斯定律(核心作者最低发文量大于等于最高产作者发文量平方根的 0.749 倍)计算核心作者数量及占比[5]。

人文教育和教学管理改革等类别。在各机构发表论文的领域方面,T1、T2、T4 兼顾临床与护理领域,A5、T3 偏向于护理领域,A1、A2、A3、A4、T5 偏向于临床领域。"院校医学教育-本科""院校医院教育-研究生""毕业后医学教育-住培"出现频次相对较高,为当下研究热点,这也基本与肿瘤专科医院所能开展教学特点相符合;A2、A3、T2、T3、T4、T5 等 6 家医院已涉及思政人文教育研究,符合从单纯教育教学研究向教育教学研究与思政人文教育研究相结合的医学教育研究总体发展趋势。

三、讨论与建议

综上所述,本文在对全国肿瘤专科医院医学教育论文发表整体情况分析的基础上,选择有代表性的 10 所肿瘤专科医院进行深入剖析,总结肿瘤专科医院医学教育论文发表的特点,并对进一步推动全国肿瘤专科医院医学教育研究工作提出以下建议。

(一)高度重视医院评价方式改革,推动结果与过程性评价并重

《国务院办公厅关于加强三级公立医院绩效考核工作的意见》(国办发〔2019〕4 号)的实施,成为检验公立医院改革发展成效的重要标尺,绩效考核指标体系所纳入指标应该引起公立医院高度重视,要系统地、全局地看待国家对于三级公立医院的发展要求,对现有医院的发展模式进行对标对表和优化调整。绩效考核体系中"医学人才培养"共有 3 大项指标,主要涉及医学教育质量评价的有第 48 项"医院住院医师首次参加医师资格考试通过率"(定量分析,上级数据)和第 49 项"医院承担培养医学人才的工作成效"(定量分析,医院填报)。其中第 48 项主要体现结果性评价性指标;而第 49 项在"医学人才培养方面的经费投入、临床带教教师和指导医师接受教育教学培训人次数、承担医学教育的人数、发表教学论文的数量"等四方面进行评价,实际上是对与结果性评价相关联的过程性评价指标。这既体现了国家在医院评价改革方式上"注重结果与过程性评价,不单唯结果评价"的转变,又与医学人才培养理念和主流评价方式相契合。在这一评价改革中,能将"发表教学论文的数量"作为第 49 项的四类指标之一,可见国家对于三级公立医院大力推进医学教育改革的目标导向,而对于大部分作为直属或非直属高校附属医院的全国肿瘤专科医院而言,要对这一趋势有明确的认识,在注重结果性指标的同时,也要对与综合性医院和其他专科医院相比较为薄弱的医学教育研究及论文发表等过程性指标加以重视,并结合医院实际,加快医学教育创新发展的步伐。

(二)积极发挥区域高校平台优势,推动医教协同资源共建共享

长期以来,为汇聚东北、华北、华东、华南、华中、西北、西南等大区资源,部分区域成立了相应的区域学协会组织,积极搭建定期沟通交流平台,推进医院综合管理(含医院教学管理)、医学教育研究等工作起到了重要作用。近年来,随着京津冀、长三角、粤港澳大湾区等区域发展上升为国家战略,医学教育等各领域积极借助国家战略的先导性和政策性优势,搭建与之相匹配的协作组织,并通过定期举办医学教育学术会议和优秀征文评选活动,来扩大区域医学教育影响力。同时,人才培养是高等院校的主要职能。高校汇聚着众多的医学教育理论研究和改革实践的专家

学者,定期发布面向全校(含附属医院)的教学改革和思政人文课题,引导医学教育研究向"与教学改革实践相结合、与教学成果培育相结合"的方向发展,通过教学研究提升附属医院教育教学整体水平,争取产生具有创新性和示范性的教育教学成果和经验。肿瘤专科医院要结合所处区域和所属高校,充分依托区域、高校两个有利平台优势,充分运用政策红利,特别加强医学院校对附属医院教学研究的指导和支持,通过成立校级医学教育研究所肿瘤专科教育分中心等形式,实现医教资源共建共享,共同推进医学教育研究高地建设。

(三) 着力创新专科医院教研评估,推动医教期刊论文量质提升

目前国内虽有众多医院排名,但主要依托多为医院临床、科研评价,缺乏对医院教学的多维度评价,关于医院医学教育论文发表的相关研究鲜有报道,仅有《中国医药院校医学教育论文发表数量排名》通过限定医药教育类学术期刊发表文章对高校附属医院医学教育论文发表数量进行统计。但由于综合医院和不同专科医院医学教育研究发展水平和层次有较大差异,较难通过这一排名对某一类专科医院医学教育论文发表情况进行分析,且医学教育论文除在《中华医学教育杂志》等16种正式出版的医药教育类学术期刊发表之外,其发表期刊的来源也越来越多元化。此外,针对医学生思政人文教育论文更是根据论文内容选择适合期刊发表。因此,为进一步加强对全国肿瘤专科医院医学教育论文发表情况的评价分析,建议由国内知名肿瘤专科医院医学教育研究机构(部门)运用适应医学教育创新发展要求,按照"科学统计、有效覆盖、高质分析"的原则,探索创建"全国肿瘤专科医院教学研究年度评估报告制度"。当然,高质量的研究成果应该更多发表于高质量期刊,但受限于我国医药教育类学术期刊中核心期刊较少的现状,在着力提升医学教育研究论文质量的同时,相应期刊主办单位更应根据中共中央、国务院印发的《深化新时代教育评价改革总体方案》中关于"支持建设高质量教学研究类学术期刊,鼓励高校学报向教学研究倾斜"的要求[6],加快医药教育类学术期刊和医学院校学报教学研究板块的高质量建设,为日益繁荣的医学教育研究提供更多高水平的成果展示平台。

(四) 统筹强化师资培训激励措施,推动医院教学研究跨越发展

肿瘤专科医院要充分认识到肿瘤专业教学特色,聚焦教学难点、痛点,积极培育优秀教学团队,在探索肿瘤人才一体化培养等方面深化教育教学改革,开展高质量教学课题研究,努力形成与综合性医院和其他专科医院不同的高质量医学教育研究成果。当然,在选定医学教育研究方向的基础上,建议肿瘤专科医院要统筹强化医学教育研究的师资培训和激励保障措施。一方面,附属医院相对于高校一般院系,除传统的教师群体(思政教师、授课教师、研究生导师)以外,还承担着临床实习、轮转带教、住院医师规范化培训和专科医师规范化培训等临床带教任务,具有数量远超上述一般院系传统教师群体的临床带教师资队伍,教职身份更为复杂[7],这就需要进一步分析各类型师资的医学教育研究培训要求,建立分层分级分类的医学教育研究师资培训体系。另一方面,要建立全方位的教学激励保障体系,从多方面推动各类师资和教学管理人员投入教学工作和教学研究的积极性。

肿瘤专科医院作为承担我国卫生健康和医学教育事业重任的重要专科医疗机构之一,通过"高度重视医院评价方式改革、积极发挥区域高校平台优势、着力创新专科医院教研评估、统筹强

化师资培训激励措施"等举措,实现推动"结果与过程性评价并重、医教协同资源共建共享、医教期刊论文量质提升、医院教学研究跨越发展"等效果,持续营造医院医学教育氛围,不断强化医学教育研究激励保障,在医学教育论文量质方面实现双提升,力争在公立医院绩效考核、教学成果培育方面实现双突破。

参 考 文 献

[1] 国务院办公厅.国务院办公厅关于加强三级公立医院绩效考核工作的意见.http://www.gov.cn/zhengce/content/2019-01/30/content_5362266.htm[2019-01-30].

[2] 中华医学会医学教育分会,中国高等教育学会医学教育专业委员会.2017 年度中国医药院校医学教育论文发表数量排名.中华医学教育杂志,2018,38(4):550-552.

[3] 中华医学会医学教育分会,中国高等教育学会医学教育专业委员会.2018 年度中国医药院校医学教育论文发表数量排名.中华医学教育杂志,2019(8):638-640.

[4] 中华医学会医学教育分会,中国高等教育学会医学教育专业委员会.2019 年度中国医药院校医学教育论文发表数量排名.中华医学教育杂志,2020,40(8):654-656.

[5] 钱梦星,尹又,赵玉丞,等.中国与日本、美国不同医疗体制背景的高等医学教育分析.中国高等医学教育,2020(11):1-2.

[6] 国务院.中共中央 国务院印发《深化新时代教育评价改革总体方案》.http://www.gov.cn/zhengce/2020-10/13/content_5551032.htm?trs=1[2020-10-13].

[7] 何柯,刘雪莲.高校附属医院教师思想政治培训体系的构建与实践.中国卫生资源,2021,24(4):341-343,348.

上海市卫生健康行业青年
人才培养思路的探讨

田　磊　庄　旭　李　巍　钱佳佳　牟　姗　何江江

【导读】　当前和今后一个阶段,医疗卫生体制改革发展持续深化,卫生健康事业将处于高质量发展的重要时期。人才是卫生健康事业发展的第一资源,其体现了卫生服务能力,也是我国卫生健康事业改革和发展的重要保证。推动人才培养工作是新时代卫生健康事业高质量发展的关键举措。青年人才是卫生健康事业人才队伍的后备军,青年人才的培养是整个人才队伍建设工作的重要组成部分,是关系全局、关乎长远的一件大事。卫生健康行业青年人才培养工作对于我国卫生健康事业的未来是至关重要的。文章以上海市为例,系统梳理上海市卫生健康行业青年人才培养工作现况,结合行业特点,从培养体系、培养机制和青年组织作用发挥等方面提出了相关建设性意见。

人民健康是社会文明进步的基础,是民族昌盛和国家富强的重要标志,是中国式现代化的应有之义。进入新时代,健康逐渐成为人民群众关心的重大民生福祉问题。健康需求的内涵不断扩展、标准要求更高,卫生健康事业面临高质量发展的时代命题。党的二十大报告提出[1],必须坚持在发展中保障和改革民生,推进健康中国建设,把保障人民健康放在优先发展的战略位置,完善人民健康促进政策。

人才是我国卫生健康事业发展的第一资源,是推动行业高质量发展、建设健康中国的重要支撑。青年人才是推进健康中国战略实现的生力军,是实现全面提升人民群众健康水平的先锋队,是保证党和人民的健康事业薪火相传的重要力量。

一、卫生健康行业青年人才培养的重要性

卫生健康人才对我国医疗卫生行业的发展起着举足轻重的作用,而卫生人才培养周期长、成

基金项目:2022年度上海市青年工作课题研究项目"共青团推进新时代青年人才培养的工作机制优化研究:以卫生健康行业为例"(项目编号:2022QYKTLX15-7)。

第一作者:田磊,男,上海交通大学医学院附属仁济医院团委副书记。

通讯作者:何江江,男,副研究员,上海市卫生健康委员会团委书记。

作者单位:上海交通大学医学院附属仁济医院(田磊、庄旭、牟姗),复旦大学附属儿科医院(李巍),上海市松江区新浜镇社区卫生服务中心(钱佳佳),上海市卫生健康委员会(何江江)。

才晚和易流失等特点更加说明了其珍稀性[2]。而卫生健康青年人才作为卫生人才队伍的后备军,随着时间推移,这一群体将成为我国医疗卫生健康行业的支撑力量,青年人才的培养对卫生健康事业高质量发展具有重要的现实意义[3]。

(一)青年人才培养是健康中国战略的必然要求

健康中国是旨在全面提高全民健康水平的国家战略,卫生健康人才是推进健康中国建设的关键生产要素。随着《“健康中国2030”规划纲要》《健康中国行动(2019—2030年)》等政策文件的先后发布,健康中国建设对我国卫生健康行业人才培养不断提出新要求。青年作为卫生健康事业发展生力军,肩负新时代赋予卫生健康工作者的重任,持续不断推进青年人才培养是新时代健康中国战略的必然要求[4]。

(二)青年人才培养是卫生健康事业高质量发展的保障

青年是卫生健康行业永葆活力的源泉。只有加强对青年人才的培养,才能确保卫生健康行业人才队伍建设的合理性,为卫生健康行业的长久发展提供力量支撑。积极培养青年人才,才能确保老一辈的学科带头人和高水平人才后继有人,为卫生健康事业持续高质量发展奠定坚实的基石。

(三)青年人才培养是满足人民日益增长的健康需求的必由之路

当前,我国卫生健康事业从“以治病为中心”向“以人民健康为中心”转变,人民群众更加重视生命质量和健康安全,健康需求呈多样化、差异化,对卫生健康行业工作者提出了要求和挑战,以往传统的工作模式和方法也受到冲击。因此,加强对卫生健康行业青年人才的培养,满足人民群众对健康的需求,对于推动健康中国建设,实现卫生健康事业更高质量发展意义重大。

二、上海市卫生健康行业青年人才培养现状

上海作为创新发展先行者,在深化人才发展体制改革中时刻走在前、干在前。近年来,上海市聚焦于建设世界重要人才中心和创新高地的战略目标,着眼于人才成长发展的规律,推出了一系列的人才培养计划。

(一)上海市卫生健康行业青年人才培养计划的基本情况

一是全市综合青年人才培养计划。2020年上海发布了《关于新时代上海实施人才引领发展战略的若干意见》,这一政策为上海青年人才培养提供一个指引。2021年共青团上海市委员会按照上海市委、团中央关于人才工作的部署要求,推出“海聚英才”青年专项行动,引导各类青年人才在上海经济社会发展中发挥生力军和突击队作用。为加强青年科技人才的全周期、全链条培育,在已有扬帆、启明星等青年人才计划支持的基础上,“十四五”期间上海将在全市进一步建立健全“海聚英才”人才计划体系,形成分类科学、层级清晰、有机衔接的青年人才培养支持机

制。同时,鼓励用人单位采取青年人才培育举措,支持青年人才挑大梁、当主角。

二是卫生健康行业青年人才培养计划。上海市卫生健康行业根据自身对人才的要求,出台了多个聚焦行业青年人才培养的政策或计划,其中,以上海市卫生健康委的青年人才培养为主。例如,上海市卫生健康委的优秀青年医学人才培养计划、"医苑新星"青年医学人才培养计划、疾病预防控制青年骨干人才培养项目等;上海市医学会的青年人才培养育才工程——春蕾计划和"青年菁英"人才项目;行业青年所在单位出台的一系列人才培养项目或政策。

三是"以赛促学、以奖促进"的青年人才培养手段。依托岗位技能比赛和评奖选优,夯实行业青年的专业技能,激励青年持续学习的热情。在"以赛促学"方面,上海市卫生健康行业各级单位部门开展各种技能比赛,如市卫生健康委举办的职业健康技能大赛、"春昇杯"医学创新人才大赛、卫生监督岗位练兵和技能竞赛等,上海医学会各分会不定期开展的临床技能比赛和病例演讲比赛,以及各单位内部举办的形式多样的技能比赛。在"以奖促进"方面,银蛇奖是上海卫生系统青年人才最高荣誉奖,为培养上海医学人才,发展医学事业做出了重要贡献;每三年开展一次的上海市医务青年管理十杰的诞生为上海优秀医务管理青年的成长提供平台。

(二) 上海市卫生健康行业青年人才培养的基本特征

总结近年来上海市卫生健康行业出台的青年人才培养计划,主要有以下几方面的特征。一是重视程度加大,青年人才作为卫生健康行业未来发展的后备力量,逐渐得到重视。卫生健康行业各单位和部门都在谋划、设计和推出相应的青年人才培养计划或政策。二是形成青年人才全周期、全链条培养体系,市卫生健康委的"医苑新星"青年医学人才培养计划、优秀青年人才计划、优秀学科带头人和领军人才形成了人才培养的全周期培养链。三是投入力度增加,行业主管部门、各区及青年人才所在单位加大了资金配套力度,形成了多渠道的资助培养模式。四是促进作用越发明显,通过行业青年人才培养,孵化出更多的高层次人才项目,如国家杰出青年科学基金和优秀青年基金。

三、当前上海市卫生健康行业青年人才培养存在的问题

综观上海市卫生健康行业青年人才培养的实际情况,在青年人才培养的过程中仍然存在一些问题需要加以重视和改进。

(一) 青年人才培养专业学科间存在差异

2018~2021 年上海市"医苑新星"青年医学人才培养项目平均每年资助青年人才 170 名,涉及临床医学(专科和全科)、影像医学、临床药师、临床检验、护理学、公共卫生和医务社工等多个学科专业。从各专业每年获得资助人数来看,临床医学各亚专业获资助情况存在一定差异,急诊、重症、感染、麻醉和精神卫生等专业每年获资助占比相对较少,并且有年份没有青年人才入围项目,存在资助专业学科间差异的现象(表 1)。

表1 2018~2021年上海市"医苑新星"青年医学人才培养项目各专业资助情况

专业	2018年（人）	2019年（人）	2020年（人）	2021年（人）	合计人数（%）
内科	22	22	20	30	94（13.80%）
外科	25	23	20	19	87（12.77%）
儿科	7	8	7	5	27（3.96%）
妇产科	5	6	7	4	22（3.23%）
中医药	5	5	5	2	17（2.51%）
全科	18	20	19	19	76（11.16%）
五官皮肤	7	6	8	8	29（4.26%）
急诊	1	1	0	0	2（0.29%）
感染	2	0	3	0	5（0.73%）
重症	1	0	0	0	1（0.15%）
麻醉	1	1	0	0	2（0.29%）
精神卫生	0	0	1	2	3（0.44%）
医学影像	20	20	20	8	68（9.98%）
临床检验	19	20	20	7	66（9.69%）
临床药师	21	20	20	7	68（9.98%）
护理	21	20	20	10	71（10.43%）
医务社工	/	7	/	6	13（1.92%）
公共卫生	/	/	20	10	30（4.41%）
合计	175	179	190	137	681（100%）

（二）青年人才培养范畴存在拓宽的空间

2018年上海市"医苑新星"青年医学人才培养项目在以往上海青年医师资助计划的基础上增加了医学影像、临床检验、临床药师和护理青年人才资助项目；2019年增加了医务社工青年人才项目；2020年增加了公共卫生青年人才项目。然而，随着人民对健康需求的不断增加和健康中国全面建设，除了医、药、护、技等卫生技术人才和公共卫生人才，老年健康、职业健康、医养结合、健康服务业等相关领域人才也需要一并纳入卫生健康人才范畴。

对标团中央构建的以青年政治人才培养为核心，统筹加强青年科技、技能、经营管理、乡村振兴、公益人才培养的"1+5"工作格局，目前上海市卫生健康行业的青年人才培养项目多是聚焦青年技能人才和科技创新人才培养；行业团组织定期开展干部培训班和青年马克思主义者培训工程,是青年政治人才的培养方式,但培训缺少系统化;行业青年管理十杰的评选和青年人才岗位锻炼,对青年管理人才培养有推动作用,但培养模式比较单一;行业内目前尚无关于青年健康公益人才的培养。因此,上海市卫生健康行业青年人才培养范畴需要进一步拓宽。

(三)青年人才培养的选拔机制可以进一步优化

人才选拔是人才培养体系中至关重要的一部分。以上海市"医苑新星"青年医学人才培养项目为例,同一类人才资助项目选拔要求是一样的,但没有考虑到同一项目中不同亚专业的学科差异,这就出现了不同亚专业获资助人数存在差异。进一步分析获得资助青年的学科和医院背景可以发现,获得资助的青年人才多是来自上海市优势学科或者是国家优势学科。这种无区别化的选拔方式将会加大优势学科和弱势学科青年人才培养的差距,引起虹吸现象,有待进一步优化。

(四)青年人才培养的长效机制建设有待进一步完善

卫生健康行业青年人才的培养是一个长期的、系统的工程[5]。当前行业在青年人才的培养方面,对于人才培养的长期规划、人才发展方向、人才的可用空间及行业对未来人才的需求和配置缺少一个明确清晰的规划,导致培养和使用分离的现象[6]。现有的青年人才培养项目更多聚焦在周期内的培养,青年人才的长期发展缺少对接和追踪,相关长效机制建设有待完善。

四、推进上海市卫生健康行业青年人才培养的思考

2022年6月共青团中央印发《共青团做好新时代青年人才培养工作的行动计划》,为青年人才工作提供行动指南,结合《上海市卫生健康发展"十四五"规划》,针对上海市卫生健康行业青年人才培养提出以下建议。

(一)对标行业特点和发展要求,制定灵活、精准化青年人才培养体系

第一,明确青年人才培养目标。卫生健康行业青年人才具有鲜明的专业特点,不同学科、类别对人才的要求有所不同。根据全面建设健康中国的部署要求,卫生健康行业各单位或部门要明确自身需要"怎样的青年人才",制定自身需要的青年人才标准。根据自身需要的青年人才标准,制定自身需要的青年人才培养计划。

第二,制定对标专业特点的选拔标准。卫生健康行业不同专业的人才培养方式和发展方向存在差异。在青年人才培养的选拔过程,避免选拔条件笼统化,要根据行业青年人才标准,制定针对不同专业的精准化选拔标准。

第三,实施多元化的人才培养策略。由市卫生健康委制定行业青年人才培养计划,发挥统筹协调作用;单位根据自身机构人才结构特点和人才发展现状,结合发展目标和青年人才实际需求,制定合理的人才培养计划;专业协会发挥平台作用,为同一学科的青年人才培养提供学习和交流的机会,推动青年人才与学科发展同频共振。

（二）完善青年人才培养的长效机制

第一，加强青年人才培养的管理和考核。加强管理和考核是青年人才培养体系中的重要一环，也是青年人才培养工作顺利实施的重要保证。将管理和考核落实在市卫生健康委、所在单位和相关专业协会，形成多渠道、多元化人才管理和考核机制，推动青年人才培养高效运行。

第二，建立青年人才培养档案。将纳入青年人才培养计划的人才记录在档，记录青年人才成长"轨迹"，形成青年人才数据库。利用青年人才数据库反向评价青年人才培养，为优化人才培养体系提供数据支持。

（三）进一步发挥团组织在青年人才培养中的桥梁纽带作用

第一，工作运行机制。以组织为基础，以阵地为依托，以活动为载体，紧紧抓住培养、凝聚、举荐、配置四个关键环节，通过项目化运作、品牌化经营、社会化推进，努力构建开放式的共青团青年人才工作格局。

第二，中介服务机制。加强各类青年人才交流服务机构的建设，切实提高青年人才中介服务组织的服务能力和水平，建立健全青年人才社会化中介服务体系和信息化服务网络。

第三，表彰激励机制。把握发现、培养、表彰、宣传等环节，逐步建立科学的青年人才评价指标体系和社会化的评选表彰体系，提高青年人才典型的代表性和权威性，形成有效激励。

第四，工作保障机制。积极争取把青年人才开发工作纳入党政人才工作的统一规划，推动制定有利于青年人才成长的政策和制度，优化青年人才成长环境。加大工作投入，广泛整合和吸纳社会资源，建立青年人才工作基金。分级建设青年人才信息库，为青年人才开发提供信息平台。

参 考 文 献

［1］习近平.高举中国特色社会主义伟大旗帜 为全面建设社会主义现代化国家而团结奋斗：在中国共产党第二十次全国代表大会上的报告.北京：人民出版社，2022：48-49.

［2］刘辉.浅谈新形势下医院青年人才的培养.中国现代医学杂志，2010，20(6)：943-944.

［3］张罗.推动医学强国建设需夯实人才之基.中国卫生，2019(3)：38.

［4］王焱，赵星，赵春华，等.党建引领下医学青年人才队伍培养的思考与探讨.科教导刊，2021(1)：95-96.

［5］万林子，李燕，杨贵，等.公立医院助力对青年人才培养工作的探索与思考——以深圳市龙岗中心医院为例.现代医院，2022，22(1)：158-161.

［6］张莎莎，姚政，王静.研究型中医院青年人才培养路径研究.上海中医药杂志，2016，50(1)：60-64.

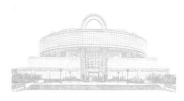

第七章

中医药是中华民族的伟大创造，为中华民族繁衍生息做出了巨大贡献，对世界文明进步产生了积极影响。为了让中医药更好地为中国发展做贡献，本章收录了基层中医药服务能力、中药材质量监管、中医药信息标准化、中医药特色示范站、中医流派传承人认证制度等重点专题研究。在基层中医药服务能力方面，系统梳理全市16个区基层中医药服务能力的现状及相关问题，并提出完善对策建议；在中医药材监管方面，分析上海市中药材质量监管的现状及问题，并提出质量监管的对策，为保障上海市中药材安全有效用药提供有力保障；在中医药信息标准化方面，对我国20世纪80年代以来的中医药信息标准化工作进行系统梳理并总结分析，提出中医药信息标准化发展的方向和思路；在中医药特色示范站方面，评价并展望上海市中医药特色示范社区卫生服务站建设情况；在中医流派传承人认证制度方面，分析中医流派传承人认证制度建设思路及可行路径。

中医药发展

上海市基层中医药服务能力现状调查研究

荆丽梅　王丽丽　张诗文　张　宇　杨　洋　刘　华　胡鸿毅

【导读】　2022年3月,国家中医药管理局等10部门联合印发的《关于印发基层中医药服务能力提升工程"十四五"行动计划的通知》,明确五方面考核评价指标:基层中医药服务覆盖面、服务能力建设、人才队伍建设、管理能力建设和紧密型医共体建设。在健康中国和健康上海行动指引下,上海市基层中医药服务的公平性、可及性、便利性明显增强,同时"十四五"时期如何发展和提升也面临很多新情况、新问题。基于此,文章对标国家评价框架,系统调查梳理全市16个区基层中医药服务能力的现状及相关问题,并提出完善对策建议,以期为上海市相关政策文件制定提供实证依据。

一、研究背景

基层中医药服务是中医药发展的根基,是维护人民群众健康的基础保障。近十年来,中医药全面参与基本医疗卫生制度建设,融入健康中国和健康上海行动,中医药服务的公平性、可及性、便利性明显增强。但与此同时,"十四五"时期如何进一步提升基层中医药服务能力也面临很多新情况、新问题。2022年3月8日,国家中医药管理局等10部门联合印发的《关于印发基层中医药服务能力提升工程"十四五"行动计划的通知》(国中医药医政发〔2022〕3号)[1],提出到2025年,基层中医药实现5个"全覆盖",主要考核指标包含5个维度18个指标:基层中医药服务覆盖面、基层中医药服务能力建设、基层中医药人才队伍建设、基层中医药管理能力建设、县域紧密型医共体建设,对各地基层中医药发展提出了明确要求。上海市作为国家中医药综合改革示范区,不断提升基层中医药服务能力。截至2020年底,已实现全市100%的社区卫生服务中心设置中医综合服务区,配备中医医师提供中医药服务,为维护市民健康发挥重要作用。但对照国家考核评价要求,上海市基层中医药服务能力各方面的指标现状如何? 在发展过程中存在哪些瓶颈问题? 本文聚焦这两个方面展开调查研究设计,以期为制定上海市基层中医药服务能力提升工程"十四五"行动计划实施方案提供科学依据。

项目基金:上海市卫生健康委员会委托课题"上海市基层中医药服务能力提升工程'十四五'行动计划实施方案项目"。
第一作者:荆丽梅,女,研究员。
通讯作者:刘华,男,上海市卫生健康委员会中医药服务监管处处长。
作者单位:上海中医药大学公共健康学院(荆丽梅、王丽丽、张诗文),上海市静安区中医医院(张宇),上海市卫生健康委员会(杨洋、刘华、胡鸿毅)。

二、研究方法

本文基于《关于印发基层中医药服务能力提升工程"十四五"行动计划的通知》考核指标框架的 5 个维度,通过文献查阅[2-3],结合和小范围专家咨询研制调查表,一方面收集上海市各区中医药发展相关指标的具体数据;另一方面基于问题库调查各区相关问题是否存在和问题严重性。课题组通过向 16 个区卫生健康委员会(中医药管理局)发放两套调查表,于 2022 年 7~8 月进行调查,范围覆盖全市 22 家中医医院,247 家社区卫生服务中心。调查前进行会议培训,告知调查目的和填写要求,调查过程中进行质量控制、逻辑校对和问题反馈完善,保证调查质量。运用 SPSS 25.0 软件进行统计,对现况指标、问题存在率、问题严重性排序进行描述性统计,对个别重要指标的城郊差异进行卡方检验。

三、基层中医药服务能力发展现状

"十三五"期间,上海市以市级中医医疗机构为牵头单位,构建覆盖全市的四大区域中医医联体,推进市级优质中医医疗资源下沉;推进中医药融入社区卫生一体化发展,各社区卫生服务中心均设有中医药综合服务区,中医药服务全面融入家庭医生团队服务中;16 个区均成功创建全国基层中医药工作先进单位,是全国唯一实现区域全覆盖的省份;不断创新中医药文化传播和科学普及模式,建设中医药特色示范学校,设置中医健康宣教基地,打造中医药特色街镇,建设中医药健康文化知识角等。对照国家 5 个维度指标,上海市基层中医药服务能力发展现状如下。

(一)基层中医药服务覆盖面

截至 2021 年底,247 所独立设置的社区卫生服务中心下辖 804 所社区卫生服务站,1 147 所村卫生室;社区卫生服务中心最多开展 13 类 64 项中医医疗技术,社区卫生服务站最多开展 13 类 40 项中医医疗技术,村卫生室最多开展 9 类 13 项中医医疗技术;中医药健康文化知识行动率为 67.20%,中医药健康文化素养水平为 30.33%。

(二)基层中医药服务能力建设

上海市 16 个区共计 22 所公立中医医院,已实现各区中医医院全覆盖。其中区属中医医院 18 所,100% 达到"二级甲等中医医院"水平和国家《县级中医医院医疗服务能力基本标准》,其中 17 所(94.44%)设置了康复科,14 所(77.78%)设置了老年病科,75% 依托区属医院设置了中医健康宣教基地。现有 6 所区属妇幼保健院、13 所区属妇幼保健所,6 家妇幼保健院中 5 家设置中医科室。100% 的社区卫生服务中心设置中医馆、配备中医医师和中医诊疗设备,其中 185 所(74.90%)的中药房委托第三方提供中药药事服务。社区卫生服务中心中医诊疗人次占总诊疗人次的 45.00%,应用中药饮片的诊疗人次占总诊疗人次的 4.50%,应用中医非药物疗法治疗人次占总诊疗人次的 14.18%,中医处方数占门诊处方数的 44.01%,中药饮片处方数占门诊处方数的 4.46%,中成药处方数占门诊处方数的 36.58%。65 岁以上老年人的中医药健康管理率平均为 67.73%,最高的区达到 80.40%;0~3 岁儿童的中医药健康管理率平均为 85.48%,最高的区达到 99.75%。

(三)基层中医药人才队伍建设

现有中医类别全科医生 2 005 名,已实现城乡每万居民配备 0.81 名合格的中医类别全科医生;分区来看,有 8 个区(50.00%)已超过国家 0.8 的配置要求。区属中医医院中医类别医师占比为 60.50%,社区卫生服务中心中医类别医师(第一执业点)占比为 18.37%,95.52% 的社区卫生服务站至少配备 1 名中医类别医师,100% 的家庭医生团队均有 1 名中医类别医师或能够提供中医药服务的临床类别医师。

(四)基层中医药管理能力建设

100% 的中医馆(中医综合服务区)已接入大健康信息平台,93.12% 的中医馆可与上级医院实现信息互通共享,61.11% 的区属中医医院可与中医医联体牵头医院实现远程会诊。

(五)区域中医医联体建设

所有区属中医医院和社区卫生服务中心均已加入"区域+专科"中医医联体,覆盖人口达 100%。

四、基层中医药服务能力主要问题

(一)对标国家指标及区域差异

从供方视角看,上海市基层中医药服务前述五个维度的相关指标于"十三五"末已达到较高水平,但对标国家"十四五"末预期考核指标要求,上海市在老年人中医药健康管理率、社区卫生服务中心中医类别医师占比方面仍有待进一步提高。具体分析每万居民中医类别全科医生、社区卫生服务中心中医类别医师占比、中医药健康管理率这三个指标在城郊地区的分布差异发现,每万居民中医类别全科医生数量、社区卫生服务中心中医类别医师占比城区明显高于郊区,而中医药健康管理率郊区明显高于城区(表 1)。从需方视角看,上海市居民中医药健康文化素养水平(30.33%)低于居民整体健康文化素养水平(35.57%)。

表 1   上海市基层中医药服务部分指标城郊对比

地 区	每万居民中医类别 全科医生(名)	社区卫生服务中心 中医类别医师占比(%)	65 岁以上老年人 中医药健康管理率(%)	0~3 岁儿童中医药 健康管理率(%)
城区	1.14	24.66%	67.50%	81.87%
近郊	0.70	17.96%	67.36%	86.79%
远郊	0.66	10.56%	69.37%	87.13%

续　表

地　区	每万居民中医类别 全科医生(名)	社区卫生服务中心 中医类别医师占比(%)	65 岁以上老年人 中医药健康管理率(%)	0~3 岁儿童中医药 健康管理率(%)
χ^2	117.782	196.274	877.943	1 050.368
P^*	<0.001	<0.001	<0.001	<0.001

注：* $P<0.05$ 代表差异有统计学意义。

(二) 具体问题及严重性

调查发现各区基层中医药服务主要存在如下问题：基层群众对中医药服务的认知不够,中医药适宜技术开展次数较少,中医药文化建设、传播和转化有待强化,中医药在基层的应用比例较低,中医药人员总量不足、占比较低,中医药人才薪资待遇普遍不高,中医药信息化建设不足,中医药财政补偿机制不完善,医联体间数据共享不足,优质医疗资源没有得到有效下沉,牵头医院对基层医疗机构的帮扶力度不够(表 2)。结合现场调研访谈发现,"社区开展中医药服务最大的问题是医务人员配备""一些中医药健康管理服务没有收费操作标准,一定程度上影响家庭医生的积极性"。总体而言,制约基层中医药服务能力提升的主要问题表现为中医药服务人员缺乏、区域配置不均衡,激励和补偿机制不完善,信息化建设仍有不足,医联体合作不够紧密等。

表 2　上海市基层中医药服务能力主要问题

维　度	问　　题	问题存在率[a](%)	严重性排序[b]
基层中医药服务覆盖面	基层群众对中医药服务的认知不够	50.00	2
	中医药适宜技术开展次数较少	18.75	1
	中医药文化建设、传播和转化有待强化	82.25	6
	中药处方在门诊处方中占比较低	68.75	5
	中药饮片应用较少	68.75	3
	中医诊疗量在诊疗总量中的比例偏低	62.50	2
	中医药服务基础条件不足(面积、布局、设备)	56.25	1
	糖尿病规范管理人群中医药健康管理率较低	37.50	8
基层中医药服务能力建设	高血压规范管理人群中医药健康管理率较低	37.50	12
	65 岁以上老年人中医药健康管理率较低	32.25	11
	孕产妇健康管理人群中医药健康管理率较低	32.25	13
	发展规划对中医的重视度不足	25.00	4
	0~3 岁儿童中医药健康管理率较低	25.00	10
	中药配方颗粒使用不规范	18.75	7
	中医医院床位利用率低于同级别医院平均水平	18.75	9

维　度	问　题	问题存在率^a(%)	严重性排序
基层中医药人才队伍建设	中医药人员占比较低	82.25	2
	中医药人员总量不足	75.00	1
	中医药人才薪资待遇普遍不高	68.75	3
	缺乏中医药人才引进渠道和培养机制	68.75	5
	中医药人才晋升渠道相对较窄	56.25	7
	中医药方面的学术培训及继续教育不足	43.75	6
	中医药人员整体学历职称水平较低	25.00	4
基层中医药管理能力建设	中医药信息化建设不足	82.25	1
	中医药财政补偿机制不完善	62.50	3
	中药师对中药临床的指导趋向弱化	50.00	5
	部分中医药定价和报销政策不健全	43.75	2
	中医药绩效评价机制不完善	43.75	4
	中医药资源的区域配置不均衡	32.25	6
区域中医医联体建设	医联体间数据共享不足	82.25	2
	优质医疗资源没有得到有效下沉	68.75	1
	牵头医院对基层医疗机构的帮扶力度不够	68.75	3
	医联体内部医疗机构间缺乏合作动力	68.75	4
	双向转诊存在障碍	62.50	6
	上级医院派驻中医专家时间较短,基层医务人员难以有效传承下派专家的中医诊疗技术和理念	56.25	5
	基层医疗卫生机构不太愿意参与中医医联体	12.50	7

注:a. 问题存在率=存在该问题的区数量/16×100%;b. 问题严重性排序依据所有区对问题的排序积分合计进行排序,每个维度的问题单独排序,排序为1则积1分,积分越低,则问题越严重。

五、提升基层中医药服务能力的对策建议

(一)强化人才队伍和医联体建设,提高区域资源配置均衡性

从盘活存量和鼓励增量着手,优化基层中医药人才队伍总量及区域均衡化配置。一是完善顶层设计,兼顾人口因素、地理环境、经济水平、服务半径和服务水平等各个因素,优化调整郊区中医医师等的配比,提高基层中医药服务可及性和均衡性。二是推进基层中医综合服务区标准

化建设,在硬件设施方面实现城郊地区同质化,避免工作环境差异而带来的人才流向高配备区域。三是改善郊区基层中医药人员发展环境,在职称晋升、薪酬待遇、进修学习等方面给予优惠政策,提升郊区基层中医药岗位吸引力。四是鼓励退休中医医师和中医医术确有专长医师到郊区基层执业,弥补郊区中医医师不足的缺口。五是加强紧密型中医医联体建设,优化落实师带徒和中医双聘等具体举措,将上级医院专家到基层医院开设门诊与其绩效挂钩,加强对基层机构特别是郊区基层中医药服务的指导提升。六是强化中医类别全科医生规范化培训和转岗培训的规模和力度,培训基层中医临床优秀人才和中医骨干人才。七是基于基层现实需求,拓展西学中人才培养培训范围,鼓励西学中医师开展中医药服务。八是完善基层中医药人才配置和岗位标准,完善基层中医药人才招聘、使用机制,在全科医生特设岗位中鼓励招收中医医师,吸引中医药人才服务基层。

(二) 完善激励和补偿机制,激活基层中医药人员内生动力

从优化补偿机制、统筹编制资源、提升人员待遇、增强职业认同感四方面着手,激励青年中医药人才到基层服务。一是加大医保政策对中医医疗技术及中药饮片的支持,将临床疗效好的技术与中药纳入医保报销范围,促进中医药诊疗方法的推广和应用,同时合理调整中医医疗服务定价标准,激励基层全科医生对中医医疗行为的选择。二是统筹盘活区域内事业编制资源,分层级核定人员编制,优先用于基层医疗卫生机构。三是建议绩效工资向在边远的郊区基层医疗卫生机构倾斜,平衡基层医疗卫生机构与区域内公立医院绩效工资水平的关系,合理核定基层机构绩效工资总量和水平,逐步缩小基层全科医生与二级综合医院同等条件临床医生的收入差距。四是建议基层医疗机构建设专项资金,保障基层医务人员脱产进修学习时的权益与保障,并按照适当比例给予补贴。五是大力宣传和弘扬基层医务人员的先进事迹和奉献精神,不断提升基层人员的政治地位、社会地位和职业地位,营造关心关爱基层医务人员的良好氛围以提升基层工作者的职业认同感,并对长期扎根基层、做出突出贡献的全科医生及其团队给予表彰,优先推荐参与全市、全国评优评先。

(三) 推广中医药适宜技术,提高居民中医药健康文化素养

从推广应用中医药适宜技术、提升基层中医药服务能力两个方面着手,提高居民中医药健康文化素养和中医药健康管理率。一是依托中医适宜技术推广中心,全面梳理中医药适宜技术目录,大力开展基层中医药人员的中医适宜技术培训,基于基层医疗机构主要针对常见病、多发病的特点,推广应用适用性强、简单有效的中医药适宜技术。二是提升社区卫生服务中心中药饮片、中医非药物疗法诊疗能力,扩大中医药服务规模,积极发展社区中医专科专病门诊,提高居民对中医药服务的认同度与满意度。三是优化中医药健康管理服务,加强中医药健康管理服务规范、技术规范培训和指导,加强家庭医生签约团队中医药人员配置和中医药服务能力建设。四是加强中医信息化建设,制定互联网医疗统一的信息化标准,实现医联体内信息共享,真正实现双向转诊。五是依托中医健康宣教基地,通过多元化宣教,引导基层群众正确认识中医药,知晓中医药所产生的积极作用,提高居民的中医药健康文化素养。

参 考 文 献

［ 1 ］ 国家中医药管理局,国家卫生健康委,国家发展改革委,等.关于印发基层中医药服务能力提升
　　　 工程"十四五"行动计划的通知. http://www. gov. cn/zhengce/zhengceku/2022-03/31/content_
　　　 5682724. htm⌊2022－12－01⌋.

［ 2 ］ 徐铁岩,顾英姿.促进中医药传承创新 提升基层服务能力.中国农村卫生,2022,14(05):
　　　 41－42.

［ 3 ］ 曾柳艳,韦柳丝,张新花.中医领域医联体建设中存在的问题与发展对策.卫生软科学,2020,
　　　 34(09):14－17.

上海市中药材质量监管的
现状、问题和对策研究

王　瑾　曹宜璠　王美凤

【导读】　目的：分析上海市中药材质量监管的现状及问题，并提出质量监管的对策，为保障上海市中药材安全有效用药提供有力保障。方法：采用横纵向描述统计方法对2018~2020年不合格中药材的抽样机构性质、来源企业、来源省份、品种类型及具体原因进行比较分析。结果：402批次不合格药品中中药材占到83.58%，主要集中在私立机构（86.90%），来源于上海、安徽（71.50%），其中远志和山药个别种类都连续3年列入前10榜位。中药材质量不合格主要体现在性状（188批次）、炮制（123批次）、含量测定（73批次）等。结论：当前常用中药材质量检验中，依然存在着质量堪忧、来源把关不严、监管不到位、外源性污染重视不够等诸多问题。为了确保中药在使用过程中最大地发挥功效，必须要增强检验人员的专业素质，搭建全方位的中药信息平台，大力推进GAP基地建设（生产、加工、保存设备、实施和生产工艺）等。

中药是我国宝贵的自然资源，从古至今在我国乃至世界的医学治疗中都发挥着重要的作用，中药材的质量直接关系到临床治疗效果。然而近年来中药材市场乱象却一直存在，多方监管尽管初见成效，但是质量问题依旧令人担忧，很多老药师反馈"这其中不仅仅是种植、采购、储存等问题，而是需要综合治理的一个大工程"，因此准确分析中药材质量监管现况及存在的问题，并提出有针对性的解决对策，是提高中药材质量的基础。2021年3月，上海市十五届人民代表大会常务委员会第三十次会议更是表决通过《上海市中医药条例》，明确指出要提高中药材品质，中药饮片质量和用药安全面临着新的挑战，加强对上海市中药材质量监管刻不容缓。中药饮片是中药材市场最突出的代表，本文以中药饮片为例，对2018~2020年上海市不合格中药材进行分析，挖掘中药材质量监管现状与问题，深入了解究竟哪些地区、哪些企业、哪些品种存在这些问题，未来应如何应对。

基金项目：上海市卫生健康委员会中医药科研项目"'十四五'时期国家中医药综合改革示范区推进中药材溯源体系路径研究——以上海为例"（项目编号：2022ZG003）。
第一作者：王瑾，女，助理研究员。
通讯作者：王美凤，女，助理研究员。
作者单位：上海市卫生和健康发展研究中心（上海市医学科学技术情报研究所）（王瑾、曹宜璠、王美凤）。
本文已发表于《卫生软科学》2022年第36卷第4期。

一、资料与方法

研究数据主要来源于 2018~2020 年上海市药品监督管理局(以下简称"药监局")发布的《药品监督抽检质量公告》,采用横纵向统计描述方法。

二、结果

(一)中药材是不合格药品的主要构成

2018~2020 年,上海市药监局共监测到 402 批次不合格药品,涉及中药材、中成药、化学药、药包材、辅料及其他品类六类(图 1),多数主要集中在中药材与中成药。402 批次不合格药品中中药材有 336 批次,占比 83.58%;中成药 30 批次,占比 7.46%,两者合计占比高达 91.04%。若分年份来看,2018~2020 年不合格中药材批次占全年不合格药品的比重分别为 92.68%、81.76% 和 70.00%,可见尽管中药材质量逐年升高,但中药材质量问题依旧是不合格药品的"重灾区"。

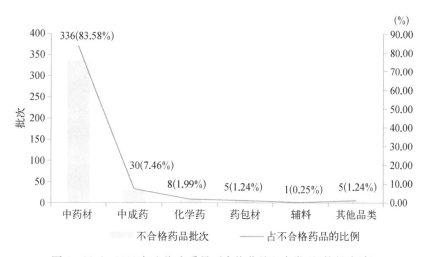

图 1　2018~2020 年上海市质量不合格药品六大类型(按批次计)

(二)不合格中药材主要集中在私立机构

从不合格中药材所属机构性质看,2018~2020 年监测到不合格中药材批次由多到少的机构依次是:门诊部(89 批次)、药房(82 批次)、私立医院(63 批次)、制药企业(54 批次)、社区卫生服务中心(24 批次)、公立医院(20 批次)、护理院(4 批次)。其中占比大的门诊部、药房、私立医院都属于私立性质机构,三者合计约 70%。若具体划分机构属性的话,监测到不合格中药材批次中私立机构占 86.90%,可见不合格中药材主要集中在私立性质的机构(图 2)。

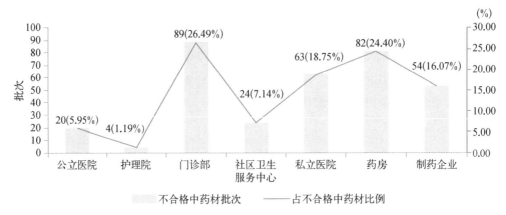

图 2 2018~2020 年上海市不合格中药材抽样机构性质批次情况

（三）质量不合格的中药材主要来源沪皖两省,个别企业连续反复上榜

2018~2020 年,监测出上海市不合格的中药材主要来源于安徽(136 批次)、上海(104 批次),两省累计 240 批次,占监测到所有不合格中药材的比例 71.50%(表 1)。到 2020 年,不合格中药材批次比前 2 年均有较大幅度下降。

表 1 2018~2020 年上海市质量不合格中药材来源省(直辖市)情况(按批次计)

来源省(直辖市)	2018 年	2019 年	2020 年	总计
安徽	40	66	30	136
上海	62	25	17	104
江苏	19	9	4	32
湖北	10	11	1	22
河北	6	7	6	19
未公告省份	15	—	—	15
江西	—	1	1	2
甘肃	—	1	—	1
湖南	—	1	—	1
南京	—	—	1	1
山东	—	—	1	1
深圳	—	—	1	1
四川	—	—	1	1
总计	152	121	63	336

2018～2020 年,质量不合格的中药材批次数排序前 10 家企业中,不合格批次累计 142 批次,占监测到所有不合格中药材的比例 42.3%。安徽铜陵禾田中药饮片股份有限公司居不合格榜榜首,共 31 批次,其产品杜仲、远志等药材查出不合格批次较多;天马(安徽)国药科技股份有限公司排名第二,不合格数量达 17 批次,涉及产品主要为柴胡、当归、全蝎等(图 3)。值得一提的是,个别企业连续反复上榜,如在质量不合格批次数排序前 10 的企业中,安徽铜陵禾田中药饮片股份有限公司、天马(安徽)国药科技股份有限公司 2 家企业连续 3 年上榜。

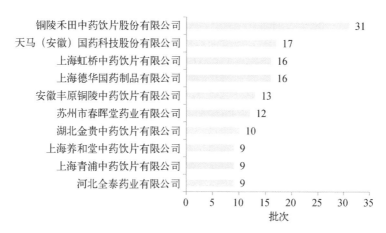

图 3　2018～2020 年上海市质量不合格中药材来源企业 TOP10(按批次计)

(四)部分质量不合格中药材反复上榜

2018～2020 年,质量不合格批次数排名前 10 的药品都为中药材,排序相对靠前的分别为决明子(26 批次)、杜仲(24 批次)、山药(22 批次)、远志(19 批次)等(图 4)。其中远志和山药都连续 3 年列为不合格榜的前 10。

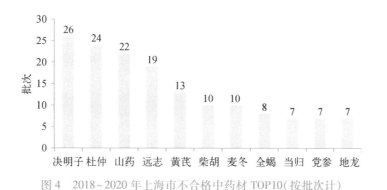

图 4　2018～2020 年上海市不合格中药材 TOP10(按批次计)

(五)中药材质量问题依然突出

据重复批次统计分析,2018～2020 年,上海市中药材质量不合格的主要原因:性状(188 批次)、炮制(123 批次)、含量测定(73 批次)、水分(24 批次)、黄曲霉素(17 批次)、酸不溶性灰分

（9 批次）、二氧化硫残留量（8 批次）、总灰分（8 批次）等问题，其中性状、炮制、含量测定的不合格问题尤为突出。北沙参、远志等中药材甚至出现 3 个检测项目不合格。

表 2　2018~2020 年上海市 TOP10 中药材质量不合格原因

中药材不合格项目	批次（批）	占比（%）	主要不合格中药材	不合格原因
性状	188	39.25	黄芪、山药、杜仲、远志、全蝎、蝉蜕、当归、皂角刺等	性状是指药品的物理特征或外观形状，性状不合格，可能会影响药品的质量和功效
炮制	123	25.68	杜仲、远志、山药、枳实、益智仁、桑寄生、北沙参等	炮制是指中药材用烘、炮、炒、洗、泡、漂、蒸、煮等方法加工成饮片，目的是消除或减低药物的毒性，加强疗效，便于制剂和贮藏，使药物纯净
含量测定	73	15.24	决明子、黄芪、何首乌、远志、莲子心、野菊花、砂仁等	含量测定是指用物理、化学或生物的方法，对供试品含有的有关成分进行检测
水分	24	5.01	全蝎、丹参、山楂、马齿苋、炒紫苏子、射干、龙胆等	水分是指药品中的含水量。水分偏高通常受药品包装或储存环境影响引湿所致
黄曲霉素	17	3.55	远志、莲子、柏子仁	黄曲霉毒素是中药材及中药饮片加工后未能及时干燥或储藏不当时，往往容易被黄曲霉或寄生曲霉污染而产生此类毒素
酸不溶性灰分	9	1.88	威灵仙、独活、地龙、蛇蜕	酸不溶性灰分主要为污染的泥沙和食品中原来存在的微量氧化硅等物质
二氧化硫残留量	8	1.67	桔梗、太子参、山药、醋延胡索、党参、北沙参、百合	二氧化硫残留量主要控制中药材或饮片等经过硫黄熏蒸后的二氧化硫残留量
总灰分	8	1.67	枇杷叶、车前草、地龙、龙胆	总灰分主要控制饮片中的杂质
鉴别	7	1.46	骨碎补、皂角刺、川贝母、醋延胡索、乌梢蛇、北沙参	鉴别包括经验鉴别、理化鉴别、显微鉴别，主要采用物理、化学、光谱、色谱等方法
重金属及有害元素	6	1.25	黄芪、山楂、甘草	重金属及有害元素主要是指铅、铬、汞、砷、铜等物质含量
杂质	4	0.84	酒黄肉、番泻叶、地龙	杂质指非药用部位、无机杂质，以及来源与规定不同的物质
金胺 O	4	0.84	延胡索、黄芩	金胺 O 是一种色素或者染料，检出该成分，提示有染色现象
浸出物	2	0.42	炒蔓荆子、山药	浸出物可以反映中药材及饮片内在成分含量。中药材及饮片的产地、生长年限、采收季节、加工方式、炮制工艺等环节不规范可能导致其浸出物含量不符合规定

三、讨论

据上述分析发现，虽然近几年上海市政府对中药材行业进行了大力整治，质量有了明显的提升,但中药材整体质量状况仍不容乐观,每年抽检到不合格药品中中药材占到80%以上。多种中药材等甚至出现3个检测项目不合格,足见中药材质量问题的严重性。

(一)中药材来源把关不严

中药材来源主要采用机构采购和产地定点采购相结合的模式。从采购机构性质来看,质量不合格的中药材主要集中在私立机构,如2018~2020年不合格批次较多的有门诊部(89批次)、药房(82批次)、私立医院(63批次)、制药企业(54批次),这些私立机构稳居榜首。而且部分企业反复上榜,安徽铜陵禾田中药饮片股份有限公司、天马(安徽)国药科技股份有限公司2家企业就连续3年上榜。从采购的定点产地来看,监测到上海市不合格的中药材主要来源于安徽、上海,2018~2020年,来源于两省(直辖市)不合格的批次占监测到所有不合格中药材的比例为71.5%,且安徽和上海也连续3年上榜。不合格原因主要集中在性状、炮制、含量测定,占监测到安徽与上海不合格中药材比例的72.92%,与两省(直辖市)的种植环境、采收季节、加工方法、储存措施等都有关。

(二)中药材内在质量堪忧

性状、炮制、含量测定等问题仍旧是造成中药材质量不合格的主要因素。2018~2020年,上海市监测到336批次的不合格中药材中,因性状不合格的涉及188批次,性状不合格可能会直接影响药品的质量和功效。但现实中影响中药材性状的因素有很多,如种植环境、采挖季节、人工种植时化肥农药的使用等因素,都可能会影响中药材的性状。同样,因含量测定不合格的涉及73批次,而含量测定不合格的原因有可能是中药材来源不正确、种植加工等环节操作不规范,如种植环节滥用生长调节剂,生长期不够,采收季节不适宜,加工方法不当,饮片炮制不规范等都可能影响中药材的种植加工等环节[1]。此外,除农药残留、黄曲霉毒素及二氧化硫残留超标外,因总灰分、酸不溶性灰分及水分等检查项不合格的涉及41批次,总灰分、酸不溶性灰分不合格的原因可能是中药材存在掺杂问题,而水分不合格则表明中药材在储存和流通中可能未采取适当防潮措施而引湿[2],这些都是造成中药材质量问题的因素,可见中药材本身内在质量仍旧堪忧。

(三)中药材外源性污染还需重视

中药材外源性污染主要包括黄曲霉素、酸不溶性灰分、二氧化硫残等。2018~2020年,17批次不合格中药材中,远志、制远志的黄曲霉素超标严重,共有11批次超标,究其原因主要是中药材在采摘、贮存、运输等环节保存不当,温度、湿度环境不符合规定条件受潮霉变而污染黄曲霉素。例如,远志加工的每个环节很难保持全程干燥,故常会产生黄曲霉素。酸不溶性灰分超标问题,主要为地龙、蛇蜕等,由于生活环境可能被污染,致使它们带入了外源性杂质,这也进一步说明炮制品净度不符合要求。二氧化硫残留量超标问题,近几年虽然硫黄过度熏蒸得到有效控制,但是出现了如采用焦亚硫酸钠、亚硫酸钠等焖润、浸泡药材方法的二氧化硫量超标问题,其原理与硫黄熏蒸大同小异[3]。2018~2020年,上海市中药材抽检中有北沙参、党参、山药、太子参等检查出二氧化硫残留超标,占不合格中药材总批次约2.40%。

（四）中药材炮制不规范

中药炮制工作任务繁杂,涉及的药材品种繁多,而中药材管理人员学历水平相差较大,专业知识参差不齐,专业素养存在显著差异。不同的中药材管理人员对于中药管理的知识、内容、技能技巧及中药品鉴别的相关要点掌握程度不一,因而容易增加中药产品的质量问题[4]。2018~2020年,因炮制问题不合格的中药批次排名第二,也有研究指出药房中的炮制品问题较多,炮制时间过短、过长均可导致中药材产品大小、厚薄等统一度不高,进而影响中药材质量合格问题[5]。

四、建议

（一）搭建全方位的中药信息平台

搭建全面中药信息网。其一,鼓励和倡导药材工作者发表发布相关的文章、专著和著作保障其相应的知识产权,实现多层次、多角度地利用资源。其二,在进行中药信息网编程和设计的过程中,要重在对中药功能、剂量、使用方法、不良反应等方面的阐述,做到规范、细致的标注,提高中药来源的可信度。其三,通过对中药药材源头的治理,包括种植、田间管理、采收、采购、入库管理、运输、炮制加工等环节的治理整合中药材专业市场,形成强大的核心竞争力。其四,建立信息统一的获取平台。加大上海市政府对中药重点实验室、科研项目的开发力度[6],将中药基础研制、合理培育、科学种植、及时采制有机结合起来,形成生、产、制、销一体化运营,提高中草药药材的及时合理利用价值。

（二）大力推进 GAP 基地建设

大力推进 GAP 基地建设(生产、加工、保存设备、实施和生产工艺),在实施 GAP 建设的过程中,首先要加强和完善基地硬件设施,学习引进国内外较为先进的生产、加工、保存设备、实施和生产工艺,提升生产流水线操作水平,从根本上解决中药生产、储存、安全滞后等突出问题[7]。其次,相关的生产工作人员要加强自己的业务技能操作水平。通过不断的学术深造、技能升级,完善自己的学术技能标准,在实践临床工作中多总结领悟经验,发现实施过程中的弊端,从源头上丰富中药材的产业链条信息。

（三）建立各类各层次中药材专门人才队伍

第一,建设中药材专家团队,纳入上海市中药研究所、上海市中药材产业协会、上海中医药大学、上海市农业科学院等单位的中药专家,同时上海市科学技术协会也可协助设立专家工作站。第二,强化中药材干部队伍建设,招聘中药材相关专业人才充实服务体系,可安排一定数量的事业单位定向招聘中药材专业岗位技术人员[8]。第三,开展中药材培训,每年开展针对中药材技术人员及种植大户的中药材生产技术培训,并组织人员参加各省市中药材培训,加强与中医药大学等相关单位合作,积极拓展培训平台,提高培训力度和效果。

（四）规范中药材标准质量管理机制

其一,通过加强中药药材运输过程的管理、炮制方法,提升药材的药用价值[9]。其二,制定标准的药材养护管理制度,改善药材的储存方式和方法,并且加强中药材的行政监督工作。其三,通过组织管理条例,加强和提高企业及医院领导对质量意识的认知程度[10]。

五、结论

总而言之,当前常用中药材质量检验中,存在着中药来源把关不严、中药材含量不明确、中药材炮制不规范等问题。为了确保中药在使用过程中最大地发挥功效,必须要增强检验人员的专业素质,搭建全方位的中药信息平台,大力推进 GAP 基地建设等。确保中药材质量检验的准确性,推动中药市场健康持续发展。当前研究结果可为上海市乃至全国各省市各级药品监督员提供有力证据,可经常深入中药生产、经营、使用单位、现场监督,重点抽查,发现不合格药品,及时依法处理,使不合格药品无立足之地,也为中药从业人员提高中药质量,把好各环节质量关提供参考。

参 考 文 献

[1] 刘广州,余建智.有关强化中药材质量监管的探讨.西北药学杂志,2009(6):506‐507.

[2] 王建岭,李仁玲.中药药理信息平台数据库建立的研究.河北中医药学报,2014(1):55‐56.

[3] 郑强,张海光,韩澎,等.GAP 综合信息管理系统在中药产业规范化中的应用.中国中医药研究促进会.中国中医药研究促进会专业委员会成立大会暨"全国中药关键技术研讨会"资料汇编.中国中医药研究促进会:中华中医药学会糖尿病分会,2003:11.

[4] 刘自林,王艳,许伏新.安徽省中药材种植存在的问题及对策.安徽医药,2004(3):161‐162.

[5] 杨迪,周斌,王元辉.药品质量标准中存在的问题及解决措施.生物技术世界,2016(1):217.

[6] 郑昕,叶盈盈.分析中药房调剂质量对临床用药安全的影响.心理月刊,2019(20):228.

[7] 高雨濛.助力从源头保证中药材质量.中国医药报,2021‐12‐14(004).

[8] 何舒,乔进超,卢娜,等.云南省中药材质量管控路径探究.山西农经,2021(22):79‐82.

[9] 郭晓晗,张萍,荆文光,等.从 2020 年国家药品抽检专项有关问题谈中药材及中药饮片监管.中国现代中药,2021(10):1679‐1685.

[10] 王今强,张鹏,林晓兰,等.我院中药咨询工作的回顾性分析.中国药房,2006(12):952‐953.

中医药信息标准化现状
分析及政策建议

王　勇　　张艺然　　徐燎宇

【导读】 文章主要从三个部分：中医药信息标准化政策梳理、中医药信息标准化研究进展、中医药信息标准化发展展望，对我国20世纪80年代以来的中医药信息标准化工作进行了系统梳理，从宏观政策、中医药信息标准化规划、组织管理、体系构建、标准研制、推广应用等方面进行总结分析，对法律法规、标准配套、标准协调、制修订程序、运行机制、人才培养等问题进行深入研讨，提出了中医药信息标准化发展的方向和思路。

一、中医药信息标准化政策梳理

中医药信息化是中医药现代化的必经之路，而信息化的关键因素之一就是信息标准化。随着中医药发展，以及信息技术不断创新和广泛应用，中医药信息化建设也迎来了前所未有的发展机遇。其中，中医药信息标准是推进信息化的基础性工作。为总结中医药信息标准化历程并研判其发展趋势，促进中医药信息标准化建设，本文对中医药信息标准化相关政策进行梳理如下。

（一）国家政策

我国早在1989年颁布了《中华人民共和国标准化法》及其实施条例，从法律上对标准的制定和实施做出了明确规定。中医药行业于2003年发布《中医药标准制定程序规定》，文件明确要求加强中医药标准制定工作的管理，规范中医药标准制定程序。

随着中医药信息化程度的不断提高，对中医药信息标准的重视度也随之加强。"十一五""十二五"期间，我国陆续出台《全国服务标准2005年—2008年发展规划》《国民经济和社会发展第十一个五年规划纲要》、国家中医药管理局关于印发《中医药标准化发展规划（2006—2010年）》的通知（国中医药发〔2006〕39号）、《标准化"十一五"发展规划》等文件。另外，国家中医药

基金项目：2019年度中国中医药信息学会中医药智库分会中医药决策咨询课题"中医药标准化战略研究"（课题编号：ZYZK202110）。
第一作者：王勇，男，上海市中医文献馆工程师、中国中医药信息学会中医药智库分会理事。
共同第一作者：张艺然，女，助理研究员、中国中医药信息学会中医药智库分会理事。
通讯作者：徐燎宇，男，主任医师、中国中医药信息学会中医药智库分会副会长。
作者单位：上海市中医文献馆、中国中医药信息学会中医药智库分会（王勇、徐燎宇），中国中医科学院、中国中医药信息学会中医药智库分会（张艺然）。

管理局相关操作性政策文件的发布[1-2]加强了中医药标准化项目的管理,规范了中医药标准制定的工作,促进了中医药标准的科学性和可行性。

"十三五"时期是我国全面建成小康社会决胜阶段,是全面深化改革的攻坚时期。中医药作为我国独特的卫生资源、潜力巨大的经济资源、具有原创优势的科技资源、优秀的文化资源和重要的生态资源,在经济社会发展中发挥着日益重要的作用[3]。随着《中华人民共和国中医药法》《国务院办公厅关于印发"十四五"中医药发展规划的通知》(国办发〔2022〕5号)、《国务院关于印发中医药发展战略规划纲要(2016—2030年)的通知》(国发〔2016〕15号)等一系列法律法规和政策文件的颁布实施,中医药发展进入快车道,处于"天时、地利、人和"的战略期,呈现医疗服务、养生保健、治未病、科技、教育、文化、中药、产业等领域全面发展的态势,标准化、信息化势头强劲,现代化、国际化步伐加快[4]。《中国的中医药》白皮书中对标准化和国际化专辟章节予以阐述,制定实施《中医药标准化中长期发展规划纲要(2011—2020年)》(国中医药法监发〔2012〕43号),中医药标准体系初步形成,标准数量达649项,年平均增长率29%。中医、针灸、中药、中西医结合、中药材种子种苗5个全国标准化技术委员会,以及广东、上海、甘肃等地方中医药标准化技术委员会相继成立。42家中医药标准研究推广基地建设稳步推进,常见病中医诊疗指南和针灸治疗指南临床应用良好。民族医药标准化工作不断推进,常见病诊疗指南的研制有序开展,14项维医诊疗指南和疗效评价标准率先发布,首个地方藏医药标准化技术委员会在西藏自治区成立,民族医药机构和人员的标准化工作能力不断提高。为促进中医药在全球范围内的规范发展,保障安全、有效、合理应用,中国推动在国际标准化组织(International Organization for Standardization,ISO)成立中医药技术委员会(ISO/TC249),秘书处设在中国上海,目前已发布一批中医药国际标准[5]。在中国推动下,世界卫生组织将以中医药为主体的传统医学纳入新版国际疾病分类(ICD‑11)。积极推动传统药监督管理国际交流与合作,保障传统药安全有效。标准是推动中医药信息化健康发展的基础,《中医药标准化中长期发展规划纲要(2011—2020年)》《中医药信息化发展"十四五"规划》、国家中医药管理局《关于推进中医药健康服务与互联网融合发展的指导意见》(国中医药规财发〔2017〕30号)等文件对此都有论述。发挥学术团体、行业协会的作用,大力开展标准推广应用培训,推动标准有效实施,国务院印发的《"十四五"中医药发展规划》要求强化中医药发展支撑保障。提升中医药信息化水平,开展基层中医药信息化能力提升项目。建立国家中医药综合统计制度。加强中医药法治建设,完善中医药法相关配套制度。

(二)各地政策

1. 多地发布"十四五"中医药发展规划

近期,全国许多省份也都出台了各自的"十四五"中医药发展规划,齐心协力助推中医药产业高质量发展。

上海市打造中医药国际服务贸易"上海品牌"。建设高标准中医药服务体系,促进社会办中医医疗机构品牌化、连锁化发展。提升高品质中医药服务能力,加快中医医疗服务数字化转型。促进高水平中医药文化传播和开放发展,建设中医药国际标准化高地。

2. 多地发布建设国家中医药综合改革示范区实施方案

2021年12月,上海、浙江、江西、山东、湖南、广东、四川等7个省份首批获准建设国家中医药综合改革示范区。国家中医药综合改革示范区以省(自治区、直辖市)为建设主体,鼓励在中医药服务模式、产业发展、质量监管等方面先行先试。多地为贯彻落实、全面推进当地国家中医药综合改革示范区建设,推动当地中医药高质量发展,陆续发布了建设国家中医药综合改革示范区实施方案。

相比之下,《上海市国家中医药综合改革示范区建设方案》明确,上海将重点打造中西医协同发展的样板、中医药国际标准化的高地和中医药科技创新的策源地;同时,上海要促进中西医协同,健全中西医协同发展的政策体系。此外,上海还要推进中医药国际化、标准化,创新标准化引领高质量发展有效机制。

(三) 近年来中医药信息标准发布情况

中医药信息标准体系不断健全,近年来标准发布数量逐渐增多,共发布中医药信息国家标准11项,研制完成中医药信息国际标准18项,发布中医药信息团体标准94项,其他中医药信息标准6项(表1)。

表1 截至 2022 年中国中医药信息标准研制情况

标 准 类 别	数量(项)	比例(%)
国家标准	11	8.52
国际标准	18	13.95
团体标准	94	72.86
其他	6	4.65

从整体来看,与卫生信息标准相融合的中医药信息标准体系已初步构建。从标准研究范畴来看,覆盖中医药电子政务、中医临床医疗、中医临床药物、中医临床护技、中医医院管理和中医馆等多个领域。从标准业务领域来看,覆盖标准编制通则、名词术语、信息分类与代码等基础类标准,以及数据元值域代码、基本数据集等数据类标准。此外,还包括功能规范等技术类标准、建设指南等管理类标准。中医药信息标准整体编制水平不断提高,遵循中医药信息标准体系和发展规律,科学、合理地开展中医药信息标准编制工作,发布标准切合中医药信息化需求,注重突出标准的规范性、实用性、可操作性。

二、中医药信息标准研究进展

(一) 标准的顶层设计

1. 国内信息标准顶层设计

2013 年国家中医药管理局颁布了《中医药信息标准体系表(试行)》[6],为的是更好地指导中医药信息标准的制修订与管理实施。该文件主要包括中医药信息标准体系层级结构图和中医药信息标准体系表明细两大部分,中医药信息标准体系层次结构图包括信息基础标准明细表、信息技术标准明细表、信息管理标准明细表和信息工作标准明细表四大类目,并在其下按照不同属性和需要确定相关子类目[7]。中医药信息标准体系表明细表的收录范围包括国家中医药管理局已经发布实施、正在制定和准备制定的信息标准,以及中医药信息化建设必须遵循的相关标准和规范性文件等。标准制修订工作主要由中国中医药信息学会承担。

2. 国际标准顶层设计

2015年,国际标准化组织(ISO)[8]发布《ISO/TS.18790-1: 2015中医药信息标准体系框架与分类》国际标准。该标准由中国中医科学院中医药信息研究所牵头完成,是ISO/TC215(健康信息技术委员会)[9]与ISO/TC249(中医药技术委员会)的首个联合工作项目。

该项标准规定了中医药信息标准体系的三维框架,即业务域维、信息化要素维和特异度维。"业务域维"主要指中医药信息涉及的业务主题域范围,包括医疗保健、临床研究、文化教育、中药生产流通、中药资源监测、信息管理六方面;"信息化要素维"划分为术语资源、数据资源、信息系统、电子设备通讯四类别;"特异度维"指从抽象概念模型过渡到具体操作规范的水平,分为概念层、逻辑层、物理层三层次。

(二) 组织管理及人才队伍

1. 中医药标准化技术委员会

国家中医药管理局于2007年7月组织开展了中医药标准化技术委员会筹建工作,包括中医、针灸、中西医结合、中药、民族医药五个标准化技术委员会,以及中医药信息、中药材种子(种苗)两个分支技术委员会。有相关研究对中医药标准化技术委员会人员进行分析得到:中医药标准化技术委员会人员主要来自高等院校和科研院所,占总数的57.87%;由于申报条件限制,中医药标准化技术委员会人员均为高级职称,本科以上学历占绝大多数,大多从事标准化研究及标准化管理相关工作;参加过国家标准化项目的占总人数的24%。

2. 标准化研究队伍

人才队伍:以国家中医药局组织开展的历史上最大信息标准项目为例,全国13个省(市)36家中医药单位,共同承担标准的研究与制定任务。其中,中医药大学6所、三级甲等中医医院27家、中医科研院所3家;涉及141家单位共同参与研究任务,直接参与项目研究的人员640余人,由中医医疗、科研、教育、管理及信息技术等领域的权威专家及骨干人员参与(表2)。

表2　2015年中国101项中医药信息标准制修订项目参与机构分布

机 构 类 别	数量(个)	比例(%)
中医药大学	6	16.67
三级甲等中医医院	27	75
中医科研院所	3	8.33
总计	36	100

3. 标准化培训班人员

国家中医药管理局与中华中医药学会联合举办了全国中医药标准化培训班,中国中医药信息学会下发 101 项中医药信息化项目研制,同时培养相关标准化人才。有相关研究对培训班人员进行分析:培训班人员高级职称 66.36%、中级职称 24.09%、初级职称 9.55%(表3);博士28.93%、硕士 33.06%、本科 30.57%、大专以下 7.44%(表4);北京 43%、湖北 9%、上海 6%、南京6%、山东 6%、广东 4%(表5)。

表 3　2015 年中国 101 项中医药信息标准制修订项目参与人员职称分布

职　　称	人员数(个)	比例(%)
高级职称	146	66.36
中级职称	53	24.09
初级职称	21	9.55
总计	220	100

表 4　2015 年中国 101 项中医药信息标准制修订项目参与人员学历分布

学　　历	人员数(个)	比例(%)
博士	64	28.93
硕士	73	33.06
本科	68	30.57
大专及以下	15	7.44
总计	220	100

表 5　2015 年中国 101 项中医药信息标准制修订项目参与人员地域分布

地　　域	人员数(个)	比例(%)
北京	95	43
湖北	20	9
上海	14	6
南京	14	6
山东	14	6
广东	9	4
其他	54	26
总计	220	100

标准化培训班中高级职称占绝大多数,人员学历层次较高,主要来自北京、上海、湖北等地。

三、中医药信息标准化发展展望

(一)存在问题

近年来政府部门、学术团体及相关国际组织在中医药信息标准化方面开展了大量工作,取得了显著成果,在肯定成绩的同时,我们也应看到当前中医药信息标准化工作存在的问题。

1. 体系不全

已发布的中医药标准尚不能配套[10]。尽管目前我国已制定了各类各级不同的中医药标准,但已发布的中医药标准尚未完全形成体系,也不能覆盖中医药各领域。

标准的制定及修订程序不健全。目前我国标准建设工作尚处于初级阶段,中医药相关标准的行程过程缺乏整体规划,协调性和可操作性不强,部分存在无序发展的倾向。

标准化的运行机制不完善。目前我国尚无完善的中医药标准化运行及监督管理机制,缺乏对标准实施的管理和监控,缺乏中医药标准化工作的保障机制。

2. 人才不足

标准化人才培养机制不完善。标准化事业的迅速发展,已初步形成了一支由各标准化研究院所、管理部门、企事业单位的标准化专业人才队伍。但总的来说,我国现有的标准化专业人才总量太少、素质不高,缺乏高层次人才,而且知识老化现象严重。

3. 应用不够

中医药信息标准实施推广力度不够,缺乏有效的监督与反馈,在实践中主动采用的程度不高。故有利于中医药标准化推广应用的工作机制还需进一步完善。

(二)措施建议

1. 进一步健全中医药信息标准管理体制

建立健全适应和满足中医药信息标准化发展的管理体制。一是要明确各组织管理部门职能及分工,发挥政府机构在标准化宏观统筹、规划协调、制度建设等方面的主导作用;二是充分调动行业协会的积极性,发挥行业协会的优势力量,建立"政府主导"与"市场自主"相结合的协同发展机制,形成主管部门、行业协会、专家团队、科研单位等多方积极参与的良好局面;三是及时出台适应和满足当前中医药信息标准化需求的配套性政策等,以实现对标准化工作的顶层规划与动态监管,保障中医药信息标准化工作的高质高效推进;四是规范标准的制修订流程,确保按照国家相关标准制修订程序及相关要求开展工作。

2. 加强中医药信息标准顶层设计

着眼于标准化工作的顶层设计与规划,建立既科学实用,又能符合中医药特色优势与发展规律的标准体系。一是加快推进相关信息标准的制订工作,重视并优先制订亟须的基础标准和数据标准等。重点要加强中医药信息国家标准和行业标准的制订,鼓励加快制订和发布能够满足市场需要的中医药信息团体标准,加强与 ISO、世界卫生组织(World Health Organization,WHO)等权威国际标准化组织的交流与合作,积极推进中医药信息相关国际标准的制修订。二是要充分考虑并协调标准与标准间的关系,使研制和发布的标准之间能够相互配套,尽量避免出现标准的内容存在交叉、重复,甚至矛盾、冲突的现象。

3. 重视中医药信息标准化人才培养

完善中医药信息标准化人才引进、培养、使用和激励机制,坚持标准化知识基础普及和专业教育并重,鼓励以标准化项目带动,形成人才培养新模式[11]。鼓励并加强对标准化从业人员的继续教育,通过开展论坛、专家讲座、培训班等形式,加强标准编制技术及方法学交流与成果分享,重点培养中医药临床、管理、信息化和标准化复合型人才,并充分吸纳行业内外从事标准研究的专家学者,不断提高标准化从业人员的知识水平和能力素养,逐步打造并形成"资深专家、中年骨干、青年科研人员"的中医药信息标准化人才梯队。

加强中医药信息标准宣传、推广及应用。积极推进中医药信息科研成果向标准的转化,不断拓宽标准研制和应用的覆盖面,做好标准的宣贯与推广应用。逐步推进并实现中医药信息标准从"数量"到"质量"和"应用"的转变,形成"应用-评价-监测-反馈-修订-再应用"的良性循环机制,深入开展中医药信息标准基础理论、编制技术与方法学研究,不断提高标准的实际应用价值。

(三) 发展展望

上海早在 2009 年 3 月,就承担了《国际疾病分类第十一次修订本(ICD 11)》传统医学国际疾病分类项目,并于 2019 年由 WHO 正式发布。同年 12 月,国际标准化组织/中医药技术委员会(ISO/TC 249)秘书处设于上海,截至 2022 年 9 月,ISO/TC 249 已经出版 89 项 ISO 国际标准,目前还有 27 项正在制定的中医药国际标准,处于不同的制定阶段。2014 年 12 月,世界中医药学会联合会(World Federation of Chinese Medicine Societies,WFCMS)标准化建设委员会落户上海。2022 年启动上海市中医药国际标准化研究院建设。上海在中医药国际标准制定、研究、推广等方面取得了一系列的成果,在"十四五"期间,上海将继续推进中医药国际标准化研究,建立中医药大数据推动医教研产融合发展的技术路径和规范,推进中医药服务、治理全面数字化转型。建设中医药服务贸易平台。聚焦中医诊疗及保健领域的优势及特长,打造品牌化、标准化中医药服务产品,将中医药标准全面运用于中医药关键领域。

参 考 文 献

[1] 国家中医药管理局.《国家中医药管理局中医药标准制定程序规定》的通知(国中医药发〔2003〕46 号),2003.

[2] 国家中医药管理局. 关于印发《国家中医药管理局中医药标准化项目管理暂行办法》的通知(国中医药发〔2006〕12 号). http://www.natcm.gov.cn/fajiansi/zhengcewenjian/2018-03-24/2635.htm[2023-03-13].

[3] 国家中医药管理局. 中医药信息化发展"十三五"规划纲要. http://www.gov.cn/xinwen/2016-08/11/content_5098925.htm[2022-12-01].

[4] 中华人民共和国人民代表大会. 中华人民共和国标准化法. http://www.npc.gov.cn/zgrdw/npc/xinwen/2017-11/04/content_2031446.htm[2023-03-05].

［5］ 桑滨生. 中医药标准化概论. 北京：中国中医药出版社,2013.

［6］ 李海燕. 中医临床信息标准体系框架与体系表的构建研究. 北京：中国中医科学院,2012.

［7］ 孟群. 我国卫生信息标准体系建设. 中国卫生标准管理,2012,4(12)：24－31.

［8］ About ISO, About us. https：//www. iso. org/about-us. htm［2023－03－05］.

［9］ ISO/TC 215. Health Informatics. https：//www. iso. org/committee/54960. html［2023－03－05］.

［10］ 沈杰,赵兴官. 中医药信息化建设中存在的问题与对策. 中国中医药图书情报杂志,2014,38(2)：
1－3.

［11］ 赵臻,邓文萍,常凯,等. 中医药信息标准化进展. 中国医院管理,2011,31(12)：57－58.

上海市中医药特色示范社区卫生服务站建设评价和展望

王峻彦　刘　华　徐　雯　张峻峰　杨　洋

【导读】　上海市为民办实事项目《上海市中医药特色示范社区卫生服务站（村卫生室）建设》（沪卫中管〔2022〕3号）等文件出台，进一步促进社区中医药事业发展，第一批50家中医药特色示范服务站落成，满足居民高品质的中医药健康服务需求，提升中医药文化内涵，名中医工作室带动中医药薪火相传，培养基层中医药特色人才，把非物质文化遗产中医绝招引进社区站点，形成"一站一品牌"的中医治疗特色，延伸中医药服务半径，吸引各年龄段人群体验中医，感受中医，喜爱中医。

　　为了满足居民高品质的中医药健康服务需求，丰富申城"最后一公里"中医特色服务品牌内涵，上海市卫生健康委、市中医药管理局按照《中共中央 国务院关于促进中医药传承创新发展的意见》[1]《中共上海市委办公厅 上海市人民政府办公厅印发的〈2022年上海市为民办实事项目〉通知》[2]等要求，2022年下达了《关于开展上海市中医药特色示范社区卫生服务站（村卫生室）建设的通知》[3]。

一、建设历程

　　上海市卫生健康委、市中医药管理局参照《国家中医药管理局关于印发全国基层中医药工作先进单位建设标准（2017年版）的通知》（国中医药医政函〔2018〕128号）、《关于上海市基层中医药服务能力提升工程的实施意见》（沪卫中医〔2013〕001号）等相关要求，起草了涵盖基建项目、人员结构、健康管理、医疗业务、文化宣传、技术推广、服务内涵等54项建设内容的《上海市中医药特色示范社区卫生服务站（村卫生室）建设标准》。各区对照标准积极申报，最终市卫生健康委、市中医药管理局组织专家在85个申报项目中确立了50个建设单位。在各区政府、街道办事处等的大力支持下，至2022年10月底全面完成示范站点建设。

第一作者：王峻彦，女，副主任医师，上海市静安区宝山路街道社区卫生服务中心副主任。
通讯作者：刘华，上海市卫生健康委员会中医监管处处长。
作者单位：上海市静安区宝山路街道社区卫生服务中心（王峻彦），上海市卫生健康委员会（刘华、杨洋），上海市静安区卫生健康委员会（徐雯），上海市第六人民医院（张峻峰）。

二、效果分析

(一) 资料与方法

1. 数据收集

收集上海市 16 个区 50 家示范站点和非示范站点分别于 2021 年 8 月和 2022 年 8 月服务提供情况。共收集调查指标 54 种,纳入本次分析的重点调查指标 17 种,分为五类:① 硬件设置(3 种)、② 人员配置(2 种)、③ 中医医疗服务(8 种)、④ 中医预防保健服务(2 种)、⑤ 综合保障(2 种)。

2. 数据分析

采用二分类变量赋值数据分析。对数值型变量取各社区卫生服务中心站点平均值表示相关结果,对二分类变量取各中心站点合计值表示相关结果。除部分站点因疫情影响或装修原因未完全开放服务,涉及的调查数据不纳入整体分析。

(二) 研究结果

1. 示范站点服务提供情况

社区卫生服务中心示范站点原有基础(2021 年 8 月)及建设后(2022 年 8 月)服务提供情况见表 1。

表 1　上海市社区卫生服务中心示范站点原有基础(2021 年 8 月)和建设后(2022 年 8 月)服务提供情况

指标类型	调 查 指 标	原有基础 (2021 年 8 月)	建设后 (2022 年 8 月)	增长率(%)
硬件设置	中医诊室(治疗室)(个)	2.58	3.86	49.61
	中医特色治疗床位(张)	4.48	6.92	54.46
	中医药特色文化角(m²)	11.63	45.44	290.71
人员配置	配备中医类别医师总数(名)	2.16	4.18	93.52
	配备高级职称中医医师数(名)	0.68	1.74	155.88
	名医(中医)工作室数(个)	0.54	1.22	125.93
中医医疗服务	中药饮片处方占处方总数比例(%)	5.94	10.96	5.02
	中医非药物疗法治疗人次占总诊疗人次(%)	27.37	39.08	11.72
	居民中医药知识知晓率(%)	82.36	89.55	7.19
	服务满意率(%)	87.16	91.03	3.87
中医预防保健服务	开展慢性病的中医药健康管理服务(种)	2.74	3.64	32.85
	中医药特色明显的居民健康自我管理小组建设情况(个)	0.96	1.68	75.00
综合保障	参加中医医联体牵头单位双聘的医师数(名)	0.32	0.80	150.00

2. 非示范站点及示范站点服务提供情况结果

社区卫生服务中心非示范站点与示范站点服务提供情况平均值见表2。

表2 上海市社区卫生服务中心非示范站点与本中心示范站点
2021 年 8 月和 2022 年 8 服务提供情况

指标类型	调查指标	非示范站点平均值	示范站点平均值	增长率(%)
硬件设置	中医诊室(治疗室)(个)	1.94	3.86	98.76
	中医特色治疗床位(张)	2.75	6.92	152.00
	中医药特色文化角(m²)	4.29	45.44	959.21
人员配置	配备中医类别医师总数(名)	1.20	4.18	248.91
	配备高级职称中医医师数(名)	0.12	1.74	1 400.00
	名医(中医)工作室数(个)	0.04	1.22	2 950.00
中医医疗服务	中药饮片处方占处方总数比例(%)	5.43	10.96	5.54
	中医非药物疗法治疗人次占总诊疗人次(%)	20.66	39.08	18.42
	居民中医药知识知晓率(%)	82.19	89.55	8.96
	服务满意率(%)	85.26	91.03	6.77
中医预防保健服务	开展慢性病的中医药健康管理服务(种)	2.62	3.64	38.93
	中医药特色明显的居民健康自我管理小组建设情况(个)	0.60	1.68	180.00
综合保障	参加中医医联体牵头单位双聘的医师数(名)	0.18	0.80	344.44

3. 示范站点原有基础、建设后及非示范站点服务提供情况对比分析(均为平均值)

(1)硬件设置:示范站点的中医诊室(治疗室)由建设前的2.58个增长到3.86个,约上涨了49.61%,约是非示范站点的1.98倍。中医特色治疗床位由建设前的4.48张增长到6.92张,约上涨了54.46%,约是非示范站点的2.52倍。中医药特色文化角由建设前的11.63 m² 增长到45.44 m²,约上涨了290.71%,约是非示范站点的10.59倍(图1)。

(2)人员配置:示范站点配备的中医类别医师总数由建设前的2.16名增长到4.18名,约上涨了93.52%,约是非示范站点的3.48倍。配备高级职称中医医师数由建设前的0.68名增长到1.74名,约上涨了155.88%,约是非示范站点的14.5倍(图2)。

(3)中医医疗服务

1)名医(中医)工作室:示范站点建立的配备名医(中医)工作室由建设前的0.54个增长到1.22个,约上涨了125.93%,约是非示范站点的30.5倍(图3)。

2)居民中医药知识知晓率、服务满意率:示范站点的居民中医药知识知晓率由建设前的82.36%增长到89.55%,约上涨了7.19%;而非示范站点仅为82.19%。服务满意率由建设前的87.16%增长到了91.03%,约上涨了3.87%;而非示范站点仅为85.26%(图4)。

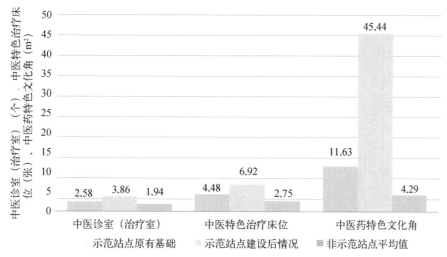

图 1　上海市社区卫生服务中心示范站点原有基础（2021 年 8 月）、
　　　建设后（2022 年 8 月），以及非示范站点硬件设置对比图

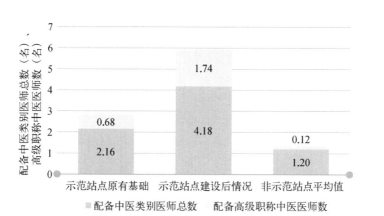

图 2　上海市社区卫生服务中心示范站点原有基础（2021 年 8 月）、
　　　建设后（2022 年 8 月），以及非示范站点人员配置对比

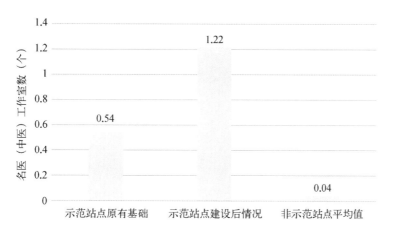

图 3　上海市社区卫生服务中心示范站点原有基础（2021 年 8 月）、建设后
　　　（2022 年 8 月），以及非示范站点名医（中医）工作室对比

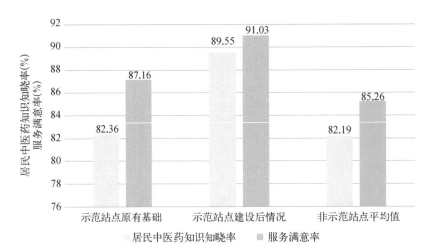

图4　上海市社区卫生服务中心示范站点原有基础(2021年8月)、建设后(2022年8月),以及非示范站点知晓率、服务满意率对比

3) 中药饮片处方占处方总数比例、中医非药物疗法治疗人次占总诊疗人次:示范站点的中药饮片处方占处方总数比例由建设前的5.94%增长到10.96%,约上涨了5.02%;而非示范站点仅为5.43%。中医非药物疗法治疗人次占总诊疗人次由建设前的27.37%增长到39.08%,约上涨了11.71%;而非示范站点仅为20.66%(图5)。

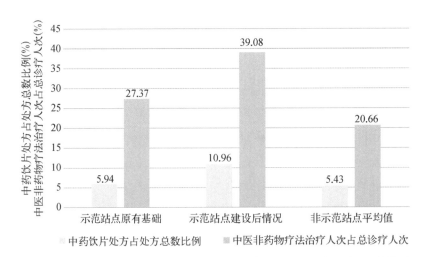

图5　上海市社区卫生服务中心示范站点原有基础(2021年8月)、建设后(2022年8月),以及非示范站点中药饮片处方占处方总数比例、中医非药物疗法治疗人次占总诊疗人次对比

(4) 中医预防保健服务:示范站点开展慢性病的中医药健康管理服务由建设前的2.74种增长到3.64种,约上涨了32.85%,约是非示范站点的1.39倍。中医药特色明显的居民健康自我管理小组建设情况由建设前的0.96个增长到1.68个,约上涨了75.00%,约是非示范站点的2.8倍(图6)。

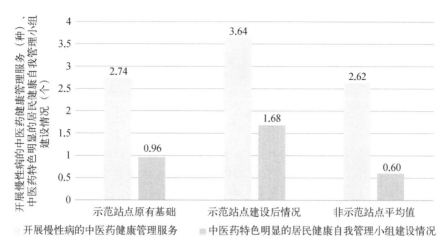

图6　上海市社区卫生服务中心示范站点原有基础(2021年8月)、建设后
(2022年8月),以及非示范站点中医预防保健服务对比

(5)综合保障:示范站点参加中医医联体牵头单位双聘的医师数由建设前的0.32名增长到0.8名,上涨了150%,约是非示范站点的4.44倍(图7)。

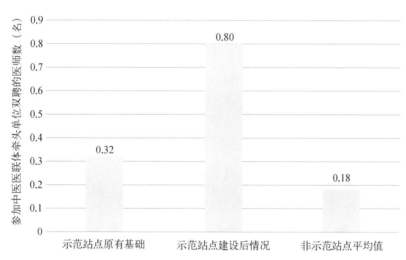

图7　上海市社区卫生服务中心示范站点原有基础(2021年8月)、建设后
(2022年8月),以及非示范站点综合保障对比

(三)讨论

数据显示中医示范站点改建后中医药功能区域面积扩大,诊室布局更为合理,中医文化特色浓郁,中医药资源利用度极大提升。中医示范站点除原有主治以上中医医师常驻外,每周还派遣高级职称中医师坐诊,区域中医医联体中的优秀医师下沉基层,推动区域中医资源共建共享。中医示范站点能提供针灸、火罐等6种以上中医非药物疗法,且服用中药饮片人次数大幅度提升,服务满意率增长明显,充分发挥示范引领和项目带动作用。中医示范站点将中医药融入功能社区,传播中医药文化,推动中医药进校园、进社区、进楼宇,让居民们在生活细节中感受中医药的

魅力。但由于受到本项目建设时段和疫情影响,本次数据收集时段较短,不能全面反映建设成效或存在问题。

三、建设评价

(一)标准化示范建设突显中医文化内涵

中医示范站点建设加快了上海市中医药标准化示范效应,提升社区居民对中医药服务的体验和获得感。各中医示范站点打造沉浸式体验古色古香的中式建筑空间,带动周边中医文化街区建设。集针灸、推拿、康复、理疗于一体的多维度的中医诊疗服务,提供经典中医诊疗方法治疗疾病和养身调理,尽显现代传统海派文化风韵。

(二)名中医工作室带动中医药薪火相传

中医示范站点设立名中医工作室,传承岐黄薪火,弘扬中医国粹,使名中医团队下沉到社区里,引领区域中医特色。名中医专家是我国中医药事业发展宝贵的智力资源和知识财富,工作室形成了以传承团队为中心,辐射社区的人才培养模式,培养基层中医药特色人才,让中医绝技生生不息。

(三)中医特色专病提升社区中医药能级

一批批中医特色专病在本次建设中突显而出,"陆氏针灸""石氏伤科""施氏伤科""邵氏推拿"等非物质文化遗产中医绝招进入社区站点,让越来越多的居(村)民在"15分钟生活圈"内就能享受到便捷、优质的社区中医药服务。"一站一品牌"特色,真正成为民办实事、互动紧密、亮点突出的中医体验式站点。

(四)中医健康管理延伸中医药服务半径

中医示范站点建设,迫切需要在中医传承的基础上创新发展,"因为中医不仅可以治病,同时内含生命健康的智慧理念",把中医养生健康文化融入到社区家庭和每个人的生活之中。同时,让居民有品质的生活和中医药养生健康文化与治未病的理念紧密地结合起来,成为促进社区居民身心健康的中医文化之家。

(五)中医药互动吸引各年龄段人群体验

站点设置了中医文化馆及中医互动体验区,布局合理规范,体现中医药浓厚氛围,配置大数据支持的中医智能诊疗仪器以方便居民进行自我中医检测和健康科普学习,引进中医智能化健康咨询机器人提供智能导医导诊服务,通过沉浸式中医智能设备舌象仪开展中医体质辨识,吸引各年龄段人群体验互动。

(六)中医药激励政策促进可持续性发展

围绕中医药振兴发展的重大需求,国务院着力强化"顶天立地"的人才队伍建设[4],加强基层中医药人才队伍建设。中医示范站点建设推进中医药人才互动机制,采用名中医工作室、中医药人才双聘政策等激励措施弥补现有中医人才不足,让中医药人才在社区有发展空间,实现职业荣誉感。

四、未来展望

上海市中医药特色示范社区卫生服务站建设是一项民心工程。在建设有世界影响力的社会主义国际化大都市的过程当中,需要深耕这些融入我们血液当中的文化,将中医药生活和生命的智慧融入人民的健康事业。

同时民心工程应该也是一项可持续性的事业。民心工程所蕴含的中医药内涵、中医药文化、中医药技术要让市民在身边就能够触摸到。希望通过这些示范服务站点的建设让更多的市民体验中医药,喜欢上中医药,让中医药为市民健康做出更大的贡献。每一个站点就是一个家,希望市民在我们的"中医药之家"当中享受到健康、享受到幸福、享受到快乐。

参 考 文 献

[1] 中华人民共和国中央人民政府.中共中央 国务院关于促进中医药传承创新发展的意见.http://www.gov.cn/zhengce/2019-10/26/content_5445336.htm[2019-10-20].

[2] 上海市人民政府.2022年上海市为民办实事项目.https://www.shanghai.gov.cn/nw1510/20220127/d2f2ef44215649ddb64fa3edb9ef559f.html[2022-01-27].

[3] 上海市卫生健康委员会,上海市中医药管理局,上海市财政局.关于开展上海市中医药特色示范社区卫生服务站(村卫生室)建设的通知(沪卫中管〔2022〕3号).http://wsjkw.sh.gov.cn/zyygz2/20220301/0dd4dc6c427641f1851f099ecc0cc83f.html[2022-03-01].

[4] 国家中医药管理局,教育部,人力资源社会保障部,等.国家中医药局 教育部 人力资源社会保障部 国家卫生健康委关于加强新时代中医药人才工作的意见.http://www.gov.cn/zhengce/zhengceku/2022-06-23/content_5697348.htm[2022-04-08].

中医流派传承人认证制度建设思路研究

王春艳　田　雨　张树瑛　宋秀玲　闫秀丽　聂爱国

【导读】　中医流派传承发展是中医药独特优势的重要体现,对流派传承人进行规范认证具有重要意义。文章认为,保障认证制度实施效果的核心要素在于被认定人所传承的必须是真正的中医流派,须亲自参与流派活态传承并做出贡献、须原汁原味传承流派精髓,将所学传授给后人,并应具有代表性、权威性,对代表性传承人和主要传承人的认证应有层次区别。传承人认证的可行路径包括由行业组织发布指南或标准、根据实际情况确定组织认证部门、聘请权威认证专家、论证评审过程确保客观性、被认定人应承担责任义务、开展认证后日常监督管理、适当提高认证条件、持续优化改进认证程序。

一、研究背景与意义

中医流派是中医学在长期发展过程中形成的具有系统的、独特的学术理论或学术主张,有清晰学术传承脉络和一定历史影响与公认度的学术派别[1]。流派形成应具备三个基本要素:其一,有明确的中心学术思想;其二,有反映本派学术思想的代表性著作;其三,有传承轨迹明显的人才链[2]。国医大师裘沛然认为,"中医学术流派是医学理论产生的土壤和发展的动力,也是医学理论传播及人才培养的摇篮"[3]。

中医流派作为体现中医药独特优势的重要抓手,却逐渐面临乏人乏术的困境。为扭转局面,国家从 2012 年起组织学术流派传承工作室建设,上海市则在 2010 年启动三年行动计划——"海派中医流派传承工程"重点建设项目。随着流派传承发展,一些问题开始凸显,如部分流派传承人没有明确身份认可,缺乏传承发展流派的动力;有些非流派传承人假冒流派传人身份,在社会上开展违反医德医风的活动,影响流派声誉;有些流派内部矛盾重重。这些问题的产生与流派传承人认证制度缺失有一定关系,但尚未找到合适的解决方法。

开展流派传承人认证在推动流派学术和技术的临床应用、传承团队凝聚力和人才培养、流派医德医风的持续提升、中医药文化的弘扬传播、流派团队的规范有序发展、流派长期可持续发展

基金项目:2022 年度上海市卫生健康委员会政策研究课题(定向类)"中医流派传承人认证制度建设思路研究"(课题编号:2022HP12)。
第一作者:王春艳,女,主任医师。
通讯作者:聂爱国,男,上海市卫生健康委员会中医药传承发展处副处长。
作者单位:上海市中医文献馆(王春艳),上海中医药大学附属龙华医院(田雨),上海中医药大学附属市中医医院(张树瑛),上海中医药大学(宋秀玲),上海中医药大学附属岳阳中西医结合医院(闫秀丽),上海市卫生健康委员会(聂爱国)。

方面意义重大,但目前对中医流派传承人的认证研究尚属空白,流派传承人认证存在系列瓶颈,如对流派传承人的认定标准认识不一、对组织认证的必要性认识不一、对传承人的认识理解不一,严重影响认证的积极性。

二、现状分析

(一)中医流派发展现状

入选国家级及市级传承项目的流派得到快速发展壮大,在学术传承、临床诊疗、团队建设等各方面均取得了阶段性成果,然而小流派发展受到诸多限制。缺乏公认的流派传承人是痛点之一。新兴流派如雨后春笋,对传承人的认定则鱼龙混杂,亟待治理规范。流派传承人认证的第一个前提,应该先确认该流派是不是真"流派"。

(二)流派传承人发展现状

代表性传承人具有权威性,得到高度认可,年资高、有公认度的导师、工作室负责人等陆续成为约定俗成的代表性传承人;部分资历较高、跟师时间久、为流派传承发展做出一定贡献的中医药人员,成为流派内部比较有共识的主要传承人,作为代表性传承人的接班人和继承人,承担了流派传承发展的主要工作;后备传承人一般在流派传承过程中处于学习吸纳阶段,尚不能承担流派传承重任;流派导师所带普通学生虽然跟师流派传承人,但尚没有学到流派精髓,或者还没有独立开展诊疗,或者跟师时间尚短,不足以成为后备传承人,故仅仅作为学生身份存在。

(三)传承人认证工作现状

在课题组回收的 474 份网络问卷调研中,有 68% 的被调查者认为,目前没有了解到开展流派传承人认证工作并已产生显著效果的流派。

三、制度建设难点

(一)流派建设进入新高潮,也进入瓶颈期

流派传承发展导致分支众多、情况复杂,多分布在不同医疗机构,很多代表性传承人年事已高或已仙逝,一些流派处于群龙无首的局面,由谁来牵头开展认证是难题。

(二)流派内部不和谐可能使认证产生反作用

流派内部尤其是发展规模越来越大的流派,关于传承人的认证标准,容易造成分歧。目前所设置的流派传承人认证制度应具有权威性和规范性,但在流派内部,因流派传承在学识、职称、背景、见识、能力、跟师方式、贡献度大小、体制内外等各种差异,对认证流派难以达成统一,也影响实际认证效果。

（三）认证缺乏现实权威标准和认证组织

目前尚没有公认的权威性的流派传承人认标准，认证后的远期成效难以预判。另外，如果申报认证结果与实际临床诊疗服务相脱节，达不到促进流派传承团结的目的，则会使认证流于形式，沦为流派或行业内的自娱自乐。

（四）认证后管理没有激励措施支撑

认证不是目的，认证后的日常监督管理和激励承担责任才是意义所在。要通过后续过程管理，强化传承人的使命感、责任感，如何制定对传承人的激励措施是保证认证效果的核心要素，但后续经费和制度支撑是一个难点。

（五）自发传承人认证被称为"一放就乱"

对一些简单、分支少、规模小的流派，或体制外流派，适合方式恐怕是由行业发布标准，流派根据认证标准自行组织认证。但自我管理的流派组织，容易使认证工作过于商业或宽松，影响流派长远发展，陷入"一放就乱"的窘境。

（六）政府部门主导认证被称为"一管就死"

政府统管流派发展虽然经费充足，项目众多，但也难以避免以一个"外来人"的角色指挥流派的发展。如果政府来承担认证工作，相当于给被认证人戴上了一项巨大光环，而对于不符合条件的传承人来说，反而会导致适得其反的效果，也就是"一管就死"。

四、制度建设应遵循的原则宗旨

（一）以推动流派整体积极性为第一要义

认证的实施，根本目的是为推动流派提升传承发展流派的积极性、主动性，要及时引导增进流派内部团结，引导流派先行开展对公认度高、权威度高、能真正代表流派学术和水平的传承人的认证。

（二）坚持宁缺毋滥的原则

坚持秉持宁缺毋滥的原则，以鼓励传承人多从事流派工作为根本宗旨，推动对公认比较优秀的传承人先行开展认证工作，以带动其他流派团队成员以被认证的流派传承人为榜样，激励团队共同为未来的传承人认证而努力。

（三）传承人应有"传"与"承"的双重属性

"传"与"承"是构成流派的不可或缺的核心链。在流派传承人认证中，要同时认证其"承"流派学术和经验是否掌握了精髓，"传"流派精华是否已经培养后人并有所贡献，只有完整的传承才能体现其在流派内的价值。

（四）传承人兼具学术与临床的双重传承

对流派传承人的认证,要紧扣其学术传承和临床应用,学术传承是流派生命力之所在,而没有临床技术的广泛应用,流派优势也无从谈起。名义上存在着传承关系,但学术特色上并没有得以延续和体现的,这种"名存而实亡"的流派传承,对流派是莫大的伤害。

（五）传承人应对流派文化同步传承

流派的传承要注重凝聚在流派传承人代代相传的精神品质,充分挖掘它的价值内涵,弘扬增强流派文化对团队、对大众的凝聚力和吸引力。

（六）认证制度要提倡不拘一格的胸襟

要保持海纳百川、内外兼顾、不拘一格的胸襟,只要有真才实学、真正掌握流派的学术和临床特色技术,在传承方面做出贡献,得到流派的广泛公认,医德医风医术良好,受到患者的认可,都可以被认证为流派传承人,而不是因体制内外区别、学历职称资历等不同而区别对待。

（七）根据具体情况选择不同认证方法

具体问题需要具体分析、区别处理。官方认证既具有其积极促进的一面,也有负面影响,尤其是很容易挫伤非官方传承人对传承流派的积极性。如何从传承人自身利益诉求出发,通过传承人身份获得更有尊严的流派内认同和团结和谐,才是保护传承人的关键。为此,需要灵活选择最佳的认证实施主体。

（八）认证后管理激励体现传承人价值

近年来,个别管理部门、传承人存在着重申报、轻保护的现象,而一旦申请成为国家级、省级非物质文化遗产后,任其自行发展,缺乏规范的管理和后续扶持。需要创造更好的后续管理、传承条件,推动其真正发挥服务患者、培养人才的积极作用。

（九）内部和谐无矛盾的流派先行先试

本着"先易后难"的原则,分步骤、分层次、先试点再扩展的原则,开展传承人认证工作。如部分流派当代传承人知名度高,传承分支少,流派内部和谐团结,行业内对该流派的认可度较高,可以试点开展认证工作。

五、保障认证效果的核心要素

（一）认定人所传必须是真正中医流派

从传承时限看,所谓中医流派,被认定人流派须三代以上、有百年左右或者以上的传承历史。时限不足三代以上者,不能称为流派。从传承形态看,被认定人所传的流派必须当前以活态形式传承至今;从传承内容看,被认定人所传的内容必须以尊重流派真正学术和经验的比较原汁原味的形式传承；从传承品质看，被认定人所传流派必须是具有重要价值的流派；从传承范围看，并不是所有的中医特色技术或应用都能被认证为流派。

（二）被认证人亲自参与流派当下活态传承

中医流派传承人必须亲自参与流派的活态传承：一是真正从事中医临床诊疗实践，懂流派学术思想和传统诊疗技艺，具有丰富实践经验；二是尽管已经不亲自动手，但仍能宏观引领和指导流派后人。传承人不应该有硬性年龄限制，一些当代的青年骨干也不断脱颖而出，需要得到关注。

（三）被认定人须原汁原味传承流派精髓

流派本身的学术、临床、文化等内核具有稳定性、延续性，失去这些稳定的内核则传承的不再是流派本身，作为中医精华汇聚的重要活态载体，流派特色的有无直接关系流派存亡兴衰。

（四）被认定人须将所学传授给后来人

除具备足够专业知识与技能外，在传承人认定中，传承人是否愿意将自己所掌握的全部流派知识与技能毫不保留地传授给后人十分重要。

（五）被认定人应有代表性、权威性

传承人只能成为某一流派代表，传承人是"独门绝技"的所有者和传播者，是否具有相对较高的知名度与很强的号召力，也应该成为衡量、选拔传承人的重要尺度。

（六）对传承人的认证应有层次区别

一是对代表性传承人的确认最为关键，代表性传承人是流派传承发展的灵魂人物，流派人才队伍的领头雁、带头人；二是对主要传承人的认证非常紧要。承担传承重任的是主要传承人，承担"承上启下"的重要作用；对后备传承人的认证严字当头，更加体现考核考验、激励督促的作用。对流派传承人的认证要根据流派发展需要，灵活分层实施。

（七）代表性传承人的核心标准

一是在师承经历方面，应有明确的家传或明确师承关系；二是在传承能力方面，对流派发展脉络清晰认识了解，对流派学术思想有系统完善认识，具有丰富临床经验和中医药创新思维，担负"传"与"承"的双重任务；三是在流派贡献度方面，承担了流派的核心研究传承工作，具有传承、教育、传播、创新流派的实际能力和成果；四是在社会影响度方面，对流派发展有强推动力，具有高度流派代表性和行业公认度。

（八）主要传承人认证的核心标准

一是有明确的家传或有明确师承关系；二是对体制内人员具有一定的学历、职称等基础条件；三是为流派传承发展做出过一定贡献；四是流派群体的共同认可。

六、传承人认证的可行路径

（一）行业组织发布指南或标准

流派传承人既包括主要传承人，也包括代表性传承人。作为流派的承载者和传递者，都是不可或缺的因素。但庞大的主要传承人群体的认证是复杂的，由官方发布相关的指南或标准，让流派有据可依，宏观可得到对流派认证的把控，是开展认证的扎实基础。

（二）根据实际情况确定组织认证部门

流派情况不一，认证部门应因流派而异。有认证条件的流派所在机构、流派自身，都可以组织认证工作。地方二级学会专业学术组织、中医药管理部门、三级甲等医疗专业机构、地方第三方公证机构等都可以受流派委托组织相关评审。

（三）聘请权威认证评审专家

权威认证专家团队的聘请是确保认证工作权威性、客观性的重要环节，对于专家的标准要强调：一是对该流派较为熟悉；二是行业内的权威专家；三是该流派的代表性传承人；四是具备丰富的临床传承带教经验；五是具备认证所需要的客观公正等品质。

（四）论证评审过程应确保客观性

一是确保认证标准的客观权威性，通过前期细致调研、组织专门的标准制定、组织行业专家论证、在一定范围内对认证标准进行公示和征求专家意见等严格的形式和流程，确保认证标准的客观、科学、合理、可行；二是确保所选择的认证组织方的权威性，可以根据流派不同情况采取不同的认证方式；三是通过制定严格的论证流程，确保认证过程客观公正；四是确保认证结果获得代表性传承人的高度认可。

（五）被认定人后续应承担的责任义务

一是对流派人才的持续培养和流派团队的建设；二是对流派学术的持续传承与创新；三是对流派技术的临床推广应用；四是对流派文化品牌的传播推广。

（六）开展认证后日常监督管理

日常管理是认证工作的长久目标。对流派认证工作的后续管理应以鼓励支持为主，可通过设立专项或在中医药行业发展建设任务中设立项目进行经费支持，也可争取各类基金等形式的赞助，形式可灵活多样；要灵活确定认证后续管理的实施方，开展流派间交流学习、宣传推广等活动，承担矛盾纠纷调解等责任。通过有效激励措施推动流派传承发展。

（七）适当提高认证条件

一方面，可通过限制某些行为的人员申报传承人，尽量将传承人认定与其流派传承脉络或群体工作紧密联系起来;另一方面,对于已被认定的代表性传承人,可将在实践和传承带教中传授流派经验,作为必要义务。

(八) 持续优化改进认证程序

一般传承人的认定程序,大体可分为调研、申请人申请、流派初评、专家审核、社会或流派内公示、予以正式公布等步骤、环节,但前期调查程序尤为重要。对于流派传承人的认证,可加入评审前的调查制度。另外,可以聘请第三方独立调查,认证程序还可随着认证实施不断优化改进,以确保真正推动流派发展。

总之,中医流派传承人认证有其现实必要性,但要确保认证标准、认证组织、认证专家、认证过程、认证结果的客观性、权威性、公正性,实事求是,根据流派的不同情况量身定制认证方案,确保后续配套激励管理措施与认证结果的匹配度,最终达到促进流派可持续发展的最终目标。

参 考 文 献

[1] 中医学术流派研究课题组.证明与创新:中医学术流派研究.北京:华夏出版社,2011:4.

[2] 上海市中医文献馆.海派中医学术流派精粹.上海:上海交通大学出版社,2008:3-5.

[3] 洪净,吴厚新.对中医学术流派传承发展中一些关键性问题的思考.中华中医药杂志,2013,28(6):1641-1642.

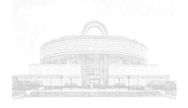

第八章

为积极应对人口老龄化,推动实现适度生育水平,我国于2013年、2016年、2021年相继推出了单独二孩、全面二孩和三孩生育政策。上海市二孩出生率呈上升趋势,三孩生育意愿则不容乐观。本章通过相关数据研究,助力妇幼部门开展优生优育指导,为政府制定生育配套政策提供依据。整合2004~2020年上海市出生登记数据,深入分析一孩生育特征和生育间隔对二孩出生健康的影响,探索适宜生育间隔;并通过问卷抽样调查上海市育龄青年群体三孩生育意愿,分析发现三孩政策对育龄青年三孩生育意愿影响有限,家庭与价值观、生育支撑体系、个人职业发展对三孩生育意愿影响较大。本章采用问卷调查和访谈的方式,研究沪苏浙皖新生儿出生"一件事""跨省通办"实施情况及存在问题,为进一步出台长三角区域出生"一件事""跨省通办"工作方案提供依据。上海妇幼健康核心指标已连续多年达到国际先进水平,随着国家生育政策的调整,母婴安全保障工作也面临着新的挑战,本章从信息化赋能、学科人才队伍建设、社会面协同等方面提出对策。另外,积极应对人口老龄化、高龄化,缓解老龄化带来的一系列影响,促进实现健康老龄化,已成为一项长期性战略任务,对上海市未来经济社会协调发展意义重大。本章梳理总结了上海市老龄工作现状和存在的问题,研究提出加强老龄工作的总体思路和对策建议;对养老服务供需匹配现状进行分析,发现问题,并从数量上、质量上、结构上3个方面提出对策建议;分析近年来上海市老年人健康管理数据,梳理老年人健康管理服务现状,探究老年人健康管理项目在推进过程中的重点和难点,并从服务模式、平台建设、组织管理、队伍建设等方面提出配套对策建议;基于服务资源整合理论,研究失能失智老年人健康服务供需平衡的实现路径,包括服务制度优化、服务组织培育、创新服务机制等。

人口与家庭发展

上海市一孩生育特征对二孩出生健康影响及适宜生育间隔探索

付　晨　　祝雅婷　　虞慧婷　　王春芳　　王伟炳

【导读】　为积极应对人口老龄化，推动实现适度生育水平，我国相继推出单独二孩、全面二孩和三孩生育政策，上海市二孩出生率呈上升趋势，二孩出生水平和健康状况受到社会广泛关注。为降低二孩早产低出生体重等的发生风险，提高二孩健康水平，文章整合2004~2020年上海市出生登记数据，比较上海市女性生育一孩和二孩的特征差异，采用多分类logistic回归模型分析生育一孩的特征对二孩出生健康的影响，并探索适宜生育间隔。研究发现，20~24岁为女性生育一孩的适宜年龄，间隔18~59个月后，25~29岁为生育二孩的适宜年龄；一孩发生早产低出生体重等不良出生健康结局，二孩发生同类健康问题的风险增高；一孩剖宫产史将增加二孩早产低出生体重等的发生风险。因此，倡导适宜的生育年龄和生育间隔，加强对产妇的生育计划进行指导，提倡自然分娩，重点关注不良生育史产妇，强化孕期保健和健康监测，有助于降低二孩早产低出生体重等的发生风险，提高人口出生健康水平。

一、研究背景

为积极应对人口老龄化，推动实现适度生育水平，我国分别于2013年、2016年和2021年实施单独二孩、全面二孩和三孩生育政策[1]。上海生育二孩的家庭越来越多，二孩占当年出生总数的比例迅速上升，从2004年的2.8%上升至2017年的32.5%，并维持在30%左右[2]，二孩的出生健康状况受到广泛关注[3]。有研究表明，一孩的分娩方式[4]、性别[5]、健康状况和生育间隔[6]均会对二孩健康产生影响。受生育政策转变的影响，我国二孩生育间隔差异很大，而过短或过长的生育间隔都将增加早产低出生体重的发生风险，因此探索适宜生育间隔有助于提高人口出生健康水平。

本研究利用2004~2020年上海市出生登记数据，深入分析一孩生育特征和生育间隔对二孩出生健康的影响，探索适宜生育间隔，降低二孩不良出生结局发生风险，助力妇幼部门开展优生优育指导，为政府制定生育配套政策提供依据。

基金项目：上海市医苑新星公共卫生领导者项目"基于真实世界的生命早期经历对健康的影响研究"（项目编号：研2022－17）；国家自然科学基金"基于深度学习的辅助生殖儿童肿瘤危险因素及风险预测模型研究"（项目编号：82003486）。

第一作者：付晨，男，上海市疾病预防控制中心主任。

作者单位：上海市疾病预防控制中心（付晨、虞慧婷、王春芳），复旦大学公共卫生学院（祝雅婷、王伟炳）。

二、资料与方法

(一) 资料来源

本研究数据来源于上海市出生医学信息系统,该系统是覆盖上海市所有法定接产医院的全人群登记系统,每例新生儿出生 7 天内由接产医院直接报告至该系统。每月各区疾病预防控制中心工作人员依据《出生医学记录单》对出生登记信息进行审核,并定期抽查病史,以保证及时、准确地收集上海市所有接产医院的出生个案信息。

(二) 研究对象

本文以上海市出生医学信息系统登记的 2004~2020 年出生信息为基础,以新生儿登记数据的母亲身份证号码为关键字段匹配生育每个孩子的信息,形成以产妇为主体的生育登记数据库。剔除出生关键信息缺失的记录 34 252 条。鉴于本文主要分析生育一孩的特征和生育间隔对二孩出生健康的影响,因此剔除 2 168 502 例只生育一孩的女性,并剔除因第一孩生育早于 2004 年或在外地生育而未登记在本系统的女性 34 370 例。考虑多胎与单胎婴儿的出生健康不具可比性,因此剔除生育第二孩时为多胎的女性 3 255 例,最终纳入 338 651 名产妇作为研究对象。

(三) 指标定义及分组

1. 出生生育间隔

出生生育间隔(inter-pregnancy interval, IPI)也被称为分娩到妊娠时间间隔(birth to pregnancy, BTP),指的是一次正常分娩到下一次受孕日期的时间间隔。将生育间隔分为: ≤18 个月、19~25 个月、26~59 个月、≥60 个月 4 个组[7]。

2. 生育特征

依据出生登记产妇年龄特征和世界卫生组织(World Health Organization, WHO)人口年龄结构表,将母亲和父亲按年龄段划分为: <20 岁、20~24 岁、25~29 岁、30~34 岁、35~39 岁、≥40 岁 6 个组。父母的学历划分为: 高中及以下、大学(含大专)、研究生及以上 3 个组。

3. 出生健康

本文关注的新生儿出生健康主要包括早产和低出生体重。早产,指胎龄在 37 足周以前出生的活产婴儿,也称为未成熟儿。低出生体重,指出生体重低于 2 500 g 的新生儿。按是否早产、是否低出生体重,将出生婴儿分为: 早产低出生体重、早产正常出生体重、足月产低出生体重、足月产正常出生体重 4 个组。

(四) 统计学分析

采用 Office Access 2007 进行出生数据的录入与管理,采用统计软件 R 进行数据整理分析。利用频数(n)和百分比(%)描述女性生育一孩和二孩的特征分布,并用卡方检验或 Fisher 确切概率检验进行组间比较。将差异有意义的因素作为自变量(变量的赋值情况见表 1),以早产低出生体重作为因变量,采用无序多分类 logistic 逐步回归法(双侧检验水准 $\alpha = 0.05$,剔除水准为 $\beta = 0.10$),分析二孩早产低出生体重的影响因素。

表 1　变量的赋值情况

变　　量		赋　　值
二孩出生健康	Y	足月产正常出生体重 = 0,早产低出生体重 = 1,早产正常出生体重 = 2,足月产低出生体重 = 3
母亲户籍	X1	沪籍 = 1,非沪籍 = 0
一孩婴儿性别	X2	男 = 1,女 = 2
二孩婴儿性别	X3	男 = 1,女 = 2
一孩母亲年龄	X4	< 20 岁 = 0,20~24 岁 = 1,25~29 岁 = 2,30~34 岁 = 3,35~39 岁 = 4,≥40 岁 = 5
一孩父亲年龄	X5	< 20 岁 = 0,20~24 岁 = 1,25~29 岁 = 2,30~34 岁 = 3,35~39 岁 = 4,≥40 岁 = 5
母亲学历	X6	高中及以下 = 0,大学(含大专) = 1,研究生及以上 = 2
父亲学历	X7	高中及以下 = 0,大学(含大专) = 1,研究生及以上 = 3
二孩母亲年龄	X8	< 20 岁 = 0,20~24 岁 = 1,25~29 岁 = 2,30~34 岁 = 3,35~39 岁 = 4,≥40 岁 = 5
二孩父亲年龄	X9	< 20 岁 = 0,20~24 岁 = 1,25~29 岁 = 2,30~34 岁 = 3,35~39 岁 = 4,≥40 岁 = 5
二孩生育间隔	X10	≤18 个月 = 0,19~25 个月 = 1,26~59 个月 = 2,≥60 个月 = 3
一孩分娩方式	X11	阴道分娩 = 0,剖宫产 = 1,其他 = 2(含臀助产、胎吸、产钳)
一孩流产次数	X12	0 次 = 0,1 次 = 1,2 次 = 2,3 次 = 3,≥4 次 = 4
二孩流产次数	X13	0 次 = 0,1 次 = 1,2 次 = 2,3 次 = 3,≥4 次 = 4
一孩出生健康	X14	足月产正常出生体重 = 0,早产低出生体重 = 1,早产正常出生体重 = 2,足月产低出生体重 = 3
母亲出生年份	X15	1959~1969 年 = 0,1970~1979 年 = 1,1980~1989 年 = 2,1990~1999 年 = 3,2000 年及以后 = 4
一孩是否多胎	X16	是 = 1,否 = 0

三、结果

(一)上海市生育二孩人群的基本特征

本研究共纳入 2004~2020 年生育二孩的女性 338 651 人,其中 73.59% 为沪籍产妇,71.00% 的产妇出生于 20 世纪 80 年代,21.22% 出生于 90 年代(表 2)。生育二孩的女性中 54.79% 的学历为高中及以下学历,且学历越高占比越低,父亲学历分布也类似。

表 2　2004～2020 年上海市生育二孩人群的基本特征

基 本 特 征	人数(人)	占比(%)
母亲户籍		
沪籍	249 228	73.59
非沪籍	89 423	26.41
母亲学历		
高中及以下	185 553	54.79
大学(含大专)	130 236	38.46
研究生及以上	22 862	6.75
父亲学历		
高中及以下	181 973	53.73
大学(含大专)	125 063	36.93
研究生及以上	31 615	9.34
母亲出生年份		
1959～1969 年	52	0.02
1970～1979 年	26 009	7.68
1980～1989 年	240 436	71.00
1990～1999 年	71 847	21.22
2000 年及以后	301	0.09

　　2004～2020 年,生育一孩时母亲年龄以 20～29 岁为主(占 80.47%),而生育二孩年龄主要分布于 25～34 岁(占 68.67%)。生育二孩时的剖宫产率(45.26%)高于生育一孩时的剖宫产率(40.95%)。生育二孩时无流产史的产妇占比(50.02%)也较生育一孩时(68.98%)降低。生育间隔跨度较大,生育间隔小于 18 个月的占 20.06%,大于 60 个月的占 29.73%(表 3)。

表 3　2004～2020 年上海市一孩和二孩生育间隔及特征比较

	一孩(人数/占比)	二孩(人数/占比)	P
婴儿性别			<0.001
男	153 477 (45.32)	182 726 (53.96)	
女	185 174 (54.68)	155 886 (46.04)	
母亲年龄			<0.001
<20 岁	20 711 (6.12)	2 612 (0.77)	
20～24 岁	125 483 (37.05)	48 250 (14.25)	

续　表

	一孩（人数/占比）	二孩（人数/占比）	P
25~29 岁	147 051 (43.42)	105 936 (31.29)	
30~34 岁	42 395 (12.52)	126 579 (37.38)	
35~39 岁	2 933 (0.87)	50 757 (14.99)	
≥40 岁	72 (0.02)	4 476 (1.32)	
父亲年龄			<0.001
<20 岁	9 833 (2.91)	958 (0.28)	
20~24 岁	92 569 (27.44)	33 934 (10.04)	
25~29 岁	141 802 (42.03)	85 871 (25.40)	
30~34 岁	73 993 (21.93)	118 914 (35.17)	
35~39 岁	14 437 (4.28)	74 763 (22.11)	
≥40 岁	4 775 (1.42)	23 681 (7.00)	
分娩方式			<0.001
阴道分娩	192 431 (56.82)	182 784 (54.98)	
剖宫产	138 689 (40.95)	153 270 (45.26)	
其他	7 531 (2.22)	2 558 (0.76)	
流产次数			<0.001
0 次	233 611 (68.98)	169 380 (50.02)	
1 次	77 689 (22.94)	108 926 (32.17)	
2 次	21 124 (6.24)	43 832 (12.94)	
3 次	4 739 (1.40)	12 400 (3.66)	
≥4 次	1 488 (0.44)	4 074 (1.20)	
婴儿健康状况			<0.001
足月产正常出生体重	322 292 (95.17)	321 952 (95.08)	
早产低出生体重	5 694 (1.68)	5 528 (1.63)	
早产正常出生体重	7 179 (2.12)	8 887 (2.62)	
足月产低出生体重	3 486 (1.03)	2 245 (0.66)	
二孩生育间隔			—
≤18 个月	—	67 937 (20.06)	
19~25 个月	—	26 124 (7.71)	
26~59 个月	—	143 914 (42.50)	
≥60 个月	—	100 676 (29.73)	

（二）二孩出生健康的多因素 logistic 回归分析结果

logistic 回归分析结果显示,生育间隔过短(≤18 个月)或过长(≥60 个月)都会增加二孩发生早产低出生体重的风险(表 4)。与 19~59 个月的生育间隔相比,其中生育间隔过短,二孩发生早产低出生体重的风险升高 1.28 倍(95%CI:1.18~1.39),发生早产正常出生体重的风险升高 1.29 倍(95%CI:1.21~1.37);生育间隔过长,发生早产低出生体重的风险升高 1.26 倍(95%CI:1.18~1.35),发生早产正常出生体重的风险升高 1.23 倍(95%CI:1.17~1.30)。

相较于 20~29 岁的产妇,低龄产妇(<20 岁)和高龄产妇(≥40 岁)发生早产和低出生体重的风险要更高。其中低龄产妇发生早产低出生体重的风险升高 1.66 倍(95%CI:1.25~2.20),发生足月产低出生体重的风险升高 2.40 倍(95%CI:1.67~3.45);高龄产妇发生早产低出生体重的风险升高 1.98 倍(95%CI:1.65~2.39),发生早产正常出生体重的风险升高 1.78 倍(95%CI:1.53~2.06)。

一孩剖宫产的产妇,相较于一孩阴道分娩的产妇生育二孩时发生早产低出生体重的风险分别增加了 1.20 倍(95%CI:1.13~1.27)、1.34 倍(95%CI:1.28~1.40)和 1.15 倍(95%CI:1.05~1.26)。相较无流产史的产妇,生育二孩时流产次数高(≥4 次)发生早产低出生体重的风险增加 1.80 倍(95%CI:1.51~2.05)。

一孩发生过早产低出生体重者,二孩也发生早产低出生体重结局的风险显著升高。一孩为早产低出生体重儿,二孩发生早产低出生体重的风险增加 10.05 倍(95%CI:9.18~11.00),发生早产正常出生体重的风险增加 4.48 倍(95%CI:4.07~4.94),发生足月产低出生体重的风险增加 5.35 倍(95%CI:4.49~6.39)。

表 4　2004~2020 年上海市二孩早产与低出生体重的多因素 logistic 回归分析结果

影响因素	早产				足月产			
	低出生体重		正常出生体重		低出生体重		正常出生体重	
	N(%)	OR 值 (95%CI)	N(%)	OR 值 (95%CI)	N(%)	OR 值 (95%CI)	N(%)	
二孩生育间隔								
≤18 个月	1 052 (1.55)	1.28 (1.18~1.39)	1 752 (2.59)	1.29 (1.21~1.37)	447 (0.66)	1.04 (0.91~1.18)	64 505 (95.20)	
19~25 个月	444 (1.41)	1.07 (0.97~1.19)	712 (2.27)	1.01 (0.93~1.10)	192 (0.61)	0.92 (0.79~1.09)	30 064 (95.71)	
26~59 个月	2 023 (1.43)	ref.	3 357 (2.37)	ref.	867 (0.61)	ref.	135 361 (95.59)	
≥60 个月	2 037 (2.08)	1.26 (1.18~1.35)	3 167 (3.24)	1.23 (1.17~1.30)	682 (0.70)	1.10 (0.99~1.23)	91 880 (93.98)	
二孩母亲年龄								
<20 岁	53 (2.34)	1.66 (1.25~2.20)	76 (3.35)	1.50 (1.20~1.88)	33 (1.46)	2.40 (1.67~3.45)	2 106 (92.86)	

影 响 因 素	早　产				足　月　产			
	低出生体重		正常出生体重		低出生体重		正常出生体重	
	N(%)	OR 值 (95%CI)	N(%)	OR 值 (95%CI)	N(%)	OR 值 (95%CI)	N(%)	
20~24 岁	604 (1.34)	1.03 (0.93~1.13)	979 (2.17)	0.92 (0.85~1.00)	345 (0.77)	1.33 (1.16~1.52)	43 170 (95.72)	
25~29 岁	1 378 (1.29)	ref.	2 478 (2.33)	ref.	633 (0.59)	ref.	101 978 (95.78)	
30~34 岁	2 173 (1.69)	1.30 (1.21~1.39)	3 513 (2.74)	1.15 (1.09~1.21)	773 (0.60)	0.98 (0.87~1.09)	121 879 (94.97)	
35~39 岁	1 211 (2.34)	1.65 (1.51~1.80)	1 742 (3.36)	1.33 (1.24~1.42)	359 (0.69)	1.11 (0.97~1.28)	48 521 (93.61)	
≥40 岁	142 (3.06)	1.98 (1.65~2.39)	206 (4.44)	1.78 (1.53~2.06)	46 (0.99)	1.44 (1.05~1.97)	4 250 (91.52)	
一孩婴儿性别								
男性	2 711 (1.77)	ref.	7 141 (2.86)	ref.	1 061 (0.69)	ref.	145 312 (94.68)	
女性	2 850 (1.54)	0.90 (0.85~0.95)	4 171 (2.48)	0.87 (0.84~0.91)	1 128 (0.61)	0.88 (0.81~0.96)	176 592 (95.37)	
二孩婴儿性别								
男性	3 062 (1.64)	ref.	5 541 (2.96)	ref.	930 (0.50)	ref.	177 719 (94.91)	
女性	2 499 (1.65)	0.98 (0.93~1.04)	3 453 (2.28)	0.75 (0.71~0.78)	1 259 (0.83)	1.70 (1.56~1.85)	144 188 (95.24)	
一孩是否为多胎								
是	3 (0.78)	0.07 (0.02~0.27)	19 (4.91)	0.56 (0.34~0.93)	2 (0.52)	0.26 (0.07~0.97)	363 (93.80)	
否	5 558 (1.64)	ref.	8 975 (2.65)	ref.	2 187 (0.65)	ref.	321 544 (95.06)	
一孩分娩方式								
阴道分娩	2 871 (1.49)	ref.	9 181 (2.31)	ref.	1 184 (0.62)	ref.	183 932 (95.58)	
剖宫产	2 573 (1.86)	1.20 (1.13~1.27)	6 131 (3.13)	1.34 (1.28~1.40)	964 (0.70)	1.15 (1.05~1.26)	130 812 (94.32)	
其他	117 (1.55)	0.78 (0.63~0.96)	5 711 (2.82)	1.24 (1.08~1.42)	41 (0.54)	0.84 (0.61~1.16)	7 161 (95.09)	
一孩健康状况								
早产低出生体重	4 449 (1.38)	10.05 (9.18~11.00)	8 301 (2.40)	4.48 (4.07~4.94)	1 836 (0.57)	5.35 (4.49~6.39)	308 284 (95.65)	

续 表

影 响 因 素	早 产				足 月 产			
	低出生体重		正常出生体重		低出生体重		正常出生体重	
	N(%)	OR 值 (95%CI)	N(%)	OR 值 (95%CI)	N(%)	OR 值 (95%CI)	N(%)	
早产正常出生体重	623 (10.94)	3.56 (3.16~4.01)	944 410 (8.69)	4.30 (3.95~4.68)	131 (2.30)	1.35 (1.02~1.79)	4 446 (78.06)	
足月产低出生体重	318 (4.43)	4.08 (3.48~4.78)	3 614 (9.21)	1.64 (1.36~1.97)	50 (0.70)	9.66 (8.22~11.36)	6 153 (85.67)	
足月产正常出生体重	171 (4.91)	ref.	1 304 (3.30)	ref.	172 (4.93)	ref.	3 021 (86.86)	
二孩流产次数								
0 次	2 596 (1.55)	ref.	4 170 (2.49)	ref.	1 071 (0.64)	ref.	159 893 (95.33)	
1 次	1 703 (1.55)	0.97 (0.91~1.04)	2 919 (2.66)	1.04 (0.99~1.09)	707 (0.65)	0.99 (0.89~1.09)	104 227 (95.14)	
2 次	809 (1.82)	1.07 (0.99~1.17)	1 314 (2.95)	1.10 (1.03~1.17)	279 (0.63)	0.95 (0.83~1.09)	42 144 (94.61)	
3 次	318 (2.52)	1.39 (1.23~1.57)	450 (3.56)	1.29 (1.17~1.43)	102 (0.81)	1.18 (0.95~1.46)	11 767 (93.12)	
≥4 次	135 (3.23)	1.80 (1.51~2.15)	141 (3.37)	1.18 (0.99~1.40)	30 (0.72)	1.36 (0.98~1.88)	3 876 (92.68)	

注：与健康儿童(足月产正常出生体重)组比较。

N(%)为各组的组数及所占的比例。

ref. 表示该分类变量的对照组。

四、讨论

本研究通过分析 2004~2020 年上海市生育二孩的产妇和新生儿特征,发现 IPI 为 19~59 个月时早产低出生体重和早产正常出生体重的发生风险较低,IPI 过长或过短均会增加风险[8-9]。IPI 过短增加的风险,可能与围产期营养物质(如叶酸)大量消耗且在短时间内无法得到有效补充[10],以及生殖道炎症还没有恢复而导致母亲妊娠并发症发生风险增加有关[11]。IPI 过长增加的风险,可能与产妇生殖系统在孕期会发生一系列的生理性适应性改变(如增加子宫血流量和生殖系统的其他生理和解剖适应),分娩后这些能力逐渐下降有关[12]。

研究结果显示,产妇的生育年龄与二孩健康状况密切相关。低龄产妇生殖系统发育尚不成熟,生育能力较低,所需营养需要满足产妇和胎儿发育的双重需要,容易发生营养不良,引发胎儿畸形、低出生体重和胎儿生长受限等问题。高龄产妇年龄过大,卵巢功能减退,激素水平下降[13],早产、低出生体重等风险也上升。年龄过低或过高发生早产低出生体重等的风险都会增加,呈"U"型关系[14]。

本研究发现剖宫产史是二孩早产低出生体重等出生健康状况的重要影响因素。既往研究[5]也显示，初产剖宫分娩，二胎发生早产低出生体重儿、巨大儿、新生儿黄疸的风险增高。尤其是有剖宫产史且生育间隔过短的产妇，子宫瘢痕还未达到能自然分娩的张力要求，进一步增加早产发生的风险[15]。另外，相较于无早产低出生体重等生育史的女性，有早产低出生体重等生育史的女性再次发生相关出生健康结局的风险增加2~10倍。

综合生育间隔和生育年龄对出生儿童的健康影响，本文发现20~24岁为女性生育一孩的适宜年龄，早于目前我国主要推荐的25~29岁适宜生育年龄。20~24岁生育一孩后，间隔19~59个月，25~29岁为二孩适宜生育年龄。虽然当前生育间隔作为一种生育政策的实施手段已退出历史舞台，但是恰当的生育间隔对母婴健康更有益，应被重视并倡导，实现从政策主导的被动生育间隔到自主的间隔生育的转变。妇幼工作人员可依据出生健康状况与生育间隔的关系，对产妇的生育计划进行指导，并倡导自然分娩，减少无手术指征的剖宫产手术。同时关注短生育间隔的二胎产妇和有早产低出生体重等生育史的产妇，进行建档立卡，重点监护、纳入高危管理、加强孕期保健和知识宣教，以改善围产期结局，提高母婴健康水平。

参 考 文 献

[1] 肖子华.改革开放四十年与中国人口大流动.人口与社会,2019(1)：31-33.

[2] 上海市统计局.上海市统计年鉴2020.北京：中国统计出版社,2020.

[3] 李铮.生育意愿与生育行为"背离"的研究——一个家庭的视角.北京：首都经济贸易大学,2012.

[4] 胡洪涛.首次剖宫分娩对二次妊娠的影响.上海：上海交通大学,2019.

[5] 吴俊慧,党少农,颜虹.第一孩性别对第二孩不良出生结局影响的流行病学研究.西安交通大学学报(医学版),2020,41(2)：275-280.

[6] ATALAY EKIN, CENK GEZER, LUNEYT EFTAL TANER, et al. Impact of interpregnancy interval on the subsequent risk of adverse perinatal outcomes. The journal of obstetrics and gynaecology research, 2015, 41(11)：1744-1751.

[7] 隽娟,杨慧霞,魏玉梅,等.妊娠间隔对经产妇妊娠结局的影响多中心回顾性研究.中华妇产科杂志,2021,56(3)：161-170.

[8] 巫锡炜.初婚初育史对育龄妇女二孩生育间隔的影响.中国人口科学,2010(1)：36-45,111.

[9] CONDE-AGUDELO A, ROSAS-BERMÚDEZ A, KAFURY-GOETA A C. Effects of birth spacing on maternal health：a systematic review. American journal of obstetrics and gynecology, 2007, 196(4)：297-308.

[10] MANON VAN, EIJSDEN, LUC J M, et al. Association between short interpregnancy intervals and term birth weight：the role of folate depletion. The American journal of clinical nutrition, 2008, 88(1)：147-153.

[11] JACOBSEN S J, FASSETT M J, SACKS D A, et al. Recurrence of preterm premature rupture of membranes in relation to interval between pregnancies. American journal of obstetrics and gynecology, 2010, 202(6)：570. e1-570. e6.

[12] ZHU B P, ROLFS R T, NANGLE B E, et al. Effect of the interval between pregnancies on perinatal

outcomes. New England journal of medicine, 1999, 340(8): 589 – 594.

[13] SALIHU H M, WILSON R E, ALIO A P, et al. Advanced maternal age and risk of antepartum and intrapartum stillbirth. J Obstet Gynaecol Res, 2008, 34(5): 843 – 850.

[14] 卢燕. 122 例高龄妊娠妇女妊娠结局的调查分析. 中国现代医生,2012,50(1): 11 – 12.

[15] 魏素梅,金莹,熊雯,等. 前次剖宫产术对再次妊娠影响的临床评价. 实用妇产科杂志,2017, 33(8): 619 – 622.

上海市育龄青年群体三孩生育意愿及其影响因素研究

陈　玮　王彦玮　倪俊超　王　剑　江　赉　袁　青

【导读】　文章通过调查上海市育龄青年生育意愿,分析其影响因素,为生育政策及相关配套措施的完善提供参考。采用目的抽样方法,在市级机关单位、国有企事业单位、民营和私营企业等单位内发放问卷,采用卡方检验、多项 Logistic 回归进行三孩生育意愿影响因素分析。分析发现,三孩生育有意愿者3.23%,无意愿者89.23%,不确定者7.54%;性别、年龄、现有孩子数量、独生子女(夫妻类型)、户口、学历、职业是三孩生育意愿的重要影响因素。三孩政策对本市育龄青年的三孩生育意愿影响有限;重视未婚未育群体的代际关系和家庭影响;建立已婚已育群体生育支持体系,缩小理想子女数与实际生育数的差距。

党的二十大报告提出,"推进健康中国建设""把保障人民健康放在优先发展的战略位置""建立生育支持政策体系""实施积极应对人口老龄化国家战略",表明支持生育、积极应对人口老龄化摆到突出位置[1]。上海市是中国生育率下降最早、生育率最低的地区之一,是最为典型的处于极低生育水平的特大型城市。由于全面二孩政策,2012 年上海市总和生育率(total fertility rate, TFR)升至 1.07,但 2013 年跌回 0.98[2-3]。当前我国正处于人口大国向人力资本强国转变的重大战略机遇期,研究生育意愿是人口学和社会学领域的一个重要问题,更是制定国家公共政策的重要依据之一。

一、调查对象与方法

(一) 调查对象

调查对象为上海市城区育龄青年群体,年龄覆盖 15~40 岁。

基金项目:上海市 2022 年度科技创新行动计划软科学项目"上海市育龄青年群体三孩生育意愿及其影响因素研究"(项目编号:22692191700)。
第一作者:陈玮,女,助理研究员。
通讯作者:袁青,女,研究员,上海交通大学医学院附属瑞金医院党委委员。
作者单位:上海交通大学医学院附属瑞金医院(陈玮、王彦玮、倪俊超、袁青),共青团上海市市级机关工作委员会(王剑),上海市嘉定区新成路街道(江赉)。

（二）抽样方法

课题组自行设计问卷，分别选择不同年龄段的育龄青年，由调查对象通过问卷星填写问卷，采用目的抽样方式，在市级机关单位、国有企事业单位、民营/私营企业、外资/合资企业等渠道发放问卷。共计发放问卷 3 827 份，通过 Python 数据模型进行数据清洗及质量控制，得到有效问卷 3 780 份，有效率 98.8%。

（三）统计学方法

使用 EpiData 建立数据库，SPSS28.0 进行数据统计分析。依据数据特点，通过描述性分析、交叉表检验、独立样本 t 检验、回归分析进行三孩生育意愿影响因素分析，假设检验中 $P<0.05$ 为差异有统计学意义。

二、结果

（一）一般人口学特征

育龄青年年龄区间在 26~30 岁占比最高，为 33.28%（1 258/3 780），其次是 31~35 岁占比为 27.12%（1 025/3 780）；独生子女占比为 72.22%（2 730/3 780）；上海市城镇户籍占比最高，为 71.27%（2 694/3 780）；已婚占比为 57.22%（2 163/3 780）；大学本科学历占比最高，为 56.51%（2 136/3 780）；就职于国有企事业单位人员占比最高，为 42.28%（1 598/3 780），其次是国家机关单位公职人员，占比为 39.97%（1 511/3 780）；家庭月收入在 5 000~20 000 区间占比为 61.03%（2 307/3 780）。

（二）生育意愿

被调查者中，理想子女数为一孩的比例为 22.72%（859/3 780），二孩的比例为 38.39%（1 451/3 780），三孩的比例为 2.62%（99/3 780）（表 1）。其中，"儿女双全"占比最高，为 35.58%（1 345/3 780）；其次是一个女孩，为 15.53%（587/3 780）；一个男孩，为 7.20%（272/3 780）（表 2）。可以看出，本市育龄青年认为"儿女双全"最为理想；若生育一孩，女孩较为理想。

经统计学检验，年龄、性别、独生子女（夫妻类型）、学历、职业、家庭月收入、户籍的理想子女数差异有统计学意义（$P<0.01$）（表 1）。一是随着年龄增大，理想子女数有所增加；二是男性较女性理想子女数较多；三是非独生子女组成的家庭的理想子女数大于独生子女组成的家庭；四是随着文化程度的提高，理想子女数增多；五是就职于外资/合资者对于理想子女数为二孩的占比最高，自由职业者对于理想子女数为三孩的占比最高；六是随着家庭月收入>70 000 元，理想子女数为二孩的比例增加，为三孩的比例也增加（除"家庭月收入<5 000 元"组别）；七是上海市城镇户籍家庭的理想子女数为三孩的占比最高，非上海户籍家庭的理想子女数为二孩的占比最高，上海市农村户籍家庭的理想子女数为一孩的占比最高。

表 1   2022 年上海市人口学特征与家庭理想子女数及性别偏好

| 影响因素 | N | 理想子女数及性别偏好［人数(%)］ | | | | χ^2 | P |
		1 孩	2 孩	3 孩	无偏好		
年龄						267.064	<0.01
<20 岁	20	8(40.00)	2(10.00)	0(0.00)	10(50.00)		
20~25 岁	710	151(21.27)	193(27.18)	17(2.39)	349(49.16)		
26~30 岁	1 258	310(24.64)	430(34.18)	14(1.11)	504(40.07)		
31~35 岁	1 025	239(23.32)	434(42.34)	29(2.83)	323(31.51)		
36~40 岁	550	106(19.27)	278(50.55)	23(4.18)	143(26.00)		
>40 岁	217	45(20.74)	114(52.53)	16(7.37)	42(19.36)		
性别						41.373	<0.01
男	2 043	491(24.03)	795(38.91)	73(3.57)	684(33.49)		
女	1 737	368(21.19)	656(37.77)	26(1.50)	687(39.54)		
独生子女(夫妻类型)						46.302	<0.01
是	2 730	659(24.14)	977(35.79)	62(2.27)	1 032(37.80)		
否	1 050	200(19.05)	474(45.14)	37(3.52)	339(32.29)		
学历						152.737	<0.01
初中及以下	14	3(21.43)	5(35.71)	0(0.00)	6(42.86)		
中专/高中	135	49(36.30)	43(31.85)	4(2.96)	39(28.89)		
专科	443	163(36.79)	133(30.02)	2(0.45)	145(32.74)		
本科	2 136	476(22.28)	786(36.80)	56(2.62)	818(38.30)		
研究生及以上	1 052	168(15.97)	484(46.01)	37(3.52)	363(34.50)		
职业						192.684	<0.01
国家机关	1 511	295(19.52)	629(41.63)	46(3.04)	541(35.81)		
国有企事业	1 598	430(26.91)	578(36.17)	23(1.44)	567(35.48)		
合资企业	28	3(10.71)	14(50.00)	1(3.57)	10(35.72)		
外资企业	186	40(21.51)	89(47.85)	7(3.76)	50(26.88)		
民企/私企	293	48(16.38)	91(31.06)	13(4.44)	141(48.12)		
自由职业者	33	9(27.27)	9(27.27)	7(21.21)	8(24.25)		
务农	3	0(0.00)	1(33.33)	0(0.00)	2(66.67)		
学生	32	9(28.13)	9(28.13)	0(0.00)	14(43.74)		
全职爸妈	5	1(20.00)	2(40.00)	0(0.00)	2(40.00)		
其他	91	24(26.37)	29(31.87)	2(2.20)	36(39.56)		

续 表

影响因素	N	理想子女数及性别偏好［人数（%）］				χ^2	P
		1孩	2孩	3孩	无偏好		
家庭月收入						228.352	<0.01
<5 000 元	444	106(23.87)	118(26.58)	12(2.70)	208(46.85)		
5 000~10 000 元	1 181	265(22.44)	364(30.82)	20(1.69)	532(45.05)		
10 001~20 000 元	1 126	268(23.80)	471(41.83)	26(2.31)	361(32.06)		
20 001~50 000 元	829	180(21.71)	395(47.65)	28(3.38)	226(27.26)		
50 001~70 000 元	88	16(18.18)	47(53.41)	5(5.68)	20(22.73)		
>70 000 元	112	24(21.43)	56(50.00)	8(7.14)	24(21.43)		
户籍						69.776	<0.01
上海城镇	2 694	614(22.79)	1 007(37.38)	78(2.90)	995(36.93)		
非上海城镇	524	97(18.51)	215(41.03)	12(2.29)	200(38.17)		
上海农村	179	71(39.66)	52(29.05)	0(0.00)	56(31.29)		
非上海农村	383	77(20.10)	177(46.21)	9(2.35)	120(31.34)		
总体情况							
整体	3 780	859(22.72)	1 451(38.39)	99(2.62)	1 371(36.27)		

表2 2022 年上海市人口学性别特征与家庭理想子女数及性别偏好

理想子女数及性别偏好	性别［人数（%）］			χ^2	P
	男	女	整体		
1男	159(7.78)	113(6.51)	272(7.20)		
1女	332(16.25)	255(14.68)	587(15.53)		
1男1女	753(36.86)	592(34.08)	1 345(35.58)		
2男	9(0.44)	14(0.81)	23(0.61)		
2女	33(1.62)	50(2.88)	83(2.20)		
2男1女	43(2.10)	15(0.86)	58(1.53)	41.373	<0.01
1男2女	17(0.83)	5(0.29)	22(0.58)		
3男	9(0.44)	3(0.17)	12(0.32)		
3女	4(0.20)	3(0.17)	7(0.19)		
无偏好	684(33.48)	687(39.55)	1 371(36.26)		
合计	2 043(100.00)	1 737(100.00)	3 780(100.00)		

（三）三孩生育意愿影响因素

1. 单因素分析

"三孩政策"后,有 89.23%(3 373/3 780)明确表示没有生育三孩意愿、3.23%(122/3 780)表示有生育三孩意愿、7.54%(285/3 780)表示尚未确定。本次调查来看,现有"三孩政策"对本市育龄青年生育意愿的影响非常有限(表3)。单因素分析发现：性别、年龄、现有孩子数量、独生子女(夫妻类型)、户籍、学历、家庭月收入、上海购房情况、婚姻状况与三孩生育意愿有统计学差异(P<0.05),宗教信仰、政治面貌与三孩生育意愿差异无统计学意义(P>0.05)。

表3　2022 年上海市三孩生育意愿单因素分析

影 响 因 素	N	三孩生育意愿［人数(%)］			χ^2	P
		无意愿	未确定	有意愿		
性别					56.291	<0.01
男	2 043	1 752(85.75)	201(9.84)	90(4.41)		
女	1 737	1 621(93.32)	84(4.84)	32(1.84)		
年龄					267.064	<0.01
<20 岁	20	17(85.00)	2(10.00)	1(5.00)		
20~25 岁	710	590(83.10)	99(13.94)	21(2.96)		
26~30 岁	1 258	1 130(89.82)	100(7.95)	28(2.23)		
31~35 岁	1 025	931(90.83)	55(5.37)	39(3.80)		
36~40 岁	550	507(92.19)	24(4.36)	19(3.45)		
>40 岁	217	198(91.25)	5(2.30)	14(6.45)		
现有孩子数量					74.546	<0.01
无/怀孕中	2 091	1 814(86.76)	214(10.23)	63(3.01)		
1 孩	1 322	1 230(93.04)	51(3.86)	41(3.10)		
2 孩	357	323(90.48)	19(5.32)	15(4.20)		
3 孩及以上	10	6(60.00)	1(10.00)	3(30.00)		
独生子女(夫妻类型)					7.517	0.023
是	2 730	2 459(90.08)	192(7.03)	79(2.89)		
否	1 050	914(87.04)	93(8.86)	43(4.10)		
户籍					29.222	<0.01
上海城镇	2 694	2 433(90.31)	171(6.35)	90(3.34)		
非上海城镇	524	451(86.07)	60(11.45)	13(2.48)		

续　表

影 响 因 素	N	三孩生育意愿［人数(%)]			χ^2	P
		无意愿	未确定	有意愿		
上海农村	179	163(91.06)	9(5.03)	7(3.91)		
非上海农村	383	326(85.12)	45(11.75)	12(3.13)		
学历					44.847	<0.01
初中及以下	14	12(85.71)	2(14.29)			
中专/高中	135	109(80.74)	17(12.59)	9(6.67)		
专科	443	378(85.33)	59(13.32)	6(1.35)		
本科	2 136	1 921(89.93)	148(6.93)	67(3.14)		
研究生及以上	1 052	953(90.59)	59(5.61)	40(3.80)		
家庭月收入					62.907	<0.01
<5 000 元	444	369(83.11)	52(11.71)	23(5.18)		
5 000~10 000 元	1 181	1 039(87.98)	118(9.99)	24(2.03)		
10 001~20 000 元	1 126	1 028(91.30)	67(5.95%)	31(2.75)		
20 001~50 000 元	829	763(92.04)	37(4.46)	29(3.50)		
50 001~70 000 元	88	74(84.09)	6(6.82)	8(9.09)		
>70 000 元	112	100(89.29)	5(4.46)	7(6.25)		
上海购房情况					37.540	<0.01
是	2 494	2 269(90.98)	141(5.65)	84(3.37)		
否	1 286	1 104(85.85)	144(11.20)	38(2.95)		
婚姻状况					42.120	<0.01
未婚	1 617	1 394(86.21)	174(10.76)	49(3.03)		
已婚	2 163	1 979(91.50)	111(5.13)	73(3.37)		
宗教信仰					6.039	0.051
是	177	156(88.14)	10(5.65)	11(6.21)		
否	3 603	3 217(89.29)	275(7.63)	111(3.08)		
政治面貌					3.296	0.192
党员	1 528	1 379(90.25)	101(6.61)	48(3.14)		
非党员	2 252	1 994(88.54)	184(8.17)	74(3.29)		
总体情况						
整体	3 780	3 373(89.23)	285(7.54)	122(3.23)		

2. 多元有序 logistic 回归

将性别、年龄、现有孩子数量、独生子女(夫妻类型)、户籍、学历、家庭月收入、上海购房情况、婚姻状况,作为因子纳入多元有序 logistic 回归分析,平行线检验的结果为 $\chi^2 = 86.555$, $P = 0.116$, $P > 0.05$ 说明比例优势假设存在。结果表明,提高本市育龄青年三孩生育意愿,受到性别、年龄、独生子女(夫妻类型)、户籍、学历、上海购房情况、婚姻状况等因素影响($P < 0.05$),不同家庭月收入对提高本市育龄青年三孩生育意愿没有统计学差异($P > 0.05$)(表4)。

表 4 2022 年上海市三孩生育影响因素多元有序 logistic 回归模型

变 量	B	标准误差	Wald χ^2	OR 值	95% IC 下 限	95% IC 上 限	P
性别							
男	0.769	0.088	76.371	2.158	1.817	2.565	<0.01
女	—	—	—	1.000	—	—	—
年龄							
<20 岁	−0.035	0.642	0.003	0.966	0.275	3.397	0.957
20~25 岁	0.907	0.224	16.383	2.477	1.597	3.842	<0.01
26~30 岁	0.572	0.211	7.343	1.772	1.171	2.680	0.007
31~35 岁	0.432	0.209	4.294	1.540	1.023	2.319	0.038
36~40 岁	0.272	0.219	1.533	1.313	0.854	2.018	0.216
>40 岁	—	—	—	1.000	—	—	—
现有孩子数量							
无/怀孕中	−1.77	0.587	9.099	0.170	0.054	0.538	0.003
1 孩	−2.183	0.58	14.188	0.113	0.036	0.351	<0.01
2 孩	−1.751	0.589	8.85	0.174	0.055	0.550	0.003
3 孩及以上	—	—	—	1.000	—	—	—
独生子女							
是	−0.302	0.095	10.176	0.739	0.614	0.890	0.001
否	—	—	—	1.000	—	—	—
户籍							
上海城镇	−0.066	0.142	0.22	0.936	0.709	1.235	0.639
非上海城镇	0.121	0.158	0.593	1.129	0.829	1.539	0.441
上海农村	−0.536	0.239	5.016	0.585	0.366	0.935	0.025
非上海农村	—	—	—	1.000	—	—	—

续　表

变　量	B	标准误差	Wald χ^2	OR 值	95% IC 下　限	95% IC 上　限	P
学历/在读学历							
初中及以下	-0.573	0.767	0.559	0.564	0.125	2.535	0.455
中专/高中	0.302	0.209	2.09	1.353	0.899	2.036	0.148
专科	-0.207	0.147	1.967	0.813	0.609	1.085	0.161
本科	-0.225	0.099	5.234	0.799	0.658	0.969	0.022
研究生及以上	—	—	—	1.000	—	—	—
家庭月收入							
<5 000 元	-0.258	0.267	0.93	0.773	0.457	1.305	0.335
5 000~10 000 元	-0.451	0.25	3.24	0.637	0.390	1.041	0.072
10 001~20 000 元	-0.405	0.246	2.709	0.667	0.412	1.080	0.1
20 001~50 000 元	-0.347	0.246	1.982	0.707	0.436	1.146	0.159
50 001~70 000 元	0.073	0.335	0.047	1.076	0.558	2.075	0.828
>70 000 元	—	—	—	1.000	—	—	—
上海购房情况							
是	-0.029	0.106	0.076	0.971	0.790	1.195	0.783
否	—	—	—	1.000	—	—	—
婚姻状况							
未婚	-0.103	0.135	0.588	0.902	0.693	1.175	0.443
已婚	—	—	—	1.000	—	—	—

　　回归分析发现：每提升一个单位标准的三孩生育意愿值，男性的三孩生育意愿值是女性的 2.158 倍；独生子女夫妻组合的三孩生育意愿值是非独生子女夫妻组合的家庭的 0.739 倍；与 >40 岁相比，20~25 岁的三孩生育意愿值最高，然后依次是 26~30 岁、31~35 岁；上海市农村户籍的三孩生育意愿值是非上海市农村户籍的 0.585 倍；本科学历的三孩生育意愿值是研究生及以上学历的 0.799 倍。

　　3. 影响程度的因子分析

　　将影响生育意愿程度量表（28 项）进行信、效度分析，结果显示，Cronbach's alpha 系数为 0.95，$KMO = 0.959$，Bartlett test $P < 0.001$，下一步进行探索性因素分析（exploratory factor analysis，EFA）。将 28 个影响因子检验来验证结构有效性，得出 23 个有效因子，进行归类、命名：因子 1 生育支撑体系、因子 2 家庭与生育观、因子 3 个人职业发展、因子 4 城市人口流动。前 4 项因子

对问卷的总解释力已经达到 64.521%,因此提取以上 4 项因子作为主要变量,其余为次要变量(表5)。

表5 影响 2022 年上海市三孩生育意愿程度的因子分析

变 量	成 分				因 子
	1	2	3	4	
孩子学费、学区房等获得良好教育的开支	0.861				
高房价、高生活成本	0.832				
能否为孩子提供足够好的教育、培养和同等的关注	0.81				
教育资源分布性	0.808				
养老/医疗体系等社会保障性体系完善度	0.802				
孩子看病、营养、衣物等抚养开支	0.794				生育支撑体系
托育、照料机构完备性	0.782				
城市生活节奏、工作与通勤压力	0.74				
家庭是否已有长期车贷、房贷	0.721				
是否能平衡家庭与工作的时间	0.698				
生育周期导致收入降低/工作不稳定	0.686				
生育是否能改善/稳固家庭关系		0.782			
已有孩子的性别		0.768			
长辈意愿		0.741			
如养儿防老的养老需求		0.713			家庭与生育观
已有子女意愿		0.666			
对孩子的喜欢程度		0.618			
生育价值观(丁克、儿女双全等)		0.616			
生育可能导致的生理、心理健康问题			0.708		
时间、精力被占用导致生活质量下降			0.627		个人职业发展
升学、升迁等个人发展			0.626		
年龄因素					
城市人口流动				0.624	城市人口流动

4. 4 项因子与三孩生育意愿的多元有序 logistic 回归分析

建立与三孩生育意愿的 logistic 回归模型,平行线检验的结果为 $\chi^2 = 19.726, P = 0.072, P > 0.05$

463

说明比例优势假设存在。根据回归模型预测结果,与被调查者的三孩生育意愿进行比较,准确率为78.15%。根据各项因子 *OR* 值得出,三孩生育意愿影响最大因子是家庭与价值观,依次是生育支撑体系、个人职业发展(*P*<0.05),城市人口流动对生育意愿没有影响(*P*>0.05)(表6)。

表6　4项因子与2022年上海市三孩生育意愿的多元有序 logistic 回归

变　量	B	标准误差	Wald χ^2	OR 值	95% IC 下限	95% IC 上限	P
生育支撑体系	-0.362	0.057	41.042	0.696	0.623	0.778	<0.01
家庭与生育观	0.612	0.056	120.17	1.844	1.652	2.056	<0.01
个人职业发展	-0.496	0.056	78.354	0.609	0.546	0.680	<0.01
城市人口流动	0.006	0.042	0.018	1.006	0.927	1.091	0.893

分别就婚姻、生育状况(无/怀孕中为未育,其他为已育)进一步研究,未婚、未育组的回归方程成立;已婚、已育组的回归方程不成立。结果显示,每提升一个单位标准的家庭与生育观,未婚组(*OR* 值2.010)、未育组(*OR* 值1.972)的三孩生育意愿提升最多,其次是生育支撑体系、个人职业发展(表7)。

表7　2022年上海市不同婚姻、生育状况与四项因子的多元有序 logistic 回归

	变　量	B	标准误差	Wald χ^2	OR 值	95% IC 下限	95% IC 上限	P
未婚	生育支撑体系	-0.406	0.091	19.881	0.666	0.558	0.797	<0.01
	家庭与生育观	0.698	0.082	71.836	2.010	1.711	2.363	<0.01
	个人职业发展	-0.476	0.085	30.952	0.621	0.526	0.735	<0.01
	城市人口流动	-0.02	0.068	0.088	0.980	0.858	1.120	0.767
未育	生育支撑体系	-0.362	0.057	41.042	0.700	0.601	0.814	<0.01
	家庭与生育观	0.612	0.056	120.17	1.972	1.714	2.268	<0.01
	个人职业发展	-0.496	0.056	78.354	0.625	0.540	0.723	<0.01
	城市人口流动	0.006	0.042	0.018	0.975	0.871	1.092	0.67

三、讨论

(一) 三孩政策下的三孩生育意愿不容乐观,理想子女数高于实际生育数

生育意愿主要包括数量、性别、时间和目的4个维度,影响生育意愿的因素较多,如经济、文

化、地区、教育等。育龄青年生育意愿受到生育政策、职业发展、生育观等因素影响,但最直接的还是育龄青年个人的生育意愿。本文发现,"三孩政策"实施后对调查对象的生育子女数量影响非常有限,三孩的生育意愿不容乐观;但还发现,调查对象的理想子女数明显高于实际生育子女数,理想生育率与实际生育率存在一定空间。

(二)学历较高、本市户籍、自由职业者、非独生子女夫妻组合的育龄青年三孩生育意愿相对较强

影响本市育龄青年理想子女数量与实际生育子女数量的主要因素有初育年龄、文化程度、现有子女结构、工作单位、户籍和家庭收入等。本文调查发现,初育年龄在 31～35 岁、研究生学历、本市户籍、自由职业者、非独生子女夫妻组合的育龄青年更倾向于生育三孩。

对于 20 世纪八九十年代出生的育龄青年而言,随着初育年龄的增加,其理想子女数量与实际生育子女数量背离程度也随之加大,初育年龄越大,其差距也会越大[4]。随着文化教育程度的不断提高,其理想子女数与实际生育数的差距在不断缩小,从家庭理想子女数及性别偏好(表2)可知,已有一孩的家庭更倾向"儿女双全",尚未有孩子的家庭更偏好女孩。当家庭面临是否要生育三孩时,育龄青年更多考虑的是生育、养育孩子的成本,以及灵活的工作时间模式,从而衡量生活和工作中的精力、时间与期望获得间的关系。

(三)重视未婚未育群体家庭影响,提倡科学生育观和养育观

根据前文 OR 值得出,三孩生育意愿影响最大因子是家庭与价值观,而良好的家庭与价值观包含长辈意愿、已有子女意愿、科学生育观和养育观等。当前,育龄青年人群已由"多子多福"转为"少生优生","养儿防老"转为"个人主义","男尊女卑"转为"儿女双全"。伴随着社会结构转型、经济体制转轨、人口结构转变的过程,人们的生育观念已发生变化,但代际之间的不同生育文化、生育价值观、养育价值观,都会导致生育意愿产生差异,直接体现在当下实际生育行为中。

经研究发现,若要提升未婚未育群体的三孩生育意愿,可从现有家庭体系入手,传递、引导与时俱进的生育观,营造使得生育意愿更好地转化成生育行为的家庭环境。良好的生育观不仅仅是个人、家庭、社会的责任,更关系到优化人口结构体系、巩固现有家庭体系、完善社会保障体系。

(四)建立已婚已育群体生育支持体系,为"想生不敢生"解决后顾之忧

数据表明,本市育龄青年群体认为支持生育最重要的措施排名前三的是:国家按地区水平,视孩子数量实行一定标准的生活及医疗保险补贴,直至孩子 18 周岁;完善公益性托育服务体系,视孩子数量实行托育费用梯度式减免;视孩子数量给予多孩家庭公租房保障政策。可以看出,养育成本较生育成本更为重要,且养育成本主要是教育、住房层面的直接成本。实践表明,养孩子要牵扯大量精力、时间,多一个孩子首当其冲地要解决改善住房的问题。建立已婚已育群体生育支持体系,首先,加强社会生育支持力度,完善生育补贴制度,视家庭子女数量进行梯度式生育补贴,如二孩家庭补贴 600 元/月、三孩家庭补贴 1 000 元/月;医疗方面可进一步提高婴幼儿入院治疗报销比例。其次,拓宽义务教育时间,有条件的地区可试点从托育阶段至高中阶段的教育模式;条件相对欠缺的地区,可根据家庭子女数量对学龄前教育进行梯度式补贴。再次,加快构建

托育服务体系,营造"敢生能养"社会支持体系,最大限度地解决育龄家庭 2~6 岁的儿童照护问题,减轻家庭养育负担[5]。最后,可视未成年子女数,配租公租房时给予轮候与组配上倾斜,从而构建起公租房保障体系,解决多孩家庭住房困难问题。通过以上措施做到国家联合家庭共同参与生育、养育、教育的全过程,为实现中华民族的伟大复兴提供人口保障。

参 考 文 献

[1] 中华人民共和国中央人民政府.习近平:高举中国特色社会主义伟大旗帜 为全面建设社会主义现代化国家而团结奋斗——在中国共产党第二十次全国代表大会上的报告. http://www. gov. cn/xinwen/2022-10/25/content_5721685. htm［2022－10－25］.

[2] 陈蓉.从生育意愿与生育行为的转变看我国大城市全面两孩政策的实施效应——以上海为例.兰州学刊,2018(4):155－165.

[3] 白鸽,王胜难,戴瑞明,等.全面二孩政策下上海市居民生育意愿调查.医学与社会,2018,31(11):53－55.

[4] 张翼.新中国成立70年来中国人口变迁及未来政策改革.中国特色社会主义研究,2019(4):18－30.

[5] 田艳芳,卢诗语,张苹.儿童照料与二孩生育意愿——来自上海的证据.人口学刊,2020,42(3):18－29.

长三角区域出生"一件事"
"跨省通办"实施路径研究

郎　芳　沙卫涛　朱　蓉　吴向泳　张　炜　闵　琛　张　铃

【导读】　为了进一步落实《国务院办公厅关于加快推进政务服务"跨省通办"的指导意见》（国办发〔2020〕35 号）、《国务院关于加快推进政务服务标准化规范化便利化的指导意见》（国发〔2022〕5 号）、《关于印发 2022 年长三角区域依托全国一体化政务服务平台推进政务服务"一网通办"和公共数据共享应用工作要点的通知》（国办电政函〔2022〕15 号）和《关于印发 2022 年上海市全面深化"一网通办"改革工作要点的通知》（沪府办发〔2022〕1 号）的文件精神，充分利用长三角各地区新生儿出生"一件事"服务的相关成果和经验，通过公共数据共享，整合实现新生儿出生"一件事"长三角"跨省通办"，进一步提升群众办事便利化程度。文章采用问卷调查和关键人物（各省工作专班小组成员）访谈的方式，了解沪苏浙皖新生儿出生"一件事"的现状、相关事项、相关系统、数据等的实施情况，以及长三角区域出生"一件事""跨省通办"的工作设想、存在的障碍等，为进一步出台长三角区域出生"一件事""跨省通办"工作方案提供依据。

一、背景与目的

持续优化政务服务是便利企业和群众生产经营与办事创业、畅通国民经济循环、加快构建新发展格局的重要支撑，是建设人民满意的服务型政府、推进国家治理体系和治理能力现代化的内在要求。2020 年 9 月 24 日《国务院办公厅关于加快推进政务服务"跨省通办"的指导意见》（国办发〔2020〕35 号）提出鼓励区域"跨省通办"先行探索和"省内通办"拓展深化。在全国高频政务服务"跨省通办"事项清单基础上，支持京津冀、粤港澳大湾区、长三角、成渝等地，进一步拓展"跨省通办"范围和深度，为区域协调发展提供支撑保障[1]。

2022 年 3 月 1 日《国务院关于加快推进政务服务标准化规范化便利化的指导意见》（国发〔2022〕5 号）在总体目标中提出 2022 年底前全国一体化政务服务平台全面建成，"一网通办"服务能力显著增强，企业和群众经常办理的政务服务事项实现"跨省通办"。2025 年底前，集约化办事、智慧化服务实现新的突破，"网上办、掌上办、就近办、一次办"更加好办易办，政务服务线

第一作者：郎芳，女，上海市妇幼保健中心护师。
通讯作者：沙卫涛，男，上海市妇幼保健中心党总支书记。
作者单位：上海市妇幼保健中心（郎芳、沙卫涛），上海市疾病预防控制中心（朱蓉），上海市卫生健康委员会（吴向泳、张炜、闵琛、张铃）。

上线下深度融合、协调发展,方便快捷、公平普惠、优质高效的政务服务体系全面建成[2]。

2022年3月2日《关于印发2022年长三角地区依托全国一体化政务服务平台推进政务服务"一网通办"和公共数据共享应用工作要点的通知》(国办电政函〔2022〕15号)在医疗健康领域中明确要求,整合优化婴儿和产妇需要办理的出生医学证明、户口登记等事项,出台长三角区域新生儿出生"一件事""跨省通办"工作方案,具备条件的地市可探索推进应用落地[3]。

2022年9月26日《国务院办公厅关于加快推进"一件事一次办"打造政务服务升级版的指导意见》(国办发〔2022〕32号)在工作目标中提出,2022年底前,各地区要建立部门协同、整体联动的工作机制,实现企业开办、企业准营、员工录用、涉企不动产登记、企业简易注销5项企业政务服务和新生儿出生、灵活就业、公民婚育、扶残助困、军人退役、二手房转移登记及水电气联动过户、企业职工退休、公民身后8项个人政务服务一次办,并结合各地实际拓展本地区"一件事一次办"事项范围[4]。

《关于印发2022年上海市全面深化"一网通办"改革工作要点的通知》(沪府办发〔2022〕1号)持续深化长三角"一网通办"、全国"跨省通办"。牵头会同苏浙皖三省依托全国一体化政务服务平台公共支撑能力,坚持需求导向、场景驱动,加强跨省业务和数据协同联动,深化高频电子证照跨区域互认应用,打造高频"跨省通办"事项或服务场景应用,让长三角区域企业群众享有更多"同城待遇"[5]。

为积极探索长三角区域出生"一件事""跨省通办"的工作方案,工作组开展了调查,研究并分析了沪苏浙皖等地的新生儿出生"一件事"相关资料,包括出生"一件事"工作方案、技术方案、各事项办理政策、业务流程和数据流转等方面的内容。

二、研究方法

(一)政策回顾

通过梳理相关政策文件、业务工作规范等,表1以数字化转型倒逼服务方式重塑作为理念,研究相关服务内容及线下流程过渡到线上服务中存在的政策面痛点和堵点。

表1 三省一市出生"一件事"相关政策文件

序号	文件名称	出台部门	出台年份
1	关于进一步规范《出生医学证明》管理和出生登记工作的通知(沪卫计妇幼〔2014〕40号)	上海市卫生和计划生育委员会 上海市公安局	2014
2	关于修订下发《上海市〈出生医学证明〉管理办法》的通知(沪卫计妇幼〔2015〕6号)	上海市卫生和计划生育委员会	2015
3	关于印发《上海市常住户口管理规定》的通知(沪公行规〔2018〕1号)	上海市公安局	2018
4	关于印发《出生"一件事"业务流程优化再造工作方案》的通知(沪卫发〔2020〕9号)	上海市卫生健康委员会	2020

序号	文　件　名　称	出　台　部　门	出台年份
5	关于印发《2022 年度城乡居民基本医疗保险待遇审核操作规范》的通知（沪医保中心〔2021〕102 号）	上海市医疗保险事业管理中心	2021
6	上海市社会保障卡管理办法（沪府令 22 号）	上海市人民政府	2019
7	浙江省卫生健康委办公室关于印发《出生"一件事"2.0 版联办指南》的通知（浙卫办妇幼〔2021〕1 号）	浙江省卫生健康委员会办公室	2021
8	浙江省公安厅关于印发《浙江省常住户口登记管理规定》的通知（浙公通字〔2020〕5 号）	浙江省公安厅	2020
9	浙江省医疗保障条例（浙江省第十三届人民代表大会常务委员会 46 号）	浙江省	2021
10	江苏省卫计委、公安厅关于进一步加强新版《出生医学证明》管理的通知（苏卫妇幼〔2015〕6 号）	江苏省卫生和计划生育委员会 江苏省公安厅	2015
11	关于印发《江苏省常住户口登记管理规定》的通知（苏公规〔2016〕3 号）	江苏省公安厅	2016
12	江苏省医疗保障局关于印发《全省医疗保障经办政务服务事项清单和办事指南》的通知（苏医保发〔2020〕73 号）	江苏省医疗保障局	2020
13	关于印发《江苏省社会保障卡业务经办规程（试行）》的通知（苏人社〔2020〕150 号）	江苏省人力资源和社会保障厅	2020
14	关于印发《安徽省〈出生医学证明〉管理办法》的通知（卫妇幼秘〔2015〕16 号）	安徽省卫生和计划生育委员会 安徽省公安厅	2015
15	关于印发《安徽省医疗保障经办政务服务事项清单及办事指南》的通知（皖医保发〔2020〕17 号）	安徽省医疗保障局	2020
16	关于印发《安徽省社会保障卡申领使用管理暂行规定》的通知（皖人社发〔2020〕16 号）	安徽省人力资源和社会保障厅	2020
17	关于印发《阜阳市出生"一件事"集成服务 实施方案》的通知（阜数资〔2021〕57 号）	阜阳市数据资源管理局	2021

（二）线上调研

开展多部门工作专班协商,针对长三角出生"一件事""跨省通办"的办事便利化、手续精简化、服务最优化存在的问题,建立长三角出生"一件事"工作专班,联合三省一市的卫生健康委、公安部门、医保部门、人社部门及大数据资源管理多部门会议协商,召开线上会议 10 次,线上点对点条线讨论 80 余次。

进行多维度业务条线调研,采用问卷调查和关键人物（各省工作专班小组成员）访谈的方式对沪苏浙皖新生儿出生"一件事"的现状及长三角区域出生"一件事""跨省通办"的工作设想、存在的障碍等进行调研,包括沪苏浙皖本地已建出生"一件事"的建设模式、基本现状、涉及联办事项、申报资格核验、提交材料、实体证照发放及申领、发布渠道、申请流程、表单字段、电子政务基本环境、数据共享、证照授权、信息核验、分发流转、电子证照、电子签章等技术支撑能力。

三、发现的问题及原因剖析

对标实现群众异地办事"马上办、网上办、就近办、一地办"的工作目标,目前长三角区域出生"一件事""跨省通办"机制及可行性的业务和技术具体调研情况如下。

(一) 三省一市出生"一件事"基本情况

对比各地统筹建设基本情况。上海市、浙江省能够做到出生"一件事"覆盖全省(市),省(市)级统筹建设已完成。江苏省和安徽省的出生"一件事"覆盖地市不全,安徽省覆盖 3 个城市,江苏省仅开通 1 个城市。各省市的出生"一件事"主题模块均可在省级(直辖市)政务服务平台 PC 端和 APP 端实现。但江苏省、安徽省省级统筹建设正在规划建设中,建设模式为各市自建申报端、省级提供分发支撑,与上海市和浙江省的省(市)级统筹模式不同。三省一市两种模式,建设水平不一致,导致长三角区域符合申报条件的婴儿不能全部享受"跨省通办"出生"一件事"的便捷。

对比各地涉及的联办事项。《出生医学证明》签发、《预防接种证》发放、出生登记、《社会保障卡》申领、城乡居民基本医疗保险参保登记 5 事项均已纳入各地的出生"一件事"联办。其他不同事项为各地根据自身的实际情况增设的差异化事项,其中上海市将妇女的生育保险待遇申领、《生育医学证明(生产专用)》出具及婴儿的门急诊就医记录册申领等 3 项纳入上海小孩出生"一件事"联办事项,浙江省将妇女的生育保险待遇核准支付纳入浙江小孩出生"一件事"联办事项。三省一市将 5 事项纳入,符合中共中央、国务院《关于优化生育政策促进人口长期均衡发展的决定》中对出生"一件事"的设定范围,也符合长三角"跨省通办"个人政务服务一次办的事项范围要求。

对比各地出生"一件事"的申请条件。父母户籍、出生机构、出生类型、出生年龄、落户类型、父母证照、父母参保、父母民族等条件各有差异。三省一市在婴儿条件上要求皆是医疗机构出生的、准备随父或随母落户的婚生儿;对于婴儿年龄上海市设定为"1 周岁以内的婴儿",浙江省和安徽省设定为"婴儿",江苏省设定为"3 个月内的婴儿";关于父母双方的户籍,上海市需要父母双方均为本市家庭户,苏浙皖仅需父母有一方为本省户籍;父母双方的民族江苏省要求相同,上海市、浙江省和安徽省对父母是否同民族无限制条件。因各省市申请条件不同,在接入统一的接口平台后,会造成系统后台信息联动复杂,校验规则无法统一。

(二) 三省一市出生"一件事"业务实施路径

对比各地出生"一件事"材料情况。5 事项的申请材料和业务部门间审核所需的流转材料基本相同,均需提供夫妻双方的身份证、结婚证和户口簿。各省市所需其他材料为各地差异化事项。对比各地出生"一件事"所需申请表单情况,大部分的字段都相同,差异化字段经调研分析后基本具备统一条件。对于申办的政策有各自的地方性管理文件和规范,但审核要求基本一致。

对比各地出生"一件事"资格核验情况。核验功能和数据都基本具备。三省一市都已按照国家文件要求完成相关证件的电子证照制证工作，并同步上传至省(市)级政务服务平台。但浙江省的身份证电子证照归集的身份信息，所展现的形式与实体证不一致，为表格形式，需经技术团队研判，是否可以调用字段数据并进行审核。

(三) 三省一市出生"一件事"业务办理规则

对比各地出生"一件事"材料情况。5 事项的申请材料和业务部门间审核所需的流转材料基本相同，为夫妻双方的身份证、结婚证和户口簿。各省市所需其他材料为各地差异化事项。对比各地出生"一件事"所需申请表单情况，大部分的字段都相同，差异化字段经调研分析后基本具备统一条件。对线上办理进行前端核验提供了材料基础。

对比各地实体证照领取方式情况。三省一市的《出生医学证明》实体证照均可做到线上申请，线下自取或邮寄到家。《出生医学证明》副页联实体证的存储方式不一致，有存储在档案局，有存储在助产机构。业务部门对个人档案的存储环境不同，将导致日后三省一市家长调取《出生医学证明》的档案时存在多途径，不清楚具体调档机构。

对比各地预防接种证的发放方式。上海市和浙江省已做到在婴儿的分娩机构发放，安徽省和江苏省的预防接种证则是在婴儿出生满 1 月后至社区卫生服务中心接种时凭助产机构的接种证明领取。发放模式的不一致，将导致在办理环节上家长多 1 个领取环节，跑动次数上增加往返跑动 2 次。

对比各地重要业务环节情况。《出生医学证明》是长三角出生"一件事"联办的基础信息，是小孩报户的基本条件，目前上海与浙江的出生"一件事"新生儿报户采取调用《出生医学证明》副页联的电子证照，安徽省和江苏省暂未开展副页联电子证照的建设工作。副页联电子证照的推送是在现有机制下实现群众不用跑就实现跨省报户的核心内容。

(四) 三省一市业务系统的互通互认

长三角一体化平台在四年来的建设中已经实现了 30 类证照其中包括《出生医学证明》电子证照的三省一市共享互认，部分外省市户籍信息的核验可通过长三角共享交换平台进行支持。浙江省和安徽省的出生"一件事"作为试点项目是依托国家"跨省通办"系统进行对接，如何将长三角一体化平台与"跨省通办"系统打通，是依托国家平台实现长三角区域出生"一件事"的基础内容。

对比各地政务服务平台情况，主要功能都比较好，其中安徽省电子证照归集和审批分发对接在建设中，需加快。江苏省办件分发系统和审批系统对接在建设中，需加快。江苏省暂未开发证照授权、电子签名(印章)模块，可以使用长三角平台的统一功能，后续省级自建时进行切换，以保证线上办理的合理性，避免社会矛盾。

(五) 三省一市的审批系统情况

对比各地出生"一件事"涉及的主要审批系统情况。除安徽省的妇幼保健系统外，其他系统都为省级或国家部委垂管系统，已经具备与分发系统对接的条件。安徽省妇幼保健信息(分娩信息)的全省数据归集共享能力还在建设中,无法做到线上申请、前端审核、数据封装、全网办理。同时,三省一市有各自的出生"一件事"办理入口,独立审批,互不相同。需要考虑依托长三角一体化平台建设统一入口,与三省一市的政务服务中台搭建纽带连接,然后再分发数据给到各省(市),对各个省(市)部门业务系统的改造影响尽量控制在最小范围。同时,也为长三角区域出生"一件事"未来的延伸拓展提供了无限的可能性。

四、研究成果

经长三角区域出生"一件事"工作专班根据调研结果共同研究,遵循先行试点、逐步推开的原则,方便群众异地办理出生"一件事",制定长三角区域出生"一件事""跨省通办"工作方案。

(一)设定事项范围

基于三省一市出生"一件事"已有的良好建设基础,根据国家相关文件,设定长三角区域出生"一件事"涉及事项包括《出生医学证明》签发、《预防接种证》发放、出生登记、《社会保障卡》申领、城乡居民基本医疗保险参保登记等 5 事项。

(二)设定适用对象

结合《长三角区域跨省(市)新生儿入户试点工作方案》的适用对象,统一服务对象为在上海市、江苏省、浙江省、安徽省全域助产机构内出生(或在家中、途中分娩后即送助产机构处理的活产婴儿),父母双方或一方为四地户籍居民,婚内生育,随父(母)在长三角区域家庭户内申报出生登记的婴儿。

(三)统一办理流程

在婴儿出生后,其母亲实名登录长三角"一网通办"专栏,在线填写申请表并提交相关证件,经父母双方电子签名后,即可提交出生"一件事""跨省通办",实现"一网受理";申办信息经长三角"一网通办"平台和省(直辖市)级政务服务平台分发流转至三省一市各相关职能部门进行审核,实现"一网办理";办理过程信息一体化反馈,实施"一体管理";依据申请人选择,依托三省一市政务服务平台统一物流将实体证照寄送申请人,电子证照与实体证照同步发放、同步归集,实施"统一发证"。

(四)改革办理模式

重点围绕"六个再造",整体性改造申请条件、申报方式、受理模式、审核程序、发证方式和管理架构,实施一体化办理。

再造申请条件,实施"一次告知"。集成长三角区域出生"一件事"所涉及的事项,实施智能导引、精准告知,为申请人提供出生"一件事""跨省通办"的一次性告知服务。

再造申报方式,实施"一表申请"。整合申请材料,实行"多表合一、一表申报",一次提交、多次复用,实现共享数据智能复用、个性信息自主填报、申请表单自动生成。

再造受理模式,实施"一口受理"。打造长三角区域出生"一件事"主题服务模块,依托长三角"一网通办"平台实现出生"一件事"5事项统一受理。

再造审核程序,实施"一网办理"。依托全国一体化政务服务平台和长三角"一网通办"平台,强化公共数据共享应用,同步获取受理信息和相关前置部门的办理信息,实施数据先行、业务联动、有序审批。

再造发证方式,实施"统一发证"。优化发证环节,推广电子证照跨省应用,实现电子证照与实体证照同步发放、同步归集、互认共享。

再造管理架构,实施"一体管理"。创新出生"一件事""跨省通办"管理模式,形成多方协同的审批监管服务机制,形成优化流程、强化监管、提升服务的合力。

(五)一体化服务管理

长三角区域相关业务受理部门在事项办理过程中及时向各省(直辖市)级政务服务平台反馈办理进度、办理结果信息(包括:待受理、受理或不予受理;审核中、审核通过或审核不通过;办结等)。再由长三角区域出生"一件事"主题专栏和各省(直辖市)级政务服务平台向申请人实时提供查询和提醒功能,实现一体反馈。

各业务受理部门通过本条线业务审批系统完成审批后同步制作实体证照和电子证照(包括《出生医学证明》正副页、《居民户口簿》及《社会保障卡》等),并将电子证照实时归集至本省(直辖市)级政务服务平台电子证照库。

(六)预期成效

"减环节",通过整合办事事项,重塑办事流程,群众办事环节由目前的15个业务环节减少至2个环节(填写申请表、医保缴费)。"减时间",通过"一网受理",多部门协同办理,合理设计流程,所涉及5个事项串、并联同步推进,减少群众等待时间,事项累积办理时间由将近18天减少至不超过5天。"减材料",通过"多表合一、一表申报",并结合数据推送和电子证照应用,群众需填写的申请表由6份减少至1份;大幅精简需提交的证明材料,相同的不重复提交。一般情况下申请人需提交的证明材料从36份减至5份,甚至0份(提交电子证照)。"减跑动",通过协同办理、全流程办理,群众不用往返异地不同部门,跑动次数大大减少,由多次减少至"最多跑1次",甚至"零跑动"。

参 考 文 献

[1] 国务院办公厅.国务院办公厅关于加快推进政务服务"跨省通办"的指导意见(国办发〔2020〕35号).2020.

[2] 国务院办公厅.国务院关于加快推进政务服务标准化规范化便利化的指导意见(国发〔2022〕5号).2022.

[3] 国务院办公厅电子政务办公室.关于印发2022年长三角地区依托全国一体化政务服务平台推进

　　　　政务服务"一网通办"和公共数据共享应用工作要点的通知(国办电政函〔2022〕15号).2022.

［4］国务院办公厅.国务院办公厅关于加快推进"一件事一次办"打造政务服务升级版的指导意见
　　　　(国办发〔2022〕32号).2022.

［5］上海市人民政府办公厅.上海市人民政府办公厅关于印发2022年上海市全面深化"一网通办"
　　　　改革工作要点的通知(沪府办发〔2022〕1号).2022.

上海市母婴安全管理实践、挑战与思考

闵 琛 张 炜 吴向泳

【导读】 妇女儿童健康是全民健康的基石,母婴安全是妇女儿童健康的前提和关键。文章系统回顾了上海市坚持政府主导,聚焦母婴安全服务体系持续完善、母婴安全保障制度持续加强、母婴安全内涵质量持续提升等主要管理实践;梳理分析了随着国家生育政策调整,上海继续保持孕产妇死亡率等妇幼健康核心指标国际领先所面临的需方与供方挑战;并结合上海母婴安全管理的现状和实际,从信息化赋能、学科人才队伍建设及社会面协同等方面提出对策思考。

妇女儿童健康是全民健康的基石,母婴安全是妇女儿童健康的前提和关键,是衡量一个国家和地区经济社会发展的重要标志。近十余年来,上海市认真贯彻落实"一法两纲"及健康中国、健康上海战略,始终坚持政府主导、规划引领、体系完善、综合施策,有力有效地保障了妇幼健康和母婴安全,妇幼健康核心指标已连续多年达到国际先进水平。2021 年,上海市主要妇幼健康指标进一步优化,女性居民期望寿命达到 86.56 岁,上海市孕产妇死亡率、婴儿死亡率分别为1.60/10 万、2.30/千。

一、上海市母婴安全主要管理实践

(一)聚焦母婴安全服务体系持续完善

上海市始终坚持政府主导,将保障母婴安全和维护妇幼健康作为全市经济社会发展重大战略和重点任务,统筹推进。早在 2007 年、2008 年,在全市布局设立 5 家市级危重孕产妇会诊抢救中心和 6 家市级危重新生儿会诊抢救中心,与 16 个区分片对接。2013 年,在全市所有助产医疗机构设立产科安全办公室,全面负责产科质量管理,统筹协调全院医疗资源。2016 年、2017 年,率先在全国出台妇女、儿童健康服务能力建设两个专项规划。"十二五""十三五"期间,新建上海市妇幼保健中心、上海市第一妇婴保健院浦东院区、上海市儿童医院普陀院区、中国福利会国际和平妇幼保健院奉贤院区等妇幼医疗、保健机构,新增上海交通大学医学院附属瑞金医院、复旦大学附属中山医院 2 家综合实力雄厚的医疗机构为市级危重孕产妇会诊抢救中心,建设 7 家

第一作者:闵琛,女,医学硕士,主治医师,上海市卫生健康委员会妇幼健康处四级调研员。
作者单位:上海市卫生健康委员会(闵琛、张炜、吴向泳)。

孕产妇重症监护病房和 3 家产科实训基地,配备 26 辆新生儿救护专用车辆,进一步织密筑牢以市级危重抢救中心、妇儿专科医院为核心,以妇幼保健专业机构为纽带,辐射全市助产医疗机构、社区卫生服务中心的母婴安全服务和生命救治网。

(二)聚焦母婴安全制度保障持续加强

上海市始终坚持制度先行,在多年的母婴安全保障实践中形成了一系列行之有效、与时俱进的母婴安全保障制度。早在 2006 年,上海市即开始对每一位孕妇进行系列风险筛查和评估,主要采用"五色法"分类管理,全程共 9 次系统保健与评估,并纳入基本公共卫生服务项目,给予免费提供。从 2007 年始,各级助产医疗机构发现危重孕产妇,必须 1 小时内报告所在区妇幼保健专业机构,各级妇幼保健专业机构接报后立即启动危重孕产妇救治管理工作流程。一旦发生孕产妇死亡,第一时间开展双盲调查评审,对发生可避免的孕产妇死亡病例的机构和区实行"一票否决、全市通报"[1]。2021 年起,对未按规范要求发生孕产妇濒死的医疗机构产安办主任、产科主任及所属区分管领导等进行诚勉约谈,查找原因,落实整改。针对生育政策调整后高龄、高风险孕产妇增多及孕产妇疾病谱变化趋势,上海市建立了涵盖多学科的全市母婴安全专家库,成立了上海市母婴安全专家委员会。对危重孕产妇,要求助产机构建立健全院内多学科集体会诊制度,对口危重中心加强划片指导;对特别疑难危重孕产妇,加强院际沟通,举全市优势医疗资源开展跨院会诊和全市大会诊。推进社区卫生服务中心家庭医生团队参与高风险孕产妇管理,酌情增加访视频度,细化访视内容,完善访视技术和设备支撑。新冠疫情期间,制定了孕产妇医疗服务保障工作方案,明确了不同类别孕产妇就诊流程,保障了疫情期间孕产妇产检、分娩等医疗保健服务的平稳运行。

(三)聚焦母婴安全质量内涵持续提升

上海市始终坚持质量优先,倡导关口前移、重心下沉理念,将母婴安全管理内涵提升作为重要内容加以推进。自 2007 年始,凡发生孕产妇死亡病例的医疗机构均由市、区级妇幼保健专业机构进行现场调查,开展院级、区级、市级孕产妇死亡评审,2013 年起又开展国家级孕产妇死亡评审质控。不断强化母婴安全行业管理、技术指导和质量控制,成立上海市产科保健质量控制中心、上海市产科临床质量控制中心、上海市新生儿临床质量控制中心,分别挂靠上海市妇幼保健中心、上海市第一妇婴保健院、复旦大学附属儿科医院。结合新形势、新需求,在 2020 年修订出台的新版《上海市孕产妇保健工作规范》中又强调了不宜继续妊娠管理、危重孕产妇分级评审等早期预防、干预措施,以及加强助产医疗机构孕产妇出院风险评估,强化社区孕情监测和产后访视,产褥期保健等全过程规范化、精细化管理要求[2]。根据疾病谱变化,组织专家开展重点病种防治,于 2020 年制定形成产科血栓综合防治的上海专家共识;定期召开产科主任研讨会,加强重点病种管理的全市培训推广。

二、上海市母婴安全面临的挑战

随着国家生育政策的调整,"十四五"乃至今后较长一段时期,上海市作为超大型城市,继续做好母婴安全保障工作面临着诸多挑战。

（一）需方挑战

从需方来看，一方面有高龄、多产次、高风险孕产妇逐年增多趋势，以及重症孕产妇直接来沪就医，孕产妇保健管理和救治难度更高的挑战；另一方面也有适龄妇女生育意愿降低，反复流产、不孕不育发生率增高，辅助生殖等助孕方式增多及出生缺陷发生风险增大等问题。

（二）供方挑战

从供方来看，既要应对疾病谱改变导致的单纯产科疾病向多系统疾病并发给母婴安全保健和临床带来的巨大挑战；又要面对母婴安全保障工作任务繁重、职业风险大、薪酬待遇低、岗位吸引力不强导致的人才队伍储备不足等接续发展问题，以及妇幼健康信息化建设滞后等现状。

三、上海市母婴安全的对策思考

如何更加高效、精准、可持续地做好上海这座超大型城市的母婴安全管理，更好地满足人们对美好生育的需要，结合上海现状和实际，可重点考虑从以下几方面施策。

（一）数字信息化管理提升工作效能

加强科技赋能、信息赋能，梳理整合上海市妇幼健康信息化管理资源，切实畅通涉及母婴安全的各级各类助产医疗机构、社区卫生服务中心、妇幼保健专业机构的医疗、保健信息通道，实现对常规孕产妇保健和临床相关检查数据的区域共享，实现对危重孕产妇、重点孕产妇和特殊孕产妇重要监测指标的数字化及实时动态分级分类预警管理，全面提升母婴安全保健、临床和管理工作效能，推进全市母婴安全管理智慧化、高效化发展。

（二）学科队伍建设提高保障能力

充分发挥上海市母婴安全专家委员会及上海市产科临床、产科保健、新生儿临床等质量控制中心作用，联合高校、科研院所、医学会、优生优育等专业和社会力量，加大母婴安全相关学科发展和人才梯队建设力度。既要加强母婴安全相关亚专科建设和领军骨干人才培养，提升疑难病症多学科救治能力；也要着力培养基层医疗保健队伍，提高基层医务人员对母婴安全常见病症的早期识别和风险研判能力。同时，要注重培育良好的母婴安全人才发展环境，加强各级妇幼保健专业机构建设，搭建有利于母婴安全保健、临床和管理人员职业发展平台，提供与岗位付出相匹配的薪酬待遇，增强岗位吸引力，保障母婴安全管理可持续高质量发展。

（三）社会面协同引导降低妊娠风险

加大母婴安全保障社会面协同力度，依托上海市妇女儿童工作委员会，发挥卫生、教育、民政、工会、妇联等成员单位各自优势，借助各类主流新闻媒体力量，在全社会广泛传播科学的生育健康知识和理念，加强正面引导，鼓励提倡适龄生育、安全生育，大力宣传婚前、孕前医学检查的重要性和必要性,以及非意愿妊娠、代孕等行为对母婴健康的危害,让每一位育龄妇女及其家庭都自觉成为自己和子代健康的第一责任人,进一步降低妊娠风险的发生,从源头上助力母婴安全,提高出生人口素质。

参 考 文 献

[1] 王磐石.健康从母婴安全开始——适宜公众健康体系下的上海妇幼卫生.上海卫生健康政策研究报告.2020:131-135.

[2] 上海市卫生健康委员会.关于印发《上海市孕产妇保健工作规范》的通知(沪卫规〔2020〕5号).2020.

上海市老龄工作现状及发展策略研究

厉亚军　刘英涛　葛振兴　苏　洁　黄智俊

【导读】　党的二十大报告指出,"实施积极应对人口老龄化国家战略,发展养老事业和养老产业,优化孤寡老人服务,推动实现全体老年人享有基本养老服务"。面对新时代严峻的老龄化趋势,如何选择适合上海市地方情况、现实可行的老龄化工作对策,缓解人口老龄化带来的一系列影响,对上海市未来经济社会协调发展意义重大。文章在梳理总结上海老龄工作现状和存在问题的基础上,研究提出在新时代背景下上海市加强老龄工作的总体思路和对策建议,为全市老龄工作的推进提供参考。

人口老龄化是社会发展的客观趋势,是人类文明进步的重要体现。上海市是我国最早进入老龄化社会的城市,目前是我国人口老龄化、高龄化程度最高的城市之一,人口老龄化已经成为上海市今后相当长一个时期的基本市情。上海市第七次人口普查数据显示,全市常住人口老龄化率已达到23.4%,比2020年提高了8.3%[1]。从户籍人口来看,老龄化程度更加严重,截至2021年末,全市60岁及以上户籍老年人口542.22万人,占总人口的36.3%[2]。而且在未来一段时间内,老龄化程度将持续加深,预测至2031年全市户籍老年人口达到峰值595.78万人。

一、上海市老龄工作存在的问题

上海市较早开始了老龄工作的大胆探索和改革创新,很多方面走在全国前列。例如,在全国率先提出构建"9073"(90%的老年人居家养老、7%的老年人社区养老、3%的老年人机构养老)养老服务格局和"五位一体"的社会养老服务体系,首创社区嵌入式养老服务,创新推进长期护理保险(以下简称长护险)、安宁疗护服务等试点工作。经过长期努力,上海市老龄工作奠定了坚实基础,上海市老龄事业发展制度体系逐步健全,老年社会保障能力不断增强,养老服务体系持续完善,医养结合工作深入推进,老年友好型社会加快建设,老年群体的幸福度不断提升。但对照新时代新要求,仍存在一些亟待解决的突出问题。

第一作者:厉亚军,女,高级研究员。
通讯作者:黄智俊,男,上海华夏经济发展研究院副院长。
作者单位:上海华夏经济发展研究院(厉亚军、黄智俊),上海市卫生健康委员会(刘英涛、葛振兴),上海市老龄事业发展促进中心(苏洁)。

（一）养老服务体系仍待进一步健全

现有体系以政府主导的正式照料为主，并不能完全解决养老问题。由子女、亲属、志愿者及老年人自发组成的非正式照料的作用仍未充分发挥。个人自我养老理念仍有待提升，异地养老、以房养老等理念有待推广。上海市老年人生活需求调查结果显示，近八成的老年人无选择异地养老的意愿，会长期异地养老的仅占 2.2%；不了解"以房养老"的老年人占 42.2%，不赞同"以房养老"的占 24.4%[3]。

（二）城乡养老资源仍待进一步均衡

中心城区老龄化程度明显高于郊区，虹口区、黄浦区、普陀区、静安区等中心城区老龄化程度更高，均超过 40%[2]。城乡区域间的养老资源分配仍存在局限性，养老床位存在供给数量基本达标但布局结构失衡的问题，具体表现为中心城区"一床难求"而郊区养老床位却"虚位以待"。长者照护之家等社区居家养老服务的快捷性有待提升，城市适老设施仍存在较大缺口，如大量老旧住房没有电梯。而限于郊区地理禀赋，农村养老基础设施建设无法满足"15 分钟社区生活圈"要求，养老机构硬件设施冗余和日常基础设施欠缺并存。

（三）养老服务供给仍待进一步丰富

近年来，养老服务供给的质量、布局和效率与老年群体需求日益多元化的矛盾逐渐凸显。目前养老服务规划、评比和考核中比较注重数量型指标，较少关注品质。养老队伍建设与养老服务需求存在较大差距，"量""质"双缺，在人员招录、培训、管理、薪酬及人员素质等方面还存在不少问题。另外，老年人文化娱乐等产品供给也有待进一步丰富。

（四）医养结合发展仍待进一步增强

一方面，医疗需求和有效供给尚不平衡。目前医养结合服务还未能让真正有需求的老年人"解渴"，如长护险政策仍遇到评估标准、支付能力、精准服务等方面的问题，覆盖率仍较窄。另一方面，医养结合通道还不够顺畅。目前上海市的各大综合医院还是以疾病诊疗为主，与康复医院上下衔接不畅。而养老机构因仍属于民政管理范畴，医疗卫生资源虽有植入，但在运行机制上还不够畅通。

（五）老龄产业供需仍待进一步匹配

目前，上海市还未制订老龄产业中长期规划，老龄产业发展的相关扶持政策也比较有限，老年用品、养老服务的产业规模和经济贡献仍待扩大。老龄产业的供需对接也有待加强，老年人面临市场边缘化困境，主流市场产品较少考虑老年人需求特点。同时，数字化转型对传统生活模式的挤压产生的"数字困扰"，也使很大一部分老年人无法适应。

二、新时代上海市加强老龄工作的总体思路

面对新时代新形势新要求，全市老龄工作必须坚持新理念、新思路，具体包括以下 5 个方面。

（一）养老服务与健康服务有机融合

老龄化同时伴随着高龄化,养老服务和健康服务等需求叠加。新时代老龄工作要以维护老年健康权益和满足健康养老服务需求作为出发点和落脚点,推进养老服务与健康服务有机融合,注重居家社区机构相协调,不断提升医疗卫生服务对健康养老的支撑能力,推动实现高质量医养结合发展。

（二）老龄事业与产业双轮驱动

人口老龄化既是挑战,也是寻找经济增长新动能的突破口。新时代老龄工作要坚持老龄事业和老龄产业双轮驱动,推动老龄产业与关联产业融合发展、跨域发展、跨界发展,合理延展老龄产业覆盖范围和产业链条,培育老龄产业新的增长点。优化老龄产业市场竞争环境,不断丰富为老服务和产品供给,持续提升为老服务规范化、专业化、职业化、智能化水平。

（三）城乡区域之间均衡协同

新时代老龄工作要促进养老、医疗等公共资源在城乡之间均衡配置,促进为老服务设施布局城乡协调、区域协调。按照独立的综合性节点城市定位,强化"五个新城"养老、医疗等公共服务设施的统筹布局,突出新城优质资源的集聚辐射。坚持长三角区域老龄事业协同发展,强化老龄产业的产业链对接和功能互补,探索超大型城市群老龄事业发展的新路径。

（四）物质需求与精神生活齐抓并进

随着老年群体对物质文化的需要逐步转变成对美好生活的需要,新时代老龄工作要坚持物质、精神两手抓,在满足老年人吃、穿、住、行等物质需求的基础上,更加关注老年人日益增长的精神文化和自我实现的需求,不断提升老年人社会保障、养老服务、健康支撑、社会优待、家庭赡养、社会参与等方面的软性服务水平,让老年人享有更加丰富、更有尊严、更为幸福的晚年生活。

（五）政府、家庭与个人紧密结合

老龄事业既是"家事",也是"国事"。新时代老龄工作要坚持党对新时代老龄工作的全面领导,整合政府、社会、企业、家庭、个人全方位资源,形成多元主体责任共担、老龄化风险梯次应对、老龄事业人人参与的新局面。充分发挥政府主导作用,引导社会广泛参与,注重发挥家庭养老、个人自我养老的作用,支持家庭承担养老功能。

三、新时代上海市加强老龄工作的对策建议

（一）更加注重居家社区养老,健全养老服务体系

1. 提升居家养老基本功能

一是更好地推进居家长期照护。深化长护险试点,加强评估和服务环节监管,同时有效整合"互联网+护理服务"与"家庭照护床位"两项服务。二是更好地发挥家庭、个人自我养老作用。引导老年人作为养老主体,提早做好养老规划。面向老年人家庭成员和其他照护人员开展照护

知识和技能培训。鼓励成年子女与老年父母就近居住或共同生活。

2. 强化社区嵌入式养老服务

一是逐步完善社区养老服务设施。加快完善中心城区的"15分钟社区生活圈",重点打造枢纽型的社区养老综合体。二是不断丰富社区养老服务功能。加快发展家门口的养老服务站点,因地制宜增加养老服务功能。积极推广"养老服务包"和"养老顾问制"。

3. 探索创新养老服务新模式

一是鼓励互助式家庭养老。推广邻里扶助、睦邻点、"老伙伴计划""关爱独居老人""时间银行"等经验。二是鼓励异地养老、"以房养老"等新型养老模式。

(二)结合城乡实际,推动养老资源均衡配置

1. 推动养老机构合理布局

一是合理规划城乡养老床位数量。根据老年人口预测峰值和区域差异合理规划养老服务设施规模总量。鼓励中心城区就近增加养老床位,郊区及五个新城布局服务全市的养老床位。二是逐步优化养老床位功能结构。新增养老机构重点发展护理型床位和认知障碍照护床位;有条件的存量养老服务设施,逐步提高护理型床位和认知障碍照护床位配置比例。三是完善养老资源统筹协调机制。加大全市养老床位建设统筹和轮候使用力度,建立全市统一的"补贴跟人走"机制。

2. 补齐农村养老服务短板

一是提升农村老年人照护能力。加强对乡村地区、远郊薄弱地区的倾斜扶持,逐步引入市场化、专业化运营机构,推动农村养老服务提质升级。二是不断改善农村养老服务设施。将具备条件的敬老院改扩建为区域养老服务中心,鼓励由集体兴建老人集中居住点或利用现有空置宅基地集中整合,集中提供居家养老服务。三是推广农村幸福院、颐养之家等农村互助性养老模式,探索乡村养老、城乡互助养老等新模式。

(三)加大为老服务供给,加快建成老年友好型社会

1. 提升为老服务供给能力

一是扩大老年文化娱乐资源供给。鼓励高校、行业企业、社会化培训机构等各类主体举办或参与老年教育。积极推动"嵌入式"公共文化服务,开发和推广适合老年人的智慧娱乐产品。二是鼓励发展市场化养老服务。在政府补贴、购买服务等方面实行民办与公办养老机构同等待遇,探索建设"养老社区"。

2. 推动养老服务队伍向专业化、职业化发展

一是加强养老服务从业人员培养培训。制定养老护理员培训计划,大力推进养老领域产教融合,鼓励发展"互联网+培训"新模式。鼓励各类院校开设养老护理相关专业,积极稳妥推进"1+X证书"("学历证书+若干职业技能等级证书")制度。二是健全养老服务人员职业发展体系。建立养老服务人才库,推广养老护理员职业技能等级认定。畅通卫生健康体系医疗护理员和护士之间的职业晋升通道,并与民政养老护理员衔接。三是落实养老服务人员政策待遇,建立养老服务人员褒扬机制。

3. 推动老年友好型社会建设

一是鼓励老年人社会参与。探索建立老年人才信息库,开发适合老年人的"迷你工作"体

系,支持老年人自主创业。构建老年人志愿服务平台,完善老年志愿者登记手段。二是推动适老化改造。将无障碍环境建设和适老化改造纳入城市更新、城镇老旧小区改造等统筹推进。鼓励以市场方式提供家庭适老化改造服务。加快既有多层住宅加装电梯工作。

(四)强化老年人健康支撑,推动医养融合发展

1. 健全医养结合的服务链条

一是探索在大型综合医院试点设立"出院准备服务"部门,加强与"下游"康复和护理机构的联系,实现就诊与康复、护理的无缝衔接。二是构建医院间共享的康复病患信息网络。建议在"健康云"开通专门的"老年病患康复护理"板块,将病患相关资料及时加密上传,实现医院与康复医院或护理院的信息共享。三是充分发挥社区家庭医生作用,逐步打通诊疗康复护理的"最后一公里"。四是依托上海的三甲医院,在长三角地区拓展建设集诊疗、康复和护理于一体的大型服务机构。

2. 增强养老机构的医疗服务能力

一是鼓励医疗卫生机构与养老机构开展协议合作,进一步整合优化基层医疗卫生和养老资源,提供医疗救治、康复护理、生活照料等服务。二是支持规模较大的养老机构设置医疗机构,推动养老机构在药物配送、医保报销方面,做到与社区卫生服务中心无差别。

(五)加快发展银发经济,积极拥抱数字生活

1. 推动老龄产业高质量发展

一是完善老龄产业顶层设计。编制全市及各区老龄产业发展规划,明确老龄产业发展的方向和重点。建立和完善老年用品和服务的行业标准体系和统一认证制度。鼓励社会力量和民间资本参与兴办老龄产业,完善相关扶持政策。二是积极发展老年人功能代偿医疗器械、康复辅具、服装服饰、日用辅助产品、生活护理产品等老年用品产业。

2. 促进数字技术助老适老

一是加快推进信息技术和智能硬件在老年用品领域的深度应用,发展健康管理类可穿戴设备、便携式健康监测设备、自助式健康检测设备等智慧养老产品。二是实施智慧助老行动,进一步消除"数字鸿沟"。优化数字无障碍环境,建议居民小区设立智能服务热线和智能服务点。聚焦老年人就医、出行、居家、文娱、学习等需求,搭建综合为老服务平台,实现各类服务"一键通"。

参 考 文 献

[1] 上海市统计局.上海市第七次全国人口普查主要数据公报(第一号). https://tjj. sh. gov. cn/tjgb/20210517/cc22f48611f24627bc5ee2ae96ca56d4. html [2021 - 05 - 18].

[2] 上海市卫生健康委员会.2021 年上海市老年人口和老龄事业监测统计信息. http://wsjkw. sh. gov. cn/tjsj2/20220728/23e3fe0692d744a6b994309de7b2493d. html [2022 - 07 - 28].

[3] 上海市卫生健康委员会.上海卫生健康政策研究年度报告(2021). 北京:科学出版社,2022:399 - 405.

上海市养老服务供需现状及思考

罗　娟　葛振兴　苏　洁　马雯嬿

【导读】　随着社会化养老服务的快速推进,上海市养老服务体系正从"补缺型"走向"适度普惠型",但仍然难以满足庞大的老年群体日益增长的养老服务需求。文章着眼于老年群体的实际需求及养老服务供需匹配程度,探究上海市养老服务供需现状,剖析上海市养老服务体系面临的问题。结合老年人的实际养老需求,从数量、质量及结构3个维度提出完善养老服务供需匹配的对策建议,满足老年人多样化、多层次的养老服务需求。

人口老龄化已经成为21世纪人类社会面临的重大课题,我国是人口老龄化发展速度最快的国家之一,面临的挑战较为严峻。上海市是我国人口老龄化程度较深的城市,积极应对人口老龄化已经成为这座超大型城市的一项长期性战略任务。随着老龄化发展态势的加剧,养老服务建设的重要性愈发凸显,亟需对养老服务供需匹配现状进行分析并提出对策建议,为提供多层次、多样化的养老服务提供科学依据。

一、上海市养老服务供需匹配现状分析

(一)养老服务供需数量现状分析

1. 上海市老龄化态势进一步严峻,养老服务体系建设迫在眉睫

上海市第七次人口普查数据显示,2020年上海60岁及以上老年常住人口有581.55万人,占全市总常住人口的23.38%[1]。根据2021年上海市老年人口和老龄事业监测统计信息,截至2021年底,全市65岁以上户籍人口比例已达到26.9%[2]。老龄人口呈现出占比高、数量多且高龄化严重的态势,进一步加剧了养老服务体系建设中的供需矛盾。

2. 社区居家养老设施总量充足但分布不均

上海市各区域的社区居家养老设施数量以中心及周边城区为界,呈圈层特征。中心及周边城区内的行政区域,单位面积内设施数量多,设施数量积累充分;近郊外到部分远郊区域内设施数量较少,从整体来看拥有一定设施数量,但分布不均;远郊区域外的设施总量明显减少,如崇明

第一作者:罗娟,女,副教授。

作者单位:上海工程技术大学管理学院(罗娟、马雯嬿),上海市卫生健康委员会(葛振兴),上海市老龄事业发展促进中心(苏洁)。

等区域,单位面积内的设施少且分布零散。

3. 养老机构数量激增,区域分布与总量间有待进一步优化

截至 2021 年底,上海市养老机构总数量为 759 家,集中分布在中心城区,占全市养老机构总数的 40.41%,养老床位总量为 15.86 万张[2],其中大部分远郊区域,如金山区养老床位数供大于求;而松江等地区需求与供给基本相当,但床位仍略显紧张;另外,中心及周边城区资源明显不足,床位非常紧张。总体上各区的床位比与各区的机构数之间存在倒挂的现象,资源与需求并不匹配。

4. 服务人员供给增加,与需求相比仍存在较大缺口

截至 2022 年 7 月,上海市共有养老护理员 66 124 名,其中,养老机构护理员 17 608 名,社区养老机构护理员 37 383 名,护理站护理员 19 613 名。根据《养老机构护理服务规范》,养老护理员和老年人配比不应低于 1:4,按照上海市总体失能率 7.79%[3]计算得出护理站护理人员需求量应达到 109 859 人,与实际护理人员数存在差距,养老护理员供给数量上存在很大缺口。

(二)养老服务供需质量现状分析

1. 养老机构服务质量在中心城区和郊区存在较大落差

当前上海市养老服务供给质量各区不一致,中心及其周边城区总体服务质量较高,拥有绝大部分的四级、三级及二级养老机构;城郊结合区与郊区的养老服务机构以二级养老机构居多。中心城区机构的优秀率相对最高,总体服务供给质量最好。

2. 居家社区养老服务质量有所提升,应进一步满足高层次需求

近年来,社区居家养老的月均服务人数快速增长,更多老年人获得社区居家养老的政府补贴,其需求与服务质量均处于快速上升的阶段。绝大多数老年人希望更高频次、更长时间的服务,以及专业养老服务人员的照护与指导,并且居家社区服务在促进老年人融入社会、打造社区居家养老一体化方面仍有待提升。

3. 护理员队伍专业化与高水平化工作相对不足

据上海市民政局数据调查,从性别与学历上来看,女性护理员占据了行业主力,并且护理员学历整体偏低;在年龄上,以 50~59 岁的养老护理员居多,占 66.45%,护理员队伍的年轻化水平有待提升。养老服务的照护人员多是家政人员,呈低学历为主的现象;持有初级证书资质人数为主,达 64.8%,极少部分有中高级护理员资质。

(三)养老服务供需结构现状分析

1. 养老服务机构城乡供需差异大,价格层次较为合理

由于城乡之间对养老服务的需求存在较大差异,养老服务机构在城乡不同区域的价格存在较为合理的结构性差异,郊区的养老机构服务均价普遍较低。不同性质的养老机构服务价格差异也较大,其中公办养老机构的兜底属性较为明显。

2. 粗放化供给和精细化需求碰撞,社区居家养老服务结构有待调整

一方面,粗放化的养老服务供给跟不上老年人对高质量服务的实际需求,主要体现在服务内容上,生活照料类服务供给最为充足;医疗护理类服务供给与需求较为适中;心理慰藉型服务虽

然需求旺盛但供给失衡。另一方面,粗放化的养老服务冗余造成服务利用率低,配置效率低下。总体看来,一些养老服务利用率低于其服务供给量。

3. 养老护理员性别构成不均衡,户籍结构较为平衡

当前养老护理员组成以女性为主,占比达到 93.64%,相关行业男性占比较少。非上海市户籍的护理员占比达 45.57%,是护理员队伍建设发展中不可忽视的重要力量。

二、上海市养老服务供需匹配的问题

(一)养老服务供需数量不均衡

1. 养老服务供给不足,各区养老服务供给差距明显

据上海市统计局数据,2021 年末,每百名老年人口拥有养老床位约 3.03 张(按照上海户籍老年人口数计算),虽然整体上达到"9073"(90% 的老年人居家养老、7% 的老年人社区养老、3% 的老年人机构养老)的目标,但从各城区百名老人床位数看,区域间差异较大,存在分布不均的情况,中心城区及周边城区普遍低于上海市其他区域。总体看来,上海市各区的床位比与各区的机构数之间存在倒挂的现象。

2. 社区居家养老服务供给内容统一化,缺乏需求选择弹性

本文调查发现,上海市半数以上老人养老服务需求尚未得到满足,51.25% 的老人认为自己并没有得到满意的养老服务。由于社区居家养老服务供给内容统一,不同类别老年群体需求选择缺乏弹性。对于高龄、独居老年人甚至失能老年人家庭,更需要专业医护队伍服务,但目前社区居家养老服务项目比较单一,不能充分满足不同类别老年人的需求[4]。

(二)养老服务供需质量有待提高

1. 养老服务供给项目有限,未能满足老年人个性化需求

不同年龄段的老年人对于养老服务内容需求存在差异,高龄老年群体更注重专业医疗护理方面的服务,护理时长需求也相应增加。但目前老年人的养老服务内容是统一的,未分人群、分类别提供精准化养老服务。此外,已有研究指出,养老服务类别(如居家照护、社区照护、机构照护等),并未与具体的照护服务内容挂钩,未能精准化、个性化定制不同老年人的养老服务内容[5]。

2. 长护险服务满意度偏低,服务监管机制需进一步完善

截至 2020 年底,上海市长护险服务人数占老年人口的 10.6%。从长护险满意度来看,仅 18.2% 的长护险服务人群感到满意,满意度偏低。目前,上海市长护险服务监管主体主要有护理站自检、医保部门抽检、行业协会监管和社会监督,需要进一步优化服务监管机制,有效利用社会力量和媒体力量,打通服务反馈通道,畅通投诉举报渠道,从服务受众群体中了解真实服务情况[6],及时发现长护险服务所存在的问题,提升长护险服务监管效率。

3. 养老护理队伍需强化,专业化水平有待提高

根据上海市养老服务平台显示,截至 2022 年 7 月 5 日,上海市养老护理员共计 66 268 人。其中非户籍护理人员占比接近一半,可能导致护理人员流动率不稳定。并且养老护理员平均年

龄偏大,受教育程度较低,虽然持证率近几年在上升,但是大部分证书为一些基础护理服务的初级护理证书,专业化水平有待提升。

(三)养老服务供需结构配置需优化

医养结合是未来养老发展的大趋势,但上海市医养资源的结合程度不高。根据上海市养老服务平台显示,截至 2022 年 10 月 25 日,在全市 669 家养老机构中,其中内设医疗机构的养老机构仅有 325 家。在各区内设医疗护理机构的养老机构中,占比排名前三的分别是松江区、金山区和闵行区,中心城区及周边城区内设医疗机构的养老机构比例低于城郊结合区和郊区,从上海市养老机构整体情况来看,内设医疗机构的养老机构比例不到一半。

三、上海市养老服务供需匹配的对策建议

(一)数量上:增加养老服务供给,实现范围性养老保障兜底工作

1. 合理规划区域养老机构数量和床位数,缓解机构建设成本

为有效缓解养老机构及床位供需不均衡的问题,建议根据目前各区之间养老机构及床位数分布情况,因地制宜,合理规划区域养老机构数量和床位数。一是分散中心城区养老机构运行压力,渐进地、适当地向周边城区引导,在降低中心城区养老机构建设成本的同时,增加床位数量,提供更多养老机构入驻机会。二是按人口数量及其实际需求合理设置机构床位数,精确预测需求,合理规划流程,对于符合入住要求的特殊老年人群进行分类、统一、精细管理。

2. 挖掘养老服务人才来源,大力培育养老服务队伍

一是多渠道挖掘养老行业人才,提高财政支持力度,建立专项人才培养制度,大批引进专业人才,形成交叉式、专业性、大规模的养老服务人员培训班。二是大力发展区域性养老护理员培训基地,开展护理员专业技能和综合素质培训,加强护理员人才队伍储备,落实护理员培训补贴制度。三是鼓励养老机构内部建立护理员评价、职业晋升和薪资制度,提高护理员参与培训和护理工作的积极性,营造平等和谐的工作环境。

(二)质量上:规范养老服务产业,提升服务质量

1. 制定养老服务产业培养准则和目标,多方面加强服务能力

一是要规范制定养老服务业培养准则,"补短板,亮长处"。"补短板"在于:机构运行过程中所发现的问题,以合理规范的制度,加以强化,规范行为;"亮长处"在于:极大限度地发挥机构优势,补足基础,抓牢优势。二是合理制定目标,以目标为鞭策机构及人员提升服务质量的准绳。三是精准定位目标人群,养老服务业要有敏锐的"眼力"能够精准锁定服务目标人群,按需划分,制定"普性+特性"相结合的服务目标。

2. 加大力度完善郊区养老服务机构的硬件设施及人员配备,缩小城乡差距

结合上海养老服务产业发展现状,郊区在硬件设施及人员配备上与中心城区还存在较大的差距[7]。一是加大政策倾斜力度和资金支持力度,不断优化养老服务人员的薪酬绩效管理体系,为养老服务产业"增动能"。二是加大投资力度,推动郊区置换成与中心城区相同的新型设备,

利用周边辐射资源,深挖资源优势,最大力度整合资源。三是加强护理质量管理,不断提高护理服务质量,开展定期培训与考核机制,培养全能型服务人才。

(三) 结构上:优化养老服务业布局,丰富养老服务形式,构建新型的养老服务格局

1. 充分发挥政府主导力量,鼓励和引导多方主体参与,实现养老资源精准对接

一是加强整体方向把控和布局,强化政策指导,协调养老服务资源,优化养老服务结构,实现功能优势互补,统筹相关物力财力。同时,加大财政补贴,实施优惠政策,聚力各方共同推动养老服务高质量发展。二是以社区作为支持力量,积极发展社区养老,围绕老年人意愿,提升服务质量,打造温暖型、亲情化的养老服务。依托小微型机构,积极鼓励社会资本通过直接投资、注资入股、输出和受托管理、租赁等方式,开展大社区养老服务。

2. 构建城郊养老服务联动体系,打造养老服务综合体

一是以城郊发展现状为基础进行体系评估,依托中心城区较大经营规模的养老服务机构,推动郊区和中心城区养老机构共同构建大型养老综合体,以城带郊,资源互通互用,建立城郊联动机制,形成新型养老服务格局,打破郊区资源单一化壁垒。二是充分发挥城区养老机构资源优势,构建信息互通平台。城郊协同,形成郊区养老机构多元化结构。依靠中心城区完整、成熟的服务体系,利用辐射带动新机能,在郊区建设其附属机构,利用互联网技术,实现信息、资源跨区流动,做到人员信息精准对接,进一步优化养老服务产业结构。

参 考 文 献

[1] 上海市统计局.上海统计年鉴2021.北京:中国统计出版社,2021.

[2] 上海市老龄工作委员会办公室,上海市卫生健康委员会,上海市统计局,等.2021年上海市老年人口和老龄事业监测统计信息.2022.

[3] 郭秀云.上海老年人口失能水平与平均照料时间研究——基于多个数据来源的考察.南方人口,2019,34(3):1-12.

[4] 曾莉.特殊困难老人服务供需失衡及其治理——基于需求管理视角的调查分析.中州学刊,2022(6):52-61.

[5] 刘二鹏,韩天阔,乐章.县域统筹视角下农村多层次养老服务体系建设研究.农业经济问题,2022(7):133-142.

[6] 邓保国,余泽梁.社区各类养老服务对老年人生活质量的影响——以需求响应为视角的实证分析.学术交流,2021(9):120-132,192.

[7] 刘奕.从资源网络到数字图谱:社区养老服务平台的驱动模式研究.电子政务,2021(8):40-51.

上海市老年人健康管理服务现状分析

钟　姮　刘思尧　曹筱筱　杨　超

张天晔　王　冬　毕　媛

【导读】　为落实国家卫生健康委等15个部门联合印发的《"十四五"健康老龄化规划》相关要求,上海市需要进一步推动老年人健康管理服务体系建设,深度开展老年健康促进行动,促进实现健康老龄化。文章通过横向、纵向比较等多维度分析方式对近年来上海市老年人健康管理服务的现况进行梳理,探究老年人健康管理项目在推进过程中的重点和难点,并从服务模式、平台建设、组织管理、队伍建设等方面提出配套对策建议。

老年人健康管理是国家基本公共卫生服务项目的重点内容之一,是指每年为辖区内65岁及以上老年人提供1次免费健康管理服务。健康管理不仅是针对老年人主动开展健康保护来降低健康风险和节省医疗支出的方法,更是减轻社会医疗负担及实现分级诊疗的重要方法。上海市自2009年开展老年人健康管理服务以来,经过13年发展,服务内容不断丰富和完善,但由于缺少全生命周期健康管理的理念和策略,导致目前相关工作主要局限于老年人健康体检,缺乏对其他服务方式的具体落实。并且,老年人健康管理服务的工作模式及业务边界尚处于发展探索阶段,影响实施效果。本研究通过分析近年来上海市16个区的老年人健康管理数据,梳理全市老年人健康管理现状,探讨影响推进老年人健康管理工作的因素,为提高老年人健康管理水平提供对策参考。

一、上海市老年人健康管理服务项目现状

（一）上海市户籍老年人口变化趋势

2021年末,上海市65岁及以上老年人口占总人口的比重为26.9%,较2019年增加2.3%(表1)。

第一作者:钟姮,女,助理研究员,上海市卫生健康委员会一级主任科员。

作者单位:上海市卫生健康委员会(钟姮、刘思尧、杨超、张天晔、王冬),上海市奉贤区西渡街道社区卫生服务中心(曹筱筱),上海市健康促进中心(毕媛)。

表 1　2019~2021 年上海市老年人口情况

年龄段	2019 年		2020 年		2021 年	
	人数（万人）	占总人口比重（%）	人数（万人）	占总人口比重（%）	人数（万人）	占总人口比重（%）
总人口	1 471.16	100	1 478.09	100	1 495.34	100
≥60 岁	518.12	35.2	533.49	36.1	542.22	36.3
≥65 岁	361.66	24.6	382.44	25.9	402.37	26.9

数据来源：2021 年上海市老年人口和老龄事业监测统计信息。

（二）横向对比：全市不同城区老年人健康管理情况

2019 年，全市 65 岁及以上常住居民为 332.54 万人，其中接受健康管理人数为 205.38 万人，全市老年人健康管理率为 61.76%。远郊城区老年人健康管理率最高且超过当年国家绩效考核标准 0.2%（表 2）。

2020 年，全市 65 岁及以上常住居民为 343.03 万人，其中接受健康管理人数为 254.06 万人，全市老年人健康管理率为 74.06%。中心、近郊、远郊城区及全市老年人健康管理率均超过当年国家绩效考核标准（表 2）。

2021 年，全市 65 岁及以上常住居民为 390.11 万人，其中接受健康管理人数为 273.13 万人，全市老年人健康管理率为 70.01%。中心城区及全市老年人健康管理率超过当年国家绩效考核标准（表 2）。

表 2　2019~2021 年上海市不同城区老年人健康管理率（单位：%）

年　份	中心城区	近郊城区	远郊城区	全　市	国家绩效考核标准
2019	61.75	59.87	67.20	61.76	67
2020	74.83	74.13	71.84	74.06	70
2021	75.41	66.19	69.92	70.01	70

（三）纵向对比：近年老年人健康管理变化情况

2019~2021 年，上海市中心城区老年人健康管理率呈上升趋势；近郊及远郊城区老年人健康管理率呈先增高后降低趋势（图 1）。

（四）纵向对比：全市老年人健康管理率、体检率及家庭医生签约率的变化

2019~2021 年，全市老年人健康管理率、体检率及家庭医生签约率变化趋势基本一致，总体呈现先增高后降低趋势（图 2）。

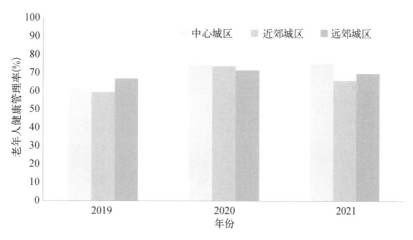

图 1　2019~2021 年上海市不同城区老年人健康管理率变化情况

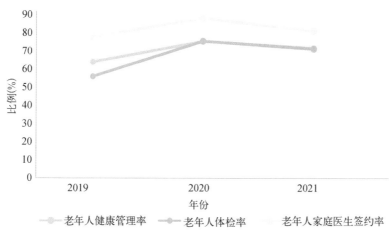

图 2　2019~2021 年上海市老年人健康管理率、
体检率、家庭医生签约率的变化情况

（五）除健康体检外其他服务利用情况

2022 年前三季度,全市 65 岁以上常住人口 402.51 万人,接受社区健康管理服务人数为 131.17 万人,老年人健康管理率为 32.59%。其中,76.21 万人在社区卫生服务中心接受老年人免费健康体检服务,体检率为 18.93%;其余 55.06 万人的健康管理数据是通过信息系统整合而成,其信息化整合率为 13.68%。

上海市各区老年人健康管理率存在差异,管理率最高的是中心城区,为 43.88%,其中 36.56% 的数据来源于信息化整合;管理率最低的是近郊城区,为 22.21%,其中信息化整合率为 1.83%。中心城区老年人健康管理率明显高于近郊城区和远郊城区,对信息化整合利用率较高（图 3）。

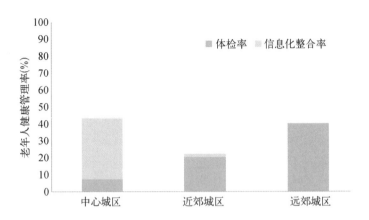

图 3　2022 年前三季度上海市不同城区老年人健康管理服务开展情况

（六）全市人均基本公共卫生补助经费情况

2019~2022 年，全市人均基本公共卫生补助经费逐年增高。2022 年前三季度全市人均基本公共卫生补助经费为 114.4 元，较 2019 年增加了 23.18 元（图 4）。

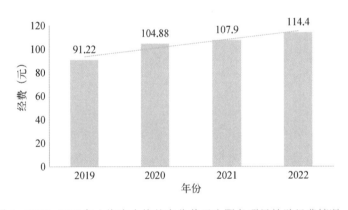

图 4　2019~2022 年上海市人均基本公共卫生服务项目补助经费情况

（七）老年人健康管理项目和其他基本公卫项目的达标情况对比

2019 年，全市老年人健康管理率低于国家绩效考核标准 5.24%。对比同年其他国家基本公卫项目：全市居民电子健康档案建档率高于国家绩效考核标准 6.39%；0~6 岁儿童健康管理率高于国家绩效考核标准 13.47%；高血压患者规范管理率高于国家绩效考核标准 24.77%；2 型糖尿病患者规范管理率高于国家绩效考核标准 26.84%（表 3，图 5）。

2020~2021 年，在国家绩效考核标准提高的情况下，上海市仍连续两年老年人健康管理率高于国家绩效考核标准，但相较于同年其他国家基本公卫项目达标情况，仍有一定差距（表 3，图 5）。

表 3　上海市 2019~2021 年基本公共卫生服务项目实施情况 (单位：%)

项　　目	2019 年		2020 年		2021 年	
	上海市	国家绩效考核标准	上海市	国家绩效考核标准	上海市	国家绩效考核标准
老年人健康管理率	61.76	67	74.06	70	70.01	70
居民电子健康档案建档率	81.39	75	86.29	75	88.18	75
0~6 岁儿童健康管理率	98.47	85	98.68	90	99.52	90
高血压患者规范管理率	84.77	60	84.63	60	83.59	60
2 型糖尿病患者规范管理率	86.84	60	84.42	60	82.31	60

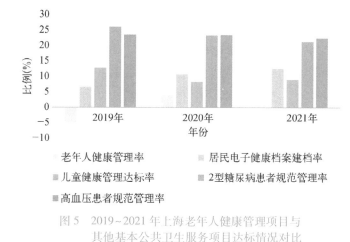

图 5　2019~2021 年上海老年人健康管理项目与
其他基本公共卫生服务项目达标情况对比

二、上海市推进老年人健康管理服务的问题讨论

（一）项目服务模式有待丰富

根据《国家基本公共卫生服务规范 (第三版)》要求,老年人健康管理服务的内容包括生活方式和健康状况评估、体格检查、辅助检查和健康指导等[1]。但在实际工作推进过程中,各区通常将"体检"作为老年人健康管理服务的主要形式,以"体检率"替代"健康管理率",忽略健康指导、生活状况评估等服务形式[2]。由于"体检"项目属于近距离服务,在常态化疫情防控形势下,会直接影响到各区工作进度,甚至导致项目停滞。因此,严重依赖"体检"的现状亟须改善。而且,目前开展的"体检"项目较为单一[3],无法满足群众的实际需求,导致群众参与度不高。此外,除"体检"外的其他老年人健康管理的服务模式尚缺乏统一的评价考核标准,导致基层开展工作时难以量化,开展工作难度较大。

（二）区域内工作壁垒仍需待进一步打通

社区卫生服务中心工作条线较多,目前各条线工作内容尚不完全兼容。李敬芝等人在对奉贤区老年人健康管理考核分析的研究中发现,老年人健康管理项目与高血压、糖尿病等慢性病随访相结合率过低[4]。本研究同样发现该现象,2019~2021 年高血压、2 型糖尿病的规范管理率远超国家绩效考核标准,并且高血压、糖尿病患病人群以老年人居多,但老年人健康管理率却刚达到国家绩效考核标准,这也侧面表明老年人健康管理工作条线和高血压、糖尿病等慢病管理条线尚未完全融合开展。本研究发现,2019~2021 年,居民电子健康档案建档率和0~6 岁儿童健康管理率连续 3 年均高于国家绩效考核标准(图5)。根据基层工作反馈,居民电子健康档案项目是结合家庭医生签约服务,在和家庭医生签约前必须进行建档;而0~6 岁儿童健康管理项目是结合儿童的预防接种工作,儿童每次接受免疫规划范围内的预防接种时,要接受一次健康管理。这也提醒了打通工作条线壁垒的意义和必要性,工作条线间的壁垒不仅会导致数据无法互通,还会额外增加基层工作负担。

(三) 信息化改造进度需进一步加快

近几年,各区陆续开展了老年人健康管理的信息化整合工作,即社区卫生服务中心通过信息化采集老年人体检数据,无须组织体检。此项工作是源于目前上海市医保报销比例较高、可提供体检服务的医疗机构较多,老年群体对健康体检的选择面较大,部分老年人已有在其他医疗机构体检记录,重复体检会导致医疗资源的浪费且群众配合度不高。为了更好地整合区域内医疗机构就诊记录、体检数据等,部分区启动了较大规模的系统改造,甚至更换软件开发商,但信息系统改造进度直接影响了健康管理数据整合进展。2022 年前三季度数据表明,各区健康管理进度和信息化整合进度明显相关,新冠疫情影响了老年人健康管理工作进展。

(四) 基层工作有待进一步减负

近年来,上海市老龄化程度逐渐加深,上海市很多中心城区、近郊城区的社区卫生服务中心需要服务 2.5 万~3 万的老年人。按照老年人健康管理率70%的要求,大约需服务 2 万多名老年人,但受限于社区卫生服务中心的营业面积及人员编制,往往会导致基层负荷过重[5],基层工作人员往往疲于应付表格的填写和完善。未来,随着老年群体逐渐增多,服务项目不断拓展,基层工作压力也会进一步加重,导致老年人健康管理工作落实难度进一步加大。

三、政策建议

(一) 创新探索服务模式,优化服务流程

采用"规定动作+自选动作"模式,鼓励各区根据财政能力,在目前现有基础体检项目的基础上,补充针对适合不同区域、不同人群的体检服务包。拓展老年人健康管理的新形式、新方法,加紧与专业机构、院校对接,对"老年人健康管理服务"具体服务内容进行详细顶层设计,形成可评估、可量化的其他服务模式,便于基层开展工作。加强智慧社区建设,实施预约分流[6],避免集中式、突击式老年人健康体检,分散社区业务压力。优化信息录入路径,为基层工作减负。

（二）加强服务整合，推进各平台系统互通、数据共享

在社区层面建立覆盖全人群、全生命周期的健康信息平台。社区是健康管理的实施平台，为切实提高基层工作效率，应整合不同项目、不同重点人群采集和随访信息，推进平台系统互通、数据共享，各条线工作融合开展，力争实现各区相关部门不进行大规模调整的前提下，规范接口标准。比如，老年人健康管理可作为一次高血压、糖尿病等慢性病管理，做到慢性病随访、管理有机结合。

此外，现阶段我国居民健康管理工作缺乏针对性与系统化，需要寻求新型管理模式[7]。目前正在推进的家庭医生签约服务正是要把家庭医生团队打造成居民健康的守门人。本研究发现，老年人健康管理率和家庭医生签约率变化趋势基本一致（图2）。磨燕等人的研究中也发现，家庭医生服务在老年人健康管理中可发挥较好作用[8]。因此，鼓励养老机构等老年人聚集的社区与周边医疗卫生机构开展多种形式的签约服务，通过与家庭医生签约服务充分整合，更好地为老年人提供高质量的健康管理服务。

（三）加快信息化整合，强化数据保护

加快对区域内体检数据或诊疗数据的整合，不仅有利于推进老年人健康管理工作，还能节省医疗成本、人力成本、基本公共卫生服务经费、各区财政、医保经费等，避免资源浪费。在推进信息化整合工作中，要做好数据传递、保管工作，严格确保数据安全。做好对群众告知及健康指导工作，利用信息化采集的健康数据开展健康评估，根据健康体检与评估结果，对老年人开展针对性健康指导和管理。

（四）加强督促指导，注重示范带动

各区卫生健康行政部门加强对辖区内老年人健康管理工作的管理和考核，细化上报指标，比如，老年人健康管理率、体检率、信息化整合率、健康指导率等，及时了解具体工作动态及困难，帮助基层查漏补缺。同时，要建立完善的动态监测、考核评价体系及服务反馈渠道，推动工作更好开展。要加强各区的沟通，交流典型经验做法，激励服务水平提升。促进全阶段社区积极参与，进一步规范执行《上海市社区健康管理工作规范》，细化管理标准，将标准化建设纳入各区各单位考核指标[9]。

（五）加大政策支持，强化基层人才队伍建设

健康管理经费的缺少是影响社区卫生服务发展的一个重要因素。尽管本市人均基本公共卫生服务项目补助经费已逐年增加，但在统筹推进各项工作时仍十分有限。需要从政策层面探索改革现有筹资方式，推进以政府主导的多元化筹资和补偿渠道，发挥政策优势鼓励社会组织及社会资本主动参与到老年人健康管理之中[10]。探索将社会医疗保险和健康管理结合、允许社会保险作为补充等方式[11]，减轻政府财政压力，丰富老年人健康管理内容。此外，健康管理人员的专业素质影响老年人健康管理的服务质量，应加强人才队伍建设，大力引进基层卫生人才，加强对社区卫生服务人员的理论培训和实践培训，提升服务管理能力。

（六）增进部门协作，强化宣传力度

推进老年人健康管理工作离不开有效的宣传引导，鼓励社区充分借力于街道、居委会等机构开展宣传、教育。今年，民政部等四部门联合发文，要求加强村（居）民委员会公共卫生委员会建设[12]，应尽快形成部门合力，建立健全社区卫生服务机构和公共卫生委员会协调联动工作机制，协助做好老年人健康管理服务的宣传、反馈等工作。建立定期宣传老年人健康管理知识的规章，综合利用讲座、电视、现场咨询及新媒体平台，充分发挥政府在老年人健康管理中的信息资源优势，引导其树立健康意识，对老年人的健康管理进行有效的行为干预[13]。

参 考 文 献

[1] 国家卫生计生委.国家卫生计生委关于印发《国家基本公共卫生服务规范（第三版）》的通知（国卫基层发〔2017〕13 号）.2017.

[2] 沈阳.基于 Anderson 模型的杭州市老年人社区健康管理服务利用与影响因素研究.杭州：杭州师范大学，2021.

[3] 赵冬玲.桂林市老年人健康管理服务研究.桂林：广西师范大学，2021.

[4] 李敬芝，张青锋，阮贤明，等.2018 年上海市奉贤区老年人健康管理考核分析.中国乡村医药，2020,27(5)：61－62.

[5] 秦彦，张静雅，苏丽娜，等.上海市社区深化老年人健康管理策略研究.健康教育与健康促进，2021,16(4)：370－374.

[6] 伍星，伍瑛，黄晓梅，等.智慧医疗背景下城市社区老年人健康管理模式优化研究.中国医药导报，2020,17(33)：194－197.

[7] 谢文娟.家庭医生签约服务对老年人健康管理的作用分析.中外女性健康研究，2020(11)：126－127.

[8] 磨燕，秦志明，罗玉桃，等.实施家庭医生服务对老年人健康管理的作用.中国社区医师，2021,37(10)：181－182.

[9] 黄萍，汪铭涵，张安，等.上海实施国家基本公共卫生服务项目十年效果评价.中华全科医学，2020,18(12)：1979－1983.

[10] 周婧雅.我国社区老年人健康管理研究.黑龙江人力资源和社会保障，2022(15)：32－34.

[11] 郭洪涛，张明月.国外老年人健康管理的经验及对我国的启发.中华健康管理学杂志，2014,8(3)：213－214.

[12] 民政部，国家卫生健康委，国家中医药局，等.民政部 国家卫生健康委 国家中医药局 国家疾控局关于加强村（居）民委员会公共卫生委员会建设的指导意见（民发〔2021〕112 号）.2022.

[13] 李春霖.我国老年人健康管理研究.青岛：中国海洋大学，2013.

上海市失能失智老年人健康服务
供需平衡的资源整合对策

于　莹　杜学礼　刘悦文　马微波

【导读】　失能失智老年人的照护需求日益复杂多样,供给和需求之间供需适配不足、不匹配或错配的现象,成为健康老龄化发展进程中的一大痛点,亟须通过服务资源整合,优化供给服务链,消解供需不平衡的阻碍因素。文章基于服务资源整合理论,探究失能失智老年人健康服务资源整合逻辑,提出失能失智老年人健康服务资源供需平衡的实现路径,包括:制度优化,提供政策支撑;强化组织培育,提供专业载体支撑;创新服务机制,提升服务质量等。

一、研究背景和意义

(一) 人口老龄化背景下上海市在失能失智老年人健康服务方面的探索

人口老龄化问题广泛影响着全球绝大多数国家和地区的发展。目前尚无证据表明失能失智老年人群体和一般老年人群体之间的共病风险差异,但是鉴于失能失智老年人已出现的日常生活活动功能损伤和衰弱而言,共病的继续作用会对失能失智老年人现存健康造成再次伤害。积极推进失能失智老年人健康服务供给,满足失能失智老年人多病共治、医养结合的健康服务需求十分必要。

上海市在满足老年人健康服务需求、老年医疗护理服务体系建设、优化老龄健康政策等方面率先布局,形成失能失智老年人健康服务供给、服务能力、服务管理的基础性支撑体系,并持续高质量提升。全面推进实施健康中国战略和积极应对人口老龄化国家战略的新发展阶段,建设"更加便捷、更高品质、综合连续的整合型老年健康服务体系"成为政府总体要求。

(二) 优化上海市失能失智老年人健康服务供需平衡路径的必要性与迫切性

在国家系列政策的大力支持下,许多地区都陆续开展了医养结合的实践探索。但在创新实践中,也面临许多问题,如配套政策和制度不完善、资金和专业人才缺乏、资源碎片化等,阻碍了医养结合政策的进一步开展。基于失能失智老年人需求的复杂多变性,供需适配不足、不匹配或

基金项目:上海市卫生健康委政策法规课题"上海市失能失智老人健康服务保障体系建设的深化研究报告"(课题编号:2022HP35)。
第一作者:于莹,女,研究员。
作者单位:上海健康医学院(于莹、杜学礼、刘悦文),华东师范大学公共管理学院(马微波)。

错配的现象十分突出。这可能与服务模式的单一性、供需对接方式的随机性有关。因而,应积极推动整合式医疗服务,分析健康服务的供需适配路径,使供需对接方式呈靶向性,以助于健康服务供给更具精准性。为此,本文基于服务资源整合理论,探究失能失智老年人健康服务资源整合逻辑,提出失能失智老年人健康服务资源供需平衡的实现路径,以期为该人群的健康服务供需平衡的实现提供理论支撑。

二、上海市失能失智老年人健康服务供需现状

(一)供需现状

随着人口老龄化进程加快,失能失智人数剧增,建设针对性的健康服务体系的重要性日益凸显。一方面,有照护需求的老年人群规模不断壮大,服务不充分、不适应、不连续的挑战将更为严峻;另一方面,服务管理中仍然存在的现实问题有待解决。梳理发现,上海市失能失智老年人健康服务供需问题主要集中在3个方面:一是失能失智老年人健康服务保障、健康管理指导等方面的资源整合等不足;二是日常生活照护服务与老年医学专业指导不充分;三是失能失智老年人健康服务的居家—社区—机构养老模式与预防—诊疗—康复—护理健康服务两个体系间缺乏有机衔接。失能失智老年人健康服务体系建设需要系统性地解决服务资源整合及服务链上的供需平衡问题。

(二)供需不平衡原因分析

1. 制度建设层面

关于健康服务标准体系,目前尚未形成针对失能失智老年人健康服务的统一评估系统和方法,忽视了健康服务需求的系统性和梯度特征,缺少依据失能失智老年人评估结果为其设计符合身心问题发展规律的连续性服务计划及各类型服务具体操作标准。从失能失智预防、早期干预到后期症状管理的服务转接标准若不清晰或没有明显的区分度,服务的质量就会受评估人员主观因素影响,并间接导致健康服务的项目供给不足。

2. 服务供给层面

关于养老服务机构和床位数资源,面临着资源分布不均的问题,区域布局有待进一步优化。基于对上海市16个区的169家综合为老服务中心关于机构养老、社区养老资源配置等相关调研数据,从布局上看,养老机构从内环内区域到外环外区域的机构规模(机构数、床位数)都是逐渐扩大。尽管外环外的养老机构数量比中内环内区域的有所减少,但床位数规模还是比外环内的区域机构的床位数有数量上的优势,内环线以内及内环线以外、中环线以内区域每千人拥有的床位数低于全市平均水平。此外,中环内区域以公办或者公办民营性质机构居多,这可能是因为市中心位置(中环内)土地资源稀缺,拿地成本高,机构规模小,导致了床位资源配置不均的现象。

3. 服务需求层面

关于老年人健康服务的利用效率,调查发现,相较社区卫生服务机构,失能失智老年人更偏向选择二、三级公立医院就医,相当一部分老年人没有利用或购买过社区提供的健康服务项目。

社区卫生服务机构的老年人健康服务利用效率有待进一步提高。此外,总体而言,失能失智老年人对卫生服务利用率、医疗服务需求满足度、医疗护理需求满足度"三低"仍然存在。

4. 评价机制层面

政府在健康服务保障体系的政策体系建设方面还缺少有效的供需评价机制,难以客观反映多元利益诉求的显示机制,尤其是关于失能失智老年人健康服务基础设施建设水平如何,服务政策支持能否促进公平、连续、可及性及服务供给和需求是否适配等内容,缺少合理且有侧重的评价标准。

三、服务资源整合理论及其对提高健康服务供需平衡的可行性分析

(一) 服务资源整合理论与健康服务供需平衡的耦合性分析

整合型健康服务体系是以"社区健康"为目的、以"分工合作"为手段、以"成本管理"为中心的融通型健康服务系统,旨在最合适的时间、地点为患者提供最适宜的,包括健康促进、疾病预防、治疗和临终关怀等整合于一体的终生连贯性服务[1]。当下,本市促进健康老龄化面临的挑战之一是,"全专结合""上下联动"的整合型老年健康服务链尚未有效形成,诊疗、康复、护理的服务链条仍不健全,进而出现供需不平衡的现象,针对失能失智人群更是如此。亟须构建整合型老年健康服务框架,在解决健康服务其管理零散割裂问题的基础上,实现供需平衡机制。一是优化服务供给方式以推动供需平衡。通过服务资源整合理念的介入,健康服务供给的方式会更加多元,使健康服务能更为精准、有效。二是调整服务资源配置以实现供需平衡。通过服务资源有效配置的推动,减少健康资源分布不均衡带来的弊端,通过开发、转移、激活等方式丰富服务资源,最大化满足失能失智老年人对服务的需求。三是完善服务模式以促进供需平衡。通过整合服务主体、优化服务方式、优化服务传递过程,服务资源整合,进一步降低健康服务信息的获取成本,有利于服务传递的精准性、及时性、便利性,健康服务供给和需求的对接程度和效果会更好,从而提升服务供需平衡的整体水平[2]。

(二) 失能失智老年人健康服务资源整合逻辑

为了保障所提供服务的连续性,基于 Fulop 提出的整合型理论框架[3],本文将健康服务资源整合分为 3 个层面:宏观层面的系统整合、中观层面的组织整合、微观层面的服务与专业整合。同时,本文还提出将规范整合和功能整合作为整合型健康服务系统性和结构性制度构建的两种支持工具(图 1)。

1. 宏观层面——健康服务系统整合

宏观层面的系统整合是对健康服务的政策体系进行整合,即将零散的健康服务政策支持、法规规章和制度设计整合到统一的健康服务框架中,形成完整全面的制度安排和良好的政策支撑。此外,系统整合还包括政府部门之间的协调与合作。

2. 中观层面——健康服务组织整合

中观层面的组织整合是指政府与服务提供者的合作及健康促进、医疗服务和康复照护等服务机构之间的合作。一方面,政府与服务提供者之间的合作主要表现为政府购买养老服务或者

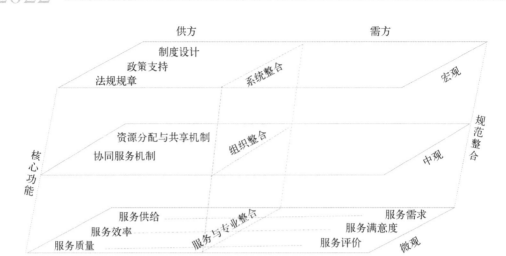

图 1   失能失智老年人健康服务资源整合的逻辑分析框架

由政府承担合作成本,吸引社会资本进入健康服务领域。另一方面,由于失能失智老年人的生命周期是一个从轻度失能、中度失能到重度失能逐渐变化的历程,需要一条完整的健康服务链。社区服务中心、初级卫生保健机构、医疗卫生机构进行联结服务,实现各类资源配置方式的协同。

3. 微观层面——健康服务与专业整合

一方面是服务整合。为失能失智老年人递送个性化的涵盖"健康促进+预防保健+诊断治疗+护理康养+临终关怀"在内的全方位、全生命周期服务方案,以提供符合患者偏好的个性化、综合性服务,增强其寻求健康服务的满足感与获得感。另一方面是专业整合。由全科医生、执业护士、心理咨询师、社会工作者等跨学科团队的专业整合,在把握跨专业团队相容性的基础上提升服务质量和服务效率。

规范整合即是在以上 3 个层面中,供方和需方需要保持相同的价值观念和愿景目标,减少不必要的冲突,从而保障系统具备稳定持久的驱动力。功能整合主要包括支付方式、薪酬激励、利益分配、信息数据等。例如,借助互联网技术,建立养老服务信息管理系统整合政策制定者、服务供给者、服务管理者等多元主体的信息服务资源,完善服务提供者之间的信息有效共享机制。

四、失能失智老年人健康服务资源供需平衡路径优化

在服务资源整合视角下,健康服务供需平衡不仅要以失能失智老年人的服务需求为出发点,而且要反复考虑服务需求的满足程度及有效评估健康服务的供需平衡程度。通过服务资源有效整合,健康服务体系形成得以进入启动、演进、优化的循环。以制度优化、组织培育、服务质量提升为核心要素,以服务反馈和激励机制嵌入为载体支撑,以服务转介和资源共享机制为传输动力,在核心要素不断递进、载体力量支撑中,达成健康服务需求得到满足、供给效果进一步优化、供需平衡不断完善的目标。具体的失能失智老年人健康服务资源供需平衡路径分析如图 2 所示。

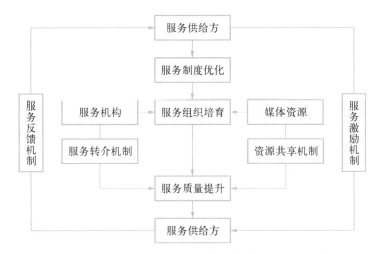

图 2　失能失智老年人健康服务资源供需平衡的路径分析

（一）服务制度优化，提供政策支撑

加快研究制定上海市失能失智老年人长期照料体系的整体规划和相关政策，研究建立长期照护服务项目、标准、质量评价等行业规范，完善居家、社区、机构相衔接的专业化长期照护服务体系。完善上海市统一的老年人能力评估标准，制定失智老年人评定指标、按照失能等级完善补贴制度。推进医养结合改革，充分发挥康复治疗在老年医疗服务中的作用。

（二）强化服务组织培育，提供专业载体支撑

加强护理、康复医疗机构建设，提高基层医疗卫生机构护理床位比例。优化家庭医生签约服务，积极开展上海市老年人群的纵向调查，揭示上海市老年人群轻度认知障碍的现状，明确上海市轻度认知障碍影响因素的内在关联和交互作用，系统研制上海市轻度认知障碍预防和干预方案，降低老年人失能失智发生率。同时，建立多元体制的民办照护机构，支持社区嵌入式养老服务机构发展。

（三）创新服务机制，提升服务质量

1. 服务反馈机制

服务供给方由政府、社区、养老机构和家庭等参与主体构成，通过各主体的相互合作、信息共享来提供健康服务。服务需求方则是对健康知识、健康服务、健康行为塑造等方面有需求的失能失智老年人群体。在需求反馈过程中，供给方明确老年人的生理和心理需求及其个性化特点，提高服务的针对性、适老性，并在服务过程中高度重视老年人在服务种类、服务支出、服务质量评价、社会支持程度等方面的信息反馈，及时调整服务策略，持续改善服务质量。考虑失能失智老年人的数字素养和自我主动性较低，因此要简化该群体的反馈渠道，着重剖析老年人的需求表达内容和需求特点。失能失智老年人最关注的是医疗条件，社区、医院等场所是密切相关的收集反馈信息机构。卫生健康行政部门要把老年人对上述场所的服务满意度作为重要评价指标。

2. 服务转介机制

服务转介机制有助于使不同的养老服务主体、养老方式之间相互承接,进而实现养老服务需求方与供给方之间的无缝对接,为老年人选择适合的养老方式提供信息并进行对接服务,保障养老服务的持续性,同时可以预防资源错配。建立合理有序的服务转介机制,需要明确转介服务的标准,即要明确养老转介服务供给的参与主体,对转介服务机构的资质、服务能力、专业技术及服务人员的知识及能力要求制定专业化标准。在机制建立的基础上,成立转介一站式服务机构[4]。这样无论老年人失能程度如何转变,都可以对老年人对养老资源的利用程度合理控制,避免出现床位周转率低、床位紧张、过度医疗等问题。

3. 资源共享机制

信息对称是实现多元治理主体之间有效沟通、平等协商的重要基础,实现媒体资源的共享要具备以下几方面。一是健康服务人力资源的共享。通过健康服务人员在智慧养老信息平台的注册和统一调配,让失能失智老年人有平等享受专业服务人员照顾的机会。二是医疗资源的共享。失能失智老年人在条件允许的情况下,可以借助便携式健康监测设备,可以向平台注册的任一医护人员寻求救治并进行健康登记,不会被区别对待。三是数据的共享。养老参与主体的数据在统一智慧养老平台上要实现共享,以大数据的方式帮助各主体快速、科学决策。

4. 服务激励机制

一方面,激励多元主体的参与。通过政府购买、合同外包、降税贴息等各种形式,吸引和鼓励社会多方主体参与到健康服务体系建设中,形成激励机制,丰富养老服务资源。另一方面,激励需方的服务利用率。推动跨部门、跨机构的整合型服务的多元支付方式的改革[5],激励医疗机构主动引导患者接受双向转诊服务,持续推进基层首诊制的顺利实施,形成系统、连续、有序的服务模式。

参 考 文 献

[1] 李芬,王常颖,陈多,等.基于国际经验的整合卫生服务体系关键路径探索.中国卫生资源,2018,21(6):533-539.

[2] 曲绍旭,郑英龙.服务资源整合视角下城市居家养老服务供需平衡路径的优化.河海大学学报(哲学社会科学版),2020,22(1):74-81.

[3] 李文敏,程梦珍,刘丝雨.我国整合型健康服务体系的实现路径研究.中国卫生政策研究,2022,15(5):1-7.

[4] 王乐芝,余项科.养老模式转换与养老转介服务的政策支持.黑河学刊,2014(4):140-142.

[5] 谢春艳,金春林,王贤吉.英国整合型保健发展经验及启示.中国卫生资源,2015,18(1):71-74.

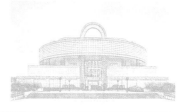

第九章

筹资与保障

　　合理的筹资机制是卫生健康和医疗保障事业稳健可持续发展的基础。建设全面医疗保障体系，是深化医改工作关注的重点。卫生筹资与保障，在医疗卫生系统中占有举足轻重的地位。本章主要围绕上海市卫生总费用核算、中医优势病种付费、儿童医疗保障、罕见病保障等重点专题开展研究。在卫生费用核算方面，介绍2021年上海市卫生总费用核算情况；在中医优势病种付费方面，介绍中医优势病种按疗效付费的实践，梳理中医优势病种付费改革现况与展望；在儿童医疗保障方面，总结上海市儿童医疗保障制度发展历程和"双保险"制度在各阶段需解决的问题，开展政策梳理和分析；在罕见病保障方面，探索上海市罕见病国谈药品落地的问题和路径。

2021 年上海市卫生总费用核算研究

朱碧帆　李　芬　侯晓慧　陈玉倩　王力男　金春林

【导读】　2021 年上海市卫生总费用（来源法）总量为 3 326.57 亿元,占上海市生产总值（gross domestic product, GDP）的 7.70%,人均卫生总费用为 13 362.78 元。从筹资结构来看,社会卫生支出、政府卫生支出及个人卫生支出占卫生总费用比重分别为 60.18%、21.65% 及 18.17%。同期卫生总费用（机构法）总量为 3 120.782 亿元,其中医院占比达 69.15%,其次为基层医疗卫生机构,占比为 13.90%,公共卫生机构费用占比为 3.63%。结论:2021 年全市卫生费用增速出现较大反弹,个人现金卫生支出水平维持在较低水平;社会卫生筹资占比最高,保障效率持续提升;但费用机构分配欠合理,基层医疗卫生、公共卫生机构占比偏低。应关注卫生筹资可持续性,加强监测预警;优化投入机制,加大对公共卫生机构的投入;拓宽筹资渠道,完善多层次医疗保障体系;做实分级诊疗,推进医疗服务体系高质量发展。

卫生费用核算是国民经济核算的一个组成部分,不仅是反映一个国家、地区卫生事业发展水平的重要宏观经济信息,同时为政府调整和制定卫生政策提供重要依据。上海市开展卫生费用核算至今,已积累了 2001~2021 年 21 年的核算结果。

一、卫生筹资来源

我国的卫生费用筹资来源一般采用三分法进行划分,即分为政府卫生支出、社会卫生支出和个人现金卫生支出 3 个部分组成[1];而国际上则通常采用二分法,即卫生总费用的筹资来源由广义政府卫生支出和私人卫生支出两个部分组成。本文分别采用三分法和二分法对上海市 2001~2021 年间的卫生费用核算结果进行分析。

（一）筹资总量和结构（国内口径）

2021 年上海市（来源法）卫生总费用（Shanghai total expenditure of health, STEH）达到 3 326.57

第一作者:朱碧帆,女,助理研究员。
通讯作者:金春林,男,研究员,上海市卫生和健康发展研究中心（上海市医学科学技术情报研究所）主任。
作者单位:上海市卫生和健康发展研究中心（上海市医学科学技术情报研究所）（朱碧帆、李芬、侯晓慧、王力男、金春林）,上海政法学院（陈玉倩）。

亿元,占 GDP 比重为 7.70%(图 1)。2001~2021 年卫生总费用年均增长率(以实际值计算,下同)达 12.75%,高于同期 GDP 年均增长率(8.91%)。2021 年人均卫生总费用为 13 362.78 元,较上年增加 2 771.19 元。人均卫生总费用占全市居民人均可支配收入的比例从 2001 年的 9.43% 增长至 2021 年的 17.13%(表 1)。

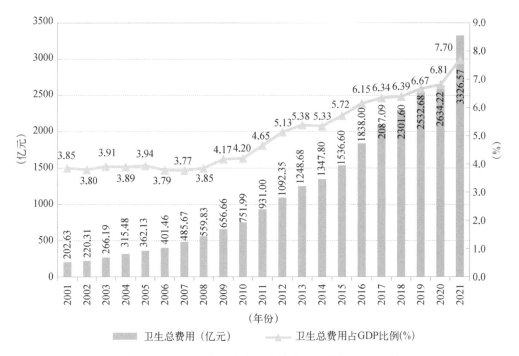

图 1　2001~2021 年上海市卫生总费用及其占 GDP 比例

表 1　2001~2021 年上海市卫生总费用(来源法)时间序列表

年份 (年)	上海市生产总值(GDP)		上海市卫生总费用(STEH)		卫生总费用占 GDP 比例(%)	人均卫生总费用 (元)	人均卫生总费用占人均可支配收入比例(%)
	名义值	增长速度(以实际值计算)	名义值	增长速度(以实际值计算)			
2001	5 257.70	—	202.63	—	3.85	1 214.57	9.43
2002	5 795.00	11.40	220.31	9.89	3.80	1 286.13	9.71
2003	6 804.00	12.30	266.19	15.57	3.91	1 507.44	10.14
2004	8 101.60	13.30	315.48	12.77	3.89	1 719.26	10.31
2005	9 197.10	11.50	362.13	12.74	3.94	1 915.77	10.27
2006	10 598.90	12.80	401.46	8.51	3.79	2 043.98	9.89
2007	12 878.70	15.20	485.67	14.69	3.77	2 353.53	9.96
2008	14 536.90	9.70	559.83	12.03	3.85	2 615.23	9.80

续 表

年份（年）	上海市生产总值（GDP）		上海市卫生总费用（STEH）		卫生总费用占GDP比例（%）	人均卫生总费用（元）	人均卫生总费用占人均可支配收入比例（%）
	名义值	增长速度（以实际值计算）	名义值	增长速度（以实际值计算）			
2009	15 742.40	8.40	656.66	17.41	4.17	2 970.94	10.30
2010	17 915.40	10.20	751.99	10.89	4.20	3 265.74	10.26
2011	20 009.70	8.30	931.00	20.05	4.65	3 965.98	10.95
2012	21 305.60	7.50	1 092.35	18.46	5.13	4 588.86	11.42
2013	23 204.10	7.90	1 248.68	13.25	5.38	5 170.21	12.09
2014	25 269.80	7.10	1 347.80	6.15	5.33	5 556.40	11.89
2015	26 887.00	7.00	1 536.60	14.65	5.72	6 362.02	12.54
2016	29 887.00	6.90	1 838.00	15.03	6.15	7 595.98	13.72
2017	32 925.00	7.00	2 087.09	10.29	6.34	8 630.30	14.35
2018	36 011.80	6.80	2 301.60	7.68	6.39	9 495.89	14.49
2019	37 987.55	6.00	2 532.68	10.58	6.67	10 430.53	14.70
2020	38 963.30	1.70	2 634.22	3.13	6.76	10 591.59	14.66
2021	43 214.85	8.10	3 326.57	23.08	7.70	13 362.78	17.13

注：① 上海市生产总值和上海市卫生总费用（来源法）各年增长速度按可比价格计算；② 根据2020年第七次人口普查数据更新人口数据；③ 从2013年起，国家统计局开展了城乡一体化住户收支与生活状况调查，2013年及以后数据来源于此项调查，与2013年前的分城镇和农村住户调查的调查范围、调查方法、指标口径有所不同；④ 2020年第四次全国经济普查后，对2018年及以前年度的GDP历史数据进行了系统修订。

从筹资结构来看，2021年政府卫生支出为720.32亿元，占卫生总费用比重为21.65%；社会卫生支出达到2 001.81亿元，占卫生总费用的比重最高，达60.18%；个人现金卫生支出（out-of-pocket payment，OOP）占比则为18.17%（图2）。2001~2021年，上海市卫生总费用及三个筹资渠道均保持持续增长（图3）。

2021年上海市政府卫生支出占财政总支出的比重为8.43%，高于2020年的7.62%。政府卫生支出占GDP的比重为1.67%，略高于2020年（1.64%）（图4）。政府卫生支出中，医疗卫生服务支出为424.74亿元，占比达58.97%，医疗保障支出为243.72亿元，占比达到33.83%。

2021年上海市卫生总费用中社会卫生支出达到2 001.81亿元。其中，社会医疗保障支出（1 642.98亿元）占比最高，为82.07%；其次为商业健康保险费（324.00亿元），占比为16.19%（图5）。从基本医疗保险收入情况来看，2021年上海市城镇职工医保基金收入（含生育险）为

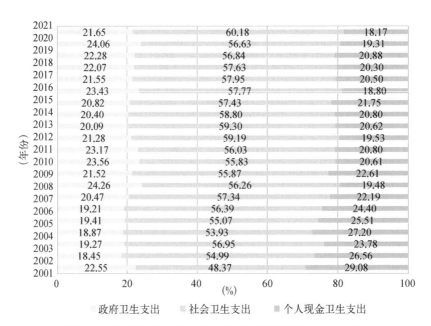

图 2　2001~2021 年上海市卫生总费用筹资结构(国内口径)

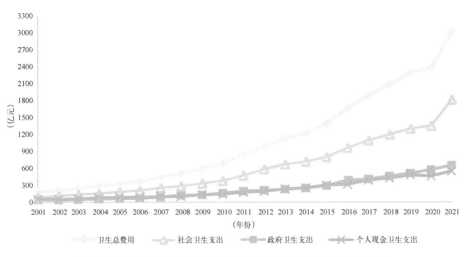

图 3　2001~2021 年上海市卫生总费用及各筹资渠道增长趋势

1 742.71 亿元;城乡居民医保基金收入 98.63 亿元。

2021 年上海市居民个人现金卫生支出(out-of-pocket health payments, OOP)达 604.44 亿元,占卫生总费用比重为 18.17%,同比 2020 年(19.31%)略有降低。2001~2021 年 OOP 占卫生总费用的比例略有波动,总体呈下降趋势,2021 年较 2001 年减少 10.91 个百分点。

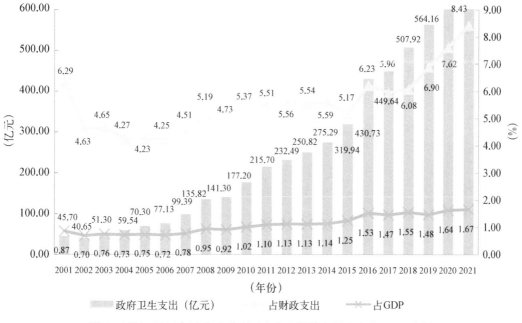

图 4　2001~2021 年上海市政府卫生支出及其占财政支出、GDP 比例

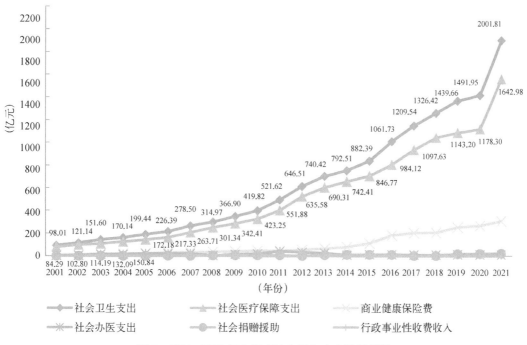

图 5　2001~2021 年上海市社会卫生支出增长情况

（二）筹资结构（国际口径）

从国际分类口径来看，2021 年上海市广义政府卫生支出占卫生总费用的 71.90%，私人卫生支出（主要为 OOP、商业健康保险费、企业办医支出）占比为 28.10%，较 2020 年下降 2.33%。2001~2021 年，广义政府卫生支出占卫生总费用的比例呈现出先上升后下降的趋势，2021 年较 2001 年增长了 5.66%（图 6）。

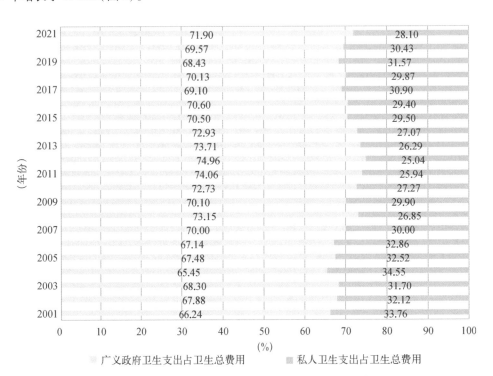

图 6　2001~2021 年上海市卫生总费用筹资构成（二分法）

二、卫生费用机构分配

（一）分配总量

2021 年，上海市卫生总费用（机构法）总额为 3 120.78 亿元，较 2020 年降低了 477.83 亿元。其中，流向医院的卫生费用为 2 158.02 亿元，占比达 69.15%；基层医疗卫生机构费用达到 433.79 亿元，占比为 13.90%；公共卫生机构费用为 113.28 亿元，占比为 3.63%（图 7）。

（二）分配流向

2001~2021 年，上海市卫生总费用（机构法）中，流向

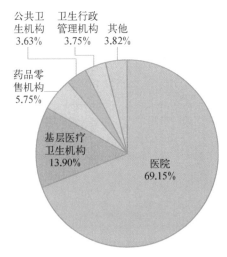

图 7　2021 年上海市卫生总费用（机构法）

医院的费用占比最高,21 年来始终保持在 62% 以上,2015 年达到最高值(71.84%),2021 年同比 2020 年上升了 0.14 个百分点。基层医疗机构费用占比较上年略有下降(0.12 个百分点),但较 2001 年减少了 4.37 个百分点。公共卫生机构费用占比呈现先下降、后缓慢上升的趋势,2021 年 占比较 2020 年占比有所升高(图 8)。

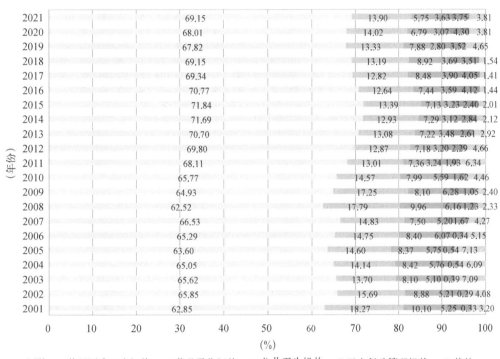

图 8　2001～2021 年上海市卫生总费用机构分布

注:2011 年起,在沪部队医院数据纳入机构法卫生总费用中

三、来源法与机构法差异

2001～2021 年上海市卫生总费用来源法、机构法的差值总体上呈现震荡变化,自 2016 年终 结了 2001～2016 年的曲折上升趋势开始下降,2020 年开始出现大幅下降,2021 年这个差值降到 历史最低水平(-205.79 亿元),扭转了往年医疗卫生机构费用高于卫生筹资总额的趋势(图 9)。 造成来源法和机构法核算结果差异的原因包括:① 外省市来沪就医的患者,其医疗费用计入上 海市机构法核算结果,而无法体现在来源法核算结果中[2];上海市是患者跨省就医的主要目的 地,然而 2020 年以来,受新型冠状病毒肺炎(以下简称"新冠肺炎")疫情影响,外来就医服务量 大幅下降[3];② 医保基金结余部分计入来源法核算结果,而无法体现在机构法核算结果中;2021 年,上海市城镇职工医保年末基金累计结余达到 3 876.01 亿元,高于当年基金收入的 2 倍[4]; ③ 来源法中 OOP 可能存在被低估的情况[5]。

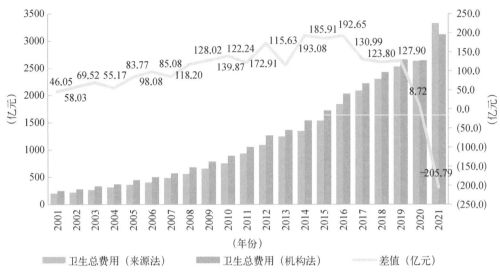

图 9　2001～2021 年卫生总费用来源法和机构法差值变化趋势

四、主要特点

（一）卫生费用增速出现较大反弹，个人现金卫生支出维持在较低水平

2021 年上海市卫生总费用占 GDP 比例达到 7.70%，与经济合作与发展组织（Organization for Economic Co-operation and Development，OECD）国家的平均水平（8.8%）差距逐渐缩小[6]。2021 年卫生费用增速出现较大反弹，较 2020 年增长 23.08%，高于同期 GDP 增速（8.1%）。其中社会卫生支出增幅较大，主要受基本医保筹资政策变化的影响：《关于阶段性减征本市企业职工基本医疗保险费的通知》（沪医保规〔2020〕1 号）规定，2020 年 2～6 月，全市企业单位医保缴费比例从 10.5%下调至 5.25%；《关于 2020 年阶段性降低本市职工基本医疗保险缴费费率的通知》（沪医保待〔2020〕11 号）规定，2020 年 2～12 月，全市所有参保单位医保缴费费率降低 0.5 个百分点（从 10.5%降至 10%），其中企业单位 2～6 月仍执行 5.25%的缴费比例；《关于延长阶段性减免企业社会保险费政策实施期限等问题的通知》（人社部发〔2020〕49 号）规定，2020 年个人缴费基数下限可继续执行 2019 年个人缴费基数下限标准，2019 年、2020 年、2021 年社保缴费基数下限分别为 4 699 元、4 927 元、5 975 元。各项举措使得企业负担减轻超过 270 亿元[7]。2021 年上海市城镇职工医保基金收入（含生育险）为 1 742.71 亿元，较 2020 年的 1 223.10 亿元增长 42.48%。

OOP 占卫生总费用逐渐下降且始终维持在较低水平。2020 年新冠肺炎疫情暴发以后，政府加大了对于公共卫生领域的投入，2019 年、2020 年、2021 年政府卫生支出分别达到 564.16 亿元、633.70 亿元、720.32 亿元；此外，受到常态化疫情防控措施影响，2021 年居民就诊未完全恢复到疫情前水平，全市门急诊人次、出院人数分别比 2019 年下降 3.21%、1.58%[8]。继续分析疫情对于医疗服务体系产生的长远影响，持续监测个人卫生支出占比，均衡好个人、社会、政府三方的筹资责任。

（二）社会卫生筹资占比最高,保障效率持续提升

2021年上海市社会卫生支出占卫生总费用比重最高,其中社会医疗保障支出占绝大部分。国家统计局数据显示,2021年上海市城镇职工医保年末基金累计结余达到3 876.01亿元。为推动去杠杆、降成本等重点改革任务,上海市自2016年起逐步下调职工基本医疗保险缴费比例,2020年疫情期间针对单位缴纳部分实行减半征收,2022年《关于调整本市职工基本医疗保险费费率的通知》(沪医保规〔2022〕6号)进一步下调地方附加医疗保险费的缴费比例,单位缴纳比例下调至10%。

2017年1月1日起,上海市职工医保参保人员可使用本人医保个人账户中的历年结余资金,购买相关商业医保产品。2021年上海市推出城市定制型商业补充医疗保险沪惠保,可以使用个人账户中的历年结余资金为自己和家人购买,首个年度的理赔金额达到7.5亿元。

2021年,上海发布了《健全上海市职工基本医疗保险门诊共济保障机制实施办法》(沪府办规〔2021〕18号),推动建立门诊共济制度,通过减少个人账户资金计入标准,活化医保资金使用,提升保障效率。同时,规定个人账户可用于支付参保人员及其配偶、父母、子女在定点医疗机构及定点零售药店发生的自付医疗费用。多个因素叠加将进一步缓解医保资金沉淀的压力。

（三）基层医疗卫生机构、公共卫生机构占比偏低

2010~2021年政府卫生支出占财政支出的比例呈稳定上升的趋势,表明政府对卫生领域的关注和投入持续增加。同时,政府投入的结构和方向也在不断优化。对医疗卫生机构的投入力度逐年加大,同时对中医、专科疾病防治院等公益性较强的医疗卫生机构实行倾斜投入政策。

从上海市卫生费用机构分配来看,2021年基层医疗卫生机构、公共卫生机构费用占比分别为13.90%、3.13%,较2001年分别下降了4.37、2.12个百分点,"重医轻防"的医疗卫生资源配置格局未见显著改善。在居民自由就诊的现实情况下,趋高就医的趋势短期内难以逆转。2021年3月2日,上海市人民政府印发《关于本市"十四五"加快推进新城规划建设工作的实施意见》,提出嘉定区、青浦区、松江区、奉贤区、南汇区5个新城将加快市级优质医疗资源向新城扩容下沉,由5家知名综合性三甲医院通过分院建设,加强新城医疗资源配置。随着全市优质医疗资源的不断扩容,未来一段时间内医院将持续成为机构费用的最主要流向,在卫生费用的机构分配上还未体现成效,仍需加大对基层医疗机构、公共卫生机构的投入力度。

五、政策建议

（一）关注卫生筹资可持续性,加强监测预警

自2010年来,上海市卫生总费用有7年均保持着10%以上的实际增长速度,有9年卫生费用的增长显著高于GDP的增速。整体上,上海市卫生总费用占GDP比例呈现稳步增长的态势。全国及部分主要城市经济增长速度出现下降趋势但医疗费用仍不断攀升。尤其是2020年以来,GDP增长明显放缓,而新冠疫情防控相关支出大幅增加推动了卫生费用保持较高速度增长[9]。OECD国家的预测数据同样表明,大部分国家卫生费用占GDP比重在2020年以后大幅提升,从

2019 年的 8.8% 增加至 2020 年的 9.7%，人均卫生支出同样在 2020 年达到近 15 年来的最高增幅[3]。

随着我国经济进入高质量发展新常态，GDP 增速放缓，叠加疫情影响，政府财力及社保资金筹集能力在未来面临较大的下行压力。2021 年，上海市 65 岁及以上人口占比为 16.3%，随之而来的慢病高发是卫生费用增长的强劲驱动力。因此，需关注卫生筹资可持续性，建立早期预警系统实时监测卫生费用[10]；加强对卫生费用变化趋势的动态把握，充分衡量费用发展偏离政策目标的可能性和程度，识别可节省空间，及时推出修正措施。在此基础上对已经或者可能出现的风险进行监测预警，以便及时做出筹资政策调整，采取有效调控措施。

(二) 优化投入机制，加大对公共卫生机构的投入

新冠疫情防控常态化对我国公共卫生服务治理体系和治理能力提出了持续性挑战，也提示我们应当进一步优化医疗卫生资源投入结构，健全公共卫生服务体系，加大对健康促进、预防保健等方面的投入[11]。一方面，加强公共卫生队伍建设，健全执业人员培养、准入、使用、待遇保障、考核评价和激励机制，提升基层公共卫生人员能力和素养；另一方面，优化财政投入结构，对公共卫生机构的投入由项目支出为主转向人员支出为主，扩大内部分配，提升公共卫生人员待遇水平[12]。

与此同时，推动公共卫生服务与医疗服务高效协同、无缝衔接。探索医防融合机制，将公共卫生经费和医保费用打包，为患者提供从预防、治疗到康复护理的全过程服务。针对各项公共卫生服务项目，疾控机构应当研究适用的绩效评价指标，对于应当完成的服务内容和标准进行规定。可从预算资金的响应速度、服务效率的提升情况、预算执行情况、公共卫生服务水平提升情况、居民健康水平提升情况，以及满意度情况等维度来开展绩效评价。分析区域内发病率、患病率、治愈率、生存率的变化，并将考核结果作为公共卫生经费支付的重要依据。

(三) 拓宽筹资渠道，完善多层次医疗保障体系

尽管我国已经具备了多层次保障体系的基本框架，但补充保障制度的市场规模依旧十分有限。例如，美国的医疗慈善捐赠总量是我国的近 24 倍，反映我国医疗慈善组织的资金募集能力还有待提升[13]。在加大政府卫生投入的同时，可借鉴其他国家经验，拓展多元卫生筹资渠道。加快发展商业健康保险，逐步提高商保赔付支出占保费收入比重，提高保险赔付支出占卫生总费用比重；鼓励社会组织、企业等组织投入卫生，以医疗保障或直接提供服务的形式为居民健康提供一定程度的风险保护；完善社会慈善捐赠等第三次分配政策制度，充分发挥税收对社会捐赠的激励作用，通过免税、税前扣除等政策鼓励组织和个人捐资用于卫生健康，提高民间医疗公益捐赠的积极性[14]。

(四) 做实分级诊疗，推进医疗服务体系高质量发展

受新冠疫情影响，2020、2021 年上海市的卫生总费用情况，其绝对值与往年的可比性并不强。但跳出绝对值，透过医疗服务机构间费用变化的差异，疫情也为我们提供了分析医疗卫生服务体系的新契机。上海市 2008 年便在全国开始率先试点分级诊疗，卫生总费用中流向基层医疗服务

机构的比例呈现先降后升的趋势,但增幅仍较小[15]。卫生统计公报数据显示,受新冠疫情影响,2020年上海市公立医院的医疗服务量和收入较2019年同期都出现了较大幅度的下降。尽管2021年公立医院的医疗服务量较2020年显著提升,但仍未恢复至疫情前水平,大医院占较高比例的外来就医患者也大幅减少。研究发现,疫情期间患者为了避免聚集,有更高比例的患者选择了级别更低的医疗机构[16]。然而,到了疫情后期,大型公立医院在业务恢复的过程中表现出了一定的"虹吸效应"[3]。2021年三级医院诊疗量出现大幅反弹,全市三级医院门急诊服务量占比从2020年的39.23%提升至2021年的46.83%[8]。相较于一、二级医疗机构,三级医院借助其学科能力优势具有更强的造血恢复能力,应当警惕大型医院借助新一轮优质资源扩容,开展外延性扩张,对医疗服务供给侧带来不利影响。应当充分关注基层医疗机构运行,加大政策扶持力度,在明确医疗机构职能定位的基础上,切实推进分级诊疗,推动本市医疗服务体系的高质量发展。

参 考 文 献

[1] 张毓辉,陶四海,赵郁馨.国内外政府卫生支出口径的异同及结果分析.中国卫生经济,2006(3):10-12.

[2] 王力男,陈雯,谢之辉,等.上海市外来就医现状及对医疗服务体系的影响分析.中国卫生经济,2012,31(12):42-45.

[3] CHEN Y, WANG L, CUI X, et al. COVID-19 as an opportunity to reveal the impact of large hospital expansion on the healthcare delivery system: evidence from Shanghai, China. Ann Transl Med, 2021, 9(16): 1297.

[4] 国家统计局.分省年度数据[EB/OL]. https://data. stats. gov. cn/easyquery. htm? cn=E0103&zb=A0S05&reg=310000&sj=2020 [2022-11-03].

[5] 金春林,王力男,李芬.上海市卫生总费用来源法与机构法核算结果差异原因分析.中国卫生经济,2013,8:14-16.

[6] Organization for Economic Co-operation and Development. Health at a Glance 2021: OECD Indicators, OECD Publishing, Paris. https://doi. org/10. 1787/ae3016b9-en [2022-12-06].

[7] 中华人民共和国国务院新闻办公室.上海举行新型冠状病毒感染肺炎防控工作发布会(第四十七场)[EB/OL]. http://www. scio. gov. cn/xwfbh/gssxwfbh/xwfbh/shanghai/document/1675188/1675188. htm [2022-11-03].

[8] 上海市卫生健康统计中心.上海市医疗卫生服务年度报告.上海卫生健康政策研究年度报告2021,2022.

[9] 李岩,张毓辉,万泉,等.我国卫生总费用回顾与展望.中国卫生经济,2022,41(6):9-11,18.

[10] Organization for Economic Co-operation and Development. Fiscal Sustainability of Health Systems: Bridging Health and Finance Perspectives, OECD Publishing, Paris. https://doi. org/10. 1787/9789264233386-en [2022-12-06].

[11] 倪伟犇,张轩霆,曹继文.我国医疗卫生事业投入研究——基于公共财政视角.中国集体经济,2020(28):24-27.

[12] 迟福林.以人民健康至上的理念推进公共卫生治理体系变革.行政管理改革,2020(4):4-12.

[13] 余小豆,袁涛.多层次医疗保障的国际比较与启示.中国医疗保险,2019(3):68-72.

[14] 李岩,张毓辉,万泉,等.2020年中国卫生总费用核算结果与分析.卫生经济研究,2022,39(1):2-6.

[15] 杨耀宇,付梦媛.分级诊疗的制度效果评估.统计与决策,2019,35(23):105-108.

[16] CHEN Y, CAI M, LI Z, et al. Impacts of the COVID-19 Pandemic on Public Hospitals of Different Levels: Six-month Evidence from Shanghai, China. Risk Management and Healthcare Policy, 2021, 14: 3635-3651.

上海市中医优势病种按疗效付费的实践研究

吕大伟　陈　多　吴彦青　厉　珺
管红叶　刘　华　许　宏　李　芬

【导读】　为有效激励医疗机构发挥中医药特色优势,进一步提高医保基金使用绩效,促进中医类机构经济良性运行,上海市医保局会同上海市卫生健康委员会(上海市中医药管理局)在国家医保局指导下,深入推进多元复合式支付方式改革,遵循中西医"同病同效同价"思路,通过大数据测算及广泛论证,提出了中医优势病种按疗效价值付费试点方案,确立了以"优势突出、临床成熟、疗效确切、安全可控"为标准的 22 个中医优势病种,初步制定了基于中医价值导向的支付标准,探索建立了临床考核的标准化评估机制。

近年来,随着中医药服务能力提升工程的持续推进和中医适宜技术的开发推广,我国中医药服务供给能力和优质服务的可及性显著提升。同时,按疾病诊断相关分组(diagnosis-related groups, DRG)/按病种分值(diagnosis-intervention packet, DIP)付费改革的不断深化,在减轻参保患者医疗费用负担、提高医保基金的使用效率方面产生了积极影响。然而中医药服务整体观、辨证施治的诊疗思想与西医分属不同体系,使得传统基于西医理论体系形成的病种支付改革在应用到支持中医药服务的过程中存在"水土不服",不能很好地体现中医药特色和价值。为此,文章梳理了中医打包支付面临的难点,提出了上海市基于中西医"同病同效同价"思路的实践探索,以期为我国不同地区开展支持中医药服务的医保支付提供参考借鉴。

一、中医医疗服务在医保支付面临的难点

第一,中西医的病种分类标准尚不能合理对应。当前西医实行的 DRG/DIP 分组是基于国际统一的《国际疾病分类》(International Classification of Diseases, ICD)疾病及手术操作分类编码标准。近年来,国家卫生健康委员会(国家中医药管理局)加强病案管理,明确要求医疗机构病案

基金项目:中国中医药信息学会中医药智库分会 2021 年度中医药决策项目"中医医疗服务项目的医保支付研究"(项目编号:ZYZK202103)。
第一作者:吕大伟,男,上海市医疗保障局医药服务管理处副处长。
通讯作者:李芬,女,副研究员,上海市卫生和健康发展研究中心(上海市医学科学技术情报研究所)卫生政策研究部主任。
作者单位:上海市医疗保障局(吕大伟、许宏),上海市卫生和健康发展研究中心(上海市医学科学技术情报研究所)(陈多、吴彦青、李芬),江西中医药大学经济与管理学院(厉珺),上海市卫生健康委员会(管红叶、刘华)。

书写中统一使用 ICD－9、ICD－10 编码,中医病证诊断编码统一使用《中医病证分类与代码》(TCD)。且为做好中医病症分类与代码和西医 ICD 的进一步衔接,2020 年又在 TCD(1995)基础上进行了修订更新,主要完善中医疾病、中医证候相关的术语和分类体系等相关内容。但由于中医与西医对于疾病的表述存在较大差异,一个中医疾病编码可包含多个西医编码,而西医一个疾病编码,也可细分为不同中医根据证型。因此,在中医推广按病种分值付费的最大难点是中、西医诊断的相互对应。此外,中医辨证论治的个体差异化诊疗模式相较于西医规范化、标准化的疾病分组,在诊疗费用合理估算上也存在更多不确定性。

第二,中西医的"证"与"症"理解表述也存在较大相异。中医认为"证同治亦同,证异治亦异",即同一疾病可包含几种不同的证,不同的疾病也可在病程中出现相同的证,因此在临床治疗中往往存在"同病异治"及"异病同治";西医的"症"则一般指"症状",是患者主观感觉上的异常与不适,由医生通过体格检查的视、触、叩、听、嗅发现。因此,实现中西医症状、体征术语统一规范是一项系统工程,需开展多学科协同研究。

第三,基于中医诊疗服务的打包支付具有复杂性和特殊性。中医认为,疾病的发生、发展与转归受多方面因素的影响,如时令气候、地理环境、体质强弱、年龄大小等,故而诊疗、用药均讲究"天人合一"的"个体化诊疗",其处方需根据人体内环境和自然外环境不断调整,较难形成标准化的治疗方案。同时,治疗方案的个体化差异使治疗费用也因人而异,从而让中医的诊治措施难以通过规范化、标准化的体系将疾病分成若干种主要诊断类型和独立组。因此,在中医医疗服务中执行按病种"打包"付费相较于西医有更大的挑战。

第四,"打包"支付标准基于现行收费体系中医价格与价值偏离程度较大。中医医疗服务过程中使用现代大型设备少,服务主要依靠医务人员的专业知识和实践经验,强调流派学术传承,部分较高风险性的服务项目尤其考验个人手法技术、需多年实践经验的积累,技术含量高。中医服务以人力成本为主,当前以实际物耗成本等为价格主要依据的定价模式使中医服务的技术劳务价值较难完整体现,如微针针刺项目需根据不同部位施用不同针法,包括舌针、腹针、手针等,对专业水平的要求及相应风险各不相同,而医疗服务定价时多以人次作为计价单位,在一定程度上降低了医生向患者提供中医药服务或部分高技术含量中医适宜技术的意愿,从而未能完全发挥中医传统优势。

为支持中医药传承创新及高质量发展,鼓励医疗机构发挥中医药特色优势,上海市自 2021 年起逐步探索符合中医药特点的医保支付方式,经多方联合研究后提出对中医优势病种按疗效价值付费的方案,通过中西医"同病同效同价"思路,合理确定支付标准,实施动态优化调整,开展疗效价值评价,从而充分发挥医保支付作为引导和调节中医药医疗服务供需方行为的重要政策工具,以及对中医药传承创新发展的支持促进作用。

二、上海市中医优势病种按疗效价值付费的思路与做法

2022 年 7 月,上海市医疗保障局和市卫生健康委联合印发了《关于开展中医优势病种按疗效价值付费试点工作的通知》(沪医保医管发〔2022〕33 号),通过选取"优势突出、临床成熟、疗效确切、安全可控"的中医优势病种,在确保疗效前提下,采用"中西医同病同效同价"的原则,对具有同等治疗效果的中医服务,按西医同病组付费标准予以支付,从而体现中医服务的合理价

值、增加医务人员中医服务积极性。此次改革在以往探索经验基础之上创新性地提出了每个病种的疗效价值评价指标,更好地落实了"同病同效同价"原则,也体现了医保基金价值购买导向。

(一)遴选中医优势病种

遴选优势病种是中医按疗效价值付费的关键,通过多轮由上海市各级中医医院(含中西医结合医院)临床专家共同参与的分专业专题小组讨论及专家咨询调研,最终确定了中医单病种的筛选原则。

一是中医优势突出。中医优势病种是指与西医相比较,在促进患者由疾病状态向健康状态转化过程中,中医在疗效上具一定优势的病种;或是西医暂无好的治法或疗效,而中医能治者;或是中医相较于西医在副作用上更有利于患者健康;抑或是中医与西医治疗效果趋同,但在某环节显示出有利作用。

二是以常见病、多发病为主,兼顾复杂疑难疾病。高发病率的疾病纳入单病种付费可覆盖到更多的人群,扩大社会效益,使更多的患者能够接受到适宜的中医药服务;足够的病例数也能够让病种标准费用测算的可靠性得到保证;兼顾体现上海市中医临床专科特色和优势的疑难杂症,如休息痢(西医诊断为溃疡性结肠炎)、风温病(西医诊断为脓毒血症)等。

三是临床成熟、疗效确切。对于临床治疗方法稳定成熟、治疗处置差别小的疾病,在实施治疗过程中较易控制病情;明确的疗效价值评价指标使病种费用分布趋于稳定,离散程度较小,有利于后续对治疗质量的进一步监管。

四是中西医均诊断明确且相互对应。在临床诊疗过程中,采用中医保守治疗与西医手术治疗费用差距极大。为更好地落实"同病同效同价"原则,中、西医诊断相互对应是确定中医付费标准、推广中医按疗效价值付费的前提条件。

基于上述 4 个原则,上海市经研究确定了首批包括肛痈等在内的 22 个中医优势病种开展按疗效价值付费试点,并标化了病种配套质控管理路径,匹配了中西医诊断标准(含编码),以及明确了中医主要治疗技术(表 1)。

表 1　上海市 22 个中医优势病种名单

中医优势病种名称	中医 TCD 编码	对应西医病种名称	西医 ICD-10 编码	中医主要治疗技术
肛痈病	A08.03.04	肛周脓肿	K61.001	中医肛肠技术治疗为主
混合痔	A08.03.01.03	混合痔	K64.811	中医肛肠技术治疗为主
休息痢	A01.03.19.05	溃疡性结肠炎,中度	K51.902	中医内科治疗为主
		溃疡性结肠炎,重度	K51.903	
		溃疡性全结肠炎,中度	K51.002	
		溃疡性全结肠炎,重度	K51.003	
		溃疡性直肠乙状结肠炎,中度	K51.302	
		溃疡性直肠乙状结肠炎,重度	K51.303	

续　表

中医优势病种名称	中医 TCD 编码	对应西医病种名称	西医 ICD-10 编码	中医主要治疗技术
		克罗恩病	K50.900	
		小肠克罗恩病	K50.000	
		十二指肠克罗恩病	K50.000x005	
腹痛	A17.36	空肠克罗恩病	K50.001	中医内科治疗为主
		大肠和小肠克罗恩病	K50.800x001	
		回肠克罗恩病	K50.002	
		结肠克罗恩病	K50.102	
		克罗恩病	K50.900	
		小肠克罗恩病	K50.000	
		十二指肠克罗恩病	K50.000x005	
泄泻病	A04.03.07	空肠克罗恩病	K50.001	中医内科治疗为主
		大肠和小肠克罗恩病	K50.800x001	
		回肠克罗恩病	K50.002	
		结肠克罗恩病	K50.102	
腰痹	A07.06.17	腰椎间盘突出	M51.202	中医综合治疗
		腰椎间盘脱出伴坐骨神经痛	M51.101+G55.1*	
颈椎病	A03.06.04.05	神经根型颈椎病	M47.201	中医综合治疗
		混合型颈椎病	M47.802	
		多关节炎	M13.000	
		单关节炎	M13.100	
		关节炎	M13.900	
膝痹	A07.06.19	膝关节病	M17.900	中医综合治疗
		膝关节退行性病变	M17.900x002	
		双侧膝关节骨性关节病	M17.900x003	
		单侧膝关节骨性关节病	M17.900x004	
		粘连性肩关节囊炎	M75.000	
漏肩风	A03.06.04.03	冻结肩	M75.000x001	中医综合治疗
		肩关节粘连	M24.802	
		桡骨远端骨折	S52.500x001	
		科雷骨折	S52.500x011	
桡骨骨折	A03.06.01.07	史密斯骨折	S52.500x022	中医骨伤技术治疗为主
		屈曲型桡骨下端骨折	S52.501	
		伸直型桡骨下端骨折	S52.502	

中医优势病种名称	中医 TCD 编码	对应西医病种名称	西医 ICD–10 编码	中医主要治疗技术
锁骨骨折	A03.06.01.03	锁骨骨折	S42.000	中医骨伤技术治疗为主
		锁骨干骨折	S42.000x021	
心水病	A04.01.08	扩张型心肌病	I42.001	中医内科治疗为主
慢性肾衰	A04.05.13.02	慢性肾脏病 4 期	N18.400	中医内科治疗为主
消渴（消渴病痹症）	A06.09	2 型糖尿病性周围神经病	E11.401+G63.2*	中医内科治疗为主
		脓毒症	A41.900	
		脓毒性休克	R57.200	
		内毒素血症	A41.900x004	
		D 组链球菌和肠球菌疾病作为其他章节疾病分类的原因	A40.200	
		肺炎链球菌性脓毒症	A40.300	
		链球菌性脓毒症	A40.900	
		金黄色葡萄球菌性脓毒症	A41.000	
		表皮葡萄球菌脓毒症	A41.100x002	
		凝固酶阴性葡萄球菌脓毒症	A41.101	
		葡萄球菌性脓毒症	A41.200	
		流感嗜血杆菌性脓毒症	A41.300	
风温病	A01.03.03	厌氧菌性脓毒症	A41.400	中医综合治疗
		革兰氏阴性杆菌脓毒症	A41.500x083	
		黏球杆菌脓毒症	A41.500x087	
		大肠杆菌脓毒症	A41.501	
		铜绿假单胞菌脓毒症	A41.502	
		克雷伯菌脓毒症	A41.503	
		阴沟肠杆菌脓毒症	A41.504	
		变形杆菌脓毒症	A41.505	
		不动杆菌属性脓毒症	A41.506	
		肠球菌性脓毒症	A41.807	
		JK 组棒状杆菌脓毒症	A41.800x002	
		真菌脓毒症	A41.804	
		革兰氏阳性菌脓毒症	A41.805	
脱疽	A08.02.14	2 型糖尿病性足坏疽	E11.500x044	中医外治技术治疗为主

续　表

中医优势病种名称	中医 TCD 编码	对应西医病种名称	西医 ICD－10 编码	中医主要治疗技术
臁疮	A08.02.12	下肢静脉曲张伴有溃疡	I83.000	中医外治技术治疗为主
		大隐静脉曲张伴有溃疡	I83.001	
丹毒	A08.01.56	急性下肢淋巴管炎	L03.102	中医外治技术治疗为主
		不全性带状疱疹	B02.900x002	
蛇串疮	A08.01.02	带状疱疹	B02.900x001	中医综合治疗
		顿挫性带状疱疹	B02.900x003	
盆腔炎	A09.02.07.03	慢性女性盆腔炎	N73.101	中医综合治疗
热淋	A04.05.01.02	泌尿道感染	N39.000	中医内科治疗为主
劳淋	A04.05.01.05	泌尿道感染	N39.000	中医内科治疗为主

（二）基于病效同价，合理制定支付标准

在总额预算管理框架下，首先基于中西医"同病同效同价"思路，不区分医院级别，以试点病种所在 DRG 的支付标准为基准，无论患者在接受中医诊疗过程中的实际费用为多少（即从入院到最终达到临床治愈标准出院的整个诊疗过程中所发生的全部医疗费用），医保部门原则上参照西医手术病组或内科中重症病组的同类病种付费标准对提供服务的医疗机构予以支付，并以中医医院例均费用为基准，对支付标准实行适度封顶，病种支付标准也根据 DRG 支付标准变化实施动态调整。从而鼓励支持中医优势病种诊疗服务的开展，合理体现中医药技术劳务价值，并确保医保基金安全合理使用。

对于上海市选定的 22 个中医优势病种，肛痈等部分病种 2021 年实际中医例均支付水平明显低于校正后的 DRG 病种支付标准（图 1），消渴等部分病种校正后的 DRG 病种支付标准明显高

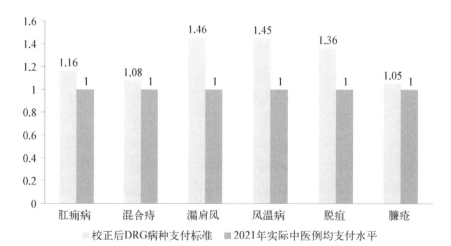

图 1　上海市部分中医优势病种校正后 DRG 病种支付标准与
2021 年实际中医例均支付水平比例关系

于原始DRG病种支付标准(图2)。由此可知,新的支付标准更好地反映了中医治疗病种的实际费用情况,对医疗机构开展中医治疗有正向激励作用,体现了医保基金价值购买导向。

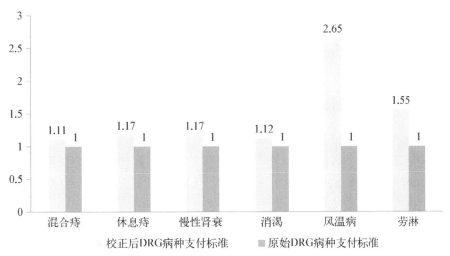

图2　上海市部分中医优势病种校正后 DRG 病种支付标准与
原始 DRG 病种支付标准比例关系

(三)体现价值导向,建立疗效考评机制

为夯实中西医治疗同病同效的付费基础,发挥支付方式对中医价值医疗的导向作用,上海市建立了疗效价值考评机制,明确了每个试点病种按疗效价值考核的指标内涵、考核规则、数据采集及价值支付办法。考核指标主要包括了中医特色服务覆盖和疗效价值评价两大类指标。中医特色服务覆盖指标包括中医外科手术率、中医综合治疗率、中医非药物治疗率、中医骨伤技术使用率、中药饮片处方比等,具体的评价指标如下(表2)。

表2　上海市中医优势病种中医治疗覆盖指标及考核规则

中医优势病种	评价指标	考核规则
肛痈、混合痔	中医外科手术率	≥90%为达标
休息痢、腹痛、泄泻病、心水病、消渴		≥90%为达标
风温病	中医综合治疗率	≥80%为达标
蛇串疮		≥75%为达标
腰痹、颈椎病、膝痹、漏肩风	中医骨伤技术使用率	≥80%为达标
慢性肾衰	中药饮片处方比	≥90%为达标
热淋、劳淋		≥80%为达标
脱疽、臁疮、丹毒	中医外治操作使用率	≥80%为达标

中医优势病种	评 价 指 标	考 核 规 则
消渴	以中医为主治疗的出院患者比例	三级中医院≥10%为达标；三级中西医结合医院及二级中医、中西医结合医院≥5%为达标
盆腔炎	中医非药物治疗率	≥80%为达标
	经直肠中药滴入治疗使用率	≥90%为达标

　　以膝痹为例，其中医特色服务指标为中医骨伤技术使用率，其计算方式采用中医骨伤技术治疗的病例数在全部病例数中的占比，其中，中医骨伤技术治疗病例指该病例在住院期间至少应使用包括骨伤手法、推拿手法、针刺技术、灸法、中药饮片、熏洗、敷贴等 3 种以上治疗技术，其考核规则为中医骨伤技术使用率≥80%为达标。

　　中医疗效价值评价指标主要包含 1、3、6、12 个月内同一诊断再次手术率、6 个月临床缓解率、14 天内死亡率等，具体评价指标见表 3。

表 3　上海市中医优势病种疗效价值评价指标及考核规则

中医优势病种	评 价 指 标	考 核 规 则
臁疮	1 个月内同一诊断再次手术率	≤30%为达标
桡骨骨折、锁骨骨折	1 个月内同一诊断再次手术率	≤30%为达标，≤10%为激励指标
肛痈	3 个月内同一诊断再次手术率	≤10%为达标
	6 个月内同一诊断再次手术率	≤15%为激励指标
混合痔	3 个月内同一诊断再次手术率	≤0.5%为达标
	6 个月内同一诊断再次手术率	≤1%为激励指标
腰痹、颈椎病、膝痹、漏肩风	3 个月内同一诊断再次手术率	≤30%为达标
脱疽	1 个月内同一诊断再入院率	Wagner 1～2 级患者≤40%为达标；Wagner 3 级患者≤70%为达标；Wagner 4～5 级患者≤90%为达标
丹毒、劳淋、热淋、心水病	3 个月内同一诊断再入院率	≤25%为达标
蛇串疮	3 个月内同一诊断再入院率	≤30%为达标
盆腔炎	1 年内同一诊断再入院次数	≤4 次为达标
休息痢、腹痛、泄泻病	6 个月临床缓解率	≥40%为达标
心水病	利尿剂减停率	≥70%为达标
慢性肾衰	6 个月内肾脏替代治疗占比	≤5%为达标

续　表

中医优势病种	评价指标	考核规则
风温病	14 天内死亡率	≤30% 为达标
	耐甲氧西林金黄色葡萄球菌（MRSA）检出率	≤40% 为达标
	产超广谱 β-内酰胺酶（ESBL）大肠杆菌检出率	≤50% 为达标
	鲍曼不动杆菌耐药率	≤90% 为达标

以肛痈病为例,其中医疗效价值评价指标 3 个月内同一诊断再次手术率,即自本次中医优势病种出院结算之日起算 3 个月内,在本市同一主诊断再次入院并发生手术率需≤10% 为达标,而 6 个月内再次手术率≤15% 为激励指标。需要注意的是,若病例数平均少于 10 例/月则不纳入绩效评价。

为强化中西医治疗同病同效的付费基础,上海市拟对中医优势病种同步开展绩效考核,对符合达标指标要求的全额支付费用;对未达到指标要求,适度调减支付标准;对达到激励指标要求的,适度调增支付标准。基于此,不仅患者、医院、基金三方实现共赢,且将有效调动中医医务人员的积极性。

三、实施和进一步完善支付的政策建议

上海市在中医疗效价值付费上做了积极有益的探索,确定了中医优势病种的遴选标准,制定了基于病效同价的支付原则,建立了清晰的绩效考核机制。推进该项工作,需要同步推进临床管理规范、信息化建设,并加强评估和监管。

第一,应尽早明确临床管理规范。为防止实施中医疗效价值付费后可能出现的低指征入院、医疗服务质量下降等问题,应加快推进各疗效价值付费病种的临床路径,以此确定相应的准入标准,包括中医和西医诊断标准、收入院标准、住院基本治疗路径、住院天数、出院疗效判定标准等,使诊疗项目、手术材料、术式、住院天数等方面的管理达到标准化或同质化。该临床路径管理规范应在中医医疗机构严格执行,并在实施过程中不断完善。

第二,应尽快完善信息化建设。应加快中医院信息管理系统的建设,将病案管理纳入信息化、数字化管理,以便自动化收集完整数据;应及时分析,提高中医按疗效价值付费的管理效率,为监测管理提供依据;应加强中医住院病案首页质控,相关项目信息填写完整,准确真实反映住院期间中医诊疗信息;应规范医疗机构上传中医病证诊断编码和西医疾病诊断编码工作,做好中医优势病种的信息填报。

第三,应进一步加强评估监管。通过建立更加公开透明的协商谈判和沟通反馈渠道,加强对医院及医务人员的培训引导,有效提升医保治理能力和医保治理现代化水平;继续坚持三医联动,配合卫生健康部门加强医疗服务质量监管,做好与公立医院绩效考核联动,形成管理合力;强化内部质量控制和数据监测,扩大中医优势病种付费改革患者受益面,促进中医高质量发展。

上海市中医优势病种付费改革现况与展望

楚天舒　张诗文　王丽丽　张惠文　王静蓉　荆丽梅

【导读】　建设全民医疗保障体系，全面推进医保支付方式改革，已成为深化医改工作关注的重点，与此同时中医药在维护人民健康、促进中国特色卫生健康事业发展中发挥着重要作用，但中医药与医保协同发展仍面临较大阻碍。文章通过系统梳理中医优势病种付费改革的背景和现况，发现当前上海市中医优势病种付费改革具有较好的代表性，但病种范围局限，仅覆盖全国184个优势病种的22个，一定程度上制约中医"病症结合"和"辨、证、论、治"的诊疗特色和创新能力，中医药信息化建设和监管尚不完善导致入组率低等问题，中医医院定位不明确和"中医西化"导致费用超出支付标准和补偿不足等问题。建议未来发展推进改革试点扩大优势病种覆盖范围，强化政策导向坚持动态调整支付标准，完善信息化建设构建数据共享交流平台，分层分类完善多元支付方式和支付标准，促进中医医院内涵建设和高质量发展，实现医保与中医药协同发展。

一、研究背景与意义

医疗保障是减轻群众就医负担，维护社会和谐稳定的重大制度安排，医保支付方式改革是完善医保制度的关键环节，是实现"三医联动"的重要抓手。2017年6月，《国务院办公厅关于进一步深化基本医疗保险支付方式改革的指导意见》（国办发〔2017〕55号），提出全面推行以按病种付费为主的多元复合支付方式改革。全面深化医保支付方式改革，有效促进了医院精细化管理，控制费用不合理增长，优化医疗资源配置，规范医疗行为，减轻患者疾病负担[1-2]。但是，中医医院囿于现行疾病分组方案缺乏中医类诊断编码，与国际疾病分类对应性差等主客观因素的制约，面临较大运行压力[3-4]。2021年12月，《国家医疗保障局 国家中医药管理局关于医保支持中医药传承创新发展的指导意见》（医保函〔2021〕229号），指出中医医院可暂不实行DRGs支付方式。

中医药蕴含中华民族几千年的健康养生理念和临床实践经验，是我国医疗卫生服务体系的重要组成部分，在维护人民健康、促进中国特色卫生健康事业发展中具有重要作用。党的十九大

项目基金：中华中医药学会求实项目"医保相关政策与中医药行业发展研究"（项目编号：2022 - QNQSJGL - 01 - 01）；上海市卫生健康委员会政策研究课题"DRGs背景下中医优势病种同效同价评价研究"（课题编号：2022HP83）。
第一作者：楚天舒，男，硕士研究生。
通讯作者：荆丽梅，女，研究员。
作者单位：上海中医药大学公共健康学院（楚天舒、张诗文、王丽丽、张惠文、王静蓉、荆丽梅）。

以来,党中央、国务院和相关委办局发布了促进中医药传承创新发展的系列政策文件,旨在进一步发挥中医药的独特优势和作用,引领中医药事业的高质量发展。中医药治理体系和治理能力建设始终是中医药事业高质量、可持续发展的重要内容和组织保障。推动建立体现中医药特点、符合中医药规律、管用高效的中医医保支付方式体系,是推进中医药治理体系和治理能力现代化建设,实现中医医院高质量发展的重要杠杆。

探索中医优势病种付费,鼓励中医优势病种与西医"同病同效同价",是推动建立具有中医药特点、符合中医药规律的中医医保支付方式改革的有效途径。2018年,国家中医药管理局委托中华中医药学会,组织专家制订了风温肺热病(重症肺炎)等95个中医优势病种的中医临床路径和中医诊疗方案。2021年9月,《国务院办公厅关于印发"十四五"全民医疗保障规划》(国办发〔2021〕36号),提出分批遴选中医优势明显、治疗路径清晰、费用明确的病种实施按病种付费,合理确定付费标准,鼓励实行中西医"同病同效同价"。上海市等多地政府积极开展中医优势病种付费改革的研究探索,并遴选中医优势病种推进试点工作。在此背景下,本文系统梳理中医优势病种付费改革的实践和问题,探索提出优势病种付费改革的策略建议,为推进中医医保支付方式改革、促进中医药行业高质量发展、实现医保与中医药协同发展提供科学依据。

二、中医优势病种发展现状与主要问题

(一)中医优势病种改革发展

2017年6月,上海市卫生和计划生育委员会发布《关于成立上海市中医优势病种建设管理办公室(筹)的通知》(沪卫计中管〔2017〕004号),确定上海中医药大学附属龙华医院为上海市中医优势病种建设管理办公室(筹)挂靠单位,负责组建中医优势病种建设专家委员会,开展本市各级各类医疗机构中医优势病种的监测和统计分析,协助开展中医优势病种相关建设项目管理等。同年12月印发《关于公布中医优势病种培育和中医特色诊疗技术提升项目建设名单的通知》(沪卫计中管〔2017〕025号),公开发布第一批中医优势病种培育名单,涉及原发性肝癌等78个病种(于2020年完成验收)。2019年1月印发《关于公布2018年度上海市中医优势病种培育和中医特色诊疗技术提升项目建设名单的通知》(沪卫计中管〔2019〕001号),发布第二批中医优势病种名单,包含粉刺性乳痈、痛风病等50个病种(于2022年完成验收)。2022年,上海市医疗保障局等四部门联合印发《关于开展中医优势病种按疗效价值付费试点工作的通知》(沪医保医管发〔2022〕33号),按照"优势突出、临床成熟、疗效确切、安全可控"的原则,确定肛痈等22个中医优势病种为首批开展按疗效价值付费试点对象,试点范围覆盖上海市22家二、三级中医、中西医结合医院。现阶段,上海市中医优势病种目录涉及的病种数量和范围具有一定代表性,为中医优势病种付费改革的推广和发展奠定了基础。

就国内其他地区来看,中医优势病种付费改革尚处于试点阶段,主要基于国家发布的病种目录进行探索研究,涉及的病种数量有限,覆盖范围较为狭窄。山东省物价局等三部门2013年10月联合印发《关于开展中医优势病种收费方式改革试点工作的通知》(鲁价格二发〔2013〕115号),遴选出桡骨远端骨折等7种中医优势病种,在济宁、威海等地开展试点。2015年9月印发《关于深入开展中医优势病种收费方式改革工作的通知》(鲁卫中业务发〔2015〕1号),将第一批

试点范围扩大到了全省,同时新增 6 个优势病种作为第二批试点病种。江西省中医药管理局 2021 年印发《关于开展中医临床特色优势项目建设申报工作的通知》(赣中医药医政函〔2021〕6 号),开展中医临床特色优势项目立项建设工作。同年 7 月发布了江西省中医临床特色优势项目拟立项的名单,包含了肺痿病、中风等 14 个病种。湖南省医保局等三部门 2022 年 2 月联合印发《关于实施面瘫病等 10 个中医优势病种按病种收付费管理试点工作的通知》(湘医保发〔2022〕5 号),遴选盆腔炎等 4 个中医病种开展门诊按病种收付费管理;对桡骨远端骨折等 6 个中医病种开展住院按病种收付费管理,并制定按病种收付费标准与结算管理规定。

(二) 中医优势病种改革面临的主要问题

1. 中医优势病种试点范围局限

中医优势病种要求在治疗某种疾病时中医临床疗效存在一定优势且体现较好的卫生经济效益,具有路径清晰、方案成熟、费用稳定等特点,这有利于缩小个体化差异,使中医支付方式改革具备一定可行性,但实践调研发现这一定程度上有悖于中医"同病异治,异病同治"的现实情况,造成优势病种的遴选和培育受到较大制约。课题组基于国家和各省市公布的中医优势病种名单,梳理发现涉及 184 个不同病种,但上海市实际开展 22 个病种,其他地区相对较少,当前支付改革覆盖的中医病种数量非常有限。同时,部分试点医院受到自身情况制约能够开展的、符合考核要求的优势病种数量更为有限,导致医院改革积极性不高、能够惠及的患者范围较窄。

2. 中医特色和创新能力受限

"病症结合"是中医特有的诊疗理念和方法,强调"一人一方"的诊疗模式,使本身的诊断路径存在一定的个性化和差异化。将按病种支付方式运用在中医实践中,需要制定一系列诊断和用药标准规范,框定中医病种的临床诊疗路径,难以体现中医"辨证论治"的诊疗特色,一定程度限制中医医师的诊疗思维和技术创新的动力。同时,相应的结算机制可能使得中医医院为控制成本,倾向在临床诊疗提供过程中采用资源消耗更低的药品、耗材及检查设备等,阻碍创新诊疗方式及产品的使用,从而限制创新技术和产品的应用与推广,削弱中医医疗技术创新的动力[5]。

3. 中医药信息化和监管尚不完善

中医病症分类与代码发展相对滞后,与国际疾病分类的对应性较差,缺乏临床标准化和规范化体现,中医病种的精确分组存在困难[6]。同时,囿于中医信息化建设等的制约,医院在实施过程中往往缺乏有效监督,医务人员对病种临床路径重视程度不够或运用不娴熟,容易导致入组率低、入组异常等问题[7]。此外,按优势病种付费方式与 DRGs 付费原理相似,医务人员容易出现"选择患者""低码高编"等行为,同时目前中医诊断与西医诊断无法实现一一对应关系,更容易出现"升级编码,组别高套"等问题。

4. 中医医院定位不明确

上海市中医优势病种按疗效价值付费改革的基本原则是中西医"同病同效同价",鼓励中医医院发挥自身中医药特色,通过纯中医的诊疗方法达到与西医近似或更优的治疗效果,按照西医三级医院相应病种的支付标准进行补偿,鼓励中医医院和中医诊疗服务发展。但现阶段中医医院存在自身定位不明确,"中医西化"较为严重,在临床治疗过程中倾向于使用西医手术的治疗方式,容易导致费用超出支付标准,造成支付补偿不足等问题。同时,现阶段纳入试点改革的二、三级中医和中西医结合医院采用统一的支付标准,鼓励患者向二级医院合理下沉,但实践中部分三级医院会囿于实际运营成本较高,西医模式固化等主客观因素,存在政策适应差、改革动力不足等问题。

三、上海市中医优势病种付费改革展望

(一)推进改革试点,扩大优势病种覆盖范围

上海市已先后开展两批中医优势病种培育工作,共涉及 100 个不同病种,首批改革试点仅涉及 22 个。一方面,应加快病种培育到实践应用的转化速度,推进已有和正在培育的中医优势病种纳入付费病种范围;另一方面,构建基于高校专业院所和医院的多学科专家团队,持续推进中医优势病种培育、临床路径规范和中医诊断编码等工作,研究拓展优势病种付费改革的可行性,促进临床实践、理论研究和学科建设,形成从理论到实践的完整链条。

(二)坚持动态调整,强化政策导向作用

持续跟踪试点机构业务运行、惠及患者,以及"同病同效同价"的实证效果,依据实际情况动态调整支付标准,完善不同病种的治疗效果评价考核指标。同时,坚持疗效价值的考核内涵,评价指标制定上"松进严出",鼓励中医医院在临床诊疗过程中,充分体现自身中医药特色,创新中医适宜诊疗技术,实现中西医"同病同效同价"的改革目的。最后,强化政策解读,以及医疗机构和医务人员的宣传培训工作,充分发挥政策的导向作用,促进中医医院内涵建设和高质量发展。

(三)完善信息建设,加强病案首页质控管理

完善中医医院信息化建设,构建医院间数据信息共享和交流平台,提升中医优势病种付费改革的质量和效果。在提升中医诊断编码科学性和可操作性的基础上,优先遴选有明确中医、西医诊断标准且对应清晰的优势病种,降低病案填写的复杂程度。同时,通过教育培训提高中医病案首页的填写质量,针对重点环节强化质控管理,提高各个病种的入组率。

(四)细化病种分类,探索多元支付方式改革措施

基于中医医院优势病种付费改革的实证效果分析,分层分类完善多元支付方式和支付标准。对于中医医院内中医特色突出的病种,坚持中西医"同病同效同价"的基本原则,配合科学合理的绩效考核指标,扩大中医优势病种付费改革试点范围;对于西医治疗占比较高的病种,契合对应的西医病种,探索按照 DRGs 付费;对中西医并重的病种,包括在西医治疗基础上叠加中医诊疗服务能提升疗效的,通过调整权重系数来提高支付标准。最终实现多元化的中医医保支付体系设计,促进中医医院高质量发展和中医与医保协同发展。

参 考 文 献

[1] 李彧,郭文东,李建邦,等.按病种付费模式对医院医保管理的影响.现代医院,2020,20(12):

1824－1826.

［2］陈焱秋,张冬儿,唐文熙.基于文献计量分析的我国单病种付费模式及效果研究.中国医院管理,2020,40(2):5－7.

［3］刘东国,李尧,郭玉红,等.DRG 在中医医院医疗管理中的应用分析.中国医院管理,2020,40(7):44－47.

［4］石连忠,梅彦,余震,等.杭州市 DRG 中医支付政策的实践探索.卫生经济研究,2021(12):16－19.

［5］朱小颖,田侃,方鹏骞,等.我国中医医院 DRG 付费若干问题与对策探讨.中国医院,2022,26(5):10－12.

［6］杨勇,满晓玮,尹学珺,等.医疗保险支付方式改革下中医按病种付费的可行性与问题研究.中医药管理杂志,2018(24):1－4,40.

［7］王奉香,王孝勇.某三甲医院单病种支付现状及启示.中国医疗保险,2021(6):63－65.

上海市儿童医疗保障制度发展历程与展望

王力男　　王贺男　　朱碧帆　　陈　多

【导读】　通过总结上海市儿童医疗保障的发展历程和"双保险"制度在各阶段需解决的问题,开展政策梳理和分析。提出少儿居保和少儿住院互助基金作为上海市儿童医保的主体,两个制度保障对象、保障范围、筹资水平和给付水平等协同完善发展,有效促进上海市多层次儿童医疗保障体系构建。当前上海市儿童医疗保障制度存在生育率下滑,参保意愿不稳定;医疗费用增长快,可持续性面临挑战等问题,建议以人为本,完善多层次儿童医疗保障体系的建议。

儿童健康成长是国家可持续发展的基础与必然要求。全国统计年报显示[1],截至 2021 年,全国 0~15 岁人口 24 678 万人,占总人口比重 18.6%。基于《中国儿童发展纲要》统计监测[2],我国儿童健康状况持续改善,福利水平稳步提升,儿童保障体系进一步健全,2020 年全国婴儿死亡率和 5 岁以下儿童死亡率分别为 5.4‰和 7.5‰,较 2010 年下降 7.7 个和 8.9 个千分点;但儿童发展城乡差距依然明显,未来将继续巩固提高儿童保障水平,保障儿童基本权益。

自中华人民共和国成立以来,上海市儿童保障制度先后经历了半保障[3]、基金保障、全民医保和多层次保障 4 个阶段,随着实践探索的不断深入,上海市已基本形成了针对儿童的基本医保和住院互助基金双保险主体,并与大病医保、医疗救助、慈善救助等共同构成了上海市多层次儿童医疗保障体系。

一、上海市儿童医疗保障制度发展历程

(一)半保障:与计划经济相适应的儿童医疗保障制度

在城镇,国家机关工作人员子女依据 1955 年《财政部、卫生部、国务院人事局关于国家机关工作人员子女医疗问题的通知》([55]财行范字第 134 号)规定,享受"半公费"的医疗待遇;国有企业和集体企业职工子女作为家属,依据 1951 年政务院颁布的《中华人民共和国劳动保险条例》,纳入劳保医疗制度,享受"半劳保"的医疗待遇[4]。

基金项目:上海市红十字事务中心委托课题"上海市少儿住院互助基金 2021 学年收费标准测算"(课题编号:2021310046001107)。
第一作者:王力男,女,高级经济师。
作者单位:上海市卫生和健康发展研究中心(上海市医学科学技术情报研究所)(王力男、朱碧帆、陈多),国家卫生健康委卫生发展研究中心(王贺男)。
本文已发表于《卫生软科学》2022 年第 10 期。

在农村,受财力、物力限制,我国产生了以合作社为基础的农村合作医疗制度,全体社员纳入保障范围[5]。上海市农村地区 1969 年起开始举办合作医疗,社员医疗费的报销范围,根据生产大队的经济情况及合作医疗经费收支情况而有所不同,一般是每年一次征求群众意见后,由生产大队决定[6]。从 2003 年开始,上海市顺应国家要求,开始在部分县(市)试点新型农村合作医疗,本着多方筹资、自愿参加的原则,针对本市农村户籍、无医疗保障的居民,以家庭为单位参保,并通过不断增加试点地区和对试点地区的经验总结,为将来新型农村合作医疗在全国的全面开展创造了坚实的理论与实践基础。

(二)互助先行:上海市中小学生、婴幼儿住院医疗互助基金

20 世纪 80 年代末,上海市部分家庭遭遇了少年儿童罹患白血病、先天性心脏病等儿童重大疾病,导致“因病致贫”的困境。为缓解患儿及其家庭的医疗费用困境,1991 年,上海市红十字会联合教育卫生主管部门及保险公司,共同开办了“上海市 4~18 岁儿童、中小学生住院医疗保险”,1993 年又将范围扩大至满月后的 0~3 岁婴幼儿,建立了“上海市婴幼儿住院医疗保险”,明确规定由市红十字会负责日常运作,保险公司负责费用理赔,教育部门负责学校代收费,卫生部门负责医疗管理事宜。经过对少儿医疗保险 5 年运行实践的总结分析,为减少管理成本,在较低的缴费标准下切实提高中小学生的医疗保障支付水平,自 1996 年 9 月起,结束由保险公司商业运行的保障模式,改由上海市红十字会、上海市教育委员会、原上海市卫生局联合组建纯公益的、互助共济的少儿医疗保障基金——上海市中小学生、婴幼儿住院医疗互助基金(以下简称少儿住院互助基金),同时公布《上海市少儿住院基金管理办法》,基金管委会负责基金统一管理。

(三)全民医保:上海市城乡居民基本医疗保险制度

随着社会对建立儿童社会医疗保障制度的呼声越来越大,2006 年上海市人民政府出台《上海市中小学生和婴幼儿住院、门诊大病基本医疗保障试行办法》[7],建立中小学生和婴幼儿医疗保障制度,打破城乡界限,作为上海市基本医疗保障体系的重要内容。保障资金由城镇职工基本医疗保险基金和财政资金共同承担,审核结算等经办业务由市红十字会少儿住院互助基金管理办公室承担。一般门急诊医疗费用仍按照原有家属劳保和合作医疗有关规定执行。2008 年 1 月,《上海市城镇居民基本医疗保险试行办法》[8]正式施行,将具有本市户籍和本市引进人才的子女中,持有《上海市居住证》的中小学生和婴幼儿纳入保障对象,对门急诊、住院的医疗费用由居民医保基金按比例支付,筹资来源由个人缴费、政府财政补贴、职工医保基金划转和专项资金组成。随后相继设立门急诊起付标准,提高保障待遇[9-12]。

(四)多层次保障儿童医保

目前,覆盖中小学生的城乡居民基本医疗保险制度(以下简称“少儿居保”)和具有民间互助性质的少儿住院互助基金是上海市儿童医疗保障体系的“双保险”主体,并与 2014 年建立的上海市城乡居民大病保险制度、面向困难家庭的医疗救助制度、慈善捐赠及满足多样化需求的商业保险等,共同搭建了上海市多层次儿童医疗保障体系(图 1)。

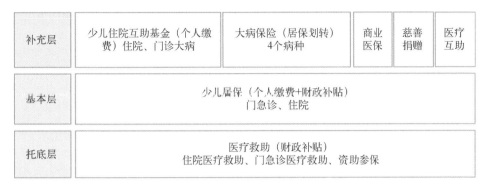

图 1　上海市儿童医疗保障体系

二、上海市儿童医疗保障"双保险"制度

（一）保障对象

上海市少儿居保自 2006 年初步建立以来,在保障对象范围上经历了两次重要调整。2006 年设立之初仅限于具有本市户籍的少年儿童,2008 年扩大到引进人才子女,2016 年开始,将持有《上海市居住证》且积分达到标准分值人员的 18 周岁以下同住子女纳入保障范围。

少儿住院互助基金参保对象的范围设置自 1996 年起主要面对本市户籍满月少年儿童,后于 1998 年在学校打破了本市户籍的限制,外省市户籍、港澳台地区、外籍学生均可参保。2015 学年将未满月新生儿纳入保障范围。2018 年上海市少儿居保和少儿住院互助基金占常住儿童比例分别为 65.95% 和 79.99%[13]。

（二）保障范围

2006 年的少儿居保文件明确规定,将保障对象发生的符合规定的住院医疗费用,以及部分专科门诊的医疗费用纳入少儿居保基金支付范围。一般门急诊费用仍由家属劳保和合作医疗按照相关规定分别予以解决。2008 年《上海市城镇居民基本医疗保险试行办法》施行,将保障范围扩大到门急诊(含家庭病床)、住院(含急诊观察室留院观察)。2014 年,《上海市城乡居民大病保险试行办法》[14]将家庭负担较重的重症尿毒症透析治疗、肾移植抗排异治疗、恶性肿瘤治疗、部分精神病病种治疗四类疾病纳入二次补偿范围。

少儿住院互助基金在 1996 年的管理办法中便明确规定了基金的责任范围主要是住院和门诊大病。对于白血病、血友病、再生障碍贫血、恶性肿瘤出院后的专科门诊治疗费用,以及接受肾移植前的透析费用和手术后的抗排异药物费用均属责任范围内。2011 年少儿住院互助基金设立大病及罕见病专项基金,糖原贮积症Ⅱ型(又称蓬佩病)、戈谢病、黏多糖贮积症、法布里病纳入少儿住院基金支付范围;2014 年少儿住院互助基金又将部分一次性使用及植入性医疗材料、日间手术病房等医疗费用纳入基金支付范围。

近年来随着国家基本医保目录动态调整,更多的药品被纳入少儿居保的保障范围,如 2017 年版国家药品目录新增了 91 个儿童药品品种,药品目录中明确适用于儿童的药品或剂型达到

540 个,国家谈判药中也将部分儿童罕见病用药纳入保障范围,而少儿住院互助基金用药目录则多年来并未发生太大变化。

(三)筹资水平

少儿居保基金筹资标准及个人缴费标准的确定遵循基金收支平衡原则。随着社会经济的发展,个人缴费标准和人均筹资标准均逐年提高,但个人筹资标准占人均筹资标准的比例总体呈降低趋势。2008 年,个人缴费标准为 60 元,人均筹资标准为 260 元,个人缴费占人均筹资标准的23.08%;2021 年,个人缴费提高到 180 元,人均筹资标准提高到 1 810 元,个人缴费占人均筹资标准下降到 9.94%(图 2)。

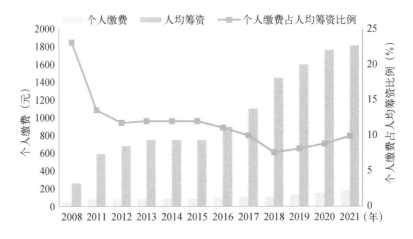

图 2　上海市少儿居保筹资水平变化情况

少儿住院互助基金的筹集依据是"以支定收+综合评估"原则。筹资主要来源于个人缴费,筹资水平呈上涨趋势。1996~2008 年,基金分年龄段筹资,1996 学年 0~3 岁、4~18 岁分别收费32 元/学年、20 元/学年,之后分别于 1998 学年、2000 学年、2004 学年调整收费标准。2009 年取消年龄组筹资,将 6~18 周岁段的收费标准提升至与学龄前儿童一致,每人 60 元/学年,2011 学年调整到每人 80 元/学年并一直维持到 2016 学年,2017 学年开始再次按照 0~5 岁、6 岁及以上分年龄段筹资,2020 学年分别为 150 元/学年和 130 元/学年,2021 学年维持缴费标准不变(图 3)。

对于"双保险"人群来讲,2021 年/学年 0~5 周岁和 6 岁及以上儿童个人缴费分别为 330 元和 310 元,占当年人均可支配收入(78 027 元)的比例约为 0.4%。

(四)给付水平

少儿居保从建立至今,整体上经历了设置起付条件、提高报销比例到整体待遇水平保持稳定的过程。2006 年,少儿居保尚未设置起付线,门急诊、住院医疗费用的报销比例均为 50%;2008年,一级医疗机构的门急诊报销比例提高到 60%;2011 年,增设了 300 元的门急诊起付线,同时将一级、二级医疗机构的门急诊医疗费用报销比例分别提高到 65%、55%;2012 年增设一级、二级、

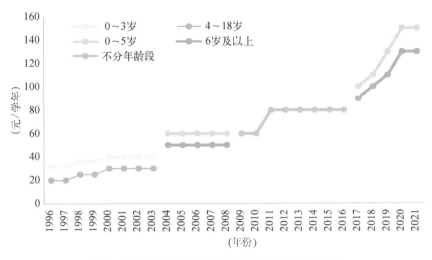

图 3　上海市少儿住院互助基金筹资水平变化情况

三级医疗机构住院起付线,分别为 50 元、100 元、300 元,同时提高住院报销比例。2013~2016 年期间,少儿居保的给付水平连续调整,到 2016 年,一级、二级、三级医疗机构的门急诊医疗费用比例提高到 70%、60%、50%,住院医疗费用提高到 80%、75%、60%。2017~2020 年期间,少儿居保的给付水平一直保持不变(表 1)。作为少儿居保的重要补充,上海市城乡居民大病保险制度从 2014 年建立以来,对四种大病医疗费用的报销比例从 50% 提高到 2019 年的 60%。

表 1　上海市少儿居保给付标准变化情况

年　份	起　付　线	门急诊报销比例	住院报销比例
2006	无	50%	50%
2008	无	一级/二级/三级医疗机构:60%/50%/50%	50%
2011	门急诊:300 元	一级/二级/三级医疗机构:65%/55%/50%	50%
2012	门急诊:300 元;住院:一级/二级/三级医疗机构分别为 50 元/100 元/300 元	——	一级/二级/三级医疗机构:75%/65%/55%
2014	——	——	一级/二级/三级医疗机构:80%/70%/60%
2016	——	村卫生室/一级/二级/三级医疗机构:80%/70%/60%/50%	一级/二级/三级医疗机构:80%/75%/60%

1996~2003 年,少儿住院互助基金按等级比例报销 30%~40% 的费用。2004 年开始,基金设置起付线,调整了支付比例和封顶线。起付线设定为一级医院 50 元,二级医院 100 元,三级医院 300 元。在起付线以上的部分报销比例为 50%。同时修订的标准还有封顶线,从 1996 年设定的

8万元升至10万元,并于2011年提高大病封顶线至20万。2006年少儿住院基金试行并扩大了对扁桃体切除术、扁桃体切除术伴腺样体切除术、腺样体切除术的最高限价支付办法。2012年起,基金开始与居民医保结算衔接,对参加居民医保的儿童进行居保结算后的支付(表2)。

表2 上海市少儿住院互助基金给付标准变化情况

学 年	起 付 线	报 销 比 例	封 顶 线
1996	—	按等级比例报销30%~45%	—
2004	一级/二级/三级医疗机构分别为50元/100元/300元	起付线以上50%	10万元
2011	—	—	大病封顶线20万元
2012	—	与2012年度居民医保结算衔接: 同时参加居保人员(不包括享受城镇重残无保人员),少儿住院互助基金支付金额=住院医疗费用-(住院医疗费用-居保起付标准)×居保支付比例-互助基金起付标准; 未参加居保人员,互助基金支付金额=住院医疗费用×50%-互助基金起付标准	—
2020	—	调整同时参加居保和互助基金人员待遇计算方法: 互助基金支付金额=住院医疗费用-居保起付标准-居保支付费用-互助基金起付标准	—

2014~2018学年,少儿居保叠加少儿住院互助基金政策范围内实际报销比例均在95%以上。但由于部分费用未在两个制度的政策范围内,少儿居保实际支付比例为35%~47%,少儿住院基金的实际支付比例约为25%,实际自费比例在22.34%~40.78%之间[13]。

三、形势与展望

为保障儿童就医,上海市构建少儿居保和少儿住院互助基金"双保险",通过基本+补充两大主体,制度上覆盖所有常住儿童,保障范围逐步扩大,双保险下政策范围内实际报销比例达95%以上,且个人筹资负担相对较低。与北京相比,2021年上海市"双保险"下个人缴费合计310~330元/人,与同期北京少儿居保个人缴费水平(325元/人)相当,而上海起付线更低(北京150~650元),住院保障程度更高(北京75%~80%),且未设置封顶线(北京门诊和住院封顶线分别为4500元和20万元)[15]。但值得注意的是,实际参保率不及预期,保障范围重复,儿童实际负担重等问题仍然存在。医保建设进入新阶段,制度覆盖率、管理体制、制度可持续性等面临挑战。

(一)生育率下滑,参保意愿不稳定

随着社会经济发展速度趋缓及生活压力的提升,20世纪80年代以来,上海市户籍居民的生育意愿不断下滑[16]。生育政策放开后,生育率并未同预期出现较大幅度的增长,2020年户籍人口总和生育率仅为0.73,常住出生人口12.76万人,远低于预期[17]。上海市出生人口生育意愿

与生育率的下降给少儿居保和少儿住院互助基金带来了风险共担群体萎缩、筹资总额减少的潜在问题。同时,因为两项制度都是基于自愿的原则参保,存在逆向选择的风险,患病率高的儿童可能会比患病率低的儿童更倾向于参保,导致参保儿童风险结构不均衡,降低医保基金互助共济的能力。为解决生育率降低的问题,建议政府实施鼓励生育的政策,从给予育龄夫妇优惠的经济措施及延长产假和陪产假等方面着手,推行现金补贴政策、税收减免等政策。

(二)医疗费用增长快,可持续性面临挑战

随着新的诊疗手段、治疗药物的不断引入、公立医院服务项目价格的不断调整,以及居民对医疗服务质量要求的不断提高,近年来我国人均医疗费用在不断增长。虽然上海市"双保险"的筹资标准在逐年上调,但从整体基金运行情况来看,2015～2018 学年少儿住院基金出现当期亏损[13],城乡居保基金虽然当年略有结余,但考虑到少儿医保人均筹资远低于城乡居保其他年龄段人群,且近年来筹资标准中财政补贴占比逐年提高,随着政府财政收入增长的乏力,少儿医保的可持续性问题也将面临严峻的挑战。建议采用多举措促进医疗保险基金的开源节流:积极推进医疗保险制度的整合;提高医疗保险制度的统筹层次;完善医疗保险中的改革支付方式等。

(三)以人为本,完善多层次儿童医疗保障体系

少儿居保和少儿住院互助基金作为上海市儿童医疗保障制度的主体,在居民生育率下降、医疗费用上涨的背景下,基于有限的筹资渠道,都面临着筹资总额减少、支出风险提高可能带来的可持续性问题。与此同时,从给付水平设定上少儿居保和少儿住院基金保障范围内名义补偿比例高达 100%,可能引发过度住院、道德风险等问题。建议基于以儿童生命健康为本的原则,协调各方利益,完善"基本医疗保障+社会互助医疗保障+商业医疗保险+社会医疗救助"的多层次儿童医疗保障体系,综合施策来提高社会对儿童的基本医疗保障能力。

参 考 文 献

[1] 国家统计局.中华人民共和国 2021 年国民经济和社会发展统计公报[EB/OL]. http://www.stats.gov.cn/tjsj/zxfb/202202/t20220227_1827960.html [2022 - 05 - 02].

[2] 国家统计局.《中国儿童发展纲要(2011—2020 年)》终期统计监测报告[EB/OL]. http://www.stats.gov.cn/tjsj/zxfb/202112/t20211221_1825519.html [2022 - 05 - 02].

[3] 徐楠,顾雪非,向国春.中国儿童医疗保障政策述评.卫生经济研究,2020,37(3):32 - 35.

[4] 曹怡文.上海市城镇少年儿童医疗联保模式研究.上海:华东政法大学,2012.

[5] 丁辉侠,张绍飞.从分割到融合:建国以来我国城乡基本医疗保险制度的变迁过程.中国卫生政策研究,2020,13(4):1 - 9.

[6] 巢利民,龚幼龙.上海县合作医疗的调查报告.农村卫生事业管理研究,1981(1):53 - 56.

[7] 上海市人力资源和社会保障局.上海市中小学生和婴幼儿住院、门诊大病基本医疗保障试行办法[EB/OL]. http://rsj.sh.gov.cn/txgszfgz_17262/20200617/- t0035_1388492.html [2021 - 03 - 06].

［8］ 上海市人民政府.上海市城镇居民基本医疗保险试行办法［EB/OL］. http：//rsj. sh. gov. cn/txgszfgz_17262/20200617/t0035_1388436. html［2021－03－06］.

［9］ 上海市人民政府.关于做好2011年本市城镇居民基本医疗保险工作的通知［EB/OL］. http：//rsj. sh. gov. cn/txgszfgz_17262/20200617/t0035_1388529. html［2021－03－06］.

［10］ 上海市人民政府.关于做好2012年本市城镇居民基本医疗保险工作的通知［EB/OL］. http：//rsj. sh. gov. cn/txgszfgz_17262/20200617/t0035_1388441. html［2021－03－06］.

［11］ 上海市人力资源和社会保障局,上海市医疗保险办公室,上海市卫生和计划生育委员会等.关于2016年本市城乡居民基本医疗保险有关事项的通知［EB/OL］. http：//rsj. sh. gov. cn/tzrsxhfzdgfxwj_17338/20200617/t0035_1389487. html［2021－03－06］.

［12］ 上海市人民政府.上海市城乡居民基本医疗保险办法［EB/OL］［2021－03－06］.

［13］ 朱碧帆,王力男,陈蓉,等.多层次保障体系视角下上海市少儿住院互助基金运行情况分析.中国卫生经济,2021,40(10)：5－8.

［14］ 上海市发展和改革委员会,上海市人力资源和社会保障局,上海市卫生和计划生育委员会,等.上海市城乡居民大病保险试行办法［EB/OL］. https：//r. cnki. net/KCMS/detail/detail. aspx? dbcode＝GWKT&dbname＝GWKTW2017&filename＝CJZY00GW5bd13e2654b85f1eb89f039d&［2021－03－06］.

［15］ 北京市医疗保障局,北京市财政局.关于调整2021年城乡居民基本医疗保险筹资标准及相关政策的通知［EB/OL］. http：//ybj. beijing. gov. cn/zwgk/2020_zcwj/ylbzdy/202205/t20220515_2710014. html［2021－03－08］.

［16］ 陈蓉.中国大城市不同人群生育意愿的变迁趋势及比较研究——以上海市为例.人口学刊,2020,42(1)：17－29.

［17］ 陈蓉,王力男,金春林.上海市少儿住院互助基金保障人群的变化分析及未来五学年参保人数测算.中国卫生经济,2021,40(10)：9－13.

上海市罕见病国谈药品落地的
问题和路径探索

顾一纯　何　达　孙　辉　王昊德

何阿妹　陈珉珺　金春林

【导读】　文章通过文献复习和政策梳理、专家访谈、焦点小组访谈收集数据,结合采用文献归纳的方法探索本市罕见病药物"最后一公里"到达患者现状、问题及解决方案。结果发现,目前本市罕见病药品行业管理尚处初级阶段,公平性有待提升;医疗服务提供方在意识、管理等方面仍存在不足;医保筹资与支付机制尚不完善,企业的社会责任有待充分发挥。建议进一步加强行业管理,提升用药保障公平性;加强医疗服务提供方的管理能力与诊疗能力建设;完善医保筹资与支付机制;充分利用社会资源,进一步发挥企业社会责任。

　　减轻罕见病患者药品费用负担,不仅要让谈判药品进医保"能报销",还得在医院"有药开"。厘清罕见病药品落地过程中各个参与主体的关系,理顺谈判药品准入、供应、支付等过程中的重点环节,平衡医保基金的承受能力,完善配套政策制定落实,是打通本市罕见病国谈药品落地的关键所在。

一、资料与方法

(一) 数据收集

1. 文献复习和政策梳理

　　检索上海市医疗保障局、卫生健康委及药品采购平台等相关网站,收集、比较罕见病国谈药品落地的相关政策文件及具体要求,综述现状、问题及经验。

2. 专家访谈

　　针对不同实施关键点对本市各利益相关方的实施动力和阻力进行访谈,厘清不同主体的利益诉求,有利于找出政策落地的障碍所在,有利于针对性地提出对策。具体包括医保部门的政策影响、工作机制;医院的国家谈判药纳入品种和数量、药占比考核;临床专家的处方行为、认知和

第一作者:顾一纯,女,研究实习员。

通讯作者:何达,女,副研究员,上海市卫生和健康发展研究中心卫生技术评估部副主任。

作者单位:上海市卫生和健康发展研究中心(上海市医学科学技术情报研究所)(顾一纯、何达、孙辉、王昊德、何阿妹、陈珉珺、金春林)。

激励;中标企业的质量保障、供应保障;药房的双通道管理等;患者的药品负担、药品可及性等情况。

3. 焦点小组访谈

采用半结构式访谈,组织来自高校、科研机构、医疗机构、政府部门和公益组织的专家学者,围绕本市罕见病国谈药品落地的问题与建议两个方面进行访谈。

（二）数据分析

本文在大量阅读参考文献、全面搜集资料、系统全面地把握研究现状、理解他人研究结果的基础上,对本市罕见病国谈药品落地的问题进行综合分析,对文献信息进行系统分类、归纳和提炼,进而了解罕见病国谈药品落地的研究历程、研究现状(主要学术观点、前人研究成果、研究水平、研究焦点、存在的问题及可能的原因等)、新水平、新动态、新技术和新发现、发展前景和展望等,并根据相关情况提出自己的思考、评论和研究思路。

二、上海市罕见病国谈药品落地中存在的问题

（一）行业管理的公平性有待提升

1. 多层次保障体系有待健全

对于国家谈判通过的罕见病创新药物,上海市已纳入基本医疗保险保障范围内,按照城乡居民或城镇职工保险政策进行保障;对于患病幼儿,上海市通过中小学生、婴幼儿住院医疗互助基金为特定罕见病患者支付特药及特定营养品支付费用;上海市罕见病防治基金会下设罕见病专项救助基金、上海市罕见病防治基金会溶酶体贮积症专项救助基金等专项基金;在商业保险方面,沪惠保对于未纳入罕见病的药品实行单独说明,重点保障,设定特药支付标准。根据上海市2022年沪惠保特药目录,对于已经纳入医保的罕见病药物,其报销比例按照基本医疗保险药品报销比例执行,这带来不同省份患者在多层次医疗保障下的自付费用相差较大,即存在高值罕见病用药费用的地区间公平性的问题。

2. 慈善帮扶力度有限

在多层次医疗保障中,慈善帮扶是非常重要的一层。上海市2017年建立的专项救助基金主要依靠药品生产企业作为资金来源,尚未充分吸收各类社会渠道资金。此外,上海市的少儿住院互助基金筹资模式为儿童或青少年缴费和财政补贴,涉及高值罕见病药物包括戈谢病、糖原贮积症Ⅱ型(又称蓬佩病)、法布里病、黏多糖贮积症,保障水平每人每学年最多10万元。由于保障目录缺乏动态调整,多年来除了戈谢病等目录内药物能够获得较高的保障外,其他罕见病高值药物保障水平较低甚至缺乏保障,导致许多罕见病患者无法获得有效治疗。

（二）医疗服务提供方在管理等方面仍存在不足

1. 医务人员对疾病、药品认知不足

目前国内罕见病的诊断周期为5~30年,绝大多数罕见病患者在确诊前平均要寻找5~10名医师就诊,误诊率高达44%~65%[1-2]。由于专业诊疗团队和药物的缺乏,尤其是早期筛查机制

不足,导致罕见病患者长期面临诊断率低、治疗率低两大难题。对于已经谈判成功的国谈药品,很多临床医生仍然存在对新产品、新技术"不认知、不敢用、不会用"的问题。

2. 规范诊疗能力不足、多学科诊疗有待提升

由于疾病认知度低及临床症状特异性差等因素,罕见病易被误诊或延误诊治[3]。大多数医院缺乏对罕见病诊断的硬件设施和软件能力,需要有能力的医院发挥带头示范作用。此外,罕见病的治疗还需要对接康复与多学科及合并症的管理,这能在减少患者求医奔波的同时减轻患者的经济负担。在这方面,目前上海市缺乏多学科诊疗(multi disciplinary team, MDT)团队的建立及其远程会诊为疾病的及时诊断和规范化治疗的能力[4]。

3. 药品正式入院仍受到品规数量的限制

在前期漫长发展过程中,医院自身药品品种、品规已经趋于合理,医院很多药品已是一品两规,要引入新药意味着原有品种要退出,其难度和阻力可见一斑。同时,有些患者对原有药品同样有需求,如何处理原有品种和引进品种之间的关系是一个难题。2022 年国家卫生健康委、国家中医药管理局印发《关于进一步加强用药安全管理提升合理用药水平的通知》(国卫医函〔2022〕122 号)[5],通知首次提出遴选儿童用药时可不受"一品两规"和药品总品种数限制,增加用药范围,促进精准用药。这是近年来国家罕见地为单一治疗领域的用药取消行政化的用药限制。虽然在国家卫生健康委办公厅《国家三级公立医院绩效考核操作手册(2022 版)》中把限制配备品规的要求删除,但各个医院在执行中仍有滞后现象。

4. 临时采购流程有待优化

临时采购是本市高值罕见病药品的主要供应途径。由于罕见病患者群体较少、药物日常管理资源需求多、医院用药目录内药品数量等原因,很多罕见病药物还需要通过临时采购渠道进行订药、购药和使用。尽管临时采购节约了医疗机构资源,提升了用药便利性,但在研究过程中也发现部分共性问题:一是缺乏明确的法律法规和要求规范,医疗机构临时采购一般由临床科室提出,药师等专家讨论是否同意临时采购,但由于罕见病药品多为专科用药且药品普及性不高,可能存在外部讨论流于形式的问题,不利于患者用药规范和不合理用药的监督;二是临时采购流程较为烦琐复杂,根据本市医疗机构反馈,新药品初次临时采购需由相关临床科室提出申请,科室主任、主管药师、药剂科主任、医务科室、分管副院长等相关人员层层签字审核,可能造成医院管理成本提升和用药及时性下降;三是采购渠道仍有待优化,临时采购作为医疗机构用药的临时渠道,新药品在进行使用时仍然面临药占比考核因素的影响,同时部分医疗机构表示存在对临时采购渠道药品质量的担忧,对药物供应方缺少较为完善的事后约束机制和划分用药责任的明确规定,存在制度优化空间。

5. 双通道处方流转尚存在质量、安全等问题

一是用药安全问题。由国谈药"双通道"定点医疗机构承担参保人在零售药店购买的诺西纳生注射剂的注射,参保人在医疗机构开具处方、在零售药店购药、在第三处进行注射,由此引起的用药无法跟踪评估、购药后是否本人注射、冷链药品购买后无处储存等一系列用药安全问题。二是处方流转的平台建设问题。医院自建的平台成本高,流通性也差,部分地区的参保人在定点医疗机构无法享受"一站式"国谈药待遇,需要在医疗机构、零售药店、经办机构之间往返。

（三）医保筹资与支付机制尚不完善

1. 医保报销流程有待优化，异地报销衔接不畅

罕见病患者异地就医特点明显，异地报销问题有待进一步优化。一是医保信息交流平台不健全，各地之间的医疗保险信息不能完全实现互联互通，各地区之间信息共享机制、信息披露制度不完善，在硬件客观上加大了异地医疗保险转移和报销的难度[6]；二是报销手续复杂，目前我国就医者在异地接受治疗产生费用后在就医地报销，就医地医院需根据参保地报销标准进行报销并将付款凭据通过结算平台报给参保地，参保地审核通过后再划拨款项，造成患者垫付医疗费用时存在经济压力，同时由于各地医保报销比例差异，进一步阻碍患者了解相关医保报销制度，无法正确计算自身自付费用[7]。

2. 医保支付改革与医院现行制度匹配度有待提升

按疾病诊断相关分组（diagnosis related group，DRG）、按病种分值付费（diagnosis-intervention packet，DIP）的支付制度改革与医改其他政策匹配度还存在问题。近年来，以 DRG、DIP 为主的医院支付制度改革逐渐深入，全国大部分医院都在推进 DRG、DIP 的支付制度，上海市目前未将罕见病纳入 DRG 或 DIP 支付当中。

（四）企业的社会责任有待充分发挥

罕见病用药准确性和用药合理性高度依赖相关知识的传播和推广。罕见病在我国诊断准确性较低，基层医院对疾病和药物的知晓率也非常低。虽然罕见病药物在最近两三年间不断进入中国，但在中国的罕见病患者治疗率仍然较低，合理用药比例不足，临床达标率不佳，疾病负担随之增加，相关医师教育仍有提升空间。

三、罕见病国谈药品落地的政策建议

（一）进一步加强行业管理，提升用药保障公平性

1. 优化各保障主体间的政策衔接

增加各省市之间的有益经验借鉴，减少地区之间的公平性差异。通过组织各省市基本医保、商业保险、医疗救助、慈善基金、患者组织等各利益相关方的沟通交流，缩小地区间患者用药的保障差异，减少因病迁徙等现象发生。

2. 优化商业保险的保障模式和待遇水平

目前商业保险可以更好地利用罕见病患者保障仍存空白这一历史阶段的时机，从目前的主要覆盖中低价药物的基础上，更进一步将高值孤儿药也纳入保障范围，科学地做好目录调整，更好地与基本医保相补充。

（二）加强医疗服务提供方的管理能力与诊疗能力建设

1. 普及高效的筛查手段与全面的医学教育

面对罕见病的诊断方式复杂、院内手段不足等问题，医学会、医师学会、制药企业等可以承担

一定的社会责任。一方面,早期筛查和诊断对罕见病的预防控制具有重要的科学价值和社会意义,携手各方构建覆盖筛查、诊疗、保障等多维度的可持续发展的罕见病诊疗生态体系,推动高危筛查项目,提供免费的检测工具;另一方面,罕见病临床表现非常复杂,涉及多学科,没有专门的"罕见病医生",因此制药企业可以积极为一线医生提供更好、更高效的医学教育项目,帮助他们进行罕见病的早期识别与诊断,甚至通过人工智能技术来辅助判断。

2. 建立完善的罕见病诊疗体系

一是在政策方面,应大力倡导对罕见病的重视和投入,加速引进国外创新罕见病药物,使患者诊断后有药可治;二是提升临床医生对罕见病的关注和意识,了解不同罕见病症状,获悉规范诊疗方式;三是推动罕见病诊疗发展,通过 MDT 的带动,联动不同科室,突破罕见病诊断难题,建立规范化诊疗中心及规范化诊疗模式,通过医联体,从三级医院、区域中心医院辐射到其他有能力的医院;四是规范、完善患者就诊绿色通道和双向转诊,推动高效诊疗。

3. 取消罕见病更多用药限制

全面审视"一品两规"和品规限制的可持续性,权衡各类"一刀切"的药品限制政策的获益与损失。一方面,随着公立医院进入高质量发展阶段,需要引入更多精细化、人性化的政策工具。政策要打"组合拳",在《国家三级公立医院绩效考核操作手册(2022 版)》[8]中把限制配备品规的要求删除的基础上,其他相关配套政策也要跟上,让医院管理者彻底打消品规数量控制的疑虑。另一方面,要考虑到政策的副作用,如果"一刀切"的药品限制政策不改革,还会有罕见病用药等其他救命药出现短缺。受公立医院次均费用等国家绩效考核指标限制,一些独家品种且临床急需的孤儿药也出现"进院难""处方难"。部分罕见病等重症治疗药物基本只能在医院内使用,医院渠道一旦被堵塞,就意味着患者完全无药可用。

4. 进一步优化临时采购流程

一是建议医疗机构和相关主管部门通过制度建设进一步细化相关临时采购管理。明确临时采购药品的质量要求和医疗责任划分,降低医疗机构使用临时采购药品的负担和风险。二是通过制度建设简化临时采购审批制度,考虑罕见病药物特殊性对该类药物的临时采购采取"临床科室独立审核"的机制,以临床医生意见为主要依据,提升患者用药便利性和实效性。三是在实践过程中,建议各医疗机构根据实际情况考虑将罕见病药物纳入医疗机构常规目录,如临时采购超过 3 次以上的药物可在药事委员会和临床科室同意后纳入常规目录。

5. 优化双通道管理

第一,搭建将医疗机构、责任医师、零售药店、医保部门协同在同一系统平台,实现对患者用药申请、复查评估、处方流转、药品结算等全程闭环服务,从而实现参保人享受待遇零跑路、保障参保人门诊注射安全、提升保障服务水平。

第二,在监管方面,建议在医院端植入药品智能审核模块、在药房端植入用药跟踪管理模块、在药房端植入用药跟踪管理模块。

(三)完善医保筹资与支付机制

第一,在硬件方面,建议医疗机构加强对于一站式结算配套设备的投入和政策关注,通过加强投入降低结算难度;第二,在异地报销方面,首先应解决省内不同地区报销比例不同问题,实行罕见病药品医保内基金专款专用、省级即时拨付,取消患者垫付,提升患者结算速度;第三,在多层次保障方面,商业保险尤其是惠民宝的政策应进一步关注,医保部门应会同商业保险公司建立一体结算账户,采取监管账户模式加强不同基金协调,参考澳大利亚等私营保险发展较好的国家,引入共同审核机制发挥商业保险监督职能。

(四)充分利用社会资源,进一步发挥企业社会责任

一是在医生教育方面,相关罕见病研发企业加强行业研究投入,举办相关会议和培训班,推广罕见病快诊快治方法,提升专业医护人员知晓度。同时,过往研究发现罕见病研究相关真实世界数据积累不充足不充分[9],未能充分发挥罕见病过往数据在药品谈判、药物使用上的优势,应进一步优化数据收集和利用。第二,在药品供应上,当前仍存在罕见病药品不可及情况,企业应进一步加大渠道投入。

参 考 文 献

[1] 吕有标,黄春芝,张保寅,等.中国罕见病研究现状及对策建议.中国药物经济学,2021,2:9–13.

[2] 李亚茹,丁红,苏霞.罕见病药物研究现状分析与展望.国际药学研究杂志,2017,2:107–111.

[3] 钱伟弘.罕见病救助亟待保障机制.半月谈,2014(24):1.

[4] 李浩.DSD疾病的多学科专家组(MDT)诊疗模式研究.汕头:汕头大学,2013.

[5] 国家卫生健康委员会,国家中医药管理局.关于进一步加强用药安全管理提升合理用药水平的通知(国卫医函〔2022〕122号).2022.

[6] 王琼洋.健全医保信息交流机制助力全民医保体系建设.中国医疗保险,2013(7):1.

[7] 王健,朱光炜,蓝惠玲.关于推进异地医保就医即时结算的探讨.中国卫生产业,2020,17(25):3.

[8] 国家卫生健康委员会.国家卫生健康委员会办公厅关于印发国家三级公立医院绩效考核操作手册(2022版)的通知(国卫办医函〔2022〕92号).2022.

[9] 李壮琪,杨悦.罕见病真实世界研究的思考.中国药物评价,2020,37(2):81–84.

附　　录

附录一　上海市医疗卫生服务年度报告(2022 年)

上海市卫生健康统计中心

一、健康三大指标

2022 年,上海市户籍人口期望寿命 83.18 岁,其中:男性 80.84 岁,女性 85.66 岁。上海地区婴儿死亡率为 2.26‰。上海地区孕产妇死亡率为 3.42/10 万,详见表 1。

表 1　健康三大指标情况

指　　标	2022 年	2021 年
上海市户籍人口期望寿命(岁)	83.18	84.11
男性	80.84	81.76
女性	85.66	86.56
上海地区婴儿死亡率(‰)	2.26	2.30
上海地区孕产妇死亡率(/10 万)	3.42	1.60
户籍	0.00	0.00
非户籍	7.30	3.22

二、人口变动情况

人口数,2022 年末全市户籍人口 1 500.08 万人,较上年增加 4.74 万人,同比增长 0.32%。

三、妇幼卫生情况

妇女保健,2022 年妇女病普查受检人数为 66.45 万人,患病率为 38.49%,治疗率为 92.88%。儿童保健,2022 年全市 0~6 岁儿童保健管理率为 99.25%,较上年减少 0.27 个百分点。

四、防病工作情况

预防接种,2022 年全市免疫规划疫苗常规免疫接种率为 99.68%,乙肝疫苗全程接种率为 99.70%,乙肝疫苗首剂及时接种率为 93.94%。

牙病防治,2022 年学生牙病防治受检人数为 45.68 万人,龋齿患病率为 28.76%。

眼病防治,2021～2022 学年中小学生视力受检人数为 95.30 万人,视力不良率为 66.94%。

五、卫生监督

1. 卫生监督户次数

2022 年全市卫生健康行政部门共监督检查 7.57 万户次(监督对象包括饮水卫生、职业卫生、放射卫生、传染病防治、消毒产品、场所卫生、医疗执业等单位)。

2. 行政处罚案件数

2022 年全市卫生健康行政部门行政处罚案件数 5 647 件,其中警告案件 3 763 件,罚款案件 4 187 件,没收违法所得案件 132 件,责令停产停业或(暂)停止执业案件 5 件,吊销证件案件 3 件。

3. 许可及备案项目数

2022 年全市卫生健康行政部门共完成许可、备案、政务服务事项及行政确认事项 131 891 件,其中完成公共卫生许可项目 18 587 件[包括公共场所卫生许可、消毒产品生产企业卫生许可、集中式供水单位卫生许可、涉及饮用水卫生安全产品卫生许可、现制现售水经营单位卫生许可、放射卫生技术服务机构审批、职业病诊断医师资格审批、放射诊疗许可、职业卫生技术服务机构审批、运输可感染人类的高致病性病原微生物菌(毒)种或者样本的批准、高致病性或疑似高致病性病原微生物实验活动审批、建设项目预防性卫生审核],完成医疗执业许可项目 101 265 件[包括医疗机构设置审批、医疗机构执业登记、医疗机构人体器官移植执业资格认定(初审)、医疗机构开展人类辅助生殖技术许可、医疗广告批准、母婴保健技术服务执业许可、医疗机构设置人类精子库审批、医师资格(经考试合格者)证书核发(含港、澳、台医师资格认定)、医师执业注册、人体器官移植医师执业资格认定、护士执业注册、外国医师在华短期执业许可、母婴保健技术服务人员资格许可、血站(含脐带血造血干细胞库)设置审批、血站(含脐带血造血干细胞库)执业登记、从事医疗气功活动的人员许可、计划生育技术服务机构从事产前诊断及使用辅助生育技术治疗不育症审批、乙类大型医用设备配置、麻醉药品、第一类精神药品购用印鉴卡],完成备案等其他卫生审核项目 3 217 件(包括二次供水设施清洗单位卫生备案、BSL-1 和 BSL-2 实验室备案、食品安全企业标准备案、消毒产品卫生安全评价报告备案、义诊备案、内部医疗机构备案、限制类医疗技术临床应用备案、中医诊所备案、医师西学中备案、医疗美容主诊医师专业备案),完成政务服务事项 7 387 件(包括职业病危害项目申报、职业健康检查机构备案、建设项目职业病危害控制效果评价和职业病防护设施验收工作过程报告备案、建设项目职业病防护设施验收方案备案),完成行政确认事项 1 435 件(包括放射工作人员证的发放)。

4. 投诉举报受理数

2022年全市卫生监督机构共受理投诉举报2 347件,其中医疗执业693件,公共卫生1 642件,公共卫生与医疗执业兼有的12件。

六、院前急救情况

2022年全市院前急救完成行驶公里2 863.1万公里;派车数119.0万车次,同比增长12.65%,救治人次114.1万人次,同比增长15.33%。

七、公民无偿献血、用血情况

2022年公民无偿献血25.64万人次。血液入库51.81万人份,其中全血以及红细胞类43.82万人份,单采血小板7.99万人份;血液出库51.36万人份,其中全血及红细胞类43.53万人份,单采血小板7.83万人份。

八、卫生资源

(一)医疗卫生机构数

2022年,全市各级各类医疗卫生机构总数达6 421所(含部队医院),比上年同期新增104所。其中:医院455所,新增23所;基层医疗卫生机构5 727所,新增71所;专业公共卫生机构101所,减少2所;其他卫生机构138所,新增12所。

医院中,公立医院168所,民营医院287所。三级医院55所,其中:市属34所、区属21所;二级医院95所,一级医院及未评级医院305所。

基层医疗卫生机构中,社区卫生服务中心249所;社区卫生服务站844所,新增20所;门诊部1 430所,新增33所;诊所、卫生所、医务室和护理站1 964所,新增11所;村卫生室1 142所。

专业公共卫生机构,疾病预防控制中心19所,卫生监督机构17所,妇幼保健机构19所,专科疾病防治机构15所,急救中心(站)12所,采供血机构7所,健康教育机构5所,计划生育服务指导中心7所。详见表2。

表2 医疗卫生机构数(单位:所)

机 构 类 别	机 构 数	
	2022年	2021年
总计	6 421	6 317
按卫生机构类别分	—	—
医院	455	432

续 表

机 构 类 别	机 构 数	
	2022 年	2021 年
公立医院	168	168
民营医院	287	264
医院中：三级医院	55	56
市属三级	34	35
区属三级	21	21
二级医院	95	96
其他医院	305	280
基层医疗卫生机构	5 727	5 656
社区卫生服务中心(站)	1 191	1 159
其中：社区卫生服务中心	249	247
门诊部	1 430	1 397
诊所、卫生所、医务室、护理站	1 964	1 953
村卫生室	1 142	1 147
专业公共卫生机构	101	103
疾病预防控制中心	19	19
卫生监督所(中心)	17	17
妇幼保健机构	19	19
专科疾病防治机构	15	16
急救中心(站)	12	12
采供血机构	7	8
健康教育机构	5	1
计划生育服务指导中心	7	11
其他卫生机构	138	126
按医疗机构性质分	—	—
公立医疗机构	2 540	2 514
民营医疗机构	2 838	2 698

　　注：① 医疗机构不含内设机构，下同；② 其他医院指级别为一级和未评级的医院，下同；③ 其他卫生机构指疗养院、卫生监督检验所(站)、医学科学研究机构、医学教育机构、临床检验中心、其他卫生事业机构等，下同；④ 市属三级医院中复旦大学附属华山医院北院原为独立建制，于 2022 年 12 月起作为分支机构与总院数据进行合并上报。

（二）床位数

　　2022 年，全市医疗卫生机构实有床位 17.36 万张，其中：医院 15.65 万张(占 90.15%)，基层医疗卫生机构1.49万张(占8.58%),专业公共卫生机构0.13万张(占0.75%),其他机构0.09万张(占0.52%)。

医院中,公立医院10.87万张,民营医院4.78万张。三级医院6.73万张,其中:市属4.87万张、区属1.86万张;二级医院3.74万张,其他医院5.18万张。公立医院床位占全市总床位的62.62%。

按第七次人口普查数据统计,全市常住人口2 487.09万人,每千人口医疗卫生机构床位6.98张。详见表3。

表3 医疗卫生机构实有床位数

机 构 类 别	实 有 床 位 数	
	2022年	2021年
总计(万张)	17.36	16.85
按卫生机构类别分	—	—
医院	15.65	15.08
公立医院	10.87	10.81
民营医院	4.78	4.27
医院中:三级医院	6.73	6.62
市属三级	4.87	4.74
区属三级	1.86	1.88
二级医院	3.74	3.82
其他医院	5.18	4.64
基层医疗卫生机构	1.49	1.55
社区卫生服务中心	1.49	1.55
专业公共卫生机构	0.13	0.14
妇幼保健机构	0.11	0.12
专科疾病防治机构	0.02	0.02
其他卫生机构	0.09	0.08
按医疗机构性质分	—	—
公立医疗机构	12.48	12.48
民营医疗机构	4.79	4.29
每千人口医疗卫生机构床位(张)	6.98	6.77

注:① 其他医院指级别为一级和未评级的医院;② 其他卫生机构指疗养院、临床检验中心、卫生监督检验所(站)、医学科学研究机构、医学教育机构、临床检验中心、其他卫生事业机构等,下同。

（三）卫生人员数

2022 年末全市卫生人员总数 30.08 万人,比上年增加 0.75 万人。

卫生人员中,卫生技术人员 24.62 万人,占卫生人员总数的 81.85%;管理人员 1.34 万人,其他技术人员 1.42 万人,工勤技能人员 2.70 万人,分别占卫生人员总数的 4.45%、4.72%、8.98%。

卫生技术人员中,执业(助理)医师 8.89 万人(含全科医生 1.12 万人),其中:中医类执业(助理)医师 1.16 万人,公共卫生类执业(助理)医师 0.40 万人。注册护士 11.13 万人。

按第七次人口普查数据统计,全市常住人口 2 487.09 万人:每千人口执业(助理)医师 3.58 人,每千人口注册护士 4.47 人,详见表 4。

表 4　卫生人员情况

指　　　标	2022 年	2021 年
卫生人员总数(万人)	30.08	29.33
卫生技术人员	24.62	23.96
其中:执业(助理)医师	8.89	8.70
内:中医类别	1.16	1.12
全科医生	1.12	1.07
注册护士	11.13	10.87
药师	1.18	1.16
内:中药师(士)	0.21	0.21
技师	1.95	1.80
管理人员	1.34	1.31
其他技术人员	1.42	1.34
工勤技能人员	2.70	2.72
每千人口执业(助理)医师数(人)	3.58	3.50
每万人口全科医师数(人)	4.51	4.30
每千人口注册护士数(人)	4.47	4.37

注:① 卫生人员总数含 400 名乡村医生、65 名卫生员;② 卫生技术人员中包含同时承担临床或监督工作的管理人员;③ 2022 年全科医师包含注册为全科医学专业的执业(助理)医师及乡村全科执业助理医师。

从卫生人员机构分布看,医院 19.89 万人(占卫生人员总数的 66.12%),基层医疗卫生机构 8.19 万人(占 27.23%),专业公共卫生机构 1.46 万人(占 4.85%)。

各医疗卫生机构卫生人员情况,详见表 5、表 6。

表5　各医疗卫生机构卫生人员情况（单位：万人）

	卫 生 人 员 数		卫生技术人员数	
	2022 年	2021 年	2022 年	2021 年
总计	30.08	29.33	24.62	23.96
按卫生机构类别分	—	—	—	—
医院	19.89	19.22	16.88	16.37
公立医院	16.54	16.15	14.45	14.13
民营医院	3.35	3.07	2.43	2.24
医院中：三级医院	12.02	11.71	10.54	10.30
市属三级	8.70	8.43	7.63	7.42
区属三级	3.32	3.28	2.91	2.88
二级医院	4.27	4.31	3.69	3.71
其他医院	3.60	3.20	2.65	2.36
基层医疗卫生机构	8.19	8.21	6.46	6.36
社区卫生服务中心	3.83	3.79	3.36	3.30
门诊部	2.47	2.49	2.13	2.12
诊所、卫生所、医务室、护理站	1.74	1.78	0.82	0.79
村卫生室	0.15	0.15	0.15	0.15
专业公共卫生机构	1.46	1.43	1.00	0.98
疾病预防控制中心	0.34	0.33	0.27	0.25
卫生监督所（中心）	0.14	0.14	0.12	0.12
妇幼保健机构	0.28	0.29	0.25	0.25
专科疾病防治机构	0.17	0.16	0.14	0.13
急救中心	0.42	0.41	0.16	0.15
采供血机构	0.07	0.08	0.05	0.06
健康教育机构	0.03	0.01	0.008	0.006
计划生育服务指导中心	0.01	0.01	0.001	0.001
其他卫生机构	0.54	0.47	0.28	0.25
按医疗机构性质分	—	—	—	—
公立医疗机构	20.98	20.56	18.35	17.97
民营医疗机构	7.10	6.86	4.93	4.68

表 6　各医疗卫生机构执业（助理）医师及注册护士人员情况（单位：万人）

机 构 类 别	执业（助理）医师		注 册 护 士	
	2022 年	2021 年	2022 年	2021 年
总计	8.89	8.70	11.13	10.87
按卫生机构类别分	—	—	—	—
医院	5.51	5.36	8.28	8.05
公立医院	4.77	4.67	7.08	6.95
民营医院	0.74	0.69	1.20	1.10
医院中：三级医院	3.50	3.43	5.19	5.08
市属三级	2.48	2.43	3.75	3.63
区属三级	1.02	1.00	1.44	1.45
二级医院	1.22	1.22	1.80	1.81
其他医院	0.79	0.71	1.29	1.16
基层医疗卫生机构	2.92	2.88	2.58	2.55
社区卫生服务中心	1.43	1.41	1.27	1.25
专业公共卫生机构	0.41	0.40	0.22	0.23
妇幼保健机构	0.10	0.10	0.11	0.12
专科疾病防治机构	0.07	0.06	0.05	0.05
其他卫生机构	0.05	0.06	0.05	0.04
按医疗机构性质分	—	—	—	—
公立医疗机构	6.47	6.35	8.52	8.36
民营医疗机构	1.89	1.81	2.33	2.24

九、医疗服务

（一）医疗服务量

1. 门急诊服务

本年度门急诊人次 21 959.68 万人次，同比下降 14.84%。急诊患者 1 442.40 万人，占门急诊总量的 6.57%；互联网医院门诊人次 375.31 万人次。剔除核酸检测人次后，门急诊人次为 18 721.22 万人次，同比下降 19.10%。

医院中，公立医院门急诊服务量为 13 972.58 万人次，同比下降 13.77%；民营医院门急诊服务量为 1 334.65 万人次，同比增长 2.46%。

按级别分，三级医院 10 908.64 万人次，同比下降 13.97%，其中市属三级 7 635.26 万人次，同比下降 14.48%,区属三级 3 273.38 万人次,同比下降 12.76%;二级医院 3 047.29 万人次,同比下降 13.41%。

社区卫生服务中心门急诊服务量为 5 545.35 万人次,同比下降 20.41%,占全市门急诊总量的 25.25%。详见表 7、表 8。

表 7　门急诊服务

	2022 年(万人次)	构成比(%)	2021 年(万人次)	构成比(%)	同比±(%)
总计	21 959.68	100.00	25 785.43	100.00	−14.84
按医疗机构类别分	—	—	—	—	—
医院	15 307.23	69.71	17 506.38	67.89	−12.56
公立医院	13 972.58	63.63	16 203.82	62.84	−13.77
民营医院	1 334.65	6.08	1 302.56	5.05	2.46
医院中:	—	—	—	—	—
三级医院	10 908.64	49.68	12 680.11	49.18	−13.97
市属三级	7 635.26	34.77	8 928.02	34.62	−14.48
区属三级	3 273.38	14.91	3 752.09	14.55	−12.76
二级医院	3 047.29	13.88	3 519.36	13.65	−13.41
其他医院	1 351.30	6.15	1 306.91	5.07	3.40
社区卫生服务中心	5 545.35	25.25	6 967.54	27.02	−20.41
门诊部	789.70	3.60	910.87	3.53	−13.30
妇幼保健机构	143.15	0.65	184.77	0.72	−22.53
专科疾病防治机构	174.04	0.79	214.11	0.83	−18.71
其他	0.21	0.00	1.76	0.01	−88.07
按医疗机构性质分	—	—	—	—	—
公立医疗机构	19 841.40	90.35	23 578.77	91.44	−15.85
民营医疗机构	2 118.06	9.65	2 204.89	8.55	−3.94

表 8　除核酸检测门急诊服务

	2022 年(万人次)	构成比(%)	2021 年(万人次)	构成比(%)	同比±(%)
总计	18 721.22	100.00	23 142.02	100.00	−19.10
按医疗机构类别分	—	—	—	—	—
医院	12 192.66	65.13	15 001.97	64.83	−18.73
公立医院	11 017.67	58.85	13 747.98	59.41	−19.86

续 表

	2022 年(万人次)	构成比(%)	2021 年(万人次)	构成比(%)	同比±(%)
民营医院	1 174.99	6.28	1 253.99	5.42	−6.30
医院中：	—	—	—	—	—
三级医院	8 595.01	45.91	10 836.30	46.83	−20.68
市属三级	6 118.33	32.68	7 830.09	33.83	−21.86
区属三级	2 476.68	13.23	3 006.21	12.99	−17.61
二级医院	2 407.35	12.86	2 906.38	12.56	−17.17
其他医院	1 190.29	6.36	1 259.29	5.44	−5.48
社区卫生服务中心	5 437.74	29.04	6 846.94	29.59	−20.58
门诊部	789.70	4.22	910.87	3.94	−13.30
妇幼保健机构	126.87	0.68	166.37	0.72	−23.74
专科疾病防治机构	174.04	0.93	214.11	0.93	−18.71
其他	0.21	0.00	1.76	0.01	−87.50
按医疗机构性质分	—	—	—	—	—
公立医疗机构	16 762.64	89.54	20 984.02	90.67	−20.12
民营医疗机构	1 958.36	10.46	2 156.24	9.32	−9.18

2. 出院人数

2022 年，全市医疗机构出院人数 383.18 万人，同比下降 19.39%。

出院总人数中，医院 369.51 万人(占 96.43%)，社区卫生服务中心 2.67 万人(占 0.70%)，妇幼保健机构 5.11 万人(占 1.33%)，专科疾病防治机构 0.001 万人，其他医疗机构 5.89 万人。

医院中，公立医院出院人数为 344.02 万人，占出院总人数的 89.78%，同比下降 20.66%；民营医院出院 25.49 万人，占出院总人数的 6.65%，同比下降 2.67%。

不同级别医院中，三级医院出院人数同比下降 21.43%，其中市属三级下降 22.50%，区属三级下降 17.74%；二级医院、其他医院出院人数分别下降 17.26%、1.33%。

详见表 9。

表 9 出院服务情况

	2022 年(万人次)	构成比(%)	2021 年(万人次)	构成比(%)	同比±(%)
总计	383.18	100.00	475.36	100.00	−19.39
按医疗机构类别分	—	—	—	—	—
医院	369.51	96.43	459.78	96.72	−19.63
公立医院	344.02	89.78	433.59	91.21	−20.66

	2022 年(万人次)	构成比(%)	2021 年(万人次)	构成比(%)	同比±(%)
民营医院	25.49	6.65	26.19	5.51	−2.67
医院中:	—	—	—	—	—
三级医院	284.99	74.37	362.71	76.30	−21.43
市属三级	217.93	56.87	281.19	59.15	−22.50
区属三级	67.06	17.50	81.52	17.15	−17.74
二级医院	58.50	15.27	70.70	14.87	−17.26
其他医院	26.02	6.79	26.37	5.55	−1.33
社区卫生服务中心	2.67	0.70	2.68	0.56	−0.37
妇幼保健机构	5.11	1.33	5.80	1.22	−11.90
专科疾病防治机构	0.001	0.000 3	0.001	0.000 3	0.00
其他	5.89	1.54	7.10	1.49	−17.04
按医疗机构性质分	—	—	—	—	—
公立医疗机构	351.74	91.79	441.99	92.98	−20.42
民营医疗机构	25.55	6.67	26.28	5.53	−2.78

3. 手术服务量

2022 年全市医疗机构手术人次数 381.34 万人次,同比下降 10.32%。

医院中,公立医院手术人次数为 354.11 万人次,占手术人次数的 92.86%,同比下降 11.17%;民营医院手术人次数 19.60 万人次,占手术人次数的 5.14%,同比上升 10.92%。

不同级别医院中,三级医院手术人次数同比下降 12.45%,其中市属三级下降 14.60%,区属三级下降 3.74%;二级医院手术人次数下降 2.11%;其他医院手术人次数上升 11.03%。

详见表 10。

表 10　手术服务

机 构 类 别	2022 年(万人次)	构成比(%)	2021 年(万人次)	构成比(%)	同比±(%)
总计	381.34	100.00	425.22	100.00	−10.32
按医疗机构类别分	—	—	—	—	—
医院	373.71	98.00	416.29	97.90	−10.23
公立医院	354.11	92.86	398.62	93.74	−11.17
民营医院	19.60	5.14	17.67	4.16	10.92
医院中:	—	—	—	—	—

续 表

机 构 类 别	2022 年(万人次)	构成比(%)	2021 年(万人次)	构成比(%)	同比±(%)
三级医院	305.40	80.09	348.83	82.03	−12.45
市属三级	238.99	62.67	279.84	65.81	−14.60
区属三级	66.41	17.42	68.99	16.22	−3.74
二级医院	49.19	12.90	50.25	11.82	−2.11
其他医院	19.12	5.01	17.22	4.05	11.03
社区卫生服务中心	0.02	0.005	0.00	0.00	—
妇幼保健机构	7.61	2.00	8.93	2.10	−14.78
按医疗机构性质分	—	—	—	—	—
公立医疗机构	361.70	94.85	407.50	95.83	−11.24
民营医疗机构	19.64	5.15	17.73	4.17	10.77

4. 各区医疗服务情况

本市 16 个区中,除青浦区外,各区域内的门急诊人次数、出院人数与上年同期相比均下降。各区属医疗机构除青浦区外,门急诊人次及出院人数均同比下降。

各区医疗服务情况,详见表 11、表 12、表 13。

表 11　各区域内医疗机构医疗服务情况

行政区划	门 急 诊 人 次			出 院 人 数		
	2022 年(万人次)	2021 年(万人次)	同比±(%)	2022 年(万人)	2021 年(万人)	同比±(%)
黄浦区	2 611.28	3 232.42	−19.22	64.26	83.32	−22.88
徐汇区	2 762.31	3 178.27	−13.09	65.59	87.45	−25.00
长宁区	823.43	941.81	−12.57	14.77	18.22	−18.94
静安区	2 062.24	2 450.55	−15.85	47.93	56.79	−15.60
普陀区	1 193.98	1 457.84	−18.10	18.20	23.37	−22.12
虹口区	1 327.38	1 581.94	−16.09	23.12	28.13	−17.81
杨浦区	1 488.72	1 790.26	−16.84	34.32	45.94	−25.29
闵行区	1 423.94	1 711.61	−16.81	14.42	17.84	−19.17
宝山区	1 027.22	1 316.83	−21.99	12.13	16.38	−25.95
嘉定区	959.47	1 117.03	−14.11	13.11	14.89	−11.95
浦东新区	3 072.91	3 670.75	−16.29	37.42	43.83	−14.62

行政区划	门 急 诊 人 次			出 院 人 数		
	2022 年（万人次）	2021 年（万人次）	同比±（%）	2022 年（万人）	2021 年（万人）	同比±（%）
金山区	740.37	754.75	-1.91	10.94	10.83	1.02
松江区	720.56	807.57	-10.77	6.93	7.85	-11.72
青浦区	644.39	614.60	4.85	6.70	6.16	8.77
奉贤区	630.90	654.71	-3.64	7.10	7.83	-9.32
崇明区	470.59	504.49	-6.72	6.24	6.54	-4.59

表 12　按执业点分布各区域内医疗机构医疗服务情况

行政区划	门 急 诊 人 次			出 院 人 数		
	2022 年（万人次）	2021 年（万人次）	同比±（%）	2022 年（万人）	2021 年（万人）	同比±（%）
黄浦区	1 580.39	2 074.55	-23.82	32.45	44.27	-26.70
徐汇区	2 561.68	2 944.76	-13.01	55.79	75.15	-25.76
长宁区	882.34	1 012.83	-12.88	16.21	19.89	-18.50
静安区	1 733.27	2 193.80	-20.99	37.08	47.51	-21.95
普陀区	1 129.92	1 364.56	-17.20	17.05	21.59	-21.03
虹口区	1 109.40	1 370.33	-19.04	20.58	25.17	-18.24
杨浦区	1 553.25	1 864.65	-16.70	38.32	50.96	-24.80
闵行区	1 713.16	2 054.46	-16.61	22.91	28.71	-20.20
宝山区	1 183.34	1 439.42	-17.79	18.36	21.30	-13.80
嘉定区	1 076.48	1 266.27	-14.99	14.82	17.30	-14.34
浦东新区	3 994.20	4 635.02	-13.83	67.36	79.11	-14.85
金山区	718.14	731.37	-1.81	10.36	10.25	1.07
松江区	972.04	1 059.63	-8.27	11.61	13.64	-14.88
青浦区	644.39	614.60	4.85	6.70	6.16	8.77
奉贤区	637.12	654.71	-2.69	7.33	7.83	-6.39
崇明区	470.59	504.49	-6.72	6.24	6.54	-4.59

注：市属三级医院总院及其分支机构医疗业务量按各执业地点分别报送。

表 13　各区属医疗机构医疗服务情况

行政区划	门 急 诊 人 次			出 院 人 数		
	2022 年 （万人次）	2021 年 （万人次）	同比± （%）	2022 年 （万人）	2021 年 （万人）	同比± （%）
黄浦区	358.32	530.89	-32.51	3.42	4.54	-24.67
徐汇区	574.85	764.04	-24.76	5.29	8.23	-35.72
长宁区	576.06	685.51	-15.97	9.02	10.74	-16.01
静安区	593.00	773.43	-23.33	6.39	8.37	-23.66
普陀区	687.43	866.27	-20.64	7.24	9.81	-26.20
虹口区	494.68	626.17	-21.00	5.00	5.99	-16.53
杨浦区	558.09	743.15	-24.90	6.52	8.85	-26.33
闵行区	1 066.62	1 316.67	-18.99	8.20	10.55	-22.27
宝山区	960.77	1 122.88	-14.44	9.41	10.31	-8.73
嘉定区	786.76	961.62	-18.18	7.41	8.34	-11.15
浦东新区	2 273.19	2 813.84	-19.21	26.15	30.53	-14.35
金山区	663.94	677.11	-1.95	7.20	7.45	-3.36
松江区	689.04	767.79	-10.26	6.26	7.05	-11.21
青浦区	603.65	573.43	5.27	5.11	5.26	-2.85
奉贤区	562.16	625.40	-10.11	6.63	7.63	-13.11
崇明区	448.57	479.06	-6.36	5.97	6.32	-5.54

（二）医师工作负荷

2022 年，全市医疗机构医师日均担负诊疗 10.39 人次，日均担负住院床日 1.44 天。

医院中，公立医院日均担负诊疗 11.78 人次，日均担负住院床日 1.76 天；民营医院日均担负诊疗 7.51 人次，日均担负住院床日 4.60 天。

不同级别医院中，三级医院医师日均担负诊疗 12.51 人次，日均担负住院床日 1.50 天；其中市属三级日均担负诊疗 12.33 人次，日均担负住院床日 1.53 天，区属三级日均担负诊疗 12.94 人次，日均担负住院床日 1.41 天；二级医院日均担负诊疗 10.17 人次，日均担负住院床日 2.34 天；其他医院日均担负诊疗 7.10 人次，日均担负住院床日 4.68 天。

社区卫生服务中心医师日均担负诊疗 15.78 人次、住院床日 0.65 天。

各级医院医师日均担负诊疗人次及住院床日情况，详见表 14。

表 14 医师日均担负工作量

机 构 类 别	日均担负诊疗（人次）		日均担负住院（床日）	
	2022 年	2021 年	2022 年	2021 年
总计	10.39	12.48	1.44	1.62
按医疗机构类别分	—	—	—	—
医院	11.21	13.14	2.14	2.41
公立医院	11.78	13.91	1.76	2.09
民营医院	7.51	7.91	4.60	4.54
医院中：	—	—	—	—
三级医院	12.51	14.84	1.50	1.82
市属三级	12.33	14.76	1.53	1.87
区属三级	12.94	15.06	1.41	1.70
二级医院	10.17	11.56	2.34	2.64
其他医院	7.10	7.65	4.68	4.02
社区卫生服务中心	15.78	20.13	0.65	0.77
按医疗机构性质分	—	—	—	—
公立医疗机构	12.70	15.38	1.45	1.72
民营医疗机构	4.78	5.20	1.80	1.73

（三）病床使用情况

1. 病床使用总体情况

（1）病床使用率

2022 年,全市医疗机构病床使用率为 77.04%,比上年减少 9.60%。

医院中,公立医院病床使用率 78.66%,同比减少 12.49 个百分点;民营医院病床使用率 78.60%,同比减少 2.42 个百分点。

不同级别医院中,三级医院病床使用率 79.22%,同比减少 15.80 个百分点;其中市属三级病床使用率 79.58%,同比减少 17.03 个百分点,区属三级病床使用率 78.31%,同比减少 12.69 个百分点;二级医院病床使用率 77.65%,同比减少 6.81 个百分点;其他医院病床使用率 78.60%,同比减少 3.27 个百分点。

社区卫生服务中心(站)病床使用率 64.01%,同比减少 8.72 个百分点。

详见表 15。

表 15　病床使用率(单位：%)

机 构 类 别	2022 年	2021 年	同比±
总计	77.04	86.64	-9.60
按医疗机构类别分			
医院	78.64	88.48	-9.84
公立医院	78.66	91.15	-12.49
民营医院	78.60	81.02	-2.42
医院中：			
三级医院	79.22	95.02	-15.80
市属三级	79.58	96.61	-17.03
区属三级	78.31	91.00	-12.69
二级医院	77.65	84.46	-6.81
其他医院	78.60	81.87	-3.27
社区卫生服务中心	64.01	72.73	-8.72
按医疗机构性质分			
公立医疗机构	76.75	88.69	-11.94
民营医疗机构	78.63	81.04	-2.41

（2）病床周转次数

2022 年全市医疗机构病床平均周转次数为 23.03 次/床,同比减少 6.21 次/床。

医院中,公立医院病床平均周转次数 32.19 次/床,同比减少 8.22 次/床;民营医院病床平均周转次数 5.92 次/床,同比减少 0.91 次/床。

不同级别医院中,三级医院病床平均周转次数 43.09 次/床,同比减少 12.07 次/床;其中市属三级病床平均周转次数 45.51 次/床,同比减少 14.15 次/床,区属三级病床平均周转次数 36.74 次/床,同比减少 7.04 次/床;二级医院病床平均周转次数 15.88 次/床,同比减少 2.70 次/床;其他医院病床平均周转次数 5.55 次/床,同比减少 0.75 次/床。

社区卫生服务中心(站)病床平均周转次数 1.85 次/床,同比增加 0.05 次/床。

详见表 16。

表 16　病床周转次数

机 构 类 别	2022 年(次/床)	2021 年(次/床)	同比±(%)
总计	23.03	29.24	-6.21
按医疗机构类别分			

机 构 类 别	2022 年（次/床）	2021 年（次/床）	同比±（%）
医院	24.65	31.57	−6.92
公立医院	32.19	40.41	−8.22
民营医院	5.92	6.83	−0.91
医院中：			
三级医院	43.09	55.16	−12.07
市属三级	45.51	59.66	−14.15
区属三级	36.74	43.78	−7.04
二级医院	15.88	18.58	−2.70
其他医院	5.55	6.30	−0.75
社区卫生服务中心	1.85	1.80	0.05
按医疗机构性质分			
公立医疗机构	28.73	35.83	−7.10
民营医疗机构	5.91	6.82	−0.91

（3）出院者平均住院日

2022 年,全市医疗机构出院者平均住院日 17.76 天,比上年增加 7.25 天。

医院中,公立医院平均住院日 13.18 天,同比增加 4.95 天;民营医院平均住院日 64.69 天,同比增加 28.23 天。

不同级别医院中,三级医院平均住院日 6.85 天,同比增加 0.56 天;其中市属三级平均住院日 6.55 天,同比增加 0.65 天,区属三级平均住院日 7.80 天,同比增加 0.15 天;二级医院平均住院日 41.51 天,同比增加 24.51 天;其他医院平均住院日 69.27 天,同比增加 29.72 天。

社区卫生服务中心出院者平均住院日为 221.04 天,同比增加 60.13 天。详见表 17。

表 17　出院者平均住院日

机 构 类 别	2022 年（天）	2021 年（天）	同比±（%）
总计	17.76	10.51	7.25
按医疗机构类别分			
医院	16.73	9.84	6.89
公立医院	13.18	8.23	4.95
民营医院	64.69	36.46	28.23

续　表

机 构 类 别	2022 年(天)	2021 年(天)	同比±(%)
医院中:			
三级医院	6.85	6.29	0.56
市属三级	6.55	5.90	0.65
区属三级	7.80	7.65	0.15
二级医院	41.51	17.00	24.51
其他医院	69.27	39.55	29.72
社区卫生服务中心	221.04	160.91	60.13
按医疗机构性质分			
公立医疗机构	14.63	9.11	5.52
民营医疗机构	64.55	36.37	28.18

2. 二、三级医院病床使用情况

三级综合医院中,病床使用率最高为 94.31%,最低为 59.65%。周转率最高为 61.37 次/床,最低为 20.82 次/床。平均住院日中最高为 11.18 天,最低为 5.07 天。

8 所三级中医(中西医)医院中,病床使用率最高为 90.12%,最低为 76.33%。周转率最高为 61.28 次/床,最低为 26.54 次/床。平均住院日中最高为 10.71 天,最低为 5.22 天。详见表 18、表 19、表 20。

表 18　三级综合医院病床使用情况

顺位	机 构 名 称	病床使用率(%)	周转次数(次/床)	出院者平均住院日(天)
1	上海市第一人民医院	94.31	54.54	6.35
2	上海市同仁医院	92.04	48.36	6.93
3	上海健康医学院附属崇明医院	90.81	41.09	8.12
4	上海市东方医院	88.57	45.62	7.12
5	上海市第十人民医院	84.74	57.89	5.48
6	复旦大学附属中山医院青浦分院	84.32	41.64	7.42
7	上海市浦东新区周浦医院	83.15	40.36	7.58
8	复旦大学附属中山医院	82.98	54.27	5.67
9	上海市徐汇区中心医院	82.36	31.82	9.53

顺位	机 构 名 称	病床使用率（%）	周转次数（次/床）	出院者平均住院日（天）
10	上海交通大学医学院附属仁济医院	81.40	61.37	5.07
11	上海市同济医院	81.38	42.36	7.11
12	上海市第六人民医院	80.70	42.02	7.03
13	上海交通大学医学院附属瑞金医院	80.69	40.76	7.35
14	上海市普陀区中心医院	80.50	33.42	8.68
15	复旦大学附属华山医院	79.94	41.08	7.12
16	上海市浦东新区公利医院	79.22	34.34	8.40
17	上海市闵行区中心医院	79.17	42.39	6.89
18	上海市松江区中心医院	78.44	42.55	6.70
19	华东医院	77.58	31.54	9.08
20	海军军医大学第一附属医院	75.89	38.30	6.88
21	复旦大学附属金山医院	74.39	38.85	7.06
22	上海市奉贤区中心医院	71.51	34.94	7.68
23	上海市浦东医院	69.97	33.03	7.81
24	上海交通大学医学院附属第九人民医院	69.90	44.02	5.66
25	上海市第五人民医院	69.50	32.75	7.91
26	海军军医大学第二附属医院	67.41	36.03	6.85
27	上海交通大学医学院附属新华医院	66.75	38.74	6.47
28	上海市杨浦区中心医院	65.80	25.46	9.44
29	上海市静安区中心医院	64.70	20.82	11.18
30	上海市浦东新区人民医院	59.65	26.33	8.25

表 19　三级中医（中西医）医院病床使用情况

顺位	机 构 名 称	病床使用率（%）	周转次数（次/床）	出院者平均住院日（天）
1	上海中医药大学附属岳阳中西医结合医院	90.12	43.12	7.65
2	上海市第七人民医院	89.93	35.76	9.10
3	上海中医药大学附属龙华医院	85.17	40.93	7.64

续　表

顺位	机　构　名　称	病床使用率（%）	周转次数（次/床）	出院者平均住院日（天）
4	上海中医药大学附属曙光医院	84.56	61.28	5.22
5	上海市中医医院	83.62	44.87	6.86
6	上海市中西医结合医院	78.39	26.54	10.71
7	上海市光华中西医结合医院	76.97	44.52	6.32
8	上海市宝山区中西医结合医院	76.33	45.00	6.17

表 20　三级专科医院病床使用情况

顺位	机　构　名　称	病床使用率（%）	周转次数（次/床）	出院者平均住院日（天）
1	上海市精神卫生中心	112.56	2.95	175.48
2	上海市第一妇婴保健院	85.49	71.35	4.32
3	上海市肺科医院	83.97	87.35	3.73
4	上海交通大学医学院附属上海儿童医学中心	82.71	40.59	6.53
5	复旦大学附属儿科医院	82.02	43.27	7.13
6	中国福利会国际和平妇幼保健院	79.40	79.25	3.68
7	上海市胸科医院	76.87	84.61	3.85
8	复旦大学附属肿瘤医院	76.63	48.96	5.36
9	上海市公共卫生临床中心	75.36	27.48	9.35
10	上海市皮肤病医院	74.00	38.11	15.31
11	复旦大学附属妇产科医院	69.48	74.26	3.61
12	上海市儿童医院	64.91	50.90	4.75
13	海军军医大学第三附属医院	60.25	21.53	10.39
14	上海市眼病防治中心	55.71	203.35	1.00
15	复旦大学附属眼耳鼻喉科医院	53.71	62.38	3.19
16	上海市口腔医院	29.70	39.65	2.68
17	同济大学附属口腔医院	21.54	18.34	4.15

　　二级综合医院中,病床使用率最高为 96.97%,最低为 20.34%。周转率最高为 43.71 次/床,最低为 1.67 次/床。平均住院日中最高为 116.27 天,最低为 5.04 天。

14 所二级中医(中西医)医院中,病床使用率最高为 86.08%,最低为 47.19%。周转率最高为 30.70 次/床,最低为 3.90 次/床。平均住院日中最高为 55.60 天,最低为 7.23 天。

详见表 21、表 22。

表 21　二级综合医院病床使用情况

顺位	机　构　名　称	病床使用率 （%）	周转次数 （次/床）	出院者平均 住院日（天）
1	上海航道医院	96.97	6.44	55.04
2	上海市浦东新区浦南医院	96.63	39.76	8.83
3	上海沪东医院	94.53	22.70	15.13
4	上海中冶医院	85.70	20.63	15.11
5	上海市宝山区罗店医院	82.38	31.87	9.69
6	上海市嘉定区中心医院	80.80	37.57	7.84
7	上海电力医院	79.21	24.03	12.08
8	上海市奉贤区奉城医院	79.17	43.71	6.71
9	上海曲阳医院	78.70	20.45	13.91
10	上海市静安区闸北中心医院	78.41	30.17	9.42
11	上海市宝山区大场医院	77.90	42.33	7.00
12	上海市静安区北站医院	77.46	20.78	13.69
13	上海市杨浦区市东医院	76.39	30.25	9.20
14	上海市宝山区吴淞中心医院	75.73	34.54	8.00
15	上海市第六人民医院金山分院	75.07	32.01	8.56
16	上海市杨浦区控江医院	74.10	24.23	11.19
17	上海市虹口区江湾医院	74.06	13.97	18.99
18	上海交通大学医学院附属瑞金医院卢湾分院	73.59	35.23	7.75
19	上海交通大学医学院附属第九人民医院黄浦分院	73.13	24.09	11.18
20	上海市静安区市北医院	72.92	25.97	10.22
21	上海市第四人民医院	72.82	32.90	7.87
22	上海长航医院	72.31	18.52	14.37
23	上海建工医院	66.18	21.05	11.69
24	上海市普陀区利群医院	65.73	22.56	10.39

顺位	机　构　名　称	病床使用率（%）	周转次数（次/床）	出院者平均住院日（天）
25	上海市金山区亭林医院	65.68	41.14	5.89
26	上海市普陀区人民医院	65.00	20.10	11.46
27	上海市嘉定区江桥医院	64.75	31.16	7.55
28	上海市第十人民医院崇明分院	64.14	27.96	8.30
29	民航上海医院	63.69	20.18	11.55
30	上海市第八人民医院	62.79	24.83	9.60
31	上海市徐汇区大华医院	62.08	23.14	9.89
32	上海市宝山区仁和医院	61.81	23.22	9.70
33	上海市松江区泗泾医院	59.81	27.97	7.71
34	上海市崇明区第三人民医院	58.67	20.32	10.66
35	上海市监狱总医院	58.19	1.67	116.27
36	上海市嘉定区安亭医院	57.24	28.81	7.25
37	上海邮电医院	55.57	10.73	18.50
38	上海市嘉定区南翔医院	55.05	22.32	8.93
39	中国人民解放军海军特色医学中心	50.94	16.12	11.31
40	上海市松江区九亭医院	49.23	25.24	7.38
41	上海市公惠医院	48.64	7.81	18.13
42	上海市青浦区朱家角人民医院	44.95	15.61	11.92
43	中国人民解放军海军第九〇五医院	37.54	9.23	14.78
44	中国人民武装警察部队上海市总队医院	20.80	4.63	17.04
45	上海交通大学医学院附属新华医院长兴分院	20.34	14.84	5.04

表 22　二级中医（中西医）医院病床使用情况

顺位	机　构　名　称	病床使用率（%）	周转次数（次/床）	出院者平均住院日（天）
1	上海市长宁区天山中医医院	86.08	17.19	17.95
2	上海市杨浦区中医医院	81.59	20.63	14.47
3	上海市静安区中医医院	72.18	16.43	15.95

顺位	机　构　名　称	病床使用率（%）	周转次数（次/床）	出院者平均住院日（天）
4	上海市黄浦区中西医结合医院	66.26	3.90	55.60
5	上海市嘉定区中医医院	66.26	30.70	7.78
6	上海市普陀区中医医院	62.16	8.97	24.82
7	上海市闵行区中西医结合医院	55.41	20.81	10.92
8	上海市奉贤区中医医院	54.58	22.89	8.67
9	上海市浦东新区光明中医医院	53.70	27.26	7.23
10	上海市青浦区中医医院	51.05	15.10	14.31
11	上海市黄浦区香山中医医院	49.74	16.04	10.65
12	上海市浦东新区中医医院	49.45	11.33	15.83
13	上海市金山区中西医结合医院	47.85	18.69	9.52
14	上海市松江区方塔中医医院	47.19	20.60	8.42

十、医药费用

（一）医药总费用

2022年，全市医疗机构门诊医药总费用966.25亿元，同比下降11.96%。门诊药品收入443.63亿元。其中：医院698.66亿元，较去年同期下降11.89%；社区151.72亿元，较去年同期下降9.11%。

住院患者医药总费用964.65亿元，同比下降11.34%。其中：医院950.01亿元，同比下降11.34%；社区8.71亿元，同比下降12.73%。

各级别医院门诊患者医药总费用及住院患者医药总费用情况，详见表23。

表23　医药总费用情况

机　构　类　别	门诊医药总费用			住院医药总费用		
	2022年（亿元）	2021年（亿元）	同比±（%）	2022年（亿元）	2021年（亿元）	同比±（%）
总计	966.25	1 097.50	−11.96	964.65	1 087.98	−11.34
按医疗机构类别分						
医院	698.66	792.96	−11.89	950.01	1 071.51	−11.34
公立医院	612.32	702.07	−12.78	831.54	961.60	−13.53
民营医院	86.34	90.89	−5.01	118.47	109.91	7.79

续　表

机 构 类 别	门诊医药总费用			住院医药总费用		
	2022 年 （亿元）	2021 年 （亿元）	同比± （%）	2022 年 （亿元）	2021 年 （亿元）	同比± （%）
医院中：						
三级医院	507.69	584.85	−13.19	703.88	820.24	−14.19
市属三级	392.91	452.86	−13.24	559.34	660.02	−15.25
区属三级	114.78	131.99	−13.04	144.54	160.22	−9.79
二级医院	105.41	118.14	−10.78	122.54	136.45	−10.19
其他医院	85.56	89.96	−4.90	123.59	114.82	7.64
社区卫生服务中心	151.72	166.93	−9.11	8.71	9.98	−12.73

（二）门急诊患者次均医药费用

1. 门急诊患者次均医药费用

2022 年医疗机构门急诊患者次均医药费用 440.01 元,同比增长 3.38%;药占比为 45.91%,同比增长 2.79 个百分点。

医院中,公立医院门急诊均次费用为 438.23 元,同比增长 1.14%;民营医院门急诊均次费用为 646.90 元,同比下降 7.29%。

不同级别医院中,三级医院门急诊均次费用为 465.40 元,同比增长 0.09%;其中市属三级门急诊均次费用为 514.60 元,同比增长 1.45%,区属三级门急诊均次费用为 350.66 元,同比下降 0.32%;二级医院门急诊均次费用为 345.92 元,同比增长 3.05%;其他医院门急诊均次费用为 633.12 元,同比下降 8.02%。

社区卫生服务中心(站)门急诊患者次均医药费用 273.60 元,同比增长 14.20%。详见表 24。

表 24　门急诊患者医药费用情况

	门急诊患者次均医药费用				
	2022 年 （元）	药占比 （%）	2021 年 （元）	药占比 （%）	同比± （%）
总计	440.01	45.91	425.63	43.12	3.38
按医疗机构类别分					
医院	456.42	42.34	452.95	40.21	0.77
公立医院	438.23	43.54	433.27	41.32	1.14
民营医院	646.90	33.80	697.76	31.60	−7.29

	门急诊患者次均医药费用				
	2022 年 （元）	药占比 （%）	2021 年 （元）	药占比 （%）	同比± （%）
医院中：					
三级医院	465.40	42.73	461.24	40.44	0.90
市属三级	514.60	42.87	507.23	40.56	1.45
区属三级	350.66	42.25	351.79	40.03	−0.32
二级医院	345.92	47.74	335.69	45.80	3.05
其他医院	633.12	33.36	688.36	31.36	−8.02
社区卫生服务中心	273.60	80.63	239.59	77.32	14.20
按医疗机构性质分					
公立医疗机构	393.02	50.10	376.05	47.51	4.51
民营医疗机构	880.22	28.40	956.05	24.64	−7.93

2. 各区门急诊患者次均医药费用情况

2022 年各区域内门急诊患者次均费用及药费普遍上涨,次均医药费用除徐汇、长宁、金山区外均同比上涨;次均药费除金山区外均同比上涨。药占比最高 62.08%,最低 35.23%。

各区属医疗机构中除金山区门急诊次均医药费用下降外,均同比上升。药占比最高 67.17%,最低 51.79%。

详见表 25~表 28。

表 25　各区域内门急诊患者次均医药费用情况

行政区划	次均医药费用			次 均 药 费			药占比 （%）
	2022 年 （元）	2021 年 （元）	同比± （%）	2022 年 （元）	2021 年 （元）	同比± （%）	
黄浦区	600.92	579.33	3.73	218.85	202.54	8.05	36.42
徐汇区	600.28	602.89	−0.43	254.29	239.47	6.19	42.36
长宁区	540.93	545.59	−0.85	190.55	168.64	12.99	35.23
静安区	487.76	457.03	6.72	194.01	169.23	14.64	39.78
普陀区	365.84	346.30	5.64	192.55	169.18	13.81	52.63
虹口区	419.16	397.92	5.34	215.56	193.01	11.68	51.43
杨浦区	439.39	426.15	3.11	245.25	225.90	8.57	55.82
闵行区	371.83	363.64	2.25	161.38	159.49	1.19	43.40

续　表

行政区划	次均医药费用			次　均　药　费			药占比 （%）
	2022 年 （元）	2021 年 （元）	同比± （%）	2022 年 （元）	2021 年 （元）	同比± （%）	
宝山区	285.76	271.01	5.44	171.17	144.33	18.60	59.90
嘉定区	336.28	305.38	10.12	166.74	148.17	12.53	49.59
浦东新区	404.24	380.13	6.34	206.39	179.70	14.85	51.06
金山区	276.73	284.02	-2.57	145.17	145.88	-0.49	52.46
松江区	278.58	246.27	13.12	139.59	124.49	12.13	50.11
青浦区	320.08	310.50	3.09	191.49	170.59	12.25	59.83
奉贤区	313.37	309.65	1.20	169.02	151.92	11.26	53.94
崇明区	295.59	262.73	12.51	183.51	165.12	11.14	62.08

表 26　各区域内公立医院门急诊患者次均医药费用情况

行政区划	次均医药费用			次　均　药　费			药占比 （%）
	2022 年 （元）	2021 年 （元）	同比± （%）	2022 年 （元）	2021 年 （元）	同比± （%）	
黄浦区	540.15	537.53	0.49	203.30	191.14	6.36	37.64
徐汇区	569.59	554.90	2.65	258.78	242.33	6.79	45.43
长宁区	350.38	364.14	-3.78	151.55	155.40	-2.48	43.25
静安区	465.18	437.10	6.42	195.85	171.42	14.25	42.10
普陀区	363.43	354.60	2.49	177.16	163.16	8.58	48.75
虹口区	416.86	406.66	2.51	207.73	194.03	7.06	49.83
杨浦区	431.72	449.09	-3.87	224.58	221.50	1.39	52.02
闵行区	301.88	325.64	-7.30	115.01	117.65	-2.24	38.10
宝山区	320.56	332.21	-3.51	153.01	136.98	11.70	47.73
嘉定区	327.92	293.42	11.76	125.36	111.80	12.13	38.23
浦东新区	376.51	371.09	1.46	160.20	151.69	5.61	42.55
金山区	338.63	365.91	-7.46	143.10	156.31	-8.45	42.26
松江区	337.68	318.76	5.94	122.58	119.93	2.21	36.30
青浦区	319.08	339.25	-5.95	161.25	145.45	10.86	50.54
奉贤区	385.61	331.36	16.37	177.43	138.07	28.51	46.01
崇明区	381.78	334.70	14.07	161.91	138.57	16.84	42.41

表 27　各区属医疗机构门急诊患者次均医药费用情况

行政区划	次均医药费用			次均药费			药占比（%）
	2022 年（元）	2021 年（元）	同比±（%）	2022 年（元）	2021 年（元）	同比±（%）	
黄浦区	402.58	359.17	12.09	269.88	231.75	16.45	67.04
徐汇区	341.33	330.06	3.41	179.73	163.98	9.60	52.65
长宁区	382.56	366.30	4.44	198.11	177.76	11.45	51.79
静安区	303.05	287.79	5.30	177.05	158.84	11.46	58.42
普陀区	333.07	302.70	10.03	206.68	175.88	17.51	62.05
虹口区	317.34	288.37	10.05	197.49	174.14	13.41	62.23
杨浦区	364.50	317.89	14.66	244.82	196.42	24.64	67.17
闵行区	288.45	271.29	6.33	153.41	139.71	9.81	53.18
宝山区	274.70	248.67	10.47	171.69	146.01	17.59	62.50
嘉定区	328.48	283.32	15.94	175.61	150.11	16.99	53.46
浦东新区	335.37	313.53	6.97	193.74	171.66	12.86	57.77
金山区	229.42	230.80	−0.60	121.11	120.11	0.83	52.79
松江区	273.08	239.10	14.21	141.89	127.00	11.72	51.96
青浦区	300.36	294.14	2.11	189.93	171.88	10.50	63.23
奉贤区	320.23	299.44	6.94	178.79	150.13	19.09	55.83
崇明区	292.21	259.65	12.54	180.91	162.75	11.16	61.91

表 28　各区域内社区卫生服务中心门急诊患者次均医药费用情况

行政区划	次均医药费用			次均药费			药占比（%）
	2022 年（元）	2021 年（元）	同比±（%）	2022 年（元）	2021 年（元）	同比±（%）	
黄浦区	349.83	286.58	22.07	293.05	233.35	25.58	83.77
徐汇区	308.29	273.69	12.64	254.51	220.24	15.56	82.56
长宁区	371.40	318.94	16.45	270.36	222.94	21.27	72.79
静安区	248.54	220.69	12.62	199.33	163.88	21.63	80.20
普陀区	300.31	255.90	17.35	234.72	190.82	23.01	78.16
虹口区	298.56	244.68	22.02	228.00	177.83	28.21	76.37

续　表

行政区划	次均医药费用			次均药费			药占比（％）
	2022年（元）	2021年（元）	同比±（％）	2022年（元）	2021年（元）	同比±（％）	
杨浦区	342.44	279.05	22.72	286.49	216.26	32.47	83.66
闵行区	288.85	250.06	15.51	196.24	170.53	15.08	67.94
宝山区	239.29	194.40	23.09	192.86	153.96	25.27	80.60
嘉定区	287.74	259.39	10.93	246.01	215.33	14.25	85.50
浦东新区	287.92	249.71	15.30	236.62	196.96	20.14	82.18
金山区	156.47	147.96	5.75	138.19	125.68	9.95	88.32
松江区	205.98	173.14	18.97	168.60	137.76	22.39	81.85
青浦区	269.72	237.62	13.51	236.81	204.95	15.55	87.80
奉贤区	236.27	265.17	−10.90	198.59	182.36	8.90	84.05
崇明区	214.86	200.59	7.11	197.48	181.86	8.59	91.91

3. 二、三级医院及社区门急诊患者次均医药费用

三级综合医院中,门急诊患者次均医药费用最高达 725.35 元,最低为 252.79 元。门急诊药占比最高达 60.94％,最低为 22.35％。三级中医(中西医)医院中,门急诊患者次均医药费用最高为 512.37 元;最低为 302.72 元;门急诊药占比(不含中药饮片费用)最高达 42.96％,最低为 17.13％。

详见表 29~表 31。

表 29　三级综合医院门急诊患者次均医药费用情况

顺　位	机　构　名　称	次均医药费用(元)	药占比(％)
1	上海交通大学医学院附属第九人民医院	725.35	22.35
2	华东医院	566.60	48.44
3	上海交通大学医学院附属瑞金医院	548.91	41.44
4	复旦大学附属中山医院	548.85	38.53
5	复旦大学附属华山医院	519.42	41.15
6	上海交通大学医学院附属仁济医院	494.39	32.22
7	海军军医大学第一附属医院	489.84	60.94
8	上海市第一人民医院	463.87	42.00

顺　位	机　构　名　称	次均医药费用(元)	药占比(%)
9	上海市东方医院	455.17	38.95
10	上海市同济医院	442.30	46.75
11	上海市第六人民医院	425.00	38.71
12	海军军医大学第二附属医院	418.09	56.85
13	上海市第十人民医院	409.25	39.97
14	上海健康医学院附属崇明医院	402.53	41.92
15	上海市徐汇区中心医院	402.49	38.04
16	上海市普陀区中心医院	400.57	57.20
17	上海市杨浦区中心医院	392.22	47.74
18	上海交通大学医学院附属新华医院	388.19	41.17
19	上海市浦东医院	372.49	38.71
20	上海市奉贤区中心医院	363.46	40.04
21	上海市同仁医院	361.47	41.72
22	上海市松江区中心医院	347.51	35.77
23	上海市浦东新区人民医院	336.56	42.29
24	上海市浦东新区周浦医院	333.03	36.94
25	上海市浦东新区公利医院	328.47	42.02
26	复旦大学附属中山医院青浦分院	327.94	40.41
27	上海市闵行区中心医院	287.93	35.94
28	上海市静安区中心医院	280.87	46.26
29	复旦大学附属金山医院	263.70	37.80
30	上海市第五人民医院	252.79	36.03

表30　三级中医(中西医)医院门急诊患者次均医药费用情况

顺　位	单　位　名　称	次均医药费用(元)	药占比(%)
1	上海中医药大学附属曙光医院	512.37	31.25
2	上海中医药大学附属龙华医院	505.14	17.44
3	上海市中医医院	504.02	17.13
4	上海中医药大学附属岳阳中西医结合医院	414.05	22.86

顺　位	单　位　名　称	次均医药费用(元)	药占比(%)
5	上海市第七人民医院	406.37	32.62
6	上海市光华中西医结合医院	365.80	35.21
7	上海市宝山区中西医结合医院	363.03	42.96
8	上海市中西医结合医院	302.72	30.69

注:药占比不含中药饮片收入。

表 31　三级专科医院门急诊患者次均医药费用情况

顺　位	单　位　名　称	次均医药费用(元)	药占比(%)
1	复旦大学附属肿瘤医院	1 818.38	53.56
2	上海市公共卫生临床中心	700.96	56.72
3	同济大学附属口腔医院	658.14	0.98
4	上海市口腔医院	648.62	0.82
5	上海市胸科医院	645.03	54.43
6	复旦大学附属眼耳鼻喉科医院	633.00	22.09
7	复旦大学附属妇产科医院	528.05	19.94
8	中国福利会国际和平妇幼保健院	519.29	19.74
9	上海市肺科医院	513.52	54.00
10	上海市第一妇婴保健院	503.03	15.35
11	上海市皮肤病医院	406.70	35.74
12	上海市精神卫生中心	374.34	71.54
13	上海市眼病防治中心	373.58	24.69
14	复旦大学附属儿科医院	360.17	38.71
15	上海交通大学医学院附属上海儿童医学中心	351.58	40.77
16	上海市儿童医院	307.06	37.90
17	海军军医大学第三附属医院	221.07	34.80

　　二级综合性医院中,门急诊患者次均医药费用最高达 917.63 元,最低为 142.62 元。药占比最高的为 74.30%,最低为 19.60%。

　　二级中医(中西医结合)医院中,门急诊患者次均医药费用最高为 640.73 元,最低为 287.72 元。药占比(不含中药饮片费用)最高为 46.17%,最低为 20.88%。详见表 32、表 33。

表 32　二级综合性医院门急诊患者次均医药费用情况

顺 位	单 位 名 称	次均医药费用(元)	药占比(%)
1	民航上海医院	917.63	19.60
2	上海市公惠医院	904.56	36.03
3	上海长航医院	727.23	23.25
4	上海沪东医院	584.55	37.38
5	上海曲阳医院	518.48	52.79
6	上海市静安区北站医院	491.17	41.80
7	上海交通大学医学院附属第九人民医院黄浦分院	468.58	51.14
8	上海电力医院	440.61	41.93
9	上海市监狱总医院	421.22	47.81
10	上海市奉贤区奉城医院	416.50	44.77
11	上海市嘉定区中心医院	413.39	30.23
12	上海市杨浦区市东医院	409.95	48.93
13	上海交通大学医学院附属瑞金医院卢湾分院	409.44	46.10
14	上海建工医院	404.76	54.60
15	上海中冶医院	403.08	47.05
16	上海市静安区市北医院	402.36	42.39
17	上海市宝山区吴淞中心医院	397.65	42.08
18	中国人民武装警察部队上海市总队医院	385.77	30.79
19	上海市第四人民医院	380.53	40.23
20	上海邮电医院	366.57	61.08
21	上海市第六人民医院金山分院	356.83	28.11
22	上海市崇明区第三人民医院	355.59	50.42
23	上海交通大学医学院附属新华医院长兴分院	353.51	37.81
24	上海市第十人民医院崇明分院	347.31	38.75
25	上海航道医院	344.50	37.97
26	上海市浦东新区浦南医院	343.79	49.44
27	上海市宝山区大场医院	336.12	35.70
28	中国人民解放军海军第九〇五医院	332.29	45.99

顺　位	单　位　名　称	次均医药费用(元)	药占比(%)
29	上海市杨浦区控江医院	320.78	58.24
30	上海市嘉定区江桥医院	315.95	40.33
31	上海市普陀区利群医院	313.80	48.30
32	上海市静安区闸北中心医院	303.01	42.20
33	上海市普陀区人民医院	300.44	48.42
34	上海市嘉定区南翔医院	297.15	40.58
35	上海市虹口区江湾医院	280.54	58.65
36	上海市松江区泗泾医院	277.02	33.31
37	上海市嘉定区安亭医院	275.81	31.23
38	上海市青浦区朱家角人民医院	268.81	74.30
39	上海市第八人民医院	263.09	39.40
40	上海市松江区九亭医院	260.99	35.24
41	上海市徐汇区大华医院	257.37	45.95
42	上海市金山区亭林医院	254.21	42.66
43	上海市宝山区罗店医院	253.39	50.77
44	上海市宝山区仁和医院	211.43	40.27
45	中国人民解放军海军特色医学中心	142.62	36.54

表33　二级中医(中西医)医院门急诊患者次均医药费用情况

顺　位	单　位　名　称	次均医药费用(元)	药占比(%)
1	上海市黄浦区香山中医医院	640.73	35.01
2	上海市静安区中医医院	540.86	20.88
3	上海市黄浦区中西医结合医院	493.14	35.32
4	上海市杨浦区中医医院	448.80	23.29
5	上海市奉贤区中医医院	393.75	35.48
6	上海市普陀区中医医院	385.05	38.83
7	上海市青浦区中医医院	368.09	35.94
8	上海市长宁区天山中医医院	367.08	25.25

顺　位	单　位　名　称	次均医药费用(元)	药占比(%)
9	上海市松江区方塔中医医院	358.11	27.60
10	上海市浦东新区中医医院	357.88	46.17
11	上海市嘉定区中医医院	352.67	30.69
12	上海市浦东新区光明中医医院	320.35	38.17
13	上海市金山区中西医结合医院	308.13	22.83
14	上海市闵行区中西医结合医院	287.72	27.93

注：药占比不含中药饮片费。

社区卫生服务中心中，门急诊患者次均医药费用最高达444.89元，最低为55.97元。药占比最高的为99.71%，最低为47.69%。详见表34、表35。

表34　社区门急诊患者次均医药费用情况(顺位前十)

顺位前十	单　位　名　称	次均医药费用(元)	药占比(%)
1	上海市虹口区北外滩街道社区卫生服务中心	444.89	80.85
2	上海市长宁区华阳街道社区卫生服务中心	435.82	75.96
3	上海市长宁江苏街道社区卫生服务中心	416.54	76.38
4	上海市黄浦区豫园街道社区卫生服务中心	410.09	87.04
5	上海市杨浦区长海社区卫生服务中心	403.88	83.50
6	上海市杨浦区大桥社区卫生服务中心	397.50	78.95
7	上海市长宁区北新泾街道社区卫生服务中心	385.40	77.17
8	上海市杨浦区控江社区卫生服务中心	378.85	83.19
9	上海市长宁区虹桥街道社区卫生服务中心	373.27	62.98
10	上海市黄浦区老西门街道社区卫生服务中心	372.82	86.45

表35　社区门急诊患者次均医药费用情况(顺位后十)

顺位后十	单　位　名　称	次均医药费用(元)	药占比(%)
1	上海市奉贤区西渡街道社区卫生服务中心	55.97	85.50
2	上海市金山区枫泾镇社区卫生服务中心	117.90	93.76
3	上海市奉贤区海湾镇社区卫生服务中心	132.99	75.21

顺位后十	单　位　名　称	次均医药费用(元)	药占比(%)
4	上海市金山区亭林镇社区卫生服务中心	136.23	89.35
5	上海市松江区新浜镇社区卫生服务中心	141.61	87.56
6	上海市松江区石湖荡镇社区卫生服务中心	143.31	83.28
7	上海湾区高新技术产业开发区社区卫生服务中心	149.28	87.50
8	上海市金山区漕泾镇社区卫生服务中心	149.96	72.68
9	上海市金山区张堰镇社区卫生服务中心	151.79	90.03
10	上海市金山区廊下镇社区卫生服务中心	155.23	91.98

(三) 出院患者人均医药费用

1. 出院患者人均医药费用

2022 年出院患者人均医药费用 26 339.34 元,较上年同期上涨 16.40%。出院患者日均医药费用 1 483.46 元,较上年同期下降 31.11%。出院药占比为 22.94%,同比减少 1.14 个百分点。

医院中,公立医院出院患者人均医药费用 24 839.42 元,较上年同期上涨 22.90%;民营医院出院患者人均医药费用 53 353.43 元,较上年同期上涨 23.31%。

不同级别医院中,三级医院出院患者人均医药费用 24 481.42 元,较上年同期上涨 23.08%;其中市属三级出院患者人均医药费用 25 487.34 元,较上年同期上涨 22.20%,区属三级出院患者人均医药费用 21 212.12 元,较上年同期上涨 26.52%;二级医院出院患者人均医药费用 25 642.16 元,较上年同期上涨 22.46%;其他医院出院患者人均医药费用 54 879.89 元,较上年同期上涨 22.87%。

社区卫生服务中心(站)出院患者人均医药费用 46 807.49 元,较上年同期上涨 28.37%。

详见表 36。

表 36　出院患者医药费用情况

	出院患者人均医药费用(元)		出院患者日均医药费用(元)		药占比(%)
	2022 年	2021 年	2022 年	2021 年	
总计	26 339.34	22 628.69	1 483.46	2 153.24	22.94
按医疗机构类别分					
医院	26 806.39	23 051.30	1 602.20	2 341.96	22.96
公立医院	24 839.42	21 988.32	1 884.97	2 670.29	22.90
民营医院	53 353.43	40 644.56	824.78	1 114.71	23.31

	出院患者人均医药费用(元)		出院患者日均医药费用(元)		药占比(%)
	2022 年	2021 年	2022 年	2021 年	
医院中：					
三级医院	24 481.42	22 572.31	3 575.90	3 589.49	23.08
市属三级	25 487.34	23 418.06	3 890.12	3 972.46	22.20
区属三级	21 212.12	19 655.09	2 718.44	2 570.90	26.52
二级医院	25 642.16	18 542.28	617.68	1 090.92	22.46
其他医院	54 879.89	41 727.27	792.31	1 055.04	22.87
社区卫生服务中心	46 807.49	35 310.75	211.76	219.44	28.37
按医疗机构性质分					
公立医疗机构	24 766.59	21 882.16	1 692.41	2 400.85	22.93
民营医疗机构	53 249.55	40 562.19	824.96	1 115.37	23.30

2. 各区出院患者人均医药费用情况

2022 年各区域内的出院患者人均医药费用与上年同期相比均上升,日均费用除长宁、崇明区外均同比下降。

各区属医疗机构出院患者人均医药费用均同比上升,日均费用除长宁、杨浦、宝山、崇明区外均同比下降。

详见表 37~表 40。

表 37　各区区域内出院患者次均医药费用情况

行政区划	出院患者人均医药费用			出院患者日均医药费用		
	2022 年 (元)	2021 年 (元)	同比± (%)	2022 年 (元)	2021 年 (元)	同比± (%)
黄浦区	26 244.19	23 506.45	11.65	2 807.05	3 754.09	−25.23
徐汇区	28 102.14	25 203.32	11.50	2 571.40	3 548.37	−27.53
长宁区	21 641.18	20 404.99	6.06	1 627.02	1 614.01	0.81
静安区	22 508.26	19 846.33	13.41	1 610.13	2 280.31	−29.39
普陀区	26 031.05	21 010.95	23.89	1 488.84	1 939.13	−23.22
虹口区	27 346.36	21 878.29	24.99	1 566.61	2 262.91	−30.77
杨浦区	27 797.21	24 210.35	14.82	2 362.54	2 634.52	−10.32
闵行区	32 891.70	24 658.86	33.39	853.81	1 179.77	−27.63

续　表

行政区划	出院患者人均医药费用			出院患者日均医药费用		
	2022 年（元）	2021 年（元）	同比±（%）	2022 年（元）	2021 年（元）	同比±（%）
宝山区	27 545.97	22 064.35	24.84	774.20	970.20	−20.20
嘉定区	25 286.28	21 089.66	19.90	1 331.34	1 490.40	−10.67
浦东新区	27 951.41	23 287.76	20.03	1 045.48	1 657.69	−36.93
金山区	20 873.71	18 145.16	15.04	746.58	1 610.15	−53.63
松江区	23 244.60	17 826.02	30.40	503.28	828.63	−39.26
青浦区	34 286.09	26 370.89	30.01	819.62	1 738.64	−52.86
奉贤区	27 011.93	18 061.74	49.55	708.39	1 031.51	−31.32
崇明区	17 257.86	15 374.69	12.25	1 340.02	1 146.43	16.89

表 38　各区域内公立医院出院患者次均医药费用情况

行政区划	出院患者人均医药费用			出院患者日均医药费用			药占比（%）
	2022 年（元）	2021 年（元）	同比±（%）	2022 年（元）	2021 年（元）	同比±（%）	
黄浦区	26 071.34	23 396.17	11.43	2 973.22	3 947.50	−24.68	23.70
徐汇区	27 243.71	24 490.35	11.24	2 780.19	3 746.33	−25.79	21.23
长宁区	21 817.81	20 586.98	5.98	1 984.07	1 824.65	8.74	23.60
静安区	24 504.13	22 067.14	11.04	1 729.61	2 437.85	−29.05	22.30
普陀区	21 727.24	18 334.40	18.51	1 675.75	2 293.75	−26.94	22.18
虹口区	25 518.84	21 415.62	19.16	2 245.42	2 568.85	−12.59	21.98
杨浦区	26 460.15	23 643.03	11.92	3 592.23	3 400.83	5.63	22.35
闵行区	19 695.08	17 775.95	10.80	1 636.65	1 861.59	−12.08	24.31
宝山区	22 132.57	19 548.66	13.22	1 151.50	1 344.28	−14.34	27.93
嘉定区	23 191.00	20 686.76	12.11	2 193.24	2 209.48	−0.74	28.92
浦东新区	26 366.20	21 814.92	20.86	1 098.38	1 932.70	−43.17	21.85
金山区	21 072.59	18 474.95	14.06	796.15	1 827.81	−56.44	23.76
松江区	21 562.25	16 649.02	29.51	558.95	1 407.11	−60.28	17.22
青浦区	20 889.82	17 850.34	17.03	812.03	1 674.33	−51.50	26.76
奉贤区	21 826.59	16 341.38	33.57	985.79	1 628.85	−39.48	25.40
崇明区	16 652.69	14 902.00	11.75	1 888.83	1 583.93	19.25	30.58

表 39　各区属医疗机构出院患者次均医药费用情况

行政区划	出院患者人均费用			出院患者日均费用		
	2022 年 （元）	2021 年 （元）	同比± （%）	2022 年 （元）	2021 年 （元）	同比± （%）
黄浦区	39 060. 32	23 117. 31	68. 97	584. 71	1 167. 77	−49. 93
徐汇区	32 928. 33	23 193. 78	41. 97	667. 97	1 590. 27	−58. 00
长宁区	20 035. 86	19 260. 95	4. 02	1 844. 17	1 698. 31	8. 59
静安区	26 501. 72	21 025. 64	26. 04	585. 72	1 014. 16	−42. 25
普陀区	25 785. 06	18 991. 75	35. 77	880. 60	1 388. 05	−36. 56
虹口区	26 622. 81	19 528. 33	36. 33	1 156. 41	1 643. 84	−29. 65
杨浦区	23 083. 00	20 262. 19	13. 92	1 454. 00	1 376. 28	5. 65
闵行区	19 832. 31	17 945. 90	10. 51	1 106. 78	1 478. 11	−25. 12
宝山区	22 218. 72	18 919. 80	17. 44	1 062. 05	1 055. 38	0. 63
嘉定区	16 286. 02	14 289. 32	13. 97	999. 52	1 072. 14	−6. 77
浦东新区	25 138. 41	20 658. 14	21. 69	1 131. 90	1 812. 79	−37. 56
金山区	22 902. 29	16 199. 49	41. 38	641. 24	1 379. 44	−53. 51
松江区	18 494. 41	14 424. 82	28. 21	434. 63	795. 26	−45. 35
青浦区	21 187. 63	17 931. 02	18. 16	715. 42	1 514. 63	−52. 77
奉贤区	22 267. 97	16 615. 41	34. 02	797. 57	1 186. 80	−32. 80
崇明区	16 656. 61	14 834. 24	12. 28	1 626. 21	1 316. 01	23. 57

表 40　各区社区卫生服务中心（站）出院患者次均医药费用情况

行政区划	出院患者人均费用			出院患者日均费用			药占比 （%）
	2022 年 （元）	2021 年 （元）	同比± （%）	2022 年 （元）	2021 年 （元）	同比± （%）	
黄浦区	77 930. 40	73 997. 13	5. 32	368. 96	367. 68	0. 35	47. 44
徐汇区	82 447. 43	50 405. 29	63. 57	249. 12	275. 55	−9. 59	38. 79
长宁区	35 469. 89	29 412. 74	20. 59	512. 57	509. 10	0. 68	27. 81
静安区	59 914. 68	53 080. 09	12. 88	366. 79	356. 98	2. 75	20. 18
普陀区	122 776. 42	64 867. 97	89. 27	319. 29	299. 04	6. 77	27. 78
虹口区	53 748. 42	62 817. 71	−14. 44	437. 71	501. 02	−12. 64	15. 84

行政区划	出院患者人均费用			出院患者日均费用			药占比 (%)
	2022 年 (元)	2021 年 (元)	同比± (%)	2022 年 (元)	2021 年 (元)	同比± (%)	
杨浦区	55 330.01	37 838.00	46.23	418.52	430.33	-2.74	33.55
闵行区	30 609.88	31 775.80	-3.67	101.35	130.03	-22.06	17.28
宝山区	34 421.65	26 618.81	29.31	242.43	219.16	10.62	29.68
嘉定区	126 921.43	99 750.76	27.24	169.02	168.72	0.18	27.26
浦东新区	36 124.22	29 541.91	22.28	181.01	180.59	0.23	30.68
金山区	11 957.93	10 021.22	19.33	183.54	176.69	3.88	22.72
松江区	26 681.81	23 124.12	15.39	147.60	114.17	29.28	16.33
青浦区	60 464.52	26 446.38	128.63	107.61	132.81	-18.97	21.18
奉贤区	54 299.01	35 198.38	54.27	121.40	124.34	-2.36	21.77
崇明区	16 949.62	12 373.30	36.99	145.11	156.71	-7.40	27.41

3. 二、三级医院出院患者人均医药费用

三级综合医院出院患者人均医药费用最高为 39 871.06 元,最低为 17 381.29 元;日均医药费用最高为 5 983.85 元,最低为 1 876.92 元,药占比最高为 41.53%,最低为 12.81%。

三级中医(中西医)医院出院患者人均医药费用最高为 23 603.07 元,最低为 16 987.45 元;日均医药费用最高为 3 501.60 元,最低为 1 903.03 元。药占比(不含中草药费)最高为 30.84%,最低为 23.03%。

详见表 41~表 43。

表 41　三级综合医院出院患者医药费用情况

顺位	机　构　名　称	人均医药费用 (元)	日均医药费用 (元)	药占比 (%)
1	海军军医大学第二附属医院	39 871.06	5 817.67	21.55
2	海军军医大学第一附属医院	34 529.59	5 017.84	22.23
3	复旦大学附属中山医院	33 929.83	5 983.85	22.46
4	上海市第六人民医院	32 097.30	4 564.98	12.81
5	复旦大学附属华山医院	31 349.63	4 402.38	23.01
6	上海市徐汇区中心医院	30 570.64	3 206.97	41.53
7	上海交通大学医学院附属瑞金医院	30 083.32	4 093.63	24.25
8	上海市东方医院	28 171.54	3 954.18	23.47

顺位	机 构 名 称	人均医药费用 （元）	日均医药费用 （元）	药占比 （%）
9	上海市第一人民医院	27 660.97	4 356.30	19.27
10	上海交通大学医学院附属第九人民医院	27 330.37	4 830.79	24.09
11	华东医院	26 173.40	2 882.05	28.19
12	上海交通大学医学院附属新华医院	25 656.14	3 968.25	18.14
13	上海市第十人民医院	24 250.41	4 425.60	19.74
14	上海市杨浦区中心医院	23 539.33	2 492.51	25.64
15	上海交通大学医学院附属仁济医院	23 299.34	4 599.59	21.77
16	上海市同济医院	23 216.67	3 263.50	25.03
17	上海市普陀区中心医院	21 514.88	2 478.45	24.92
18	上海市第五人民医院	21 033.67	2 659.31	21.13
19	上海市同仁医院	20 991.77	3 031.20	19.28
20	上海市静安区中心医院	20 990.36	1 876.92	26.79
21	上海市浦东新区公利医院	20 470.70	2 436.42	25.61
22	复旦大学附属金山医院	19 503.49	2 764.30	25.04
23	复旦大学附属中山医院青浦分院	19 279.64	2 598.03	29.57
24	上海市浦东新区人民医院	19 274.30	2 335.58	30.24
25	上海市闵行区中心医院	19 265.38	2 795.96	24.33
26	上海市奉贤区中心医院	19 056.22	2 482.85	27.71
27	上海健康医学院附属崇明医院	18 427.57	2 270.54	31.03
28	上海市松江区中心医院	18 426.84	2 751.85	23.72
29	上海市浦东医院	17 957.18	2 300.47	27.61
30	上海市浦东新区周浦医院	17 381.29	2 293.92	22.07

表 42　三级中医（中西医）医院出院患者医药费用情况

顺位	机 构 名 称	人均医药费用 （元）	日均医药费用 （元）	药占比 （%）
1	上海市第七人民医院	23 603.07	2 593.95	23.03
2	上海市中西医结合医院	20 387.93	1 903.03	30.84
3	上海中医药大学附属岳阳中西医结合医院	20 107.05	2 629.90	25.60
4	上海市宝山区中西医结合医院	18 479.56	2 993.28	28.29

续　表

顺位	机　构　名　称	人均医药费用（元）	日均医药费用（元）	药占比（%）
5	上海中医药大学附属曙光医院	18 290.80	3 501.60	30.02
6	上海市光华中西医结合医院	17 371.01	2 746.46	29.91
7	上海中医药大学附属龙华医院	17 252.84	2 259.36	27.23
8	上海市中医医院	16 987.45	2 476.97	28.96

注：药占比不含中草药费。

表 43　三级专科医院出院患者医药费用情况

顺位	机　构　名　称	人均医药费用（元）	日均医药费用（元）	药占比（%）
1	上海市精神卫生中心	93 665.80	533.75	5.43
2	海军军医大学第三附属医院	32 657.06	3 142.55	32.92
3	上海市胸科医院	27 880.17	7 239.10	25.18
4	上海交通大学医学院附属上海儿童医学中心	25 563.13	3 916.53	20.29
5	复旦大学附属肿瘤医院	23 282.54	4 344.87	23.65
6	上海市肺科医院	22 342.16	5 992.66	25.76
7	复旦大学附属儿科医院	18 843.87	2 641.64	17.44
8	上海市公共卫生临床中心	16 563.07	1 771.55	34.91
9	复旦大学附属眼耳鼻喉科医院	14 577.77	4 562.96	11.05
10	上海市儿童医院	13 628.00	2 867.97	13.09
11	同济大学附属口腔医院	13 237.54	3 193.34	11.90
12	复旦大学附属妇产科医院	12 856.60	3 565.58	16.16
13	上海市口腔医院	12 149.82	4 529.30	6.88
14	上海市第一妇婴保健院	12 089.11	2 799.26	12.03
15	中国福利会国际和平妇幼保健院	9 998.31	2 717.78	15.45
16	上海市皮肤病医院	9 591.66	626.41	24.19
17	上海市眼病防治中心	7 598.84	7 598.84	3.47

　　二级综合性医院中,出院患者次均医药费用最高为 44 310.58 元,最低 8 652.84 元,日均医药费用最高为 2 963.21 元,最低为 209.79 元。药占比最高为 38.24%,最低为 15.16%。

　　二级中医(中西医结合)医院中,出院患者次均医药费用最高达 35 715.98 元,最低为 9 044.22

元;日均医药费用最高为 1 974. 13 元,最低为 567. 18 元。药占比最高为 42. 34%,最低为 18. 25%。

详见表 44、表 45。

表 44　二级综合医院出院患者医药费用情况

顺位	机 构 名 称	人均医药费用 (元)	日均医药费用 (元)	药占比 (%)
1	上海航道医院	44 310. 58	805. 04	18. 65
2	中国人民解放军海军第九〇五医院	25 749. 74	1 742. 06	23. 04
3	上海市监狱总医院	24 391. 98	209. 79	15. 16
4	上海曲阳医院	24 176. 15	1 737. 66	34. 58
5	上海市第四人民医院	23 315. 98	2 963. 21	23. 76
6	上海交通大学医学院附属第九人民医院黄浦分院	22 597. 44	2021. 71	38. 24
7	民航上海医院	22 481. 29	1 946. 44	28. 15
8	中国人民武装警察部队上海市总队医院	22 337. 50	1 311. 21	27. 45
9	上海中冶医院	22 322. 10	1 477. 71	26. 67
10	上海建工医院	21 674. 18	1 853. 45	24. 93
11	上海交通大学医学院附属瑞金医院卢湾分院	21 566. 90	2 782. 95	30. 51
12	中国人民解放军海军特色医学中心	21 495. 20	1 900. 41	27. 06
13	上海市静安区市北医院	21 237. 31	2 078. 74	25. 57
14	上海电力医院	21 151. 71	1 750. 27	33. 28
15	上海市宝山区吴淞中心医院	20 712. 82	2 587. 64	31. 35
16	上海市静安区闸北中心医院	20 639. 15	2 191. 08	27. 93
17	上海市嘉定区江桥医院	20 364. 81	2 697. 29	23. 77
18	上海市普陀区人民医院	20 187. 23	1 761. 26	21. 41
19	上海长航医院	19 716. 55	1 372. 06	33. 82
20	上海市普陀区利群医院	19 465. 28	1 872. 71	25. 99
21	上海市宝山区仁和医院	19 362. 11	1 996. 07	28. 73
22	上海市虹口区江湾医院	19 361. 21	1 019. 79	27. 06
23	上海市嘉定区中心医院	18 963. 76	2 418. 40	24. 21
24	上海沪东医院	18 938. 19	1 251. 85	23. 25
25	上海邮电医院	18 853. 06	1 019. 09	19. 64

顺位	机 构 名 称	人均医药费用 （元）	日均医药费用 （元）	药占比 （%）
26	上海市杨浦区市东医院	18 797.54	2 042.55	26.03
27	上海市第八人民医院	18 321.94	1 907.66	30.04
28	上海市第六人民医院金山分院	18 140.90	2 120.37	22.17
29	上海市浦东新区浦南医院	17 818.57	2 017.40	21.60
30	上海市奉贤区奉城医院	15 732.64	2 345.13	30.42
31	上海市杨浦区控江医院	15 498.64	1 385.66	28.48
32	上海市第十人民医院崇明分院	15 069.22	1 815.12	28.11
33	上海市宝山区大场医院	14 124.41	2 018.28	34.53
34	上海市宝山区罗店医院	14 115.17	1 456.42	27.53
35	上海市徐汇区大华医院	12 997.56	1 314.58	29.76
36	上海市静安区北站医院	12 925.63	943.97	30.22
37	上海市金山区亭林医院	12 389.48	2 102.99	16.53
38	上海市嘉定区南翔医院	12 241.17	1 370.81	25.03
39	上海市松江区九亭医院	12 076.06	1 636.91	22.00
40	上海市青浦区朱家角人民医院	11 612.70	974.06	35.23
41	上海市公惠医院	11 029.17	608.22	23.25
42	上海市松江区泗泾医院	10 924.01	1 416.61	17.22
43	上海交通大学医学院附属新华医院长兴分院	9 796.82	1 944.36	19.85
44	上海市嘉定区安亭医院	9 717.65	1 340.06	21.62
45	上海市崇明区第三人民医院	8 652.84	811.97	36.74

表 45　二级中医（中西医）医院出院患者医药费用情况

顺位	机 构 名 称	人均医药费用 （元）	日均医药费用 （元）	药占比 （%）
1	上海市黄浦区中西医结合医院	35 715.98	642.42	42.34
2	上海市长宁区天山中医医院	20 393.35	1 136.36	20.51
3	上海市普陀区中医医院	18 851.43	759.53	24.28
4	上海市杨浦区中医医院	18 419.32	1 273.34	24.47

顺位	机　构　名　称	人均医药费用（元）	日均医药费用（元）	药占比（%）
5	上海市浦东新区光明中医医院	14 270.72	1 974.13	34.94
6	上海市闵行区中西医结合医院	12 977.68	1 188.85	19.70
7	上海市浦东新区中医医院	12 351.53	780.34	24.87
8	上海市嘉定区中医医院	12 156.49	1 561.83	25.35
9	上海市黄浦区香山中医医院	12 022.08	1 128.31	18.25
10	上海市青浦区中医医院	11 359.85	794.08	29.34
11	上海市松江区方塔中医医院	11 229.72	1 334.27	21.74
12	上海市金山区中西医结合医院	11 117.87	1 167.72	23.82
13	上海市奉贤区中医医院	11 046.54	1 274.45	26.52
14	上海市静安区中医医院	9 044.22	567.18	33.17

注：药占比不含中草药费。

十一、出院患者疾病分布及费用情况

（一）西医出院患者

2022 年西医出院患者中，其他接受医疗服务患者最多，出院人数为 751 985 人，占总出院人数的 20.45%，其人均住院费用为 13 970.49 元，平均住院 4.75 天；排名第二位的是循环系统疾病，出院人数为 504 586 人，占比 13.72%，其人均住院费用为 43 970.54 元，平均住院 40.00 天；排名第三位的是肿瘤，出院人数为 482 565 人，占总出院人数的 13.13%，其人均住院费用为 38 408.30 元，平均住院 9.25 天。

详见表 46。

表 46　西医出院人数疾病分类及其费用情况

顺　位	疾病分类名称	例数（人）	占比（%）	人均费用（元）	平均住院日（天）
1	其他接受医疗服务	751 985	20.45	13 970.49	4.75
2	循环系统疾病	504 586	13.72	43 970.54	40.00
3	肿瘤	482 565	13.13	38 408.30	9.25
4	消化系统疾病	351 828	9.57	19 839.11	7.25
5	泌尿生殖系统疾病	255 677	6.95	15 466.28	6.18

顺　位	疾病分类名称	例数(人)	占比(%)	人均费用 (元)	平均住院日 (天)
6	呼吸系统疾病	191 232	5.20	27 473.41	19.00
7	妊娠、分娩和产褥期	188 531	5.13	11 061.75	4.57
8	损伤和中毒	179 238	4.88	45 551.87	14.48
9	肌肉骨骼系统和结缔组织疾病	163 140	4.44	33 010.25	8.57
10	眼和附器疾病	124 600	3.39	9 463.12	2.00
11	内分泌、营养和代谢疾病	117 276	3.19	18 097.34	14.54
12	神经系统疾病	93 060	2.53	32 709.30	27.18
13	症状、体征与检验异常	56 985	1.55	17 797.54	10.01
14	传染病和寄生虫病	54 322	1.48	22 029.44	11.01
15	先天性畸形、变形和染色体异常	37 648	1.02	35 624.59	6.97
16	皮肤和皮下组织疾病	34 048	0.93	14 649.62	8.88
17	精神和行为障碍	28 294	0.77	183 864.34	687.29
18	起源于围生期疾病	23 027	0.63	13 525.03	8.75
19	耳和乳突疾病	19 269	0.52	14 742.68	5.96
20	血液、造血器官及免疫疾病	19 094	0.52	21 842.83	9.23

(二) 中医(中西医)出院患者

2022 年中医(中西医)出院患者中,肺癌病患者最多,出院人数为 13 383 人,占中医总出院人数的 3.63%,该疾病人均住院费用 15 756.48 元,平均住院 6.79 天。排名第二位的是混合痔,出院人数为 13 114 人,占中医总出院人数的 3.56%,人均住院费用 15 857.75 元,平均住院 6.47 天。排名第三位的是胸痹心痛,出院人数为 12 915 人,占中医总出院人数的 3.50%,人均住院费用为 25 566.88 元,平均住院 12.43 天。

详见表 47。

表 47　中医出院人数疾病种类及其费用情况

顺　位	疾病名称	例数(人)	占比(%)	人均住院费用 (元)	平均住院日 (天)
1	肺癌	13 383	3.63	15 756.48	6.79
2	混合痔	13 114	3.56	15 857.75	6.47

顺 位	疾 病 名 称	例数(人)	占比(%)	人均住院费用 (元)	平均住院日 (天)
3	胸痹心痛	12 915	3.50	25 566.88	12.43
4	缺血性中风	11 741	3.18	23 024.70	16.33
5	积病	9 105	2.47	16 429.61	6.74
6	眩晕	8 997	2.44	15 487.44	11.28
7	尪痹	8 751	2.37	9 120.99	4.02
8	乳癌	8 526	2.31	11 135.74	3.92
9	肠癌	7 772	2.11	18 980.83	6.76
10	肛漏	6 841	1.85	19 080.01	7.69
11	中风病	6 359	1.72	23 765.83	15.67
12	慢性肾衰	5 891	1.60	17 385.83	8.82
13	肝着	5 023	1.36	12 006.94	3.40
14	大偻	4 872	1.32	5 060.06	1.83
15	中消	4 527	1.23	15 367.62	7.49
16	石淋	4 019	1.09	16 607.05	4.52
17	癌类病	3 613	0.98	16 707.91	8.02
18	胃癌	3 536	0.96	17 119.86	7.78
19	风温病	3 395	0.92	24 695.58	10.80
20	腰痹	3 381	0.92	16 532.73	9.94

附录二 2022 年度国家主要卫生健康政策文件一览表

序号	文件名称	文件文号	发文单位	成文日期
1	国家卫生健康委关于印发医疗机构设置规划指导原则（2021—2025 年）的通知	国卫医发〔2022〕3 号	国家卫生健康委	2022 年 1 月 12 日
2	医疗保障基金使用监督管理举报处理暂行办法	国家医疗保障局令第 5 号	国家医疗保障局	2022 年 1 月 29 日
3	关于印发互联网诊疗监管细则（试行）的通知	国卫办医发〔2022〕2 号	国家卫生健康委办公厅、国家中医药局办公室	2022 年 2 月 8 日
4	健康中国行动推进委员会关于印发健康中国行动 2021—2022 年考核实施方案的通知	国健推委发〔2022〕1 号	健康中国行动推进委员会	2022 年 2 月 8 日
5	国务院医改领导小组秘书处关于抓好推动公立医院高质量发展意见落实的通知	国医改秘函〔2022〕6 号	国务院医改领导小组秘书处	2022 年 2 月 9 日
6	关于进一步深化推进医保信息化标准化工作的通知	医保发〔2022〕8 号	国家医疗保障局	2022 年 2 月 17 日
7	关于推进家庭医生签约服务高质量发展的指导意见	国卫基层发〔2022〕10 号	国家卫生健康委、财政部、人力资源社会保障部、国家医保局、国家中医药局、国家疾控局	2022 年 3 月 3 日
8	国务院办公厅关于印发"十四五"中医药发展规划的通知	国办发〔2022〕5 号	国务院办公厅	2022 年 3 月 3 日
9	关于印发基层中医药服务能力提升工程"十四五"行动计划的通知	国中医药医政发〔2022〕3 号	国家中医药局、国家卫生健康委、国家发展改革委 教育部、财政部、人力资源社会保障部、文化和旅游部、国家医保局、国家药监局、中央军委后勤保障部卫生局	2022 年 3 月 8 日
10	关于印发区域新型冠状病毒核酸检测组织实施指南（第三版）的通知	联防联控机制综发〔2022〕28 号	国务院应对新型冠状病毒肺炎疫情联防联控机制综合组	2022 年 3 月 18 日
11	全国爱卫会关于印发全国爱国卫生运动 2022 年工作要点的通知	全爱卫发〔2022〕2 号	全国爱国卫生运动委员会	2022 年 3 月 23 日
12	健康中国行动推进委员会办公室关于印发健康中国行动 2022 年工作要点的通知	国健推委办发〔2022〕2 号	健康中国行动推进委员会办公室	2022 年 3 月 23 日
13	关于国家组织高值医用耗材（人工关节）集中带量采购和使用配套措施的意见	医保办发〔2022〕4 号	国家医保局办公室、国家卫生健康委办公厅	2022 年 3 月 29 日

续 表

序号	文件名称	文件文号	发文单位	成文日期
14	关于降低新冠病毒核酸检测价格和费用的通知	医保办发〔2022〕5 号	国家医疗保障局办公室、国务院应对新型冠状病毒肺炎疫情联防联控机制医疗救治组	2022 年 4 月 1 日
15	关于完善国家组织药品（胰岛素专项）集中带量采购和使用配套措施的通知	医保办发〔2022〕7 号	国家医保局办公室、国家卫生健康委办公厅	2022 年 4 月 12 日
16	国家卫生健康委关于印发《全国护理事业发展规划（2021—2025 年）》的通知	国卫医发〔2022〕15 号	国家卫生健康委	2022 年 4 月 29 日
17	关于进一步降低新冠病毒核酸检测和抗原检测价格的通知	医保办发〔2022〕10 号	国家医疗保障局办公室、国务院应对新型冠状病毒肺炎疫情联防联控机制医疗救治组	2022 年 5 月 22 日
18	国家卫生健康委办公厅关于印发医疗机构门诊质量管理暂行规定的通知	国卫办医发〔2022〕8 号	国家卫生健康委办公厅	2022 年 6 月 1 日
19	关于进一步加强新冠病毒核酸采样质量管理工作的通知	联防联控机制综发〔2022〕64 号	国务院应对新型冠状病毒肺炎疫情联防联控机制综合组	2022 年 6 月 10 日
20	关于印发新型冠状病毒肺炎防控方案（第九版）的通知	联防联控机制综发〔2022〕71 号	国务院应对新型冠状病毒肺炎疫情联防联控机制综合组	2022 年 6 月 27 日
21	关于印发公立医院高质量发展评价指标（试行）的通知	国卫办医发〔2022〕9 号	国家卫生健康委办公厅、国家中医药管理局办公室	2022 年 6 月 29 日
22	关于进一步做好基本医疗保险跨省异地就医直接结算工作的通知	医保发〔2022〕22 号	国家医保局、财政部	2022 年 6 月 30 日
23	关于做好 2022 年城乡居民基本医疗保障工作的通知	医保发〔2022〕20 号	国家医保局、财政部、国家税务总局	2022 年 6 月 30 日
24	关于阶段性缓缴职工基本医疗保险单位缴费的通知	医保发〔2022〕21 号	国家医保局、国家发展改革委、财政部、国家税务总局	2022 年 6 月 30 日
25	关于做好 2022 年基本公共卫生服务工作的通知	国卫基层发〔2022〕21 号	国家卫生健康委、财政部、国家中医药局	2022 年 7 月 5 日
26	关于进一步做好医疗服务价格管理工作的通知	医保办发〔2022〕16 号	国家医疗保障局办公室	2022 年 7 月 11 日
27	关于进一步推进医养结合发展的指导意见	国卫老龄发〔2022〕25 号	国家卫生健康委、国家发展改革委、教育部、民政部、财政部、人力资源社会保障部、自然资源部、住房城乡建设部、应急部、市场监管总局、国家医保局	2022 年 7 月 18 日

续　表

序号	文件名称	文件文号	发文单位	成文日期
28	关于进一步完善和落实积极生育支持措施的指导意见	国卫人口发〔2022〕26号	国家卫生健康委、国家发展改革委、中央宣传部、教育部、民政部、财政部、人力资源社会保障部、住房城乡建设部、中国人民银行、国务院国资委、国家税务总局、国家医保局、中国银保监会、全国总工会、共青团中央、全国妇联、中央军委后勤保障部	2022年7月25日
29	关于进一步完善和落实积极生育支持措施的指导意见	国卫人口发〔2022〕26号	国家卫生健康委、国家发展改革委、中央宣传部、教育部、民政部、财政部、人力资源社会保障部、住房城乡建设部、中国人民银行、国务院国资委、国家税务总局、国家医保局、中国银保监会、全国总工会、共青团中央、全国妇联、中央军委后勤保障部	2022年7月25日
30	关于进一步加强用药安全管理提升合理用药水平的通知	国卫医函〔2022〕122号	国家卫生健康委、国家中医药管理局	2022年7月27日
31	国家卫生健康委关于印发"十四五"卫生健康人才发展规划的通知	国卫人发〔2022〕27号	国家卫生健康委	2022年8月3日
32	关于印发医疗卫生机构网络安全管理办法的通知	国卫规划发〔2022〕29号	国家卫生健康委、国家中医药局、国家疾控局	2022年8月8日
33	国家卫生健康委关于印发食品安全标准与监测评估"十四五"规划的通知	国卫食品发〔2022〕28号	国家卫生健康委	2022年8月11日
34	关于开展口腔种植医疗服务收费和耗材价格专项治理的通知	医保发〔2022〕27号	国家医疗保障局	2022年9月6日
35	国家卫生健康委办公厅关于启动2022年度二级和三级公立医院绩效考核有关工作的通知	国卫办医函〔2022〕325号	国家卫生健康委办公厅	2022年9月23日
36	国家卫生健康委办公厅关于印发国家检验医学中心设置标准的通知	国卫办医函〔2022〕370号	国家卫生健康委办公厅	2022年10月8日
37	关于印发"十四五"全民健康信息化规划的通知	国卫规划发〔2022〕30号	国家卫生健康委、国家中医药局、国家疾控局	2022年11月7日
38	关于印发《违法违规使用医疗保障基金举报奖励办法》的通知	医保办发〔2022〕22号	国家医保局办公室、财政部办公厅	2022年11月17日
39	关于印发《新冠肺炎疫情防控核酸检测实施办法》等4个文件的通知	联防联控机制综发〔2022〕104号	国务院应对新型冠状病毒肺炎疫情联防联控机制综合组	2022年11月19日

序号	文 件 名 称	文 件 文 号	发 文 单 位	成文日期
40	国家卫生健康委办公厅关于印发医疗机构日间医疗质量管理暂行规定的通知	国卫办医政发〔2022〕16号	国家卫生健康委办公厅	2022年11月20日
41	关于深入开展"优质服务基层行"活动加强基层医疗卫生机构绩效评价的通知	国卫办基层函〔2022〕410号	国家卫生健康委办公厅、国家中医药局综合司	2022年11月22日
42	关于印发加强老年人新冠病毒疫苗接种工作方案的通知	国卫明电〔2022〕484号	国务院应对新型冠状病毒肺炎疫情联防联控机制综合组	2022年11月29日
43	关于进一步优化就医流程做好当前医疗服务工作的通知	联防联控机制综发〔2022〕114号	国务院应对新型冠状病毒肺炎疫情联防联控机制综合组	2022年12月6日
44	关于印发新冠病毒抗原检测应用方案的通知	联防联控机制综发〔2022〕118号	国务院应对新型冠状病毒肺炎疫情联防联控机制综合组	2022年12月7日
45	关于印发新冠病毒感染者居家治疗指南的通知	联防联控机制综发〔2022〕117号	国务院应对新型冠状病毒肺炎疫情联防联控机制综合组	2022年12月7日
46	关于印发以医联体为载体做好新冠肺炎分级诊疗工作方案的通知	联防联控机制综发〔2022〕116号	国务院应对新型冠状病毒肺炎疫情联防联控机制综合组	2022年12月7日
47	关于进一步优化落实新冠肺炎疫情防控措施的通知	联防联控机制综发〔2022〕113号	国务院应对新型冠状病毒肺炎疫情联防联控机制综合组	2022年12月7日
48	关于印发新冠重点人群健康服务工作方案的通知	国卫明电〔2022〕509号	国务院应对新型冠状病毒肺炎疫情联防联控机制综合组	2022年12月9日
49	关于做好新冠肺炎互联网医疗服务的通知	联防联控机制医疗发〔2022〕240号	"国务院应对新型冠状病毒肺炎疫情联防联控机制医疗救治组"	2022年12月11日
50	关于印发依托县域医共体提升农村地区新冠肺炎医疗保障能力工作方案的通知	联防联控机制综发〔2022〕126号	国务院应对新型冠状病毒肺炎疫情联防联控机制综合组	2022年12月11日

附录三　2022 年度上海市主要卫生健康政策文件一览表

序号	文 件 名 称	文 件 文 号	发 文 机 关	成文日期
1	中共上海市委 上海市人民政府关于加强新时代老龄工作的实施意见		中共上海市委、上海市人民政府	2022 年 11 月
2	上海市人民政府办公厅印发《关于全面加强药品监管能力建设的实施意见》的通知	沪府办发〔2022〕9 号	上海市人民政府办公厅	2022 年 6 月
3	上海市人民政府办公厅关于印发《上海市国家中医药综合改革示范区建设方案》的通知	沪府办〔2022〕26 号	上海市人民政府办公厅	2022 年 7 月
4	上海市人民政府办公厅转发市医保局等五部门《关于进一步完善本市市民社区医疗互助帮困计划的意见》的通知	沪府办规〔2022〕16 号	上海市人民政府办公厅	2022 年 11 月
5	关于印发上海市"便捷就医服务"数字化转型 2.0 工作方案的通知	沪卫信息〔2022〕3 号	上海市卫生健康委员会、上海市医疗保障局、上海市财政局、中国人民银行上海总部、上海市经济和信息化委员会、上海市药品监督管理局、上海申康医院发展中心、上海市大数据中心	2022 年 1 月
6	关于印发 2022 年上海市卫生健康工作要点的通知	沪卫发〔2022〕2 号	上海市卫生健康委员会	2022 年 2 月
7	关于印发 2022 年上海市爱国卫生和健康促进工作要点的通知	沪爱卫会〔2022〕2 号	上海市爱国卫生运动委员会	2022 年 2 月
8	关于印发 2022 年上海市人口监测与家庭发展工作要点的通知	沪卫人口〔2022〕1 号	上海市卫生健康委员会	2022 年 2 月
9	关于印发 2022 年上海市老龄工作要点的通知	沪老龄办发〔2022〕1 号	上海市老龄工作委员会办公室	2022 年 3 月
10	关于印发 2022 年上海市中医药工作要点的通知	沪中医药〔2022〕1 号	上海市中医药事业发展领导小组办公室	2022 年 3 月
11	关于印发 2022 年上海市基层卫生健康工作要点的通知	沪卫基层〔2022〕3 号	上海市卫生健康委员会	2022 年 3 月
12	关于印发 2022 年上海市妇幼健康工作要点的通知	沪卫妇幼〔2022〕7 号	上海市卫生健康委员会	2022 年 3 月
13	关于印发 2022 年上海市卫生健康综合监督工作要点的通知	沪卫监督〔2022〕9 号	上海市卫生健康委员会	2022 年 3 月

序号	文 件 名 称	文 件 文 号	发 文 机 关	成文日期
14	关于印发 2022 年上海市职业健康工作要点的通知	沪卫职健〔2022〕5 号	上海市卫生健康委员会	2022 年 3 月
15	关于印发 2022 年上海市疾病预防控制工作要点的通知	沪卫疾控〔2022〕15 号	上海市卫生健康委员会	2022 年 6 月
16	关于印发 2022 年上海市新城卫生健康工作要点的通知	沪卫规划〔2022〕2 号	上海市卫生健康委员会	2022 年 6 月
17	关于印发 2022 年上海市食品安全标准、风险监测评估和食品营养工作要点的通知	沪卫食品〔2022〕4 号	上海市卫生健康委员会	2022 年 6 月
18	关于印发上海市加快发展康复医疗服务实施方案的通知	沪卫医〔2022〕65 号	上海市卫生健康委员会、上海市发展和改革委员会、上海市教育委员会、上海市民政局、上海市财政局、上海市医疗保障局、上海市中医药管理局、上海市残疾人联合会	2022 年 6 月
19	关于印发《上海市再生育子女申请办理规定》的通知	沪卫规〔2022〕13 号	上海市卫生健康委员会	2022 年 7 月
20	上海市深化医药卫生体制改革领导小组办公室印发《关于因地制宜推广福建三明经验深化上海市医药卫生体制改革的工作方案》的通知	沪卫医改〔2022〕9 号	上海市深化医药卫生体制改革领导小组办公室	2022 年 8 月
21	关于印发上海市公共卫生工作联席会议 2022 年工作要点的通知	沪公卫联办〔2022〕1 号	上海市公共卫生工作联席会议办公室	2022 年 8 月
22	关于印发上海市康复医疗服务试点工作方案的通知	沪卫医〔2022〕81 号	上海市卫生健康委员会	2022 年 8 月
23	关于印发《上海市职业病诊断机构备案管理办法》的通知	沪卫规〔2022〕12 号	上海市卫生健康委员会	2022 年 8 月
24	关于印发《上海市实施中华人民共和国基本医疗卫生与健康促进法裁量基准》的通知	沪卫规〔2022〕15 号	上海市卫生健康委员会	2022 年 8 月
25	关于印发《上海市医疗器械管理行政处罚裁量基准》的通知	沪卫规〔2022〕16 号	上海市卫生健康委员会	2022 年 8 月
26	关于贯彻落实《长期处方管理规范（试行）》的通知	沪卫药政〔2022〕2 号	上海市卫生健康委员会、上海市医保局	2022 年 8 月
27	关于印发《上海市疾病应急救助制度实施细则》的通知	沪卫规〔2022〕24 号	上海市卫生健康委员会、上海市财政局、上海市公安局、上海市民政局、上海市人力资源和社会保障局、上海市医疗保障局、上海市红十字会	2022 年 8 月

序号	文 件 名 称	文 件 文 号	发 文 机 关	成文日期
28	关于印发《上海市健康老龄化行动方案（2022—2025 年）》的通知	沪卫老龄〔2022〕3 号	上海市卫生健康委员会、上海市发展和改革委员会、上海市经济和信息化委员会、上海市教育委员会、上海市科学技术委员会、上海市民政局、上海市财政局、上海市人力资源和社会保障局、上海市规划和自然资源局、上海市住房和城乡建设管理委员会、上海市退役军人事务局、上海市市场监督管理局、上海市广播电视局、上海市体育局、上海市医疗保障局、中国银行保险监督管理委员会上海监管局、上海市中医药管理局、上海市残疾人联合会、上海市老龄工作委员会办公室	2022 年 9 月
29	上海市深化医改领导小组办公室关于开展上海市公立医院高质量发展试点工作的通知	沪卫医改〔2022〕11 号	上海市深化医药卫生体制改革领导小组办公室	2022 年 10 月
30	关于印发上海市卫生健康系统法治宣传教育第八个五年规划（2021—2025）的通知	沪卫法规〔2022〕5 号	上海市卫生健康委员会	2022 年 10 月
31	关于印发《上海护理事业发展"十四五"规划》的通知	沪卫医〔2022〕95 号	上海市卫生健康委员会	2022 年 11 月
32	关于印发《上海市护士行政处罚裁量基准》的通知	沪卫规〔2022〕26 号	上海市卫生健康委员会	2022 年 11 月
33	关于印发《上海市长期护理保险结算办法（试行）》的通知	沪医保待遇发〔2022〕4 号	上海市医疗保障局	2022 年 1 月
34	关于印发《上海市 DRG/DIP 支付方式改革三年行动计划实施方案（2022—2024 年）》的通知	沪医保医管发〔2022〕14 号	上海市医疗保障局、上海市财政局、上海市卫生健康委员会	2022 年 3 月
35	关于本市开展部分医保药品支付标准试点工作的通知	沪医保医管发〔2022〕15 号	上海市医疗保障局	2022 年 3 月
36	关于切实做好本市疫情防控医疗保障工作的通知	沪医保医管发〔2022〕17 号	上海市医疗保障局	2022 年 3 月
37	关于印发《上海市老年照护统一需求评估办理流程和协议管理实施细则（试行）》的通知	沪医保规〔2022〕2 号	上海市医疗保障局	2022 年 5 月
38	关于本市基本医疗保险 2022 医保年度转换有关事项的通知	沪医保规〔2022〕3 号	上海市医疗保障局	2022 年 6 月
39	关于本市新增医疗服务价格项目实行试行期管理的通知	沪医保价采发〔2022〕30 号	上海市医疗保障局、上海市卫生健康委员会	2022 年 6 月

序号	文 件 名 称	文 件 文 号	发 文 机 关	成文日期
40	关于开展本市长期护理保险服务关心关爱行动的通知	沪医保待遇发〔2022〕34号	上海市医疗保障局、上海市民政局、上海市卫生健康委员会	2022年7月
41	关于社区日间照护服务纳入本市长期护理保险试点有关事项的通知	沪医保待遇发〔2022〕31号	上海市医疗保障局、上海市民政局、上海市发展和改革委员会、上海市财政局、上海市卫生健康委员会	2022年8月
42	关于印发《上海市老年照护统一需求评估结果修正工作指引》的通知	沪医保待遇发〔2022〕35号	上海市医疗保障局、上海市卫生健康委员会、上海市民政局	2022年8月
43	关于进一步做好阶段性缓缴职工基本医疗保险单位缴费有关事项的通知	沪医保规〔2022〕5号	上海市医疗保障局、上海市发展和改革委员会、上海市财政局、上海市人力资源和社会保障局、国家税务总局上海市税务局	2022年8月
44	关于本市老年照护统一需求评估结果和长期护理保险待遇衔接若干问题的通知	沪医保待遇发〔2022〕36号	上海市医疗保障局、上海市卫生健康委员会、上海市民政局	2022年9月
45	关于全面开展长三角信用就医服务的通知	沪医保办发〔2022〕37号	上海市医疗保障局、上海市卫生健康委员会	2022年9月
46	关于调整本市职工基本医疗保险费费率的通知	沪医保规〔2022〕6号	上海市医疗保障局、上海市财政局、上海市人力资源和社会保障局、国家税务总局上海市税务局	2022年9月
47	关于2023年本市城乡居民基本医疗保险有关事项的通知	沪医保规〔2022〕7号	上海市医疗保障局、上海市教育委员会、上海市卫生健康委员会、上海市财政局、上海市民政局、国家税务总局上海市税务局、上海市残疾人联合会	2022年11月
48	关于印发《上海市定点医药机构医疗保障基金监管信用管理办法(试行)》的通知	沪医保规〔2022〕10号	上海市医疗保障局	2022年12月